Die „Monographien aus dem Gesamtgebiete der Neurologie und Psychiatrie" stellen eine Sammlung solcher Arbeiten dar, die einen Einzelgegenstand dieses Gebietes in wissenschaftlich-methodischer Weise behandeln. Jede Arbeit soll ein in sich abgeschlossenes Ganzes bilden. Diese Vorbedingung läßt die Aufnahme von Originalarbeiten, auch solchen größeren Umfanges, nicht zu.

Die Sammlung möchte damit die Zeitschriften „Archiv für Psychiatrie und Nervenkrankheiten, vereinigt mit Zeitschrift für die gesamte Neurologie und Psychiatrie" und „Deutsche Zeitschrift für Nervenheilkunde" ergänzen. Sie wird deshalb deren Abonnenten zu einem Vorzugspreis geliefert.

Manuskripte nehmen entgegen

aus dem Gebiete der Psychiatrie: Prof. Dr. M. MÜLLER
                                   Bern, Bolligenstraße 117

aus dem Gebiete der Anatomie: Prof. Dr. H. SPATZ
                                   Gießen, Friedrichstraße 24

aus dem Gebiete der Neurologie: Prof. Dr. P. VOGEL
                                   Heidelberg, Voßstraße 2

Die Bezieher des „Archiv für Psychiatrie und Nervenkrankheiten, vereinigt mit der Zeitschrift für die gesamte Neurologie und Psychiatrie", der „Deutsche Zeitschrift für Nervenheilkunde" und des „Zentralblatt für die gesamte Neurologie und Psychiatrie" erhalten die Monographien bei Bezug durch den Buchhandel zu einem gegenüber dem Ladenpreis um 10% ermäßigten Vorzugspreis

MONOGRAPHIEN AUS DEM GESAMTGEBIETE DER NEUROLOGIE UND
PSYCHIATRIE

HERAUSGEGEBEN VON

M. MÜLLER - BERN · H. SPATZ - GIESSEN · P. VOGEL - HEIDELBERG

HEFT 94

PSYCHOPATHEN

DASEINSANALYTISCHE UNTERSUCHUNGEN
ZUR STRUKTUR UND VERLAUFSGESTALT
VON PSYCHOPATHIEN

VON

HEINZ HÄFNER

DR. MED., DR. PHIL., PRIVATDOZENT FÜR PSYCHIATRIE UND NEUROLOGIE
AN DER UNIVERSITÄT HEIDELBERG

MIT EINEM GELEITWORT VON

DR. DR. hc. LUDWIG BINSWANGER

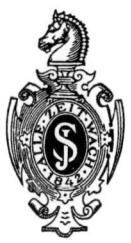

SPRINGER-VERLAG

BERLIN · GÖTTINGEN · HEIDELBERG

1961

Aus der Psychiatrischen und Neurologischen Klinik der Universität Heidelberg
Direktor: Prof. Dr. W. v. BAEYER

ISBN 978-3-540-02731-7   ISBN 978-3-642-87999-9 (eBook)
DOI 10.1007/978-3-642-87999-9

Alle Rechte, insbesondere das der Übersetzung in fremde Sprachen, vorbehalten. Ohne ausdrückliche Genehmigung des Verlages ist es auch nicht gestattet, dieses Buch oder Teile daraus auf photomechanischem Wege (Photokopie, Mikrokopie) zu vervielfältigen. Die Wiedergabe von Gebrauchsnamen, Handelsnamen, Warenbezeichnungen usw. in diesem Werk berechtigt auch ohne besondere Kennzeichnung nicht zu der Annahme, daß solche Namen im Sinn der Warenzeichen- und Markenschutz-Gesetzgebung als frei zu betrachten wären und daher von jedermann benutzt werden dürften

© by Springer-Verlag OHG / Berlin-Göttingen-Heidelberg 1961.

Inhaltsverzeichnis

I. Geleitwort (L. Binswanger) 1

II. Aufriß der problemgeschichtlichen Situation 8

III. Die Freilegung des psychopathologischen Erfahrungshorizonts 12
    Vorgehen und Beweisstruktur der psychiatrischen Daseinsanalyse 19
    Kritische Einwände gegen die psychiatrische Daseinsanalyse 27
    Die Frage nach der „Pathogenese" 30
    Die psychopathologische Diagnose und ihre Voraussetzungen 32

IV. Ein hochstaplerischer Betrüger
    Lebensgeschichte des Daniel Fürst 38
        Kindheit und Jugend 39
        Erwachsenenalter 42
        Altern und Tod 48
        Klinische Vorbemerkungen 58
    Daseinsanalyse 59
        Einführung 59
        Die Kindheitswelt 59
        Die „freundliche Übereinstimmung" 60
        Die Welt des Erwachsenen 65
        Die Zeit der Feste 67
        Die „spielerisch-leichtfertige Daseinsform" 71
        Bedrängnis und Freiheit 75
        Die Sprache 78
        Die Mitseinsweisen 83
        Die Zeitlichkeit 90
        Alter und Niedergang 93
    Die Verlaufsgestalt 99

V. Ein psychopathischer Hypochonder
    Lebensgeschichte des Peter Krumm 109
    Daseinsanalyse 125
        Diagnostische Vorbemerkungen 125
        Die Kindheitswelt 126
        Die „Ausweglosigkeit" 128
        Der verfehlte „Aufgabencharakter" des Daseins 129
        Der Bruch zwischen individueller und sozialer Haltung 130
        Das existenzielle Gewissen 131
        Hoffnung und Entmutigung 134
        Der Leib 139
        Bedrückung und Druck im Leibe 142
        Wärme und Kälte 144
        Die hypochondrische Krankheitswelt 145
    Geschichtlichkeit und Verlaufsstruktur 147

VI. Ein „stimmungslabiler" Psychopath
    Lebensgeschichte des Emil Barth 152

Daseinsanalyse 160
  „Charakterbildung" und Kindheitswelt 160
    Entmutigung und Schwermut 162
    Stimmung als „Aufenthalt" 165
    Die Welt der „Pflicht" 168
    Die „Überhöhung" der Wirklichkeit in Stimmung und Phantasie 170
    Die „Phasen" depressiver Verstimmung 175
Zusammenfassung und Verlaufsgestalt 180

VII. Psychopathie als klinische „Einheit" 184
  „Maß" und „Ordnung" 186
  Die „psychopathische Daseinsverfassung" 189
  Psychopathische Durchbruchshandlung und neurotische Ausdruckshandlung 194
  Die „soziale Rolle" 198
  Die psychopathische Abwandlung der mitweltlichen Ordnung als Verfehlung des „Aufgabencharakters" 199
  Die lebensgeschichtliche Ausformung der „psychopathischen Daseinsverfassung" . . 201
  Die existenziellen Voraussetzungen „psychopathischer Charaktertypen" 205
  Grundsätzliche Möglichkeiten und Grenzen der Typenbildung 206
  Psychopathische Daseinsverfassung und „Anlage" 208
  „Psychopathische" Verlaufsgestalten 209

Nachwort 213

Literatur 215

Namenverzeichnis 223

Sachverzeichnis 225

I. Geleitwort

von

Ludwig Binswanger

I.

In der noch sehr jungen Geschichte der phänomenologisch-daseinsanalytischen Psychiatrie nimmt die vorliegende Arbeit von Heinz Häfner insofern einen besonderen Platz ein, als sie sich erstmals systematisch an einem nicht-psychotischen Gebiet versucht, an dem immer noch umstrittenen Gebiet der Psychopathien. Um zu verstehen, was hier geschieht, müssen wir in Ermangelung einer gerade heute so dringend notwendigen allgemein-psychiatrischen Methodenlehre etwas weiter ausholen.

Der Ursprung der phänomenologisch-daseinsanalytischen Forschungsrichtung in der Psychiatrie liegt in dem Ungenügen, ja Leiden unter dem Mangel an einer phänomenologisch-*humanen* oder *menschlichen* Vergleichbarkeit der je eigenen Lebenswelten geisteskranker und gesunder Menschen und in dem unablässigen systematischen Suchen nach einer wissenschaftlichen Methode zur Abhilfe dieses Mangels. Hierzu eröffneten sich mit der Zeit zwei Möglichkeiten. Die erste ergab sich aus der phänomenologisch-apriorischen, ontologischen Freilegung des *menschlichen Daseins* durch Martin Heidegger in „Sein und Zeit" vom Jahre 1927, die zweite, von mir aber erst vor kurzem (1960) ergriffene, in der Phänomenologie der transzendentalen Konstitution des *späten* Husserl, meinem Verständnis erst voll erschlossen durch W. Szilasis „Einführung in die Phänomenologie Edmund Husserls" vom gleichen Jahre. Daß die vorliegende Arbeit von Heinz Häfner sich noch ganz auf Heidegger stützt, versteht sich von selbst. Insofern sie aber auch ihrerseits von der phänomenologischen Interpretation der jeweiligen Lebenswelten seiner Kranken, der Lebenswelt der Kindheit und des Erwachsenenalters, sowie von der in beiden zutage tretenden phänomenologischen Verlaufsgestalt ausgeht, trägt sie einen ausgesprochen phänomenologischen Charakter, der auch im Sinne des späten Husserl noch weiter ausgeschöpft werden könnte.

Was nun das Neuland betrifft, das Häfner mit dem vorliegenden daseinsanalytisch-phänomenologischen Versuch betritt, so könnte man des Glaubens sein, die Verhältnisse hinsichtlich der menschlichen Vergleichbarkeit der je eigenen Lebenswelten der Psychopathen und derjenigen der Gesunden lägen hier günstiger als hinsichtlich der bisher untersuchten Welten geisteskranker Menschen, besäßen wir doch schon eine sehr gründlich bearbeitete menschliche Vergleichsbasis unter dem Titel des menschlichen *Charakters* und der menschlichen *Persönlichkeit*. Wie allgemein bekannt, hat sich der psychiatrische Scharfsinn schon lange damit befaßt, das *Pathologische* an den „psychopathischen Charakteren" oder das *Abnorme* an den „abnormen Persönlichkeiten" psychologisch, d. h. auf Grund der naiven oder natürlichen *Menschenerfahrung* und ihrer Sprache oder theoretisch auf Grund psychologischer oder psychopathologischer *Theorien* herauszuarbeiten, wogegen unser Autor seinen — phänomenologisch-daseinsanalytischen — Standpunkt immer wieder abzuheben unternimmt. (In dieser

Abhebung braucht weder vom Autor noch vom Schreiber dieser Zeilen eine Geringschätzung jener immensen Arbeit erblickt zu werden, vielmehr nur ein Mittel zur deutlichen Herausbildung des eigenen phänomenologisch-daseinsanalytischen Standpunktes.) Abgesehen davon, daß sowohl hinsichtlich der Definition der Begriffe des Charakters, der Persönlichkeit oder der Person und ihres Verhältnisses zueinander keine Einigkeit erzielt werden konnte, haben wir einzusehen, daß von der Erzielung einer solchen Einigkeit und der Möglichkeit einer wissenschaftlichen Definition jener Begriffe keine Rede sein kann, so lange sie lediglich auf Grund einer psychologisch-wissenschaftlichen Theorie — und sei es auch eine Persönlichkeits-, person-wissenschaftliche oder gestalt-psychologische Theorie — *konstruiert* sind und jeder *phänomenologischen Erfahrungsgrundlage* und jeder *apriorisch-ontologischen Interpretation* entbehren.

Es ist nun interessant zu sehen, wie unser Autor diese doppelte Aufgabe, die der empirisch-phänomenologischen Erfahrungsmethode und die der ontologischen Interpretation im Hinblick auf das Sach- oder Gegenstandsgebiet der „Pathocharakterologie" oder der „psychopathischen Abnormität" ins Werk setzt. (Wir schicken gleich voraus, daß dabei die Erledigung der ersten Aufgabe nach der eigenen Absicht des Autors bei weitem überwiegt.) Daß HÄFNER trotz dieser Beschränkung mit seiner Aufgabe recht eigentlich ringt, sehr weitläufig verfährt und sich oft wiederholt, immer im Bestreben, dem Leser sein Anliegen recht deutlich zu machen, darf uns angesichts des Neulandes, das er mit seiner Untersuchung betritt, nicht in Erstaunen versetzen. Der „Vorwurf" der Weitläufigkeit richtet sich aber keineswegs auf seine „Mammutkrankengeschichten", wie sie der Autor selber einmal nennt, bilden sie doch die eigentliche *Erfahrungsgrundlage* seines ganzen Unternehmens und kann diese Grundlage nicht gründlich genug vor unseren Augen ausgebreitet werden. Denn was hier entscheidend ist, das ist, im Gegensatz vor allem zur phänomenologischen Daseinsanalyse der Manie und Melancholie und in weitgehender Übereinstimmung mit der der Schizophrenie, wie der Autor so klar zeigt, die *Geschichtlichkeit* des Daseins, einzig und allein in Erscheinung tretend und interpretierbar am Verlauf der je eigenen Lebens- und Krankheits*geschichte*. In deren Darstellung und Interpretation liegt denn auch das Schwergewicht der vorliegenden Arbeit.

In weiser Beschränkung begnügt sich unser Autor mit der Analyse von drei „Fällen", dem Fall eines „hochstaplerischen Betrügers", eines „psychopathischen Hypochonders" und eines „stimmungslabilen Psychopathen". Dabei steht ihm das Wissen um die bisherigen Errungenschaften der gesamten psychiatrischen Daseinsanalyse, und damit das freie Verfügenkönnen über dieselben, sowie die Kenntnis weiter Gebiete der Literatur der klinischen Psychopathie-Forschung zur Verfügung, alles bezeugt in sehr ausführlichen Literaturangaben. Im Vordergrund steht dabei die Sichtbarmachung der phänomenologischen *Gestalt*, des phänomenologischen *Wesens* oder *Eidos* des jeweiligen *Daseinsverlaufs*, aufgezeigt, wie bereits erwähnt, schon an der kindlichen Welt und der Übereinstimmung der Gestalt derselben mit derjenigen der Erwachsenenwelt. Am überraschendsten und eindringlichsten wird diese Übereinstimmung sichtbar im ersten Fall, dem Fall des hochstaplerischen Betrügers Daniel Fürst. Dabei weist der Autor ausdrücklich darauf hin, daß es sich hier, wie natürlich auch in den anderen, ebenfalls sehr klar interpretierten Entfaltungen der Lebensgeschichte, nicht etwa um die heute so weit gediehene gegenständlich-historische Erforschung von *Einflüssen* der Eltern auf die Kinder handelt (S. 61), noch auch um eine *Notwendigkeit* der lebensgeschichtlichen Entfaltung (S. 100) (im Sinne eines „Ereignis- und Wirkungszusammenhanges"). Gerade hier scheiden sich die Methoden des gegenständlichen Begreifens und Erklärens und des phänomenologischen Sehens oder Schauens der „Gestalt eines Daseinsganges".

Haben wir somit eine Basis der Vergleichbarkeit der Lebenswelten des gesunden und des klinisch als psychopathisch bezeichneten Menschen, so kommt nun alles darauf an, zu zeigen, worin die betreffenden Welten sich *unterscheiden*. Da aber Welt nur *ist* in der Weise des *existierenden* Daseins, das als In-der-Welt-sein *faktisch* ist (HEIDEGGER), muß bei jener Unterscheidung nicht nur gezeigt werden, wie die Weltlichkeit der jeweiligen Welten, sondern auch wie die Gestalten des *gesamten* Daseins und die Strukturen des Daseinsverlaufs bei den von der Klinik als psychopathisch bezeichneten Menschen sich von derjenigen des als gesund bezeichneten Menschen abheben lassen. Und zwar darf es sich dabei, wie überall in der daseinsanalytischen Psychiatrie, keineswegs nur um das Anschaulichmachen eines „Minus", einer Einschränkung oder Reduktion des Daseins auf gewisse Seinsmöglichkeiten handeln, vielmehr kommt alles darauf an, die Weise des jeweiligen Andersseins der Struktur des jeweiligen Daseins und seines Ganges oder seiner Verlaufsgestalt „positiv", d. h. in seiner *Eigenart*, zur Anschauung zu bringen. Die Lösung dieser Aufgabe gelingt unserem Verfasser ausgezeichnet. Die Kriterien, mittels derer er diese Aufgabe löst, sind also diejenigen der Heideggerschen Existenzialen des *Daseins* überhaupt, zunächst der Existenz, als der *Möglichkeit* des Freiseins für das eigenste Seinkönnen, des Ergreifens und Verfehlens dieser Möglichkeit, m. a. W. des Glückens oder Mißglückens des Daseins, von HÄFNER zusammengefaßt als *„existenzielles Gewissen"*, das er sorgfältig von dem „autoritären" und vor allem von dem ethischen Gewissen abhebt. Das Mißglücken des Daseins, anschaubar gemacht an der Gestalt oder dem Strukturgefüge des Daseinsganges, nämlich seines „Stillstandes", seiner Ausweglosigkeit oder „starren" Konsequenz, wird von HÄFNER mit Fug und Recht in allererster Linie aufgewiesen an dem Mißglücken des Daseins als *Mit*sein und *Mit*einandersein, m. a. W. an deren *Einschränkung* auf ganz bestimmte, die Struktur und den Gang des *ganzen Daseins* bestimmende und insofern in der Tat „schicksalbestimmende" Mitseinsweisen. Auch hieran sieht man, daß hier die *Geschichtlichkeit* des Daseins im Mittelpunkt der phänomenologischen Interpretation steht. Hat doch HEIDEGGER mit aller nur wünschenswerten Klarheit gezeigt, daß Geschichtlichkeit gleich ursprünglich ist nicht nur mit Zeitlichkeit, Welt, Geschichte und Schicksal, sondern erst recht auch mit Mitsein und Gemeinschaft.

Im ersten Fall gelingt es dem Autor in hervorragendem Maße, die für den betreffenden Menschen entscheidende oder „maßgebende" Weise des Mitseins von der Kindheit bis zum Tode aufzuzeigen. Es ist die Weise der „freundlichen Übereinstimmung" im Sinne der „Illusion des unbeschränkten Aufgenommenseins" als des eigentlichen „Aufenthaltes" des Daseins, in welchem „Aufenthalt" es im Verein mit dem leichtfertig-spielerisch-optimistischen In-sein in der Welt „kein Zurückgehen auf die Wahrhaftigkeit", sondern nur ein „Überspielen der Wahrheit" im Sinne des gesamten „betrügerisch-hochstaplerischen" In-der-Welt-seins gibt.

Im zweiten Fall, dem des „psychopathischen Hypochonders" Peter Krumm, ist die Weise des Mitseins gekennzeichnet durch das „Ausweichen vor Druck, Bedrängnis, Härte und Kälte (Vater) und das Suchen nach Wärme (Mutter), alle diese Ausdrücke sowohl in der geistigen und seelischen als erst recht in der leiblichen Bedeutungsrichtung gemeint. Aus dieser Universalität der Bedeutungsrichtungen wird erst verständlich, inwiefern hier „der Leib" als der eigentliche „Aufenthalt" der Existenz gesehen und bezeichnet werden kann und inwiefern die Existenz hier am und im „Leib" scheitern oder zum Stillstand kommen muß.

Was uns im ersten Fall das Angewiesensein des Daseins auf *freundliche Übereinstimmung* mit der Mitwelt um jeden Preis, auch um den Preis des hochstaplerischen Bramarbasierens vor Augen stellt, im zweiten Fall das Angewiesensein auf mitweltliche und auf eigenweltlich-leibliche *Wärme,* das ist im dritten Fall des „stimmungslabilen Psychopathen" Emil Barth das Angewiesensein des Daseins — ebenfalls von Kindheit an — auf die „Zu-Stimmung" der Mitwelt, die hier aber nicht erreicht wird durch hochstaplerisches Bramarbasieren, sondern durch Flucht in die „Stimmung", die phantasiegetragene Verherrlichung der Mitwelt. War der „Aufenthalt der Existenz" im ersten Falle die leichtfertig-spielerisch-„optimistische" Daseinsfreude, im zweiten der Leib, so ist sie im dritten die *Stimmung* im Sinne „schwärmerischen Gefühlsüberschwangs", „süßer Melancholie", „süßer Traurigkeit", unendlichen „Tränenmeers". HÄFNER zeigt sehr klar, wie und inwiefern Emil Barth seinen Aufenthalt von Kindheit an über Bedrängnis, Bedrückung und Versagung hinweg in Stimmung und Phantasie gefunden hat, genauer: in einer stimmungsgetragenen, illusionären Übereinstimmung mit Welt und Mitwelt, einer phantasiegetragenen „*Überhöhung*" der bedrückenden Tiefe der Welt, wie sie sich auch in Sprache, Gebaren und Stil nachweisen läßt. Mit dem hier nur kurz angedeuteten Aufweis der existenziellen („Überbrückungs"-)Rolle einer solchen „Gestimmtheit" hat HÄFNER ein neues Licht auf eine mögliche Rolle der Gestimmtheit im Dasein geworfen.

Alle diese Aufenthalte bedeuten wie gesagt notwendigerweise einen Stillstand oder ein Aneinendegelangen der Existenz als einer ausweglosen, verfehlten oder mißglückten.

Mit all dem nähern wir uns dem, was HÄFNER in bezug auf seine Fälle die „Verlaufsstruktur des ganzen Daseinsganges" (z. B. S. 99 ff.) nennt.

Wenn wir auch nicht zu ausführlich werden wollen, müssen wir doch noch einmal des zentralen Wesensmerkmals im Daseinsverlauf psychopathischer Menschen gedenken, in dessen Herausarbeitung unter dem Titel der *Fassade* die Kunst der Interpretation bei unserem Autor sich in ganz besonderem Maße zeigt. HÄFNER begnügt sich, wie wir sahen, nicht damit, aufzuzeigen, in welchen Weisen mißglückten Daseins die Daseinsverläufe bei seinen Psychopathen in Erscheinung treten, vielmehr geht er über die (negative) Feststellung der Verfehlung der eigensten existenziellen Möglichkeiten hinaus zu der (positiven) Feststellung, daß es auch hier dem Dasein um sein *Ganz-sein-können* geht und daß es auch da, wo dies durch einen „Bruch seiner Entfaltungsmöglichkeiten" gefährdet ist, die Einheitlichkeit der Welt „auf einem anderen Wege wieder herzustellen sucht" (S. 62). Damit kommen wir auf den wichtigen Begriff der Fassade. HÄFNER knüpft hier an das „Auseinanderbrechen der Konsequenz der natürlichen Erfahrung" bei Schizophrenen an, sowie an die Verdeckung unversöhnlicher Alternativen durch „verstiegene Idealbildung". In dieser Verdeckung sieht er eine Extremform dessen, was er hier beim Daseinsverlauf seiner Psychopathen aufzeigt, und was er, wie gesagt, die *Fassade* nennt. Fassade ist der Ausdruck für alle jene uns bereits bekannten „Verdeckungen des unverwirklichten Seinkönnens", mittels welcher das Dasein sich bei psychopathischen Menschen gerade nicht in „antinomischen Spannungen", wie bei Schizophrenen, sondern in jener uneigentlichen, den Bruch verdeckenden *Einheitlichkeit* austrägt, die seine Welt kennzeichnet. Oder: Unter dem

Begriff der Fassade wird der jeweils gelebte Entwurf verstanden, der die „existenzielle Dissoziation" (leider ein nicht sehr glücklicher Ausdruck!) verdeckt. In diesem Entwurf kommen die eigentlichen verschütteten Daseinsanliegen *„auf abgewandelte Weise"* in Welt und Mitwelt zum Austrag: So werden z. B. Enge und Schwere bei Daniel Fürst (Fall I) „in der illusionären Unbegrenztheit eines leichtfertigen Optimismus" überspielt, wird bei Peter Krumm (Fall II) das zum Wärmebedürfnis abgewandelte mitmenschliche Anliegen „in der physikalischen Wärmezufuhr ausgetragen" (S. 145 f.) oder kommt es bei Emil Barth (Fall III) zu einer stimmungs- und phantasiegetragenen Überhöhung der Wirklichkeit". Die „Fassade" ist es, „die ein Glücken des Daseins vor einem Horizont abgewandelter oder uneigentlicher Seinsmöglichkeiten verheißt". In einer solchen Fassade führt das Auftauchen der unerfüllten Anliegen, des verfehlten Seinkönnens, zur „Verfestigung des gelebten Entwurfs". „Auf diesem Wege kommt es zu einer fortschreitenden Institutionalisierung des abgewandelten Gewissens", was zugleich „eine wachsende Erstarrung des gelebten Entwurfs und des Daseinsgeschehens überhaupt bedeutet." Damit, und das ist hier das Wichtigste, „schrumpft die Möglichkeit einer Umkehr, ein Zurückkommen des Daseins auf sein verfehltes Seinkönnen und auf ein entschlossenes Ergreifen der ihm überantworteten Möglichkeiten" (S. 105 ff.). Damit hängt zusammen die „pathologische Beständigkeit", ja „Monotonie", die wir in den Lebensläufen vieler Psychopathen antreffen.

Aus all dem sollte klar geworden sein, mit welchem Recht der Autor als das *Ziel* seiner Untersuchungen die „methodische existenzielle Fundierung der klinischen Psychopathie-Diagnostik in Gestalt *objektiver,* (nämlich transzendental-objektiver) Entwurfs- und Verlaufscharaktere" bezeichnet (S. 208). Dabei ist er sich bewußt, daß wir vom eigentlichen Ziel, die psychopathische Daseinsweise zu ergründen, geschweige denn die Fülle ihrer Erscheinungen zu übersehen, noch weit entfernt sind. Sicherlich behauptet er aber eher zu wenig als zu viel, wenn er erklärt: „Unser Bemühen galt dem Freilegen einiger Zugangswege zum Verständnis der Psychopathen" (S. 213).

II.

Was schließlich den *tiefgreifenden Unterschied zwischen daseinsanalytischer und klinischer Psychiatrie* und das Fundierungsverhältnis beider Methoden betrifft, so ist beides in dieser Schrift so ausgiebig und grundsätzlich dargelegt worden, daß es nur noch weniger Worte bedarf. Sicherlich geht es der Daseinsanalyse um nichts weniger als um formelhafte Endergebnisse, sicherlich liegt ihr nichts ferner als eine Erstarrung in Formeln und ein Pochen auf formelhafte Ergebnisse, und nichts ferner als der Glaube, damit je an ein Ende zu gelangen. Andererseits muß auch sie, wie jede wissenschaftliche Methode, imstande sein, ihr wissenschaftliches Anliegen, ihre Methode, deren wissenschaftliches Fundament, und ihre wissenschaftlichen Befunde *formulieren* zu können. Von all dem gibt unsere Schrift sowohl im allgemeinen als im Hinblick auf ihr spezielles Thema einwandfrei Kunde. Es handelt sich bei der Daseinsanalyse um mehr und anderes als um eine *„Sinn"*-Erschließung, nämlich um eine bestimmte Art der *Erfahrung,* und zwar um die Erfahrung eines in der *Geschichtlichkeit* des Daseins gründenden *Geschehens* und *Geschehenszusammenhanges,* freilich völlig verschieden von einem kausalen, genetischen oder Wirkungszusammenhang überhaupt. Diesen Unterschied bis aufs Letzte klarzumachen, ist nicht Sache einer daseinsanalytischen

Spezialuntersuchung, obzwar HÄFNER wie gesagt immer wieder hierauf zurückkommt, sondern in letzter Linie Sache einer *allgemeinen psychiatrischen Methodenlehre*. Und zwar setzt eine solche voraus die Lehren HUSSERLS, insbesondere vom Schauen im Sinne jeglicher „originären Gegebenheit" und HEIDEGGERS vom Dasein als In-der-Welt-sein und insbesondere von der *Geschichtlichkeit* dieses Seins als eines Seinsgeschehens.

Sind also daseinsanalytische und klinische Psychiatrie an und für sich „inkommensurabel", so haben sie doch eine gemeinsame *Erfahrungsgrundlage*, die aus dem zwischenmenschlichen Umgang oder Verkehr stammende und in der Umgangssprache in so ausgedehnter Weise niedergelegte und auch schon einigermaßen artikulierte *Erfahrung* des als auffallend, abnorm oder abwegig in Erscheinung Tretenden im zwischenmenschlichen Verhalten. HÄFNER hat sehr klar gezeigt, wie sich von hier aus die beiden wissenschaftlichen Methoden von Anbeginn an trennen, insofern die Daseinsanalyse die zwischenmenschliche „Partnerschaft" als solche immer im Auge behält, die Klinik sie jedoch „sofort" in einem gegenständlichen Begriffsschema verschwinden läßt.

Von hier aus können wir nun auch Stellung nehmen zu der hier und da zu hörenden Behauptung, die Psychiatrie könne wohl ohne Phänomenologie und Daseinsanalyse auskommen, die letztere aber nicht ohne die Psychiatrie. Was die erstere Behauptung betrifft, so hängt ihr Wahrheitsgehalt völlig davon ab, welche wissenschaftlichen Ansprüche man an die klinische Psychiatrie stellt. Stellt man den Anspruch, daß sie sich durchweg auf Anschauung, auf anschauliche Gegebenheiten stützen müsse, so stimmt jene Behauptung nicht. Was aber das Verhältnis der Phänomenologie und Daseinsanalyse zur psychiatrischen Klinik betrifft, so ist sie nach oben Gesagtem *prinzipiell* durchaus ohne die psychiatrisch-klinische Methode möglich, da sie sich ja durchweg auf eine „vorwissenschaftliche Realität", auf die der natürlichen, naiven zwischenmenschlichen Erfahrung, auf die Verständigung, wie HÖNIGSWALD sagt, stützt. In der klinischen Psychiatrie erblickt die daseinsanalytische Psychiatrie lediglich ein, bereits medizinisch ausgeformtes, in ungeheurer klinisch-wissenschaftlicher Arbeit errichtetes Gebäude, das für sie *kein Ziel*, sondern lediglich einen *Ausgangspunkt* darstellt, von dem sie den *Rückgang* anzutreten hat auf die *natürliche* Erfahrung und von dieser aus auf die *phänomenologische* Erfahrung. Aber *prinzipiell* kommt sie auch ohne diesen Ausgangspunkt aus. Als einziges Beispiel unter vielen erwähne ich nur das weite Gebiet der *Verschrobenheit*, das daseinsanalytisch zu erschließen ohne weiteres gelungen ist, ohne daß es von der klinischen Psychiatrie bereits bearbeitet worden wäre; vielmehr war auch sie hier noch keineswegs über die natürlich-naive Erfahrung, über bloße „Eindrücke" und deren sprachliche Fixierung hinausgekommen.

Auch sonst kommt die daseinsanalytische Psychiatrie am weitesten, wenn sie sich ihrem eigenen Weg, ihrer eigenen Methode anvertraut, ohne nach links oder nach rechts zu sehen. Sie findet ihre wissenschaftliche Befriedigung, ihren wissenschaftlichen Lohn und ihr wissenschaftliches Ziel zunächst durchaus in sich selbst, überzeugt, daß sie am *Fundament* des Gebäudes der Psychiatrie überhaupt arbeitet. Erst in zweiter Linie fühlt sie sich als Dienerin der klinischen Psychiatrie, als dem, wie ich immer wieder betone, eigentlichen Rückgrat der Psychiatrie als medizinischer Wissenschaft. Inwiefern dieser Dienst an der Klinik der Psychopathien gelungen ist, geht aus HÄFNERS Schrift zur Genüge hervor. Ich erwähne nur den „Beitrag", den sie, ohne selber „wesentlich" an einer klinischen *Typenlehre* interessiert zu sein und in voller Einsicht in die „Inkommensurabilität" von irgendwelchen psychologischen oder soziologischen „Radikalen" mit existenziellen Tatbeständen (S. 205 f.) der klinischen Psychopathieforschung durch eine „methodisch verläßliche Begründung ihrer Unterscheidungen und Einteilungen" leisten kann, und zwar durch den (paradigmatischen) Aufweis des dem jeweiligen Typus zugrundeliegenden, aber durch die jeweilige Diagnose keineswegs aufgedeckten „*inneren Geschehenszusammenhanges*". Ich erwähne ferner, und zwar als besonders wertvollen „Beitrag" der daseinsanalytischen Methode an die klinische durch diese Schrift, einerseits die vertiefte Einsicht in den Unterschied zwischen Psychopathie und Neurose, und zwar auf Grund des nur der Psychopathie eigenen Tatbestandes der *Fassade,* anderseits durch die strenge Unterscheidung zwischen psychopathischer Durchbruchshandlung und neurotischer Ausdruckshandlung (S. 194 ff.). Dadurch ist der von der Schweiz ausgegangene Versuch, die Psychopathie-Diagnose „abzuschaffen" und in die der Neurose aufgehen zu lassen — welcher Versuch nie auf viel Gegenliebe stieß — m. E. endgültig zu Grabe getragen.

Ich erwähne drittens den tieferen Einblick, den uns die daseinsanalytische Methode in das Verhältnis von *Psychopathie* und *Psychose* gegeben hat. Ich weiß nicht, ob es auch anderen Lesern dieser Schrift so geht wie mir, nämlich daß sie den Eindruck bekommen, „die Psychopathen" seien entschieden „kränker" und psychosennäher, als wir es bisher angenommen. Immerhin dürfen wir uns weder auf Eindrücke verlassen noch auf Grund unserer drei Fälle prinzipielle Schlüsse ziehen. Dazu kommt, daß es sich bei allen drei Fällen absichtlich um „Grenzfälle" handelt, im ersten und dritten um Fälle, die klinisch m. E. an der Grenze der „cyclothymen Konstitution" liegen, im mittleren um einen Fall, der nicht nur als schwere schizoide Psychopathie imponiert, sondern von mehreren Seiten als Schizophrenie beurteilt wurde, und der auch von Bleuler mit Sicherheit diese Diagnose, der auch ich mich anschließe, erhalten hätte. Es fragt sich nun, woher es kommt, daß Häfner in so ausgiebigem Maße bei seinen Psychopathen daseinsanalytische Befunde aus der Daseinsanalyse der Schizophrenen und des manisch-depressiven Irreseins verwerten konnte, ob deswegen, weil seine Fälle eine gewisse, mehr oder weniger ausgesprochene Nähe zu den beiden endogenen Formenkreisen aufweisen oder ob deswegen, weil sich jene daseinsanalytischen Befunde auch bei Fällen „reiner" Psychopathieformen verwerten lassen. Darüber kann natürlich nur, womit unser Autor von vornherein einig geht, weitere, ausgedehnte daseinsanalytische Erforschung „psychopathischer Verlaufsgestalten" entscheiden. Von einem „Endergebnis" ist hier nach Häfners eigener Feststellung absolut nicht die Rede. Jedenfalls gehört die soeben aufgeworfene Frage zum interessantesten Problem, das durch Häfners Schrift aufgeworfen worden ist.

Als viertes, aber, als außerhalb des Rahmens seiner Arbeit liegendes, von Häfner nicht mehr berührtes Problem stellt sich uns noch das Problem der *Psychotherapie* der Psychopathie. Wenn Häfner mit der Betonung der Schwierigkeit der „Umkehr" bei seinen Fällen, und zwar durch den Aufweis der Fassade, die Aussichten auf eine entscheidende Beeinflussung der Psychopathen keineswegs als rosig erscheinen läßt, ja als vielleicht weniger günstig als hinsichtlich gewisser Schizophrener, so fordert doch gerade der neue Einblick in die innere *Geschehensstruktur* bei seinen drei Fällen geradezu zu systematischen psychotherapeutischen Versuchen auf diesem Gebiet heraus, wissen wir jetzt doch, was hier eigentlich „menschlich" *geschieht*, menschlich verfehlt ist und menschlicher Hilfe bedarf. Wenn solche Versuche auch schon vor dem Erscheinen dieser Schrift erfolgt sind, so erfahren sie durch sie entschieden einen neuen Impuls.

II. Aufriß der problemgeschichtlichen Situation

Psychopathie als praktisch-diagnostischer Begriff spielt in der psychiatrischen Klinik eine nicht unbedeutende Rolle. Er bezeichnet ein recht umfangreiches Feld zwischen den endogenen Psychosen und den Neurosen oder Erlebnisreaktionen. Gemeint sind damit, ganz oberflächlich gesagt, solche „abnorme Persönlichkeiten" oder „Charaktervarianten", die wegen ihrer Abnormität — wie von BAEYER [1] sagt — „schutz-, führungs- oder auch absonderungsbedürftig sind" [1]. Sollte man jedoch unter Berücksichtigung dessen, was man zu diesem Thema heute weiß oder gerade nicht weiß, einigermaßen klar umschreiben, was Psychopathie eigentlich ist, so käme man in große Verlegenheit.

Diese Schwierigkeit scheint zunächst einmal in der unterschiedlichen Auffassung begründet zu sein, die in der konservativen Psychiatrie einerseits, in der Psychotherapie und der „dynamischen Psychiatrie" andererseits herrschen. Grob gesprochen wird dort eine anlagebedingte Abartigkeit des Charakters, hier eine Fehlentwicklung aus den Umweltbedingungen der frühen Kindheit heraus in den Vordergrund gestellt. Dies meint beispielsweise DÜHRSSEN [2], wenn sie davon spricht, daß identische Zustandsbilder in Psychiatrie und Psychotherapie unterschiedlich erklärt werden. Damit ist das Problem zwar angeschnitten, aber noch nicht annähernd umgriffen. Die Unsicherheit über das Wesen dessen, was man Psychopathie nennt, hat sich längst auch innerhalb der klinischen Psychopathologie und innerhalb der Psychoanalyse selbst ausgebreitet.

Nachdem der Begriff „Psychopathie" historisch betrachtet ursprünglich die verschiedensten psychopathologisch abnormen Zustände bezeichnete, hat J. KOCH [3] (1891—1893) seine Bedeutung auf die „flüchtigen" und „angeborenen andauernden psychopathischen Minderwertigkeiten" eingeengt. E. KRAEPELIN [4] sprach dann erstmals von „psychopathischen Persönlichkeiten" und beschrieb sie als abnorme Charaktervarianten. K. SCHNEIDER [5] nennt ihn deshalb den Begründer der Lehre von den psychopathischen Persönlichkeiten.

Seit KRAEPELIN beschäftigte sich das psychiatrische Schrifttum eingehend mit der Psychopathieproblematik. Die Schwierigkeiten der Definition des Begriffs und des zugrunde liegenden Tatsachenbereichs führten zu unterschiedlichen Abgrenzungsversuchen. Neben deskriptiven, pragmatischen oder soziologischen Bestimmungen der Charakterabnormität (KRAEPELIN, K. SCHNEIDER, E. KAHN u. a.) traten Versuche genetischer oder auch hirnpathologischer Begründung (HOFFMANN, EWALD, KLEIST u. a.). E. KRETSCHMER [6] entwarf aus der psychophysischen Ganzheitsbetrachtung seiner Konstitutionsbiologie heraus leibseelische Einheiten in Gestalt der schizoiden und cycloiden Temperamente mit enger Beziehung zu den endogenen Psychosen.

---

[1] K. SCHNEIDER („Die psychopathischen Persönlichkeiten", 9. Aufl. Thieme, Stuttgart 1950, S. 3) sagt: „Psychopathische Persönlichkeiten sind solche abnorme Persönlichkeiten, die an ihrer Abnormität leiden oder unter deren Abnormität die Gesellschaft leidet."

Wenn schon in der Abgrenzung oder Definition von Psychopathie allgemein kein rechter Consensus omnium zu erzielen war, so gelang es in der Einteilung und Gruppierung der verschiedenen Typen noch weniger. Eine Vielzahl von Systemen wurde entworfen, die sich teilweise an einzelnen Schwerpunkten trafen, oft aber erhebliche Abweichungen voneinander erkennen ließen. Das Fundament dieser Einteilungen liegt in verschiedenartigen psychologischen Voraussetzungen begründet, beispielsweise in schichtentypologischen Vorstellungen (KAHN, HOMBURGER, J. H. SCHULTZ u. a.), in einer Systematik von Charakterradikalen (GRUHLE) oder in formalen Verarbeitungsweisen der Erlebnisse (E. KRETSCHMER, EWALD). Ihre Vergleichbarkeit ist dadurch sehr erschwert. Daraus folgen auch große Schwierigkeiten für eine genealogische Bearbeitung, die sich beispielsweise darin widerspiegelt, daß VON BAEYER [1], RIEDEL [8] und STUMPFL [9] in ihren erbbiologischen Untersuchungen die klinischen Psychopathentypen nicht ohne weiteres als erbeinheitlich bezeichnen konnten[1]. BIRNBAUM [10] meinte schon 1930: „Die Bezeichnung der psychopathischen Spielarten ist von jeher ein Schmerzenskind psychiatrischer Forschung gewesen."

Als einigermaßen beständiges Rückgrat klinischen Diagnostizierens hielten sich schließlich die „Schizoiden" E. KRETSCHMERs und systemlose, der klinischen Erfahrung abgelauschte Typologien, wie sie beispielsweise von E. BLEULER [11] und K. SCHNEIDER gegeben wurden. Bis zur Gegenwart ist die Monographie K. SCHNEIDERs [12] in ihrer vorsichtigen Beschränkung auf das praktisch Notwendige und mit ihrer klinisch empirischen Schilderung und Einteilung psychopathischer Charaktere, die gebräuchlichste Typologie geblieben.

Die jüngsten Zweifel, die K. SCHNEIDER [5] selbst diskutierte, galten wieder dem Begriff der Psychopathie überhaupt. Ihre Quelle ist die wachsende Einsicht in die Bedeutung lebensgeschichtlicher Fakten für die Persönlichkeits- oder Charakterentwicklung, die allerdings auch durch die schon längst bekannte Feststellung der Wandelbarkeit abnormer Charaktere im Laufe des Lebens ergänzt wurde. In der österreichischen Psychiatrie führte dies zu einer außerordentlich starken Betonung des „Psychogenen" im Bereich der abnormen Persönlichkeiten (STUMPEL [13], HOFF [14], BECKER [15]). Die schweizerische Psychiatrie setzte sich ebenfalls stark mit dem psychoanalytischen und soziologischen Gedankengut auseinander. Während REPOND [16] und HUMBERT [17] den Begriff Psychopathie vollständig abschaffen wollten, traten WYRSCH [18], M. MÜLLER [19] und WALTHER-BÜEL [20] mehr für eine kritische Einschränkung dieser Diagnose ein. Sie betonten, daß sich Anlage und erlebnisreaktive Momente in der Entwicklung der Persönlichkeit eng verweben würden und meist nur schwer oder überhaupt nicht zu trennen seien. BINDER [21] allerdings meinte, man könne immer noch die psychopathischen Charaktere auf erbbedingte quantitative Über- oder Unterentwicklung seelischer Radikale im Bereich der Triebe, Gefühle und Strebungen zurückführen. Doch hat kein geringerer als K. SCHNEIDER [5] festgestellt, daß in der Dialektik „Anlage—Umwelt" gar nichts beweisbar ist; Anlagebedingtheit

---

[1] Überblicksreferate über die erbbiologische Problematik der Psychopathie gaben: PANSE, F. („Erbpathologie der Psychopathien". Hdbch. d. Erbbiol. d. Mensch. Bd. 5. Berlin: Springer 1939, S. 1089 ff.). STUMPFL, F. (a.a.O. S. 1222), und H. HEINZE, Hdbch. d. Erbkrkh. Bd. 4. Leipzig: Thieme 1942, S. 154). Aus jüngster Vergangenheit referierte wieder STUMPFL („Heredität und Neurose" in Hdbch. Neurosenl. Psychoth. München-Berlin: Urban u. Schwarzenberg 1957, Bd. 2, S. 1) über die Genealogie der Charakterabnormitäten.

könne wohl als „Leitidee" dienen, die aber nur mit „allergrößten Vorbehalten" auf die Wirklichkeit angewendet werden darf.

Die *psychoanalytische Auffassung* zum Psychopathieproblem geht auf die Studie über den „analen Charakter" (1908) von S. FREUD [22] zurück. Diese ziemlich umweltstabile, dem anankastischen Charakter verwandte Struktur, gekennzeichnet durch die Trias „Sparsamkeit, Ordentlichkeit, Eigensinn" wurde aus einem vorwiegend überstrengen Fehlverhalten der Eltern in der Phase der Reinlichkeitserziehung des Kindes hergeleitet. Die Charaktermerkmale werden so beispielsweise als „Reaktionsbildungen" gegen ungezügelte anale Triebwünsche etwa in Gestalt übertriebener Sauberkeit verstanden. Nachdem ABRAHAM und JONES diese, auf der psychoanalytischen Triebkonzeption fußende Lehre vom analen Charakter weiter ausdifferenziert hatten, beschrieb REICH [23] in einer gewissen Nähe zur klinischen Psychopathenproblematik den „triebhaften Charakter". Von ihm meinte REICH, er sei das Endergebnis „gröberer Schädigungen im infantilen Leben" als sie bei Symptomneurosen angetroffen würden.

Schließlich ging für die Psychoanalyse die Psychopathenlehre weitgehend in den „Charakterneurosen" auf, von denen NUNBERG [24] sagt, es handle sich um jene „Patienten, die zwar von neurotischen Symptomen frei sind, sich aber pathologisch benehmen". Pathogenetisch wird dabei die Charakterstruktur aus der Triebentwicklung der frühen Kindheit und den erfahrenen Hemmungen an Verboten der Eltern und der Moral überhaupt abgeleitet. „Die bleibenden Charakterzüge — sagt S. FREUD [22] — sind entweder unveränderte Fortsetzungen der ursprünglichen Triebe, Sublimierungen derselben oder Reaktionsbildungen gegen dieselben."

Die Bedenken, die man bei aller Bewunderung für das positiv Neuentdeckte gegen diese Hypothese vorbringen muß, sollen hier nicht diskutiert werden. Zweifellos ist die Ableitung der Charakterbildung aus Triebimpulsen einerseits und Verboten oder Versagungen der Mitwelt andererseits einseitig. Die Weiterentwicklung der Freudschen Lehre zur Kenntnis der „Identifikationsprozesse" und der Ich-Idealbildungen hin förderte deshalb zunehmend die Einbeziehung positiver sozialer Fakten. HARTMANN [26], KRIS und LOEWENSTEIN [27]) stellten in ihrer psychoanalytischen Ichpsychologie den strukturierenden Einfluß mitmenschlicher Beziehungen (Objektbesetzungen) durch die frühen Identifikationen noch stärker heraus. Von soziologisch orientierten Autoren wurde diese Theorie ausgedehnt auf die Identifikationen mit kulturellen Schemata und ihren Trägern oder auf die „Internalisation" von Wertsystemen (ERIKSON [28], PARSONS [29] u. a.). In solch ganzheitlich soziologischer Betrachtung ergaben sich dann auch aufschlußreiche Einsichten in den Zusammenhang bestimmter Familienkonstellationen (z. B. LIDZ [30]) oder von kulturellen Lebensformen (z. B. MOWRER und KLUCKHOHN [31]) mit der Entwicklung charakterlicher Eigenarten. Im übrigen ist die soziologische Forschung durchaus nicht bei der ausschließlich triebdynamischen Interpretation stehen geblieben. Ihre Charakterlehre rückt damit wieder näher zur klassischen Entwicklungspsychologie, die auch der Übernahme positiver Entwürfe der Lebensbewältigung — von der alltäglichen Erfahrung elterlicher Verhaltensmuster bis zum Vorbild und zum erlebten kulturellen Ethos — eine wesentliche Bedeutung beimißt (CH. BÜHLER [32], REMPLEIN [33]).

Von einiger Fragwürdigkeit ist auch die Ableitung der Charakterstruktur ausschließlich aus den Erfahrungen der frühen Kindheit. Abgesehen von den Beweisschwierigkeiten, die bei der „pathogenetischen" Herleitung einer Charakterabnormität des Erwachsenen alleine aus der nicht klar erhellbaren frühkindlichen Konstellation entstehen, ist eine Unwandelbarkeit der Struktur von dieser frühen Zeit an kaum wahrscheinlich zu machen. WIESENHÜTTER [34] hat beispielsweise jüngst wieder auf die Bedeutung der Pubertät und der Krisen Heranwachsender für die neurotische Charakterentwicklung aufmerksam gemacht und ALLPORT [35] hat mit dem Prinzip der „funktionellen Autonomie der Motive" eine wenigstens relative Unabhängigkeit des Handelns Erwachsener von infantilen Erfahrungen betont. Es frägt sich wieweit diese Feststellungen für Psychopathen Gültigkeit haben.

Die allgemeinen Auffassungen der Psychoanalyse zur Genese des neurotischen Charakters geben nun auch die Grundlage für die spezielle Behandlung des Psychopathieproblems in der „Dynamic Psychiatry". BROWN und MENNINGER [36] werfen beispielsweise KRAEPELIN vor, sein Psychopathiebegriff gehe von einer moralischen Verurteilung aus. Sie sprechen deshalb nur von „character disorders", die zwischen Neurose und Psychose stehen. Ähnlich wie GUTTMACHER [37] und MAUGHS [38] anerkennen sie nach keiner Seite hin scharfe Grenzen, denn im Grunde werden bei Neurosen, character disorders und psychotischen (z. B. schizophrenen) Reaktionen die gleichen Triebkonflikte nur auf unterschiedliche Weise ausgetragen. KARPMAN [39], KARPENAU [40] und auch CLECKLEY [41] halten schließlich die stark eingeengte Gruppe der „idiopathischen Psychopathie" für eine „nuclear psychosis", die tiefer liegen soll als die Schizophrenie. Dafür kann man ins Feld führen, daß gut remittierte Schizophrene mit einem oder wenigen Schüben oft sozial angepaßter und leistungsfähiger bleiben als manche schwere Psychopathen.

KARPMANN macht für diese, vom Ego tolerierte Privat-Psychose eine Störung der Libidoorganisation in einem so frühen Stadium verantwortlich, daß noch keine festen Objektbeziehungen errichtet sind und das Realitätsprinzip noch nicht aufgenommen ist. Das Ich soll deshalb nicht in der Lage sein die Zukunft zu „besetzen" und seine libidinöse Befriedigung ausschließlich in der Gegenwart suchen. CLECKLEY meint dagegen, in radikaler Abwendung von jeglicher Psychogenese, die Ursache dieser Persönlichkeitsstörung, die er analog der semantischen Aphasie HEADS begreift, liege in vorerst nicht faßbaren Veränderungen des Gehirns. Auch DAVIDSON [42] meint, die „Oligothymie", die er alleine als echte Psychopathie anerkennen will, beruhe auf einer verborgenen organischen Störung.

Noch weniger vergleichbar mit den Verhältnissen in der europäischen Psychiatrie sind die in den USA gebräuchlichen Einteilungen der Psychopathien. Im allgemeinen werden nur Kriminalität, Gewissenlosigkeit und Oligothymie dem Psychopathiebegriff zugerechnet. KISKER [43] sagt mit Recht, daß durchwegs nur der zweite Teil der Psychopathiedefinition K. SCHNEIDERs in den USA akzeptiert werde, nämlich die gesellschaftsstörenden abnormen Persönlichkeiten.

Es scheint also nicht nur große Schwierigkeiten in den Bereichen von Klinik und Psychotherapie mit dem Psychopathieproblem zu geben, sondern auch eine ziemlich tiefe Kluft zwischen den grundsätzlichen Auffassungen. Wohl haben HOFF [14] und BECKER [15] in letzter Zeit den Versuch einer einheitlichen, wenigstens den klinischen und psychoanalytischen Standpunkt einschließenden Psychopathenlehre unternommen [229]. Dem kommt zweifellos ein ausgleichender, vermittelnder Wert zwischen zwei Positionen zu. Es bleibt aber für viele Fragen kein umfassender, eine eindeutige Klärung ermöglichender Bezugshorizont, sondern entweder die eine oder die andere Hypothese. Das zeigt sich beispielsweise an der Schwierigkeit, daß manche Merkmale, etwa

Willensschwäche oder Hemmungslosigkeit, auf der einen Seite als psychologische Radikale formal hingenommen und quantitativ bemessen werden. Auf der anderen Seite wird ihnen jedoch ein ganz bestimmter Sinn in einem teilweise verborgenen inneren Zusammenhang unterstellt.

Wenn es aus all diesen Fragen einen Weg geben soll, der zwar keineswegs eine umfassende eindeutige Antwort verspricht, aber wenigstens weiterführen wird, dann nur im Gewinnen eines einheitlichen methodischen Fundaments. Das aber läßt sich nicht aus irgendeiner neuen Theorie oder Charakterologie ableiten. Eine intensive Weiterbearbeitung der Psychopathieprobleme, der es nach unserer Ansicht wieder bedarf, muß versuchen, den psychopathischen Menschen von sich selbst her auf das Wesen seiner „Abnormität" zu befragen. Das kann nur gelingen, wenn das eigentlich „Psychopathische" — sofern es so etwas überhaupt gibt — vom Wesen des ganzen Menschen her erhellt wird. Aus diesem Grunde werden wir psychopathische Lebensgeschichten oder Verläufe und nicht nur Zustandsbilder untersuchen.

Unser ganzes Mühen gilt einer möglichst unverstellten Erfahrung, denn nur von der Empirie selbst her läßt sich die Vielfalt der Auffassungen auf ihren einheitlichen Grund zurückführen. Der Weg, den wir damit beschreiten, ist weder ein Anfang noch ein Ende. Vorausgegangen sind uns beispielsweise die subtilen Untersuchungen E. KRETSCHMERs [6] über den sensitiven Charakter. Das methodische Fundament verdanken wir L. BINSWANGER, der gleichartige Untersuchungen beispielsweise an Schizophrenen durchgeführt hat. Die Parallelen und Verschiedenheiten zu seinen Ergebnissen werden im einzelnen diskutiert werden.

Man könnte sagen wir betreiben nur eine psychiatrisch-klinische Psychopathenbetrachtung „von innen her"; aber dies würde unsere Absicht nicht zureichend wiedergeben. Wohl soll das „Innen" erhellt werden, aber ebenso werden uns die mitweltlichen Bezüge beschäftigen. Auf theoretische oder spekulative Deutungen soll, soweit wir es selbst überblicken können, verzichtet werden. Deshalb wird auch kein Versuch einer psychogenetischen Herleitung unternommen werden, selbst wenn einzelne Zusammenhänge schon als gesichert oder als sehr wahrscheinlich gelten sollten.

Die Fragen, die unsere Untersuchung im wesentlichen umkreist, gelten also dem Wesen dessen, was man klinisch Psychopathien nennt und seinen Unterscheidungsmöglichkeiten von den Nachbargebieten der Neurosen und Psychosen. Auch die Frage nach den Voraussetzungen der Möglichkeit einigermaßen verläßlicher Einteilungen oder „Typen", nicht aber schon eine ausgeführte Typologie der Psychopathie wird uns beschäftigen. Zu ihrer Beantwortung können wir allerdings vorläufig nur einige wenige Beiträge leisten. Es scheint uns jedoch nicht aussichtslos, im Weiterbeschreiten des eingeschlagenen Weges allmählich mehr Klarheit zu gewinnen. Der Weg selbst, der uns die unbedingte Nähe der Erfahrung erschließen soll, ist die methodisch recht verstandene Daseinsanalyse.

III. Die Freilegung des psychopathologischen Erfahrungshorizonts

Jede Untersuchung im Bereich der Psychopathologie, die sich nicht in der Beantwortung eng begrenzter Einzelfragen erschöpfen will, muß zunächst einmal ihre grundlegend-methodischen Voraussetzungen klären. So werden auch wir nicht umhin können unser methodisches Rüstzeug vorzuweisen. Doch beabsichtigen wir keineswegs eine umfassende philosophische Ortsbestimmung der psychiatrischen Daseinsanalyse, zumal schon von verschiedenen Autoren recht gründliche und aufschlußreiche Beiträge zu diesem Thema geleistet worden sind. Wir verweisen besonders auf die entsprechenden Untersuchungen von L. BINSWANGER [44,45], W. SZILASI [46], H. KUNZ [47,48], H. TELLENBACH [49] und K. P. KISKER [50], auf die wir selbst im folgenden teilweise zurückgreifen werden.

Wenn wir uns also nicht bevorzugt um die philosophische und historische Einordnung unseres Vorgehens bemühen wollen, so müssen wir uns doch mit dem inneren Gang der Methode, mit ihrer „Konstitution" etwas eingehender befassen. Das hat zwei leicht einsehbare Gründe: Einmal weicht unsere Untersuchung von den traditionellen Verfahrensweisen der Psychopathologie — den deskriptiven, verstehenspsychologischen oder psychodynamischen — in ihren methodischen Grundprinzipien ab. Zum anderen beabsichtigen wir auch kein methodisches Nebeneinander, das beispielsweise Psychoanalyse, klinische Verlaufsbeschreibung und Daseinsanalyse unverbunden gegenüberstellt. Wir wollen vielmehr diese von L. BINSWANGER lange Zeit eingehaltene und aus praktischen Gründen durchaus zu rechtfertigende Beschränkung überschreiten und zu einer einheitlichen methodischen Fundierung psychopathologischer Verfahrensweisen vordringen. Selbstverständlich bringen der Rückgang vom traditionellen Methodenpluralismus auf eine fundierende Methode einerseits und die Annäherung der Daseinsanalyse an psychopathologische oder klinische Bereiche andererseits neue Probleme und Schwierigkeiten mit sich. Doch fordert schon die Konsequenz unseres Fragens zwingend den Weg, den wir nun vorsichtig begehen wollen.

Ein erstes Axiom, das wir unseren methodischen Überlegungen zugrunde legen wollen, lautet: „Jede psychopathologische Aussage hat ihre Wurzeln in der Erfahrung und jede Folgerung, die wir aus ihr ziehen, muß sich — will sie Anspruch auf Gültigkeit erheben — wieder an der Erfahrung bewähren." Hier ist schon ein erstes mögliches Mißverständnis abzuweisen: Sammeln von „Tatsachen" oder „empirischen Daten", um sie alsbald nach dem Prinzip zu verrechnen, ob sie etwa mehr für eine soziogenetische, eine triebpsychologische oder erbbiologische Theorie sprechen, verfehlt die Offenheit der Erfahrung. Es dient bestenfalls zur Bestätigung der gemachten Voraussetzungen. Das gleiche Erfahrungselement tritt dabei nicht selten im Rahmen verschiedener theoretischer Systeme in höchst unterschiedlicher, zuweilen kontradiktorischer Interpretation auf. Wenn wir uns also zur „Empirie" bekennen, so geht es uns nicht um die „empiristisch verkürzte Bedeutung des Erfahrens" (H. KUNZ [51]), sondern um die Voraussetzungen der Möglichkeit unverstellter Erfahrung im Bereich der Psychopathologie.

Der gemeinsame Ausgangspunkt jeder psychopathologischen oder auch phänomenologischen Untersuchung ist die *vorwissenschaftliche* Erfahrungswelt oder „Lebenswelt" (HUSSERL). Von hier an aber trennen sich bereits die Wege. Die klinische Psychopathologie isoliert aus der gegebenen Erfahrungsfülle bestimmte Einzeldaten, die „Symptome". Sie werden als Glieder eines stillschweigend vorausgedachten Funktionszusammenhangs verstanden, den wir beispielsweise als „Krankheitsgeschehen" oder als „Syndrom" aus der psychiatrischen Lehre kennen. Die „festgestellten" empirischen Daten sind also im Verstehenshorizont der klinischen Psychopathologie immer schon aus dem Vorwissen der Krankheits- oder Syndromenlehre interpretiert und geben als solche Hinweise auf die „Krankheits-Diagnose". Weil die Psychiatrie — wie

L. BINSWANGER [*52*] einmal sagte — ihren Gegenstand, den seelisch kranken Menschen, „innerhalb des Verstehenshorizonts der Naturwissenschaft" als „kranken Organismus" betrachtet, vollzieht sich ihre Erfahrungsweise aus diesem theoretischen Vorentwurf des erlernten Wissens heraus.

Die Psychologie und die Psychotherapie verfügen dagegen über eine größere Zahl „theoretischer Modelle", die alle der „wissenschaftlichen Einstellung" begegnenden Sachverhalte wiederum in bestimmten Interpretationszusammenhängen erfahren lassen. Ihre „Strukturdiagnosen" sind zwar nicht in einer Krankheitslehre verankert, aber in den jeweiligen dynamischen, schichtpsychologischen oder anderen theoretischen Verstehensentwürfen vorweg ausgelegt.

Eine solche „auf dem Boden der Wissenschaft nicht zu vereinende Unvereinbarkeit dieser Verstehenshorizonte oder Realitätskonzeptionen führt nicht nur zu endlosen wissenschaftlichen Kontroversen" (BINSWANGER [*52*]), sondern auch zu einer Vieldeutigkeit und Vieldeutbarkeit der wissenschaftlichen Erfahrung in Psychologie und Psychopathologie. Die grundlegende Methodenfrage lautet deshalb, auf welche Weise und in welchen Grenzen ist Eindeutigkeit der psychologischen Erfahrung überhaupt möglich? Da uns die Vielfalt der Verweisungen jeder kommunikativen Einzelerfahrung schon vorwissenschaftlich evident ist — und in ihr wurzelt ja gerade die Möglichkeit vielfältiger Interpretationen — kann Eindeutigkeit hier nicht mit Einfachheit und Einschichtigkeit gleichgesetzt werden. Die Frage fordert vielmehr von der Sache her ein Überschreiten der Einzelerfahrung auf eine Erhellung der Verweisungsganzheit, oder von der Methode her ein Transzendieren der einseitigen einschränkenden Verstehenshorizonte auf eine möglichst uneingeschränkte Fundamentalmethode hin.

Der Ausgangspunkt eines solchen Verfahrens ist, wie schon kurz erwähnt wurde, die vorwissenschaftliche Erfahrungswelt, die sich für den Bereich der Psychologie oder Psychopathologie in der kommunikativen „Offenheit des Wir" erschließt. Mit dieser Offenheit ist nun eine vortheoretische Nähe zu den Phänomenen selbst gemeint, die uns — wie SZILASI [*46*] sagt — „die tiefst verstandene Stelle der natürlichen Erfahrung" in „absolut strenger Sicherheit" aufnehmen läßt. Damit wird ein Weg eingeschlagen, der darauf abzielt, das Erfahrene nicht aus einem theoretischen Vorentwurf, sondern von ihm selbst her in seinem ihm eigenen Verweisungs- und Strukturzusammenhang aufzudecken. Wie eine solche Weise fundamentaler Erfahrung — die jeder Tatsachenwissenschaft und so auch der Psychopathologie (vgl. TELLENBACH [*49*] und KISKER [*50*]) vorgeordnet ist — überhaupt möglich wird, hat HUSSERL in Gestalt der phänomenologischen Wesensschau gezeigt.

In der alltäglichen mitmenschlichen Erfahrung begegnet uns der andere durchaus nicht als ein Chaos von Sinnesdaten oder Einzelmerkmalen. Vielmehr treten die Einzelheiten normalerweise diskret zurück in den Zusammenhang eines einheitlichen, meine jeweilige mitmenschliche Erfahrung umschließenden Eindrucks. Ich erfahre — wenn ich unvoreingenommen bin — bei einer reflektierenden Betrachtung dessen, was ich tatsächlich erlebe, daß alle Äußerungen des anderen Menschen, sei es in der Sprache, in der Gebärde oder im Verhalten, in diesem einheitlichen Zusammenhang stehen. „Von der faktischen biographischen Einheit ist offensichtlich der ganze Ausdrucksbereich eines Menschen umgriffen" sagt A. KUNZ [*54*]. Nur weil ich den Eindruck dieses Verweisungszusammenhangs ganz allgemein besitze, kann ich auch die einzelnen Äußerungen meines Gesprächspartners verstehen, denn sie stehen alle im

Verweisungsbezug zum Ganzen, das sich in ihnen auf je besondere Weise ausspricht. Darauf wird noch zurückzukommen sein.

Der phänomenologische Ansatz der Daseinsanalyse hat zunächst einmal mit dem fortschreitenden „Einklammern" oder Ausschalten der theoretischen und subjektiven Vorentwürfe des Verstehens zu tun. Er strebt auf das Hinnehmen der Sachverhalte als reine Gegebenheiten zu. Die Ordnung, in die sich das faktisch Erlebte fügt und aus der es verstehbar werden kann, darf nicht endgültig von außen herangetragen oder „hineininterpretiert" werden. Sie liegt immer schon in der Erfahrung selbst und ist aus ihr heraus aufzudecken. Auf welche Weise dies gelingen kann, wollen wir nun kurz erläutern, und zwar an einem alltäglichen Exempel, das SZILASI [53] einmal in ähnlichem Zusammenhang gebrauchte: Aus der Erfahrung übereinstimmender und festgelegter Abfahrtsdaten der Züge auf einem großen Bahnhof läßt sich alsbald in einigen Schritten der Reflexion und der phänomenologischen Reduktion die Idee des Fahrplans — als eines empirischen Prinzips mit transzendentalen Elementen — aufdecken. Ein weiterer methodischer Schritt — die Epoché — überschreitet nun die empirische Ebene auf ein reines „Eidos" hin: Unter „Einklammerung" aller empirischen Gehalte kann das Prinzip des „Eisenbahnwesens" als transzendentaler, von allen weltlichen Bedingtheiten gereinigter Strukturzusammenhang aufgedeckt werden. In ihm liegt die Voraussetzung der Möglichkeit jedes faktischen Fahrplans begründet.

Entsprechend diesem methodisch vorgezeichneten Weg sucht die psychiatrische Daseinsanalyse nach einer Fundierung ontisch-empirischer Entwürfe oder Weisen des In-der-Welt-seins von ihren jeweiligen transzendentalen Ermöglichungsgründen her. Sie strebt damit der Erhellung rein wesenhafter, objektiver, von ihrer Faktizität befreiter Seinsmöglichkeiten zu. Doch ist mit dem Herausstellen solcher Wesenheiten oder „phänomenologischer Schemata" der Psychopathologie nicht sehr viel genützt, so lange nicht das Wesen ihrer Unterschiedenheit und ihr Verweisungszusammenhang als Ordnung der objektiv-transzendentalen Seinsmöglichkeiten im Daseinsganzen geklärt ist. Dieser umfassende transzendentale Zusammenhang objektiver Seinsmöglichkeiten ist die Gefügeordnung des Daseins selbst. Daraus wird deutlich, daß jede Psychologie oder Psychopathologie ihr methodisches Fundament in der Wesensgesetzlichkeit des menschlichen Daseins, in einer — wie HUSSERL sagt — „regionalen Ontologie" findet.

„Es gibt keine Wissenschaft, die als Wissenschaft voll entwickelt rein sein könnte von eidetischen Erkenntnissen und somit unabhängig sein könnte von den, sei es formalen oder materialen eidetischen Wissenschaften. Denn fürs erste ist es selbstverständlich, daß eine Erfahrungswissenschaft, wo immer sie unmittelbare Begründungen von Urteilen vollzieht, den formalen Prinzipien gemäß verfahren muß, ... dazu kommt fürs zweite, daß jede Tatsache einen materialen Wesensbestand einschließt und jede zu den darin beschlossenen reinen Wesen gehörige eidetische Wahrheit ein Gesetz abgeben muß, an das die gegebene faktische Einzelheit, wie jede mögliche überhaupt, gebunden ist." An diesen Worten HUSSERLS [56] wird deutlich, wie weit die regionale Ontologie in die Erfahrungswissenschaften hineinreicht, oder besser, wie sie alles empirische Vorgehen bis zum letzten Schritt fundiert. Deshalb kann es auch keine anthropologische Disziplin geben — auch keine Psychopathologie, deren Wissenschaftsregion der Mensch ist — die nicht ihr Fundament in der Seinsverfassung des Menschen zu suchen hätte. Wenn sie nicht phänomenologisch vorgeht, muß sie sich wenigstens ausgewiesener oder unausgesprochener anthropologischer Konstruktionen als Interpretationsbasis bedienen.

Ein umfassender Entwurf einer „regionalen Ontologie" des Menschseins als Fundament jeder psychologischen oder psychopathologischen Wissenschaft liegt bisher nicht vor. Aus prinzipiellen Gründen — der Unabgeschlossenheit unseres Daseins nud unserer Erkenntnismöglichkeiten — wird es auch stets unmöglich bleiben, die transzendentale Ordnung und den objektiven Verweisungszusammenhang menschlicher Seinsmöglichkeiten vollständig aufzudecken. Darin liegt jedoch kein unüberwindliches Hindernis phänomenologischer Erkenntnis, sondern nur eine faktische Begrenzung unseres Wissenkönnens über das Menschsein überhaupt beschlossen. Tatsächlich hat Martin Heidegger bereits in seinem unabgeschlossenen Versuch eine Fundamentalontologie zu entwerfen quasi nebenbei einige recht wesentliche Beiträge zu einer regionalen Ontologie des Menschseins geleistet. Ein Grund dazu liegt in dem, was Heidegger den „ontisch-ontologischen Vorrang" des Daseins gegenüber allem nicht daseinsmäßig Seienden nennt: In der Daseinsthematik wird „dem zum Dasein selbst gehörenden Seinsverständnis der eigentliche Sinn von Sein und die Grundstrukturen seines eigenen Seins kundgegeben" [57]. Auf solche Weise ermächtigt hat Heidegger die Befragung des Daseins in seiner Alltäglichkeit begonnen und bis zur Erhellung seiner „Seinscharaktere" hin durchgeführt. Diese Seinscharaktere oder Existenzialien, scharf geschieden von den Kategorien, den „Seinsbestimmungen des nicht daseinsmäßig Seienden" [18] kennzeichnen „die Seinsart des Daseins das wir selbst sind". Damit ist ihre Bedeutsamkeit für eine phänomenologische Anthropologie bereits formuliert. „Weil Dasein faktisch immer zugleich Menschsein ist", sagt H. Kunz [19], „müssen notwendigerweise die Existenzialien stets auch Charaktere des Menschseins sein, und daraus resultiert die unvermeidliche Doppeldeutigkeit aller existenzialen, daseinsontologischen Explikate".

An dieser Stelle wollen wir nun einen methodischen Schritt herausheben, der für die Anwendung der Phänomenologie in jeglicher Erfahrungswissenschaft von eminenter Bedeutung ist. Es handelt sich um die „Rückwendung" des phänomenologischen Vorgehens von der transzendentalen Struktur zur Faktizität. Dieser Schritt ist von der Konstitution der Methode her gesehen nicht ungewöhnlich, er ist nur durch seine Richtung von dem bisher aufgewiesenen Vorgehen unterschieden.

Husserls Anliegen war in erster Linie ein transzendentales; es zentrierte sich um die Frage nach den Bedingungen der Möglichkeit von Erkenntnis überhaupt. Sein methodischer Weg führte ihn deshalb über eine fortschreitende Einklammerung aller mundanen oder empirischen Gehalte, über aufsteigende Stufen der eidetischen Reflexion, Reduktion und der Epoché zur Konstitution des transzendentalen, von aller Faktizität gereinigten Ego. Dieser Begriff liegt jenseits jeglicher Anthropologie oder Psychologie, weil er von jeder menschlichen oder welthaften Wirklichkeit methodisch konsequent befreit worden ist und sie von seinem Wesen her immer schon übersteigt. Husserl [60] verstand unter dem „reinen Ich" keine seelische Instanz, die beispielsweise über bestimmte Funktionen verfügte und deren Vollzug oder Versagen beurteilen könnte, sondern die rein reflexiv-theoretische Einstellung des Bewußtseins, aus der jedes praktische Interesse ausgeschlossen ist.

Die Psychopathologie hat dagegen ein ausgesprochen empirisches Anliegen. Sie will Einsichten in die Faktizität des einzelnen Daseins und in die allgemeinen Weisen der Verwirklichung oder Verfehlung menschlicher Seinsmöglichkeiten gewinnen. Dazu kann sie selbstverständlich nicht gelangen, wenn sie eine radikale Einklammerung der Faktizität vollzieht oder konsequent nur die Frage nach dem Sinn von Sein überhaupt stellt. Den notwendigen Richtungswechsel der Methode auf die Faktizität des Daseins hin hat beispielsweise M. Boss übersehen, wenn er auch im psychopathologischen Bereich fundamental-ontologische Aussagen anstrebt. L. BINSWANGER hat im Gegensatz dazu ursprünglich die ontologischen Seinscharaktere in eine Anthropologie gewendet und von daher nach den empirischen Abwandlungen gefragt. Das hat ihm eine unvergleichliche Erfahrungsfülle und Wirklichkeitsnähe beschert, aber auch den Vorwurf des „anthropologischen Mißverständnisses" eingetragen. Inzwischen ist diese methodische Eigenwilligkeit — die übrigens einem durchaus möglichen und legalen Schritt zur phänomenologisch begründeten Anthropologie entspricht — korrigiert worden. Doch muß auf der anderen Seite stets auch die Besonderheit des erfahrungswissenschaftlichen Ansatzes in seinen methodischen Konsequenzen gegenüber dem transzendental-philosophischen Anliegen der Phänomenologie bedacht werden. Ein transzendental-philosophisches oder fundamental-ontologisches Mißverständnis des erfahrungswissenschaftlichen Anliegens verurteilt die betreffende Erfahrungswissenschaft zur faktischen Unfruchtbarkeit oder zur methodischen Inkonsequenz.

Es wäre verfehlt, wollte man die „Rückwendung" des phänomenologischen Fragens auf die Faktizität des Daseins hin als eine einfache Umkehr des methodischen Vorgehens begreifen. Der Versuch, nun alle konkreten Äußerungen eines Lebens von einem anthropologischen Schema her abzufragen und einzuordnen, würde nicht nur mißverstehen, was eine regionale Ontologie eigentlich ist, sondern auch an einer Wesenserhellung vorbeigehen. Abgesehen davon, daß es eine vollständige Ontologie des Daseins weder bei HEIDEGGER noch sonstwo gibt, müßte ein Herauslösen der Existenzialien aus der ihnen zugehörigen Methode auch eine Preisgabe ihres spezifisch phänomenologischen Erschließungscharakters oder Erkenntniswertes zur Folge haben.

Andererseits werden ausschließlich dem transzendentalen Anliegen folgende Untersuchungen im menschlichen Dasein gleichsam auf einer Zwischenstation des methodischen Weges zur Freilegung phänomenologischer Schemata oder Verweisungsstrukturen als reine Möglichkeiten seelischen Seins gelangen. Über ihren Verweisungszusammenhang im Daseinsganzen — und damit auch über die empirische Vieldeutigkeit seelischer Äußerungen — über den konkreten Daseinsgang, seine Selbstverdeckung oder Seinserfüllung ist ohne erneute Rückwendung des Fragens auf die Faktizität hin keine Entscheidung möglich. Man kann beispielsweise im stereotypen Fingertrommeln des Wartenden, in der Monotonie der Langeweile, in der kreisenden Geschlossenheit einer Wahnwelt, im Leerlauf melancholischer Selbstvorwürfe und in der iterativstereotypen Bewegungsform eines Hebephrenen in subtiler phänomenologischer Analyse eine gemeinsame transzendentale Möglichkeit menschlichen Seins aufdecken: Die Bewegung des Kreisens, das Anfang und Ende aufhebt, das Versiegen des zeitlichen Fortschreitens, den Stillstand der Zeitigung. Damit ist außerordentlich Wichtiges gewonnen. Aber die Einzelwissenschaft fragt weiter. Sie will über die unterschiedlichen Weisen dieses Stillstands, der ja in den erwähnten Fällen sicher etwas höchst verschiedenes beinhaltet, über seine Herkunft, seine Verweisungen und seine Konsequenzen im faktischen Daseinsgang wissen.

Das eben diskutierte Beispiel führt uns weiter zur Einsicht, daß nicht nur vom empirischen Anliegen der Psychopathologie, sondern auch vom Dasein selbst als dem

Wissenschaftsgegenstand her eine Rückwendung der Methode auf Faktizität hin gefordert wird. Was „Stillstand" in jedem der angeführten Einzelbeispiele bedeutet, ist nämlich nur von der Zeitigung des jeweiligen Daseins her erhellbar. Jeder scheinbar vereinzelte Zeitigungsmodus im Dasein verweist zwingend auf die Geschichtlichkeit des Daseinsganzen, die sich wiederum in den Zeitigungsmodi einzelner Strukturen oder Folgezusammenhänge auf je eigene Weise ausspricht. Von daher gesehen ist überhaupt jedes aus der Fülle des gelebten Daseins in phänomenologischer Reduktion gewonnene Schema im Hinblick auf das Dasein selbst unabgeschlossen. Es steht — wie HEIDEGGER zeigte — im Verweisungszusammenhang des Daseinsganzen und besonders in der fundamentalen Geschichtlichkeit, in der alles daseinsmäßig Seiende gründet.

Mit dieser Aufdeckung des gegenseitigen Verweisungsbezugs, der das Einzelne jeweils im Ganzen und das Ganze im Einzelnen erschlossen zeigt, ist zugleich etwas über die Konstitution der daseinsanalytischen Methode ausgesagt, die hierin auch über die Phänomenologie HUSSERLS hinausgeht. Sie muß im Vollzug des „hermeneutischen Zirkels" das jeweils Erhellte als Entwurf oder phänomenologisches Schema wieder in die Faktizität des Daseinsganges hineintragen und dem Fortgang der Wesenserhellung horizonterweiternd zugrunde legen, um fortschreitend die Verweisungszusammenhänge aufdecken zu können. Auf diesem Wege sind die von HEIDEGGER freigelegten Existenzialien doch in gewissem Sinne Wegweiser, denn in ihnen sind einzelne ineinanderverfügte Elemente der Gefügeordnung des Daseins freigelegt. Am Leitfaden der Existenzialien als eines „ontologischen Auslegungshorizonts" gilt es beispielsweise die einheitliche Verweisungsgestalt einer konkreten „Lebensform" zurückzunehmen in den Modus ihrer „Verfallenheit", ihrer „Eigentlichkeit und Uneigentlichkeit" in den Folgezusammenhang ihrer „Geschichtlichkeit" und der „Sorgestruktur".

Das methodische Vorgehen bewegt sich allerdings, soweit ihm die Existenzialien als Instrumente oder als vorgeklärte Interpretationsbasis dienen, noch im Kreise einer phänomenologisch mitbegründeten Anthropologie. Wenn wir auch damit einer konsequenten phänomenologischen Analyse bereits nahe kommen, so trennt uns doch noch eine letzte, empirisch oft schwer zu übersteigende Hürde davon: Die eingeführten Interpretationselemente müßten, selbst wenn sie eine allgemeine existenziale Begründung vorweisen können, nicht nur in ihrer tatsächlichen Gültigkeit, sondern auch in der Weise ihrer Verwirklichung und in ihrem Verweisungszusammenhang am jeweiligen Fall neu geklärt und schließlich auch in ihrem Wesen erschaut werden. Davon wird noch einmal die Rede sein.

Wenn die psychiatrische Daseinsanalyse danach strebt „Seelenstörungen in erster Linie in ihrem eigentlichen Wesen, d. h. als Abwandlungen der Struktur des In-der-Welt-seins zu verstehen"[1], wie L. BINSWANGER [20] sagt, so frägt sie auf das Strukturgefüge des Daseins selbst hin. Psychiatrisches Kranksein muß sich einem solchen Vorgehen dann enthüllen beispielsweise als irgendeine Weise „mißglückten Daseins", als Modus der Verfallenheit, des Verfehlens und Verdeckens aufgetragener Möglichkeiten, als Weise der Entfaltung, der Einschränkung oder auch des Stillstands. Mit solchen kursorischen Hinweisen wird der Horizont einer regionalen Ontologie seelischer Ab-

---

[1] Diese Formulierung ist vielleicht nicht ganz glücklich gewählt. Sie begünstigt das Mißverständnis, es ginge um eine „Abwandlung" des ontologischen Strukturgefüges. Besser spräche man vorerst vom Verfehlen der dem Dasein überantworteten eigensten Möglichkeiten, vom Verdecken der eigentlichen Ordnung von Selbst und Welt oder dgl.

normität angedeutet, für den es vorerst nur einige Ansätze gibt. Er ist fundiert in der Seinsbestimmung des Daseins, dem es in seiner Geschichtlichkeit um die Entfaltung und Verwirklichung überantworteter Seinsmöglichkeiten geht.

Ein Ziel der psychiatrischen Daseinsanalyse ist die Erhellung der jeweiligen, als Kranksein erscheinenden empirischen Entwürfe auf ihre ontologischen Ermöglichungsgründe hin. Gefragt wird damit, wie wir nun wissen, in Richtung auf transzendental-objektive Möglichkeiten des „Glückens" oder „Mißglückens" mit ihrem jeweils zugehörigen Strukturzusammenhang verwirklichter oder verfehlter Seinsmöglichkeiten. Antwort auf solches Fragen kann zwangsläufig nur die Daseinshermeneutik als eine der geschichtlichen Struktur ihres Gegenstands adäquate Methode versprechen. Sie muß die in der „Gefügestruktur des Daseinsganges" wurzelnden Folgezusammenhänge aufdecken, „in denen sich die geschlossene natürliche Erfahrung vereinzelt und als jeweils gelebter Weltentwurf auskristallisiert hat" (SZILASI [21]). Damit sind wir bei der empirischen Notwendigkeit lebensgeschichtlicher Untersuchungen angelangt.

Vorgehen und Beweisstruktur der psychiatrischen Daseinsanalyse

Das Erfahrungsfeld, in dem sich die psychiatrische Daseinsanalyse bewegt, ist die persönliche Lebensgeschichte des Kranken mit all ihren subjektiven und objektiven Auszeugungen. Zu den Selbstzeugnissen und Selbstdeutungen des Untersuchten kommt noch alles, was die Psychiatrie herkömmlich als „objektive Anamnese" bezeichnet, die Beobachtungen und Berichte nahestehender Personen, Aktenmaterial, Ergebnisse früherer Untersuchungen [1] und dgl. Selbst Testergebnisse können, wenn ihr methodisches Fundament und der Geltungsbereich ihrer Antworten geklärt ist, mit herangezogen werden.

Nun weisen all die gewonnenen Einzeldaten von vornherein keineswegs eine selbstverständliche Objektivität im Hinblick auf den Strukturzusammenhang des Daseinsgeschehens auf. Die Selbstzeugnisse sind durch die prinzipielle Unmöglichkeit eindeutiger und vollständiger Selbsterkenntnis entstellt, die Fremdbeobachtungen sind aus der Subjektivität des Betrachters heraus einseitig interpretiert oder gar verfälscht. Die Scheinobjektivität psychologischer Testuntersuchungen, die vor allem H. KUNZ [61] klargelegt hat, entspringt aus der Verabsolutierung eines meist mehrdeutigen Tatsachenbereichs. Der zugrundeliegende Strukturzusammenhang oder Weltentwurf, der jeder Einzelerfahrung ihre zugehörige Stelle im Ganzen anweist und sie in ihrem Wesensgehalt erst eindeutig bestimmbar macht, bleibt natürlich zunächst im Dunkel.

Aus diesen Gründen ist jede empirische „Persönlichkeitsforschung" auf Interpretation angewiesen um die Bedeutung des Einzelmerkmals und den Zusammenhang als „Charakterstruktur" oder Biographie festzulegen. Wo sie herkömmlicherweise ansetzt, ob an der Interpretation von Testantworten und Selbstzeugnissen oder an der Zusammenschau verschiedenartiger Untersuchungsergebnisse, mag uns hier nicht weiter beschäftigen. Als Interpretationshorizont dienen beispielsweise die verschiedenen

---

[1] Um einem Mißverständnis rechtzeitig vorzubeugen, sei festgestellt, daß Fremdzeugnisse nicht Gegenstand des gleichen methodischen Akts hermeneutischer Daseinserhellung sind. Sie dienen vorzüglich dazu, den „empirisch individuellen Verstehenshorizont" zu erweitern und gehen dann allerdings sekundär in den Vollzug der hermeneutischen Bewährungsschritte ein.

Systeme der Charakterologie oder Entwicklungspsychologie [62]. Eine wissenschaftliche Psychologie kann übrigens ohne solche Interpretationssysteme gar nicht auskommen. Entscheidend ist nur, daß sie überhaupt methodisch durchreflektiert sind, und nicht auf eine unausgewiesene, als Voraussetzungslosigkeit verkannte Weise in die Untersuchung hineingetragen werden.

Da wir uns der Interpretation in vorentschiedenen theoretischen Systemen enthalten wollen, wenden wir uns wieder zurück zur vorwissenschaftlichen Erfahrungswelt. Im alltäglichen Verständnisvollzug haben wir immer schon — das läßt sich in einer Besinnung auf die kommunikative Situation leicht deutlich machen — den einheitlichen Eindruck eines *bestimmten* sinnvollen Zusammenhangs aller Äußerungen. Es ist sogar mit gutem Recht möglich, die psychopathologischen Erkenntnisprinzipien auf dieser vorläufigen methodischen Stufe bewußt zu fixieren. Dazu muß das durch Übung geschulte und durch wissenschaftlichen Erfahrungsaustausch auf konventionelle oder auch unausgesprochene Normen fixierte Verständnisvermögen des Untersuchers absolut gesetzt werden. Wissenschaftlich geurteilt und interpretiert wird dann alleine aus dem auf seine Voraussetzungen hin ziemlich unreflektierten Bezugshorizont des einzelnen Psychiaters, teilweise gestützt durch einen den kulturellen Auffassungen und der jeweiligen Lehrmeinung entspringenden „Common Sense" der Psychopathologie.

Man mag diese methodische Ermächtigung, auf die sich beispielsweise die „Verstehende Psychologie" (JASPERS, GRUHLE) mitgründet, für unzureichend erachten. Man darf aber darüber nicht vergessen, daß sich in der Einheit des kommunikativ Erfahrenen bereits der wohl noch ungeklärte und verzerrte Eindruck des zugrundeliegenden objektiven Verweisungszusammenhangs ausspricht. So kann man auch auf dieser methodischen Stufe, die wir bereits als Gewinnen des „empirisch-individuellen Auslegungshorizonts" bezeichnet haben, doch zu einem gewissen Objektivitätsgrad gelangen. Das geschieht faktisch durch eine möglichst umfassende Sammlung aller beizubringenden Erfahrungen über den betreffenden Menschen, insbesondere durch eine gründliche Erhellung seiner Lebensgeschichte. In dieser fortschreitenden Aufdeckung der individuell-faktischen Ordnung des Erscheinenden erweist sich bereits einigermaßen deutlich der Zusammenhang einzelner Äußerungsweisen im Ganzen und der Verdeckungscharakter mancher Selbstzeugnisse oder Verhaltensweisen. Allerdings soll nicht übersehen werden, daß die kommunikative Situation, in der sich ein Dasein erschließen soll, und der Interpretationshorizont selbst, vor dem es erfahren wird, entscheidend vom „Untersucher" mitkonstituiert sind. Es geht also in besonderer Weise auch um die faktische Befreiung des individuellen Verständnishorizonts von erfahrungsverstellenden Einschränkungen und um das prinzipielle Herauslösen des anderen in seinem Eigensein aus subjektiven Verkennungen. Diese Leistung kann natürlich nicht in der ersten Annäherung des Verstehens, sondern erst im konsequenten Vollzug einer methodischen Reinigung von vorgefaßten Meinungen und subjektiv verzerrten Verstehensentwürfen gelingen. Dennoch besteht ein großer Unterschied zwischen der unbestreitbaren Feststellung, daß ein vorurteilsfreies empirisches Verstehen in der Psychologie und Psychopathologie nicht möglich ist und der daseinsanalytischen Forderung nach Enthaltung von abgeschlossenen Interpretationssystemen und nach einem fortschreitenden Übersteigen der subjektiven Verstehenshorizonte auf die Freilegung der transzendentalen Strukturen des Daseins hin.

Der Einstieg in eine daseinsanalytische Untersuchung geschieht nun erst, indem der gemeinsame Grund einer Vielfalt von Erscheinendem erschaut wird. HUSSERL nennt dies „Ideation" und betont unmißverständlich, daß es sich dabei nicht um konstruktive oder synthetische Denkleistungen, sondern um die ursprüngliche Anschauung dessen handelt, was man zunächst und schlicht an den Sachen sieht. In einer Vielfalt von Bäumen sehe ich eben beispielsweise ganz originär das allgemeine Wesen „Baum". Im Wissenschaftsbereich der Psychopathologie kommt es nun im weiteren darauf an, auf den vorwissenschaftlich gegebenen Eindruck eines Verweisungszusammenhangs zu reflektieren und ihn unter Einklammerung seiner vielfältigen faktisch-individuellen Bedingtheiten als reine Wesenheit herauszuschälen. Das naiv Erfahrene wird auf solche Weise „reduziert" auf eine ihm zugrundeliegende transzendentale Struktur, nämlich eine wesenhafte Seinsmöglichkeit.

Damit diese konzentrierten Überlegungen etwas verständlicher werden, sei an die Analyse eines Falles von Absatzphobie durch L. BINSWANGER [24] erinnert. Hier wurde eine Fülle innerweltlicher und mitmenschlicher Erfahrungen — von der Psychopathologie als „Phobie" bezeichnet — auf den zugrundeliegenden Verweisungszusammenhang der Kontinuität und des Nichtvollziehenkönnens ihrer Trennung hin reduziert. Wieviel mit einer solchen Aussage über das „Wesen" eines abnormen seelischen Sachverhaltes gewonnen ist, kann sich allerdings erst zeigen, wenn die Erschließung weitergetrieben wird auf den Gefügezusammenhang im Daseinsganzen und seine Gangstruktur hin.

Haben wir bisher mehrmals von prinzipiellen Möglichkeiten der Fehlinterpretation gesprochen, so ist doch die Möglichkeit ihrer Überwindung erst vom empirisch-individuellen Auslegungshorizont her angeschnitten worden. Die entscheidende Frage, die sich unserem methodischen Vorgehen stellt, ist die nach der spezifischen Gestalt des daseinsanalytischen Beweisens, nach der Ermächtigung phänomenologischer Aussagen. Sie läßt sich am einfachsten in drei Schritten darstellen, die im übrigen auch den weiteren methodischen Weg kennzeichnen. Den ersten dieser Schritte — dem eine Fülle von naiven Verständnisvollzügen im Gewinnen einer umfassenden Erfahrungsbasis vorausgeht — haben wir eben im Aufweis des zugrundeliegenden, gemeinsamen Wesens einer Erscheinungsvielfalt kennengelernt. Der mögliche Erweis von Objektivität einer Feststellung liegt hier in der Fähigkeit begründet, ein „Wesen" in seiner vollen Klarheit überhaupt zu erschauen. HUSSERL [64] sagt selbst darüber: „Das unmittelbare Sehen (νοεῖν) nicht bloß das sinnliche, erfahrende Sehen, sondern das *als originär gebendes Bewußtsein welcher Art immer* ist die letzte Rechtsquelle aller vernünftigen Behauptungen." Wenn auch diese Evidenz der Wesensschau dem Psychopathologen für die Ansprüche seines Fachgebietes unzureichend erscheinen mag, so fundiert sie doch alle weiteren methodischen Schritte [1].

Der zweite methodische Schritt leitet nun in gewissem Sinne über von der Phänomenologie zur Daseinsanalyse. H. PLESSNER [66] formuliert ihn folgendermaßen: „Ein Phänomen begreifen heißt in dieser Dimension (der ‚Explikation des Selbstverständlichen' durch die Daseinsanalyse, Anm. d. Ref.) es in seinen jeweiligen ursprünglichen Sinnverband zurückzunehmen." Für das tatsächliche Vorgehen setzt dies die methodisch schon eingehend diskutierte Rückwendung von der transzendentalen Blickrichtung zur Faktizität voraus. Das zunächst gewonnene „phänomenologische Schema" — wenn man beispielsweise das Prinzip der „Kontinuitätstrennung" so bezeichnen

---

[1] L. BINSWANGER [65] hat in einer eingehenden Studie die weittragende Bedeutung eidologischer Anschauung auch für die Psychopathologie herausgestellt.

mag — muß wieder in seinem faktischen Verweisungszusammenhang gesehen werden. Auf solche Weise vermag es dann den Fortgang der Daseinserhellung zu fördern, denn es ist in seinem Wesen zugleich Schlüssel zur Gefügestruktur des Daseinsganzen und zugleich nur von dorther uneingeschränkt erhellbar. Damit werden von neuem alle Äußerungen des Daseins auf ihr einheitliches Strukturgefüge hin in einem erweiterten Sinne erhellt. Was uns dann in weiteren Akten der Einklammerung aller individuell-subjektiven Momente und der Reduktion auf die transzendentale Struktur entgegentritt, ist ein bestimmter Weltentwurf. Er ist als einheitlicher Verweisungszusammenhang wiederum eine objektive, reine Möglichkeit menschlichen Seinkönnens. Beispiele hierfür, an denen sich der eminent konkrete und keineswegs nur theoretische Charakter der Ergebnisse dieser methodischen Stufe zeigt, sind etwa die von L. Binswanger herausgestellten Daseinsweisen der Verstiegenheit, Verschrobenheit und Manieriertheit. Von ihnen sagt er [63], daß sie ein bestimmtes Gefüge erkennen ließen, „von dem jedes Wort, jeder Satz, jede Idee, jede Zeichnung oder Geste ihr besonderes Gepräge erhält".

Der zweite Beweisschritt besteht also im Aufdecken des „Zuordnungszusammenhangs" des In-der-Welt-seins und der „natürlichen Stelle" (Szilasi), an der sich ein Phänomen zwingend einfügt. Es ist müßig zu sagen, daß er nur im erneuten Vollzug des ersten Schrittes, der Wesensschau, überhaupt möglich ist.

Der dritte Schritt folgt schließlich konsequent aus dem zweiten. Er gründet in der Tatsache, daß der Weltentwurf kein abgeschlossenes Schema, sondern als offene Struktur in jedem Augenblick Daseinsgeschichte ist. Er verweist beispielsweise auf die überantworteten eigensten Möglichkeiten, auf das noch unverwirklichte Seinkönnen und wurzelt in der Konsequenz lebensgeschichtlicher Erfahrung. In der fundamentalen Zeitlichkeit des Daseins ist letzten Endes jeder Gefügezusammenhang ein wesenhaft geschichtlicher. Um ihn erhellen zu können, muß unser Verstehen selbst in die Geschichtlichkeit des Daseinsganges eintreten — in der es sich allerdings vorwissenschaftlich immer schon befindet —. Das jeweils erhellte Phänomen, der schon aufgedeckte Weltentwurf muß abermals in die Faktizität rückgewendet und in den Fortgang des Verstehens hineingenommen werden.

Der „hermeneutische Zirkel", der nun eine wachsende Erhellung des geschichtlichen Folgezusammenhangs ermöglicht, gründet faktisch in einem kommunikativ-geschichtlichen Vollzug: Das Dasein erschließt sich in seiner Gangstruktur letztlich nur einer wesenhaft geschichtlichen Kommunikation [1]. Damit wachsen auf der Ebene der empirischen Wissenschaft die psychotherapeutische Partnerschaft und das psychopathologische Erkenntnisanliegen aufeinander zu. Dem entspricht auch die Feststellung, daß die Psychotherapie in den letzten Jahrzehnten weit mehr Einsichten in seelische Folge- und Geschehniszusammenhänge vermittelte als etwa die „verstehende Psychologie". Die Aufdeckung des „Unbewußten" — oder besser gesagt des zunächst Verborgenen im Daseinsgeschehen — ist nicht etwa die Voraussetzung sondern die Konsequenz der schon vorwissenschaftlich ausgezeichneten methodischen Ausgangssituation der Psychotherapie: des auf Bewahrung der eigenen Unabhängigkeit und auf Entbindung der

---

[1] Selbstverständlich geben auch schriftliche Biographien wesentliche Hinweise auf den geschichtlichen Folgezusammenhang gelebter Daseinsweisen. Ihnen fehlt jedoch jene letzte wichtige Stufe der Erweisbarkeit in der „Bewährung der Beständigkeit", die erst die Einseitigkeit oder den Verdeckungscharakter der Selbst- oder Fremdinterpretation hinsichtlich der Faktizität eines Daseinsganges übersteigen läßt.

Eigentlichkeit des anderen abzielenden Vollzugs einer fortschreitenden Daseinspartnerschaft.

Einige prinzipielle Schwierigkeiten dürfen nun auf dieser Stufe des methodischen Vorgehens nicht übersehen werden: Auf der Erfahrungsebene ist es uns zunächst einmal unmöglich die geschichtlichen Verweisungszusammenhänge *vollständig* aufzudecken. So wird eigentlich durchwegs das wirklich Erfahrene aus dem eigenen Verstehensentwurf heraus über Verständnislücken hinweg zur Ganzheit gefügt. Doch ist ein solches „konstruktiv-entwerfendes Verstehen", wie H. Kunz [67] es nennt, durchaus legitim. Es kann sogar bei Aussagen über ein faktisches Dasein niemals vollständig überschritten werden. Nur muß in der fortgesetzten Bewährung des schon Verstandenen an der Erfahrung der Anteil des konstruktiv Ergänzten allmählich vermindert werden. Auf der phänomenologischen Ebene allerdings, so etwa im Aufweis bestimmter Entwürfe als reiner Seinsmöglichkeiten, wird unter Einklammerung jeglicher Faktizität auch dieser Einwand gegenstandslos.

Die prinzipielle Unabgeschlossenheit des — empirischen — Verstehens, auf die vor allem Jaspers [68] aufmerksam machte, befreit auch die faktische Daseinserhellung nicht von der Notwendigkeit, das Verstandene in der *Bewährung seiner Beständigkeit* auf seine Richtigkeit zu prüfen und uns damit der Wahrheit als „Unverborgenheit" schrittweise anzunähern. Wenn wir damit die *Beständigkeit eines Phänomens im hermeneutischen Zirkel der Daseinserhellung* als den dritten Schritt phänomenologischen Beweisens ansehen, so darf man Beständigkeit nicht etwa als Stehenbleiben des Gleichen auslegen. Im geschichtlichen Fortgang des Geschehens entfaltet oder verengt sich der gelebte Entwurf, und manches Erscheinende verändert sich in diesem Zusammenhang. Es geht vielmehr um die Beständigkeit des Folgezusammenhangs, in der sich die Richtigkeit des Verstandenen zu bewähren vermag. Damit gilt, auf die Zeitlichkeit hin erweitert, das gleiche was wir vom zweiten Schritt des Beweises gesagt haben.

Schon der zweite methodische Schritt, nämlich die Aufdeckung der transzendentalen Gefügestruktur, die einer bestimmten faktischen Seinsweise zugrunde liegt, wird — um den bisher gefaßten Sachverhalt auch noch auf der *Ebene phänomenologisch-transzendentaler Begründung* darzustellen — in zwei Abschnitten vollzogen. Zuerst gerät das einzelne Phänomen mit seiner Rückwendung in den konkreten, lebensweltlichen Verweisungszusammenhang aus der apodiktischen Stringenz transzendentaler Erfahrung wieder in die Gewalt faktischer Relativitäten. In der darauffolgenden Epoché wird die ursprüngliche transzendentale Ebene jedoch in einem erweiterten Horizont wiedergewonnen, soferne es nämlich gelingt, die apriorischen [1] Konstitutionen

---

[1] Nur in kurzer Anmerkung soll hier erwähnt werden, daß der Apriorizitätsbegriff bei Husserl wesentliche Unterschiede zur Kantschen Auffassung zeigt. Wenn auch beiden die Vorstellung eines Apriori als fundamentaler Ermöglichungsgrund aller Erfahrung gemeinsam ist, so ist doch vor allem der Zugangsweg ein grundsätzlich verschiedener. In der Phänomenologie werden die apriorischen Konstitutionen der Erfahrung nicht wie die kategorialen Formen von Raum und Zeit bei Kant auch zeitlich „vor" der Erfahrung gesehen, sondern im Vollzug der phänomenologischen Reduktion geradezu durch die Erfahrung hindurch aufgedeckt. Man könnte deshalb bei Husserl von einem aposteriorischen Zugang zum Apriori sprechen. Darüber hinaus wird natürlich durch die phänomenologische Methode die Einzelwissenschaft bis in ihre letzten Verzweigungen hinein durch vielfältige „apriorische" Wesenserkenntnisse mitbegründet.

jenes einheitlichen Verweisungszusammenhangs aufzudecken, worin das ursprünglich erschaute Phänomen eingefügt ist.

Deutlicher noch wird diese prinzipielle Thematik an dem dritten, von uns als spezifisch „daseinsanalytisch" bezeichneten Schritt phänomenologischer Erfahrung. Er führt uns unmittelbar in den Folgezusammenhang des Daseinsganges hinein. Das vorher freigelegte Strukturgefüge einer faktischen Seinsweise wird hier zum *Organ* der fortschreitenden phänomenologischen Analyse; es wird in einen erweiterten und nun bereits transzendental mitbegründeten Verstehenshorizont aufgenommen.

Auf diese Ebene ist nun, wie wir schon bei der Besprechung der Existenzialien sahen, auch ein *anthropologisch-interpretierendes Verfahren* möglich, das sich auf einige transzendental begründete Elemente stützen kann. Sie bleiben allerdings bei einem solchen Vorgehen in ihrer individuell-faktischen Seinsweise und in ihrem Folgezusammenhang im Daseinsgang phänomenologisch weitgehend ungeklärt.

Will man zu einer strengeren daseinsanalytischen Begründung fortschreiten, so ist eine erneute phänomenologische Reduktion auf die transzendentale Gangstruktur des Daseins erforderlich, die den Verweisungszusammenhang und die Zeitigung jener vorgeklärten Entwürfe oder Seinsweisen bestimmt, die wir dem weiteren Verstehensvollzug zugrundegelegt haben. Am Leitfaden der phänomenologischen Ideation und der weiter vollzogenen Epoché erfahren also die als Organ des Verstehens gebrauchten Entwürfe oder Gefügestrukturen eine neue transzendentale Begründung von ihren Verweisungs- und Folgezusammenhängen her.

Diese Feststellung gilt nun ganz allgemein für die Einführung phänomenologischer Strukturen oder auch der Existenzialien in den erfahrungswissenschaftlichen Erkenntnisvollzug insbesondere der Daseinsanalyse. Soweit sie nämlich im Verweisungs- und Gefügezusammenhang ihrer individuell-faktischen Verwirklichung aus der konsequenten Durchführung der Methode gleichsam neu belegt und begründet werden, kann man nicht mehr von einem anthropologischen Mißverständnis der ontologischen Explikate HEIDEGGERS sprechen. Selbst die Tatsache, daß die bisher aufgewiesenen Existenzialien nur Bruchstücke einer regionalen Ontologie des menschlichen Daseins abgeben, ist dann kein Einwand mehr. Das Fundament des dargestellten phänomenologischen Weges liegt in der transzendentalen Gefügestruktur des Daseinsganges, die als Zusammenhang der einzelnen phänomenologischen „Glieder" mit dem Vollzug der Methode fortschreitend zutage tritt. Dagegen wird in der Verwendung phänomenologischer Begriffe und Strukturen als *Instrument der psychopathologischen Interpretation* eine Wendung zur philosophischen Anthropologie hin vollzogen. Hier muß dann die Forderung nach einer möglichst vollständigen, nicht nur fragmentarischen Interpretationsbasis erhoben werden, die nun von außen herangetragen und im Einzelfall nicht mehr aus der besonderen Erfahrungsweise selbst heraus entwickelt wird.

Wenn wir damit auf der methodischen Ebene zwischen einer phänomenologisch mitbegründeten Anthropologie und einer *strengen Daseinsanalyse* unterscheiden, so gibt es doch in den Fallanalysen und in der konkreten Anwendung der Methode gestufte Übergänge. Auch unsere eigenen Studien erreichen nur an wenigen Stellen das Niveau einer solchen konsequent-phänomenologischen Begründung und Bestätigung der im Vollzug der Analysen eingeführten anthropologischen Interpretationselemente. Im übrigen verbleiben sie noch auf der Stufe einer schon weithin durch transzendentale Erfahrung und Strukturen fundierten anthropologischen Interpretation.

Man könnte demnach feststellen, daß die psychiatrische Daseinsanalyse in der Verfolgung ihres methodischen Weges zu verschiedenen Stufen der Transzendentalität gelangen kann. Die phänomenologische Analyse einer faktischen Seinsweise, etwa der Melancholie, fördert eine vorläufige, im Hinblick auf den Folgezusammenhang des Daseinsganges noch klärungs- und fundierungsbedürftige Gefügestruktur. Demgegenüber wäre die Aufdeckung der transzendentalen Konstitutionen, als Voraussetzungen der Möglichkeit von Erfahrung oder Denken überhaupt — etwa der von HUSSERL gegebenen Zeitigungsanalyse von Protentio, Retentio und Präsentatio — eine letzte nicht weiter rückführbare oder begründungsbedürftige Ebene der Transzendentalität.

Als ein Versuch, die Stringenz der Aussagen im psychopathologischen Bereich bis zu dieser letzten Stufe einer transzendentalen Begründung vorzutreiben, ist auch der neue phänomenologische Ansatz L. BINSWANGERs zu verstehen [1].

Im Aufweis „naturbedingter Störungen" [2] der „transzendentalen Konstitutionen" des Daseins kann jedoch nicht die Ebene der letztbegründenden Bedingungen der Möglichkeit von Erfahrung überhaupt gemeint sein. Diese fundamentalen Konstitutionen können weder als abgewandelt noch als gestört bezeichnet werden; sie müssen in einem Dasein notwendigerweise gewahrt sein, damit überhaupt verbindliche Einsichten über dieses Dasein gewonnen werden können.

Dennoch ist es durchaus berechtigt, von einer „Abwandlung" des konstitutiven Gefüges zu sprechen, das einer bestimmten faktischen Seinsweise zugrunde liegt, wenn man dabei die möglichen Stufen transzendentaler Begründung berücksichtigt. Die methodischen Intentionen L. BINSWANGERs, die sich in seiner Wendung zur Phänomenologie kundtun, können, wenn man sie in diesem Rahmen verstehen darf, zu wichtigen Grundeinsichten der Psychopathologie mit einer wenigstens streckenweise durchgängigen transzendental-objektiven Fundierung vorstoßen. Abgewandelt sind nämlich — und dieser Stufenunterschied der Reflexions- oder Reduktionsebene ist ausschlaggebend — nicht etwa die konstitutiven Bedingungen von Zeitigung überhaupt, sondern das Gefüge der faktischen Zeitigungsweisen eines Daseins, als eine bestimmte „transzendentale" Möglichkeit der Zeitigung.

Wenn man hier von Abwandlung oder auch von „Störung" sprechen will, so ist dies nur sinnvoll in bezug auf eine Norm, eine Struktur oder Ordnung, die gestört oder abgewandelt ist. Diese Ordnung oder Norm darf, soferne man die phänomenologische Methode nicht preisgeben will, nicht von außen herangetragen werden. Vielmehr muß von dem jeweiligen Dasein selbst her aufgewiesen werden, wo und auf welche Weise die Struktur einer faktischen Seinsweise eine zugrundeliegende oder überantwortete Ordnung des Seins und Seinkönnens verfehlt oder auf veränderte Weise verwirklicht. Nur auf solchem Wege läßt sich auch letztbegründbar zeigen, wieso eine bestimmte Verlaufsgestalt als Glücken oder Mißglücken des Daseins, als Einschränkung verfügbarer Möglichkeiten oder gar als Verfall des Selbstseinkönnens begriffen werden muß. Das Gelingen oder Mißlingen eines Lebenslaufs in der äußeren Ordnung, etwa der Gesellschaft oder der Kultur, mag erste Hinweise auf die Verlaufsstruktur geben; sie sind aber kein Kriterium, auf das sich verläßliche, oder gar Aussagen von apodiktischer Stringenz über das Glücken oder Mißglücken einer Daseinsweise oder eines Daseinsganges gründen ließen.

---

[1] „Melancholie und Manie", Pfullingen: Neske, 1960.
[2] Dieser von SZILASI inaugurierte und an einen von HUSSERL überwundenen Dualismus erinnernde Begriff ist allerdings von der Phänomenologie her gesehen nicht unproblematisch.

Die letztfundierenden Konstitutionen des Daseins sind natürlich notwendige Voraussetzungen, die gegeben sein müssen, um solche Abwandlungen der transzendentalen Struktur faktischer Seinsweisen überhaupt feststellen zu können. Diese Tatsache bekräftigt noch einmal die Aussage, daß eine Störung oder Abwandlung auf dieser letzten Ebene der Transzendentalität nicht möglich oder besser, nicht phänomenologisch erweisbar ist.

Um wieder zum Ausgangspunkt unserer Überlegungen zurückzukehren, wäre zu sagen, daß die reale Feststellung von Abwandlung oder „Störung" eine Aufdeckung der Folge- und Verweisungszusammenhänge erfordert. Die Ordnung oder die transzendentale Konstitution des Daseins, vor der sich Abwandlung hier überhaupt als solche zeigen kann, spricht sich selbst natürlich auch im Fortgang des Daseins, beispielsweise als existenzielles Gewissen, vielleicht auch im Sinne von Szilasi als „Transzendenz der Welt" aus. Die fortschreitende Erhellung solcher Folgezusammenhänge als spezifische Weisen möglicher Gangstrukturen des Daseins gelingt verläßlich erst mit dem Erreichen des dritten methodischen Schrittes, der in die umgreifende Zeitigung des Daseinsganges hineinführt.

Dieser dritte Schritt eines phänomenologischen Vorgehens ist nun, auch im Hinblick auf die Ansprüche der Psychopathologie als Erfahrungswissenschaft, der wichtigste. Er trägt, um dies noch einmal auf einer *empirischen Ebene* zu formulieren, das Verstandene immer wieder *an die Daseinswirklichkeit heran, befragt sie stets von neuem als Quelle der natürlichen Erfahrung auf die Sachhaltigkeit und Sachgemäßheit seines Verstehens und seiner Aussage. So schützt er am verläßlichsten gegen die in den konkreten Verstehensvollzug stets hereinwirkenden theoretischen oder subjektiven Verstehenshorizonte und die hieraus entspringenden Fehldeutungen.* In diesem Sinne verstanden ist die Daseinsanalyse nicht alleine eine „Kunst der Interpretation", sondern mehr noch eine „Schule der Erfahrung".

Das optimale Ziel einer Daseinserhellung im Bereich von Anthropologie oder Psychologie wäre die Aufdeckung des gelebten Entwurfs in seiner Verlaufsstruktur und seiner Eingefügtheit im Strukturzusammenhang des Daseinsganzen. Dieses phänomenologische Strukturgefüge durch die Fülle verwirklichten Seinkönnens und die Freiheit des Verfügens über die eigenen Möglichkeiten eines „normalen" Daseinsganges hindurch aufzuweisen ist — von prinzipiellen Schwierigkeiten abgesehen — ein sehr hochgesteckter Anspruch. Es wäre unsinnig, von einer „Normalpsychologie" zu fordern, sie sollte ihre Untersuchungen konsequent auf einer solchen methodischen Höhe durchführen. Für die Psychopathologie ist die Situation von ihrem spezifischen Erfahrungsbereich her einfacher. Sie hat es weniger mit der Weite und Fülle verwirklichten oder freien menschlichen Seinkönnens als mit „pathologischen" Einschränkungen der freien Verfügbarkeit zu tun. In bestimmten Verfallenheitsmodi, etwa der Phobie, oder in der „starren Konsequenz" eines eingeschränkten Entwurfs, steht das Dasein gar nicht mehr in der freien Entfaltung seines Seinkönnens. Die Konsequenz des Folgezusammenhangs vollzieht sich nicht mehr „weltgerecht" im jeweiligen Eingehen auf das Eigensein der Dinge oder der Mitwelt, sondern „selbstgerecht" in einer eigenweltlichen Verfehlung der Ordnung. L. Binswanger [69] spricht im Anschluß an Szilasi von „Inkonsequenz der Erfahrung".

Gelingt es einen solch starren, dem geschichtlichen Fortgang des Daseins weitgehend verschlossenen Folgezusammenhang aufzudecken, so hat man damit eine relativ — oder „abnorm" — beständige Daseinsgestalt gewonnen. Selbstverständlich dürfen auch diese Verlaufsgestalten oder Entwürfe nicht nur in sich betrachtet werden. Sie erschließen sich in ihrem Wesen erst vor dem Horizont des Daseinsganzen. Doch liegt in ihnen die Möglichkeit der Psychopathologie einigermaßen verläßliche phänomenologische Schemata in Gestalt solcher erstarrter Entwürfe herauszuheben und sich über ihr Wesen mit einem einzigen Begriff zu verständigen. In diese Richtung zielt unsere Untersuchung über „psychopathische Persönlichkeiten", wenn sie auch vorerst kein Ergebnis im Sinne einer neuen Aufstellung verschiedener „Typen" oder einer gleichwertigen Einteilung bringen kann.

Kritische Einwände gegen die psychiatrische Daseinsanalyse

Gegen die psychiatrische Daseinsanalyse, deren methodischen Gehalt wir eben in gedrängter Form darzustellen versuchten, sind verschiedentlich kritische Einwände erhoben worden, von denen wir nur zwei wichtigere kurz diskutieren wollen. Vorweg sei erwähnt, daß K. F. Scheid schon 1932 in einer sehr lesenswerten Arbeit [70] den Unterschied von ontologischer und psychologischer Begriffsbildung hervorgehoben hat. Auch Kirchhoff [71] ist ihm in der Forderung nach strenger Grenzziehung zwischen Ontologie und Psychologie gefolgt. Wir sind auf dieses Thema der Fundierung von Psychologie durch eine Wesenswissenschaft und der Wendung von ontologischer zur psychologischen Thematik von Anfang unserer methodischen Erwägungen an eingegangen.

Grundsätzliche Einwände hat Jaspers [72, 73] vorgebracht, die de Rosa [74] in einer Kritik der psychiatrischen Daseinsanalyse interpretierte. Einheit oder Ganzheit, so meint Jaspers, sei zwar etwas, um das der Mensch selber ringe, und auch der Biograph müsse auf unausgedachte Weise von ihr ausgehen. Doch sei sie kein Gegenstand der Erkenntnis, sondern nur eine Idee. Forschung sei nur im Partikularen möglich, wenn auch die Existenz immer wieder bekunde, daß ihr die Enge der partikularen Forschung nicht Genüge tue. Demgegenüber fragt die Daseinsanalyse „nicht nach bestimmten Phänomenen oder Sachbezirken, sondern nach dem Sein des *ganzen* (kursiv v. Ref.) Menschen", (L. Binswanger [44]).

Hält man diese Aussagen über das „Ganze" oder die „Einheit" gegeneinander, so fragt man zweckmäßigerweise erst, ob beide das Gleiche meinen. Sieht man von dem unterschiedlichen Existenzbegriff einmal ab — für Jaspers bedeutet Existenz nur bewußte Entscheidung — so hilft eine Feststellung de Rosas weiter, die Jaspers als „radikalen Empiriker" von den „Phänomenologen" abhebt. Von daher gesehen erweist sich, daß der Begriff von Einheit bei Jaspers ein empirischer und kein phänomenologischer ist: Mit Einheit des Menschenlebens ist aber nicht die formale Einheit gemeint, „sondern die Einheit im Zusammengehören aller Erlebnisse, Ereignisse, Handlungen in dem Wesen, das durch die Gesamtheit der Erscheinungen des Bios sich objektiviert". Dieses „Wesen", von dem Jaspers hier spricht, scheint nicht ein „Eidos", sondern die empirische Abstraktionsstufe anzuzeigen, in der Einheit erst aus der Vielfalt erschließt. Das zeigt sich an der Begründung, die Jaspers von der Fragwürdigkeit der Einheit gibt. Abgesehen von der faktischen Unabgeschlossenheit der Erfahrung und des Verstehens betont er: „Der Mensch zerstreut sich, läßt unverbunden nebeneinander hergehen, was in ihm geschieht, die äußeren Ereignisse überfallen ihn wie Fremdes, er vergißt, er wird sich untreu, er verwandelt sich bis in seine Wurzeln" [73].

Gegen die Feststellung, daß Einheit und Ganzheit des Daseins nicht aus der empirischen Vielfalt „summativ verrechnet werden" kann (HEIDEGGER) [75], ist nichts einzuwenden. Diese Vielfalt ist ja immer schon aus der Zerstreuung vielfältiger Auslegungshorizonte her verstanden. Dennoch hält sich in der Zerstreuung des Erlebten, selbst in Wandlung und Entwicklung, das eine Dasein in seiner Jemeinigkeit durch. Die Einheitlichkeit des Daseins, um die es der Daseinsanalyse geht, spricht sich schon im Existenzial der Jemeinigkeit aus; ihr Ort ist nicht die empirische, sondern die ontologische Ebene, wenn sie auch in jeder faktischen Einheitlichkeit des Daseinsvollzugs anwesend ist und diese fundiert. Das Daseinsganze, wovon die Daseinsanalyse spricht, ist die transzendentale Gefügeordnung als Ermöglichungsgrund jeder einzelnen Daseinsweise. Es ist philosophisch mit der von JASPERS gemeinten Ganzheit inkommensurabel, denn das eine meint einen phänomenologischen Strukturzusammenhang je eigener Möglichkeiten und ist damit eine nach der Faktizität hin unabgeschlossene Ordnung; der von JASPERS intendierte Sinn von Ganzheit beinhaltet eine geschlossene Einheit des Verwirklichten. Das mag es empirisch allenfalls einmal angenähert in extremen Weisen des existenziellen Stillstands oder der Daseinseinschränkung auf eine „starre Konsequenz" geben. Die phänomenologische Ganzheit und Einheitlichkeit des Daseins aber ist eine fundamentale und durchgängige, vom „normalen" bis zum psychopathologischen Bereich. „Denn auch in der Psychose bleibt der Mensch Mensch, und die Existenzialien, die Grundkategorien des Menschseins sind immer und überall die gleichen", sagt v. BAEYER [76].

Die zweite Kritik der psychiatrischen Daseinsanalyse, die wir kurz diskutieren wollen, beruft sich auf die Daseinsanalytik HEIDEGGERs. M. BOSS [77] möchte — neben einigen anderen Einwänden — klarstellen, daß es keine „besonderen Weltentwürfe" gibt, „denn daseinsanalytisch gehören sowohl der Depressive, wie der Schizophrene, wie auch der Gesunde schon immer und immer noch derselben ‚Welt' als dem einen Lichtungsbereich des Seins an, wenn auch in Gestalt ganz unterschiedlicher *Wahrnehmungsarten* und *Verhaltensweisen*" (gesperrt v. Ref.). Der erste Teil jener Kritik, der auf den Vorrang des ursprünglichen Seinsverständnisses und den ontologisch-transzendentalen Charakter des „Weltentwurfs" abzielt, besteht zu recht. Er trifft jene, die über die ontisch-ontologische Differenz hinwegsehen [1]. Der zweite Teil der Kritik jedoch, der einer psychiatrischen Daseinsanalyse jede Dignität bestreitet und wieder eine absolute Kluft zwischen dem unausformulierten Seinsverständnis des Daseins als der „Lichtung des Seins" und dem faktischen In-der-Welt-sein als dem Wissenschaftsbereich von Anthropologie, Psychologie und Psychopathologie aufreißt, beruht auf einem unzureichenden Verständnis der phänomenologischen Fundierungsverhältnisse und der daseinsanalytischen Methode.

Die Psychopathologie will keine Fundamentalontologie betreiben; diese selbstverständliche Kompetenzabgrenzung zur Philosophie hin müssen wir vor Augen behalten. Es kommt ihr allerdings wesentlich auf die Klärung ihrer Methode und die Freilegung ihres Erfahrungshorizontes an und hierin begegnet die Psychopathologie der Philo-

---

[1] L. BINSWANGER unterscheidet in seinen späteren Arbeiten durchaus zwischen „Daseinsanalytik" als Methode der Fundamentalontologie und „Daseinsanalyse" als ontisch-empirischem oder regional-ontologischem Verfahren.

sophie. Die Fundamentalontologie selbst bewegt sich in einer Methode, die sie von der Erhellung des Daseins in seiner Alltäglichkeit bis zur Freilegung der ontologischen Strukturen, des „Seins des Seienden", führt. Im Beschreiben dieses methodischen Weges hat HEIDEGGER die Existenzialien freigelegt, die wir als Fundament auch einer regionalen Ontologie der Psychopathologie übernehmen können. Boss geht diesen von HEIDEGGER vorausgegangenen methodischen Weg nicht mehr, der ihn weithin durch die Faktizität des Menschseins geführt hätte; er steht schon an seinem Ende. Das hat eine philosophische oder auch existenzielle Dignität, die wir achten, aber keine methodische. *Die Daseinsanalyse dagegen übernimmt von* HEIDEGGER *in erster Linie die Methode, denn ihr geht es um den menschlichen Bereich, das Vorfeld der Fundamentalontologie.* Die Methode allerdings ist sehr wohl auf die schon eingangs dargestellte Weise in dem ursprünglichen Seinsverständnis fundiert, von dem Boss jeweils spricht.

Die Tatsache, daß Boss sich immer schon beim „Sein des Daseins in seiner Unverborgenheit" aufhält, hat nun zur Konsequenz, daß er über jenen existenzialen Bereich schon hinweg ist, mit dem sich psychiatrische Daseinsanalytik wesensmäßig befassen muß, nämlich über Verborgenheit, Uneigentlichkeit und Verfallenheit des Daseins, über die Weisen der Verdeckung des Seins. Gerade weil in der „schizophrenen" oder auch in der „psychopathischen" Daseinsweise das Sein als aufgetragene Unverborgenheit oder Ordnung des Seinkönnens wohl anwesend, aber eher verdeckt und verstellt als unverborgen ist, scheint der Versuch eine fundamentalontologische „Seinserschließung" in der Kommunikation mit solchem Dasein zu treiben nicht am tauglichen Objekt angesetzt zu sein.

Boss überläßt damit den Seinsbereich der Alltäglichkeit, des Verfallens, ja eigentlich auch die ganze Anthropologie wieder einer nicht daseinsgemäßen Auslegung. So fordert er auch selbst im Bereich der Psychopathologie, von „unterschiedlichen Wahrnehmungsarten und Verhaltensweisen" zu sprechen. Ja er sagt, „Zunächst freilich scheint uns nun die Bedeutung der Daseinsanalytik auf ein Nichts zusammenschrumpfen zu wollen. Denn ihr unverkürztes Menschenverständnis ... erlaubt uns in Zukunft nicht mehr, von Abwandlungen des In-der-Welt-seins, von spezifischer Materialität, Konsistenz, Zeitlichkeit und Räumlichkeit, von Weltentwürfen, von steigendem und fallendem Dasein, von subjektiver Transzendenz, von einem das Dasein überwältigenden Thema und von einem liebenden Über-die-Welt-hinaus-sein zu sprechen" [78]. An einer solchen These kann H. THOMAE [79] mit Recht kritisieren, daß sie der Wissenschaft jede Begrifflichkeit vorenthalte. Das aber ist keineswegs die Intention der Phänomenologie.

Im Gegensatz zu Boss durchschreitet HEIDEGGER [80] im konsequenten Gang seiner Methode auch den existenzialen Bereich der Alltäglichkeit und Verfallenheit und deckt sogar eine Reihe von Existenzialien als Strukturglieder auf. Er fragt im Wissen um die Dignität dieser Frage: „Welche Struktur zeigt die ‚Bewegtheit' des Verfallens?" und spricht beispielsweise davon, daß im „Gerede" dem Dasein das verstehende Sein zu seiner Welt, im „Modus eines bodenlosen Schwebens" erschlossen ist. Wollte man Alltäglichkeit als eine „Region" im HUSSERLschen Sinne nehmen, so könnte man sagen, daß HEIDEGGER einige wichtige Beiträge zu einer regionalen Ontologie der Alltäglichkeit beigebracht hat. Jedenfalls ist die psychiatrische Daseinsanalyse gerade mit diesem Bereich — etwa mit den Modi der Verfallenheit — in erster Linie befaßt, den Boss aus der Ontologie ausschließen möchte. Was wir im übrigen zur philosophischen Notwendigkeit einer Rückwendung des phänomenologischen Vorgehens in die Faktizität und damit auch zum Thema ontisch-empirischer Daseinsweisen oder Weltentwürfe zu sagen haben, ist schon einigermaßen begründet und ausgeführt worden. Es scheint uns allemal wichtig nicht zu vergessen, daß jede methodisch-konsequente Untersuchung in der schlichten Alltäglichkeit in einem Status weitgehender Verborgenheit anhebt, um allmählich erst zu einem wachsenden „Entbergen" des Daseins fortzuschreiten. Daseinsanalytik „bewegt" sich im hermeneutischen Zirkel des Verstehens und „steht" nicht in einer schon vorweg verwirklichten Unverborgenheit oder Seinsgewißheit.

Die Frage nach der „Pathogenese"

Was man unter einem genetischen Zusammenhang zu verstehen hat, ist in der Medizin und in Sonderheit der Psychiatrie nicht ohne weiteres klar. Wir werden uns demnach der Einfachheit halber auf unsere spezielle Fragestellung beschränken. Um keine Unklarheit eindringen zu lassen verstehen wir unter einem genetischen einfach einen kausalen Zusammenhang, nämlich, daß aus einem Vorausgehenden eine Folge zwingend hervorgeht. Dabei wollen wir uns keineswegs, wie E. KAHN [81], auf den „sinnlosen" Kausalnexus beschränken, sondern uns dem Modus des Zusammenhangs gegenüber neutral verhalten.

Wenn auch die Daseinsanalyse, gefordert von der Geschichtlichkeit des Daseins, allenthalben die Aufdeckung von Folgezusammenhängen und Verlaufsstrukturen anstrebt, so ist darin keineswegs ein Bemühen um die Klärung der „Genese" besonderer Daseinsweisen zu sehen. Vielmehr erstrebt dieses Vorgehen ausschließlich die Erhellung des *Wesens* faktischer Verlaufsgestalten, d. h. die Freilegung der Gefügestrukturen, die dem empirischen Geschehen zugrunde liegen. Dabei handelt es sich ganz ausgesprochen nicht um kausalgenetische Verknüpfungen, sondern um gegenseitige Verweisungen der einzelnen Wesensglieder. Wie wichtig diese Unterscheidung ist, hat REINACH [82] schon 1914 hervorgehoben. Er zeigte, daß eine Erörterung genetischer Zusammenhänge vor einer Wesenserfassung nicht nur phänomenologisch unmöglich ist, sondern auch die Psychologie zu verhängnisvollen Fehlurteilen führt.

Schon die alltägliche Erfahrung in der Psychopathologie zwingt natürlich überall dort auf die faktische Geschichtlichkeit „abnormer" Verhaltensweisen oder Lebensformen einzugehen, wo das Dasein noch nicht in extremer Selbstverdeckung oder Entleerung — wie beispielsweise in der fortgeschrittenen Demenz — aus aller Zeitigung weitgehend herausgefallen ist. JASPERS [83] hat in Anlehnung an DILTHEY dieser Notwendigkeit durch die Methode des „genetischen Verstehens" gerecht werden wollen. Dieses Verfahren legt den Modus des vom Untersucher einsichtigen Motivzusammenhangs der Gangstruktur des Daseins verallgemeinernd zugrunde. Es schaltet damit die phänomenologische Frage nach dem Wesen möglicher Folgezusammenhänge aus und schränkt überdies die Offenheit des Verständnishorizonts entscheidend ein [1]. Der Motivzusammenhang, auf dessen Geschlossenheit oder Unterbrechung JASPERS die Entscheidung über bestimmte genetische Faktoren gegründet hat, *kann sich phänomenologisch als ein wenn auch sehr wichtiger Sonderfall eines existenzialen Geschehenszusammenhangs erweisen, aber nicht als das einzige („psycho"-)genetische Prinzip.* Man

---

[1] „Hermeneutische Auslegung von Seinsstrukturen ist etwas anderes als Motivverstehen seelischer Zusammenhänge in der Nachfolge von DILTHEY und JASPERS" sagt KISKER (Der Erlebniswandel des Schizophrenen, S. 8. Berlin-Göttingen-Heidelberg: Springer 1960).

kann mit gutem Recht annehmen, daß das Daseinsgeschehen auch in der Psychose in geschichtlichen Folgezusammenhängen verläuft, die möglicherweise von ihrem Wesen her dem „normalen" Daseinsvollzug gegenüber unterschieden sein könnten.

Formulieren wir nun ausdrücklich die Stellung der Daseinsanalyse zu Aussagen über die „Pathogenese" mit den Worten v. BAEYERs [76]: „Sie vermag aus ihrem eigenen Vorentwurf heraus keine originäre Antwort auf die Frage zu geben: Warum werden bestimmte einzelne Menschen je und je in die ‚Psychose' genannte Seinsweise gestürzt? Was endogen ist, wird also durch sie nicht eigentlich *genetisch* durchsichtig gemacht, aber in seinem Sosein gegen das normale, gesunde und auch gegen das neurotisch und psychopathisch variierte Dasein neuartig abgehoben."

Dennoch sind die Ergebnisse einer Daseinserhellung für „pathogenetische" Fragestellungen nicht ganz bedeutungslos. Wir können sogar die Feststellung wagen: die Daseinsanalyse vermag uns das Wesen jenes Folgezusammenhangs aufzuweisen, der auch dem faktischen Werden irgendwelcher psychopathologischer Erscheinungen zugrunde liegt. Damit ist für jegliche genetische Interpretation ein Rahmen abgesteckt, denn die Vorgänge oder Gesetze des Entstehens können dem Wesen der Verlaufsstruktur als eines bestimmten Verweisungszusammenhangs des Gewordenen mit dem Gewesenen und dem jeweiligen Werdenkönnen nicht zuwiderlaufen; sie müssen sich vielmehr auf irgendeine Weise gerade in diesem Folgezusammenhang abspielen oder auswirken. Doch ist damit noch lange kein Konditionalverhältnis im Sinne der Feststellung notwendiger oder gar zureichender Bedingungen konstituiert.

Unser Thema stellt traditionsgemäß eine ganz bestimmte „pathogenetische" Frage, auf die es sich noch kurz einzugehen lohnt, nämlich die *Entscheidung zwischen der Anlagebedingtheit und der Psychogenese psychopathischer Merkmale und Charaktere*. Schon aus dem vorher Gesagten wird klar, daß die Daseinsanalyse alle voreiligen Erwartungen in dieser Hinsicht enttäuschen muß. Abgesehen davon, daß im Bereich der empirischen Charakterologie das Anlagemäßige phänomenal-psychisch überhaupt noch nicht verläßlich faßbar und deshalb vom mitweltlich Geprägten nicht abtrennbar oder unterscheidbar ist, besteht ein zusätzliches methodisches Hindernis. Der Daseinshermeneutik ist das faktische In-der-Welt-sein immer schon in seiner Jemeinigkeit mit seiner ganzen Lebensgeschichte gegeben. Ob dieses „Wer" des Daseins, bevor es Welt erfuhr — diese Frage ist methodisch eigentlich unsinnig — schon in einer spezifischen Weise geprägt war, die seine besondere Form der Entfaltung seiner Erfahrungen und seiner Mitseinsweisen vorweg bestimmte, ist phänomenologisch nicht erhellbar. Wenn man so etwas dem vorwissenschaftlichen Eindruck nach auch zuweilen mit Händen greifen zu können glaubt, so läßt sich doch ein hypothetisches Sosein vor aller Erfahrung daseinsanalytisch weder beweisen noch widerlegen. Doch könnte vielleicht die Klärung dessen, was Psychopathen eigentlich sind — soweit sie überhaupt gelingen kann — etwas günstigere Voraussetzungen für eine empirische Erb- und Familienforschung schaffen.

Schließlich muß noch gesagt werden, daß wir auch den Hypothesen und Beobachtungen gegenüber, die eine Psychogenese von Charaktermerkmalen aus Erfahrungen der frühen Kindheit behaupten, innerhalb unserer Methode keinen Standpunkt beziehen können. Die prinzipielle daseinshermeneutische Unerhellbarkeit der frühesten Kindheit (SZILASI [53]) entzieht das dort Geschehene der daseinsanalytischen Klärung, auch wenn das Gewordene in seiner Mitseinsstruktur und seinem Folgezusammenhang auf Vorausgehendes verweist. Doch gilt auch hier, daß die Klärung des

Wesens psychopathischer Verläufe — wozu wir einen vorerst sehr bescheidenen Beitrag liefern werden — die empirischen Partialuntersuchungen und die Einordnung ihrer Ergebnisse vom Gefüge des Ganzen her erleichtern könnte.

Die psychopathologische Diagnose und ihre Voraussetzungen

„Psychopathentypen sehen aus wie Diagnosen. Das ist aber eine durchaus ungerechtfertigte Analogie." Von dieser Warnung K. SCHNEIDERs [*84*] wollen wir zunächst einmal ausgehen, wenn wir im folgenden einige Überlegungen über die Voraussetzungen psychiatrischen Diagnostizierens, vor allem in Hinblick auf die Psychopathien anstellen. Historisch betrachtet hat sich die psychiatrische Diagnostik aus der allgemeinen Medizin heraus entwickelt. Dort gibt es eine Reihe gut bekannter Krankheitsbilder, die sich in Gestalt bestimmter Funktionsstörungen oder Zeichen am menschlichen Organismus auswirken. Diese Zeichen nennt man Symptome. Der Vorgang des Diagnostizierens besteht idealiter im Rückschluß von den empirisch vorgefundenen Symptomen auf einen teilweise verborgenen aber theoretisch bekannten, krankmachenden Vorgang.

Die als medizinische Lehre vermittelte, in der Erfahrung gefestigte Kenntnis der Krankheiten und ihrer möglichen oder typischen Äußerungsweisen gibt also den Beurteilungshorizont ab. Gestützt auf dieses „Wissen" vermag der Arzt erst den festgestellten Zeichen einen inneren Zusammenhang und eine bestimmte Bedeutung als Anzeichen oder Symptome einer Krankheit zu unterstellen. Für diese Anwendung des allgemeinen medizinischen Wissens auf den individuellen „Fall" müssen jedoch einige Voraussetzungen wenigstens annäherungsweise gesichert sein: Einmal die Allgemeinheit oder Vergleichbarkeit der krankhaften Vorgänge, zum anderen eine relative Stabilität und Reproduzierbarkeit der eindeutig im Krankheitszusammenhang stehenden Symptome. Die Körpermedizin kann sich hier in einem gewissen Rahmen auf die überindividuelle Struktur des Organismus und einer großen Zahl seiner Krankheiten berufen. In der Psychopathologie sind jedoch solche Voraussetzungen nur in einem sehr engen Bereich verwirklicht.

Für die körperlich klar begründbaren „Seelenstörungen" gilt das gleiche Prinzip des Diagnostizierens wie für die allgemeine Medizin. „Aus dem Vorhandensein einer Demenz schließt man auf einen Hirnprozeß" sagt K. SCHNEIDER [*85*]. Im Grunde ist das der gleiche Vorgang wie bei der Diagnose eines Herzvitiums: Die Aortenklappe schließt sich beispielsweise bei der Aorteninsuffizienz unvollständig, das Blut strömt in der Diastole teilweise in die Herzkammer zurück und erzeugt an bestimmter Stelle ein typisches Geräusch, das wir als *Symptom* wahrnehmen. Seine Feststellung enthüllt dem Kundigen sofort die ganze Kette der übrigen, nicht wahrnehmbaren Glieder des pathologischen Funktionszusammenhangs.

Prinzipiell hat hier der Symptombegriff, wie HOFER [*86*] sagt, einen „kausalen" Sinn: Symptom ist das erscheinende oder wahrnehmbare Glied einer im übrigen teilweise verborgenen Kausalreihe. Die Psychiatrie hat dieses „kausale" Symptomverstehen, weil es so einfach und handlich scheint, auch immer wieder auf unbekannte Krankheitsprozesse auszudehnen versucht. Es liegt beispielsweise als Hypothese auch der Konzeption von „Grundstörungen" etwa der „primären Insuffizienz der psychischen Aktivität" Schizophrener (BERZE [*87*]) zugrunde. Diagnose und Symptom werden in diesem Zusammenhang immer noch getragen von der Annahme eines körperlichen Krankheitsgeschehens. Doch stößt der „kausale" Symptombegriff auf große Schwierigkeiten, wenn das vermutete pathologische Geschehen weitgehend unbekannt ist, oder wenn eine „psychische Störung" wahrscheinlich kein Anzeichen einer körperlichen Krankheit ist. Das wäre beispielsweise bei den Psychopathien der Fall, denn ein mögliches organisches Korrelat müßte — wie K. SCHNEIDER [88] betont — vermutlich ebenfalls als Abnormität und nicht als Krankheit gedacht werden.

Wir haben bisher Diagnose in uneingeschränkter Abhängigkeit vom Krankheitsbegriff behandelt. Damit steht auch das Diagnostizieren ausschließlich unter dem Entwurf einer psychiatrischen Krankheitslehre. In diesem Zusammenhang vertritt K. SCHNEIDER [89] einen recht konsequenten Standpunkt: „Wir fundieren den Krankheitsbegriff in der Psychiatrie ausschließlich auf *krankhafte Veränderungen des Leibes.*" Der diagnostische Prozeß besteht dann im Rückschluß vom Symptom auf die verborgenen Glieder einer körperlichen Kausalkette, deren materialer Gehalt eine bestimmte Krankheit ist. Von daher gesehen sind die psychischen Symptome — wie HOFER [86] mit Recht betont — „nur ein vorläufiger Behelf". Mit Rücksicht auf die Schwierigkeit des „Leib-Seele-Zusammenhangs" sollen sie durch körperliche, also im einheitlichen Zusammenhang der Kausalreihe stehende Symptome ersetzt werden, sobald diese gefunden sind. Die Psychopathologie selbst tritt damit als selbständige Disziplin der Medizin weitgehend ab und wird zur vorläufigen Platzhalterin der pathologischen Physiologie.

Allerdings sieht die Situation in Wirklichkeit ganz anders aus. In einem weiten Bereich der Psychiatrie, etwa bei den endogenen Psychosen, ist nämlich das postulierte körperliche Krankheitsgeschehen unbekannt, der Zusammenhang von Symptom und Krankheit liegt verborgen, und selbst die Spezifität der Symptome ist — wie WEITBRECHT [90] kürzlich wieder sagte — teilweise recht problematisch. K. SCHNEIDER [91] wird diesen Tatsachen damit vollauf gerecht, daß er einen korrelativen — HOFER sagt etwas mißverständlich „logisch-rationalen" — Symptombegriff einführt. Zwischen den grob empirisch festgestellten Zeichen als „Symptome ersten Ranges" und dem unbekannten Krankheitsgeschehen wird eine rein erfahrungsmäßige, nur statistisch zu begründende und dem Wesen nach ungeklärte Beziehung angenommen.

Diese Befreiung von einigen theoretischen Vorurteilen ist für die klinische Psychiatrie von entscheidendem Wert. Wissenschaftlich allerdings bleibt der korrelative Symptombegriff unbefriedigend, denn er gibt keinen Aufschluß über die Krankheit selbst. Das Symptom steht vielmehr isoliert da und erschließt so auch nicht mehr die verborgenen Glieder des Zusammenhangs, in den es eingefügt ist, wie es in unserem Eingangsbeispiel das Herzgeräusch noch tut. Die Frage ist allerdings, ob sich ein methodisches Fundament für unser psychopathologisches Diagnostizieren findet, das über eine solche Resignation hinausführt.

Der medizinische Krankheitsbegriff, wie ihn K. SCHNEIDER faßt, birgt einige philosophische Schwierigkeiten. Gegründet auf den „empirischen Dualismus" von Körper und Seele [89] wird er zum metaphysischen Axiom, sobald die Aussage gewagt wird: „Krankheit ist immer körperlich"[1]. Wir können aber glücklicherweise die äußerst

---

[1] Mit dem Krankheitsbegriff in der Psychopathologie hat sich neben HÖNIGSWALD („Philosophie und Psychiatrie" Arch. f. Psychiatr. 87, 715 [1929]) und HÄBERLIN („Der Gegenstand der Psychiatrie", Schweiz. Arch. Neurol. 60, 132 [1947]) vor allem auch MÜLLER-SUUR („Das Psychisch Abnorme" a.a.O. S. 76 ff.) auseinandergesetzt. Krankheit im psychischen

problematische Auseinandersetzung um den Krankheitsbegriff umgehen, indem wir die Diagnose aus ihrer starren Bindung an Krankheit vorläufig einmal lösen. Tatsächlich stellen wir in der Klinik auch Diagnosen, die im strengen Sinne keine Krankheiten, sondern beispielsweise Abnormitäten oder seelische Krisen ohne sicheren Krankheitscharakter bezeichnen. Sämtliche der gebräuchlichen psychiatrischen Diagnosetabellen enthalten so eine Anzahl Rubriken, die nicht nur Krankheiten im strengen Sinne umfassen.

Die Psychoanalyse nimmt in ihrer herkömmlichen Weise des Diagnostizierens eine Zwischenstellung ein. Sie hat sich über das Postulat eines — in diesem Bereich kaum eindeutig definierbaren, geschweige denn nachweisbaren — körperlichen Krankheitsgeschehens folgerichtig hinweggesetzt. Doch hat sie den Symptombegriff ziemlich unverändert in der von der allgemeinen Medizin übernommenen Gestalt belassen. An diese Stelle des körperlichen Krankheitsgeschehens, aus dem ein Symptom hervorragt, treten hier psychologische Funktionszusammenhänge, die ebenso deterministisch begriffen sind. Wird beispielsweise ein hysterischer Anfall aus dem Kompromiß zwischen verdrängten Triebregungen und dem Überich erklärt, so bleibt das Symptom sichtbares Glied eines gesetzmäßig ablaufenden Geschehens und läßt somit den Rückschluß auf die verborgenen Funktionsglieder zu.

Der diagnostische Prozeß zielt dann auf einen psychischen Funktionszusammenhang ab, der beispielsweise als hysterische Struktur in Gestalt einer spezifischen Reaktionsform eine relative Stabilität und Reproduzierbarkeit aufweist. Dem liegt die Konzeption des „psychischen Apparats" zugrunde, in der nicht nur die Ablaufsgesetzlichkeiten vorweg erklärt, sondern auch die Allgemeinheit und Vergleichbarkeit der Einzelvorgänge begründet sind.

Die Psychodiagnostik schließlich hat kein einheitliches Fundament ihres Diagnostizierens mehr. Sie strebt wohl zwangsläufig zur Aufdeckung transphänomenaler „Charakterstrukturen" oder Ablaufsgesetzlichkeiten, denn sie kann im Normalbereich kaum mit stabilen Einzelmerkmalen oder „Symptomen" rechnen. Auch ist sie, wie schon einmal erwähnt, gezwungen, die Vieldeutigkeit des jeweils Erscheinenden auf die relative Eindeutigkeit einer Charakterstruktur hin zu übersteigen. Doch ist die Interpretationsbasis, von der aus ein Symptom verstanden und seine Hinweisfunktion ausgelegt wird, sehr unterschiedlich. Teilweise wird mit einem einzigen Testverfahren ein umfassender theoretischer Vorentwurf mitgeliefert — so etwa bei Szondi — aus dem heraus dann die möglichen Strukturdiagnosen in ihrer anthropologischen Gesetzmäßigkeit immer schon erklärt sind. Teilweise werden auch Testverfahren aus vorgegebenen anthropologischen Systemen, etwa aus der Psychoanalyse heraus entwickelt. Der Vorgang der Symptominterpretation wird dann in den jeweils vorentschiedenen

---

Bereich nennt Müller-Suur „eine Reihe von psychischen Phänomenen (Symptomen) oder Phänomengruppen (Syndromen) in einem zeitlichen Prozeß", wenn durch sie die Unmöglichkeit zur Erfüllung der Norm begründet ist. Diesen Reihen sind in der Mehrzahl körperliche Grundvorgänge zugeordnet, die Krankheit wird dann nach ihnen benannt. Die „psychischen Prozesse" ohne nachweisbare körperliche Unterlage weisen jedoch gegenüber den organischen Prozessen einen auffallenden seelischen Zusammenhang der Elemente auf, so daß sie sich von der Entwicklung einer Persönlichkeit „nur durch ein Abweichen der Richtung der Entwicklung" unterscheiden. Aus solchen Erwägungen heraus, die eine Zwischenstellung des krankhaften psychischen Prozesses zwischen Entwicklung und organischen Prozessen aufzeigen, kommt Müller-Suur im Anschluß an Jaspers zur Auffassung, seelische Krankheit sei ein „Grenzbegriff" zwischen körperlicher Krankheit und seelischer Entwicklung.

Funktionsvorstellungen vollzogen. Schließlich läßt sich Psychodiagnostik auch systemlos in einer vorwissenschaftlichen, aber durch psychologische Kenntnis differenzierten Erfahrungswelt betreiben. Wenn auch hier zwangsläufig ein Rückschließen vom Erscheinenden auf umfassendere Zusammenhänge hin geschieht, so bleibt der Verstehenshorizont höchst subjektiv und die Interpretationsbasis unausgewiesen.

Nachdem wir einzelne Hinweise auf den Vorgang des Diagnostizierens in Psychopathologie und Psychologie gegeben haben, fragen wir uns, was die Diagnose im klinisch-psychiatrischen Bereich eigentlich leisten muß. „Die Diagnose ist" — so sagt uns SPEER [92] „die Grundlage allen ärztlichen Handelns. Sie vermittelt Einsicht in das Wesen eines krankhaften Zustandes, und aus ihr leitet sich der therapeutische Weg ab." Nun ist die Einsicht in das Wesen eines Zustandes, seine Unterscheidung von anderem, die Voraussetzung jeder medizinischen, psychotherapeutischen oder sozialen Maßnahme. Die Frage nach „Krankheit" oder Organprozeß läßt sich davon ruhig erst einmal abtrennen und zum Entscheid einer gesonderten Untersuchung überweisen. Auf solche Weise verstanden ist Diagnose dann die Erkennung von Zusammenhängen, die meist aber nicht immer ärztliches Eingreifen verlangen. Sie zeigen sich als bestimmte, unterscheidbare Strukturen, aus denen auch die Art der erforderlichen Maßnahmen zuweilen erschließbar ist. In diesem Sinne ist selbst ein Psychopathentyp eine Diagnose; wohl reichlich unverläßlich und unvollständig, weil damit so wenig über den wirklichen Geschehenszusammenhang und damit auch über die Stabilität und Reproduzierbarkeit des typologisch Erfaßten ausgesagt ist. Doch kann sich solches Diagnostizieren beispielsweise mit der Feststellung einer „vegetativen Dystonie" in der inneren Medizin an Verläßlichkeit durchaus noch messen. Manchmal scheint es nämlich, als sähen die Psychiater nur die extremen Schwierigkeiten ihres eigenen Fachs und hielten die Körpermedizin für eine ziemlich unproblematische und weitgehend eindeutige Wissenschaft.

Der nunmehr etwas genauer herausgearbeitete *empirische Diagnosebegriff* in der Psychopathologie verzichtet also auf eine umfassende Krankheitslehre und auf die Einzelfeststellung von Krankheit oder Organprozeß, wo sie empirisch nicht möglich ist. Diagnostizieren besteht dann im Rückschluß vom Erscheinenden auf einen zugrundeliegenden Funktionszusammenhang, dessen faßbares Glied das Symptom ist.

Der Funktionszusammenhang selbst ist aber zunächst nach seiner Gesetzlichkeit hin unbestimmt. Damit wird die Frage nach einer möglichen unvoreingenommenen Klärung des Wesens solcher Funktionszusammenhänge unabweisbar. Sie drängt auf eine Fundierung psychopathologischen Diagnostizierens durch eine Wesenslehre hin.

Verlassen wir zunächst einmal das klinisch-symptomatologische Denken. HOFER [86] und TELLENBACH [43] haben ihm die phänomenologische Betrachtungsweise gegenübergestellt. Phänomen ist für HOFER „reiner zweckfreier Erkenntnisgegenstand", der sich zwar stufenweise auf die Allgemeinheit eines Urphänomens im Goetheschen Sinne zurückführen läßt, aber mit dem empirischen Funktionszusammenhang, um den es im Diagnostizieren geht, völlig inkommensurabel ist. HOFER stützt allerdings seinen Phänomenbegriff auf N. HARTMANN und GOETHE, womit er — beispielsweise in der postulierten Zweckfreiheit — schon eine unphänomenologische Begriffs- und Horizontbeschränkung vornimmt. TELLENBACH dagegen sieht von der „phänomenologischen Einstellung" her im Anschluß an HUSSERL, HEIDEGGER und L. BINSWANGER einen daseinshermeneutischen Weg des Aufweisens von Daseinsverfassungen, „die, was wir ‚Symptome' nennen, erst ermöglichen".

Damit spitzt sich die Problematik zu auf das Verhältnis von Daseinsanalyse und klinischer Psychopathologie. Wie wir sahen übersteigt die Daseinsanalyse die Mehrdeutigkeit des Erscheinenden durch die Aufdeckung der ihm zugrundeliegenden Phänomene in ihren Verweisungszusammenhängen. Gelingt es ihr so, einen Weltentwurf als jenes Strukturgefüge zu erhellen, das die faktische Einheit des Erlebens und Verhaltens eines bestimmten Menschen fundiert, so reißt sie zugleich die Frage nach den Verweisungen dieses Entwurfs zum Daseinsganzen auf. Sie kann eigentlich prinzipiell die jeweils verwirklichte Daseinsweise nur von deren gegenseitiger Verwiesenheit auf die Gefügeordnung des Daseins selbst her einigermaßen vollständig erhellen.

So tritt uns jeder faktische Weltentwurf beispielsweise auch als eine Weise verwirklichten oder verfehlten Selbstseinkönnens, als eine Weise erfüllter oder verfehlter Mitseinsmöglichkeiten entgegen. In dieser Feststellung einer Erfüllung oder Verfehlung der Ordnung überantworteter Seinsmöglichkeiten — die selbstverständlich mit einer Feststellung moralischen Mangels oder persönlicher Schuld nicht das geringste zu tun hat — liegt vom Einzelnen her gesehen eine Voraussetzung zur Klärung von Normgemäßheit oder Abnormität begründet. Allerdings gibt ein solcher, aus dem je eigenen Dasein in seiner Faktizität explizierter Begriff von Normgemäßheit nur ein Fundament für empirische Normvorstellungen ab. Welche Bedeutung dies für eine klinische Psychopathologie hat, läßt sich eher an den konkreten Fallanalysen aufzeigen.

Während das empirische Einzelmerkmal, ein isolierter Verhaltenszug, mehr oder weniger unbeständig ist, liegt die Möglichkeit jeder faktischen Beständigkeit in der Geschichtlichkeit des Daseins begründet. Von dem, was später an der Daseinswirklichkeit zu explizieren sein wird, läßt sich hierzu soviel vorwegnehmen: Der jeweils gelebte Weltentwurf selbst, als eine bestimmte Weise verwirklichten oder verfehlten Seinkönnens, läßt sich daseinsanalytisch auf ein in seinen Folgezusammenhängen konsequentes phänomenologisches Schema reduzieren. Dessen Beständigkeit gründet entweder im Ergreifen der überantworteten eigensten Möglichkeiten und damit auch in der Geschichtlichkeit einer „weltgerechten" Entfaltung seines Seinkönnens. Auf die Faktizität hin gewendet entspricht dies gerade nicht einem monotonen Bewahren des Gewesenen, sondern eher dem, was man die Treue zu sich selbst in einer wachsenden Offenheit gegen Welt und Mitwelt nennen könnte.

In einem anderen Sinne gründet aber Beständigkeit im Verdecken wesentlicher Seinsmöglichkeiten, im Überlassen an uneigentliche, dem Fortgang der Geschichtlichkeit verschlossenen Daseinsweisen. Solche „Beharrung" in der Nicht-mehr-Entfaltung einzelner wesentlicher Seinsbereiche ist jedem faktischen Dasein in einem unterschiedlichen Maße eigen.

In dem schon erwähnten Extrem der „starren Konsequenz", worin das Dasein dem Fortgang seiner Geschichtlichkeit weitgehend verschlossen ist, wird aus dem Beharren der einzelnen Daseinsweisen mitunter die Erstarrung[1] eines ganzen Welt-

---

[1] Dieser Begriff, den C. G. JUNG (1907) erstmals für eine anthropologische Beschreibung Schizophrener angewandt hat, ist daseinsanalytisch verstanden keineswegs für die Schizophrenie kennzeichnend. Die anthropologische Erstarrung tritt ja, das haben besonders die Schizophrenieanalysen L. BINSWANGERs erwiesen, nicht im Augenblick des Ausbruchs der Psychose ein. Sie ist vielmehr ein oft sehr lange währender lebensgeschichtlicher Prozeß. Daseinsanalytisch ist „Erstarrung" überhaupt nicht von einer Krankheit, sondern nur von ihrem Wesen her, etwa als Verschlossensein gegen den Fortgang der eigenen Geschichtlichkeit, als Stagnation der Entfaltung von Erfahrung und als Einschränkung der Verfügbarkeit über das

entwurfs. Aus der Gemeinsamkeit von Welt und Mitwelt isoliert, vermag sich ein solches Dasein auch über die Wandelbarkeit des mitweltlich Erfahrenen hinwegzusetzen. Dieser erstarrte Folgezusammenhang ist nun der Ermöglichungsgrund relativ „umweltstabiler" Verhaltensweisen, die nicht mehr in der Offenheit von Welt und Selbstseinkönnen stehen. Solche „pathologisch" beständigen Glieder des Daseinsgeschehens lassen sich aber zum Symptom denaturieren und dann als verläßlicher Hinweis auf einen als Charakterabnormität oder seelische Krankheit auslegbaren Funktionszusammenhang gebrauchen.

Die „Umweltstabilität des Symptoms" als eine Voraussetzung des empirischen Diagnostizierens hat also ihren spezifischen Ermöglichungsgrund in der Geschehensstruktur des Daseinsganges. Es zeigt sich sogar, daß die Isolierung und „Festlegung" von Symptomen um so verläßlicher sein muß, je ausgeprägter die Daseinseinschränkung und die Erstarrung in der Konsequenz eines verabsolutierten Folgezusammenhangs ist. Dabei könnte sich — daseinsanalytisch gesprochen — auch ein körperlicher Krankheitsprozeß in irgendeiner Weise des Entzugs von Selbstmächtigkeit oder in einem eigenartigen, aus Fortgang und Entfaltung heraustretenden Folgezusammenhang des Daseinsgeschehens aussprechen.

Wir hatten zwei grundsätzlich verschiedene Ansätze herausgestellt: den klinisch-diagnostischen und den daseinshermeneutischen. Jener schließt vom Symptom auf verborgene Funktionszusammenhänge, dieser befragt das Dasein auf seine besondere Weise des In-der-Welt-seins und ihre Gangstruktur hin. Der erste Weg führt zur Diagnose, der zweite zum Aufweis von Weltentwürfen und ihren Verweisungsbezügen zum Strukturgefüge des Daseinsganzen. Herkömmlicherweise ist der diagnostische Prozeß ein gemischt empirisch-theoretisches Vorgehen. Sein Bezugshorizont ist die psychiatrische oder auch die psychotherapeutische Lehre. Das Fundament des daseinsanalytischen Vorgehens ist dagegen die Gefügestruktur des Daseins. Ihre Ergebnisse, Krankheit oder Charakterabnormität einerseits, Weltentwürfe und Gangstrukturen andererseits, schienen deshalb zunächst inkommensurabel zu sein [1].

Wenn wir jedoch das diagnostische Vorgehen aus seinem theoretischen Vorentwurf lösen, wie wir es vordem schon in Einzelfragen unternahmen, so fällt es zurück auf eine, seine einzelwissenschaftliche Thematik umgreifende Phänomenologie. An die Stelle der theoretischen Auslegung der Funktionszusammenhänge tritt dann die unverstellte Frage nach ihrem Wesen. Damit wird die Daseinsanalyse zur fundierenden Methode, der gegenüber klinisches Diagnostizieren ein abkünftiges, jedoch ob der Handlichkeit seiner Begriffsbildung und der Einfachheit ihrer Anwendung ein durchaus gerechtfertigtes Verfahren ist.

Damit weicht der Eindruck einer Beziehungslosigkeit von psychiatrischer Daseinsanalyse und empirischer Psychopathologie einem wohlbegründeten Fundierungsverhältnis. Dies läßt aber außer den prinzipiellen auch eine Fülle materialer Einzelfragen

---

eigene Seinkönnen definierbar. So verstanden wird es wohl verschiedene, nicht nur schizophrene Weisen der Erstarrung geben.

[1] Der diagnostische Prozeß endet bei der Krankheit, denn Krankheit ist ein wenigstens theoretisch abgeschlossenes Funktionssystem. Daseinshermeneutik bleibt dagegen immer unabgeschlossen, denn der Daseinsentwurf ist zwar ein einheitliches, objektives phänomenologisches Schema, aber er bleibt in jedem Augenblick Daseinsgeschichte, er bleibt offene Struktur. Die Daseinshermeneutik hat in ihrem existenziellen Vollzug überhaupt keine strukturelle Abgeschlossenheit und damit auch kein eigentliches Ende, so lange sie faktisch vollziehbar ist.

zu. So kann man durchaus die Frage aufwerfen, ob ein herkömmlich als eine bestimmte Krankheit bezeichneter Geschehenszusammenhang in Gestalt einer zugrundeliegenden einheitlichen phänomenologischen Struktur daseinsmäßig begründet ist. Die umgekehrte Frage nach der Begründung von Daseinsentwürfen durch klinische Krankheitseinheiten ist dagegen sinnlos, weil auch das methodische Fundierungsverhältnis beider Horizonte nicht umgekehrt werden kann.

Die Sorge, daß ein solches Vorgehen den Anspruch stellen könnte, die gesamte klinische Diagnostik umzustoßen und durch neubegründete Schemata zu ersetzen, dürfte ziemlich überflüssig sein. Schließlich ist die klinische Krankheitslehre ein System theoretisch ausgelegter und ausformulierter Erfahrungen, das immerhin auch einer beschränkten Bewährung an der Empirie unterworfen ist. So kann man erhoffen, daß ihren diagnostischen Einheiten auch in gewissen Grenzen etwas wesensmäßig Einheitliches und Unterscheidbares zugrunde liegt. Doch ist dies auch nicht mehr als eine Zuversicht, die keineswegs der Objektivität daseinsanalytischer Erhellung und ihrer Ergebnisse vorgreifen darf.

Nach diesen Vorbemerkungen zu den Voraussetzungen psychopathologischer Erfahrung überhaupt, scheint uns wenigstens geklärt zu sein, in welchem Verhältnis unsere Untersuchung zur klinischen Psychopathologie steht. Wir haben anfangs zwei Hauptfragen aus der problemgeschichtlichen Situation der Psychopathielehre herausgearbeitet. Es ist einmal jene nach gemeinsamen Merkmalen psychopathischer Persönlichkeiten — wie K. SCHNEIDER [93] sagt —, die eine „empirische" Begründung dieser Diagnose als eine gewisse, wenn auch unabgeschlossene, von anderem prinzipiell unterscheidbare Einheit geben könnten. Zum anderen ist es die Frage nach allgemeinen vergleichbaren Gefügezusammenhängen, ausgefaltet in besonderen Daseinsweisen und ihren Verlaufsgestalten, die uns als Grundlage einer klinisch brauchbaren Einteilung, möglicherweise als Fundament verläßlicher Typen dienen könnten. Der Weg, auf dem wir uns diesen Fragen nähern wollen, ist als Methode grundsätzlich umrissen. Alles weitere soll nun, dem Wesen der Methode gemäß, von den Fällen her erhellt und erläutert werden.

IV. Ein hochstaplerischer Betrüger

(Lebensgeschichte des Daniel Fürst)

Die Darstellung dieses Falles stößt auf spezifische Schwierigkeiten. Wenn es uns gelingen soll aus der Lebensgeschichte des 1959 im Alter von 63 Jahren verstorbenen Daniel Fürst [1] einen einigermaßen übersichtlichen Extrakt zu geben, der uns dennoch auf die Grundlinien seines Daseinsganges durchblicken läßt, so sind wir zunächst gezwungen, die Fülle unseres Materials aufs äußerste zu raffen. Doch stellt sich dem sogleich entgegen, daß wir es ja mit einer sogenannten „Pseudologia phantastica" zu tun haben. Der Bericht, den uns Daniel Fürst zunächst über sein Leben gegeben hat, ist voller Ausschmückungen und Unwahrheiten. Freilich hat auch die Lüge nicht nur Verdeckungscharakter im Hinblick auf das Dasein, und wenn vor uns das ganze Netzwerk von Beschönigungen und Aufschneiderei ersteht, in das die Lebensgeschichte

---

[1] Deckname.

eingesponnen ist, so ist schon damit ein Horizont gewonnen, vor dem sich manche Wahrheit des gelebten Weltentwurfs enthüllen mag. Doch mit solchem Stückwerk können wir uns nicht begnügen.

Wir haben deshalb erst einmal an Zeugnissen nahestehender und fremder Menschen zusammengetragen, was wir über Daniel bekommen konnten. Da sind vor allem die Berichte seiner Schwester und seiner Frau von wesentlicher Bedeutung. Dann haben wir Gerichts- und Versorgungsakten beigezogen, die nicht nur Aufschluß darüber gaben, was sich wirklich ereignet hat, sondern eine Vielzahl von Zeugenaussagen über ihn eröffneten. Daraus trat uns noch einmal entgegen, wie Daniel von seiner Mitwelt her erfahren wurde und wie er sich in den verschiedensten Lebenslagen verhielt. Und nicht zuletzt stand uns eine Reihe von psychiatrischen Krankengeschichten aus Daniels Vergangenheit zur Verfügung.

Die größte Bedeutung aber messen wir den Selbstbekenntnissen und Selbstzeugnissen Daniels zu, die wir von ihm — der schon gealtert und dem Tode nicht mehr allzu ferne war — allmählich mit der wachsenden Offenheit der Kommunikation erhalten konnten. Da sind vor allem seine Gedichte und Malereien, ein verhältnismäßig ehrlicher und deshalb streng verborgener Lebensbericht, den Daniel im Zuchthaus 58jährig verfaßt hat und schließlich seine Ansätze zur Interpretation der eigenen Vergangenheit im Gespräch mit uns.

Um einen dem Leser noch zumutbaren Bericht geben zu können, haben wir in unserer Darstellung alle Daten und Zeugnisse zu einer einheitlichen Lebensgeschichte zusammengezogen. Die Differenz von Fremdbericht und Selbstschilderung oder auch von Wirklichkeit und Illusion soll jedoch nicht übersehen, sondern an wesentlichen Stellen hervorgehoben werden. Einige Zeugnisse der Selbstinterpretation, die wenigen Träume und Gedichte, die wir anführen, wollen wir allerdings hinübernehmen in unsere Explikation des Daseinsganges.

Kindheit und Jugend

Daniel Fürst ist das jüngste von 11 Kindern eines aus Deutschland stammenden, in Basel ansässigen Kutschers. Als er 1895 zur Welt kam — sein Geburtsdatum gab er im Laufe seines Lebens sehr verschieden an — war der Vater bereits 50, die Mutter etwa 45 Jahre alt. Wenn auch die Eltern zunächst nicht allzu erfreut über die späte Schwangerschaft waren, so gewannen sie doch Daniel, jeder für sich, sehr lieb und der Junge hatte bald das Gefühl, daß er allen seinen Geschwistern vorgezogen würde. Den Eltern war Daniel „Sonnenschein und Freude ihrer alten Jahre".

Sowohl die Vorfahren als auch die Eltern Daniels sollen ordentliche Leute gewesen sein. Nach dem Bericht der Schwester ist keines von Daniels Geschwistern straffällig geworden. Diejenigen, die heute noch leben, sollen in der Schweiz, in Frankreich, Belgien und Deutschland verheiratet sein und durchwegs angesehene bürgerliche Stellungen bekleiden. Die Mutter Daniels stammt aus der französischen Schweiz; sie wird als eine lebensfrohe und gemütvolle Frau geschildert, die es verstanden habe, ihren etwas schwierigen Mann mit Geschick meist von der heiteren Seite zu nehmen. Dabei soll es ihr gelungen sein ihren Willen durchzusetzen, während ihr Mann glaubte, er sei alleine tonangebend. Der Vater, ein strenger und zuweilen von den Kindern als sehr hart empfundener Mann, hat sich durch großen Fleiß vom einfachen

Kutscher zum Besitzer mehrerer Pferdedroschken hochgearbeitet. Er liebte seinen Beruf, weil er dadurch — wie er glaubte — mit den höheren Gesellschaftskreisen Verbindung hatte. Zu Hause pflegte er zu erzählen, daß er die angesehensten Bürger der alten Millionärstadt Basel kutschiere. Er legte auf korrekte und gute Kleidung großen Wert und hatte selbst einen Zug zur Vornehmheit. Am Sonntag fuhr die Familie regelmäßig in zwei oder drei Kutschen aus und der Vater prüfte vorher, ob die dafür eingeteilten Kutscher ihre Zylinderhüte frisch poliert hatten. Diesen Hang, ein wenig Pomp und Luxus zu entfalten, entwickelte der Vater jedoch erst in seinen späteren Jahren. Die älteren Geschwister Daniels kannten ihn durchwegs noch als einen äußerst sparsamen und äußerlich anspruchslosen Mann.

Über die Erziehung Daniels erfuhren wir, daß er zu Hause niemals wesentliche Schwierigkeiten machte. Er ist das Lieblingskind der beiden Eltern und lediglich mit einigen älteren Geschwistern, die ihm seine Vorzugsstellung neideten, gab es zuweilen heftigere Auseinandersetzungen. Daniel selbst hat seine Kinderzeit durchaus in glücklicher Erinnerung, wenn auch der Gedanke an den strengen Vater in ihm zuweilen ein düsteres Gefühl wachrief.

Von Anfang an war Daniel von beiden Eltern zum Studium vorgesehen. Schon als Kleinkind hielten ihn die Eltern für sehr begabt. Er soll auch besonders früh sprechen und laufen gelernt haben. Die Reinlichkeitserziehung ging ebenfalls sehr früh und ohne äußere Schwierigkeiten vonstatten. Abgesehen von einigen, nicht lange durchgehaltenen Trotz- und Protestphasen gegen den Vater in den ersten Lebensjahren, soll Daniel trotz großer Lebhaftigkeit und manch schlimmer Streiche mit dem Vater ausgezeichnet ausgekommen sein. Von der Schwester wird seine der Mutter ähnliche Anpassungsfähigkeit besonders hervorgehoben.

Doch hat Daniel, wie er später bekannte, nicht unerheblich unter der Strenge des Vaters gelitten. Wohl kam es außergewöhnlich selten vor, daß er ebenso wie die Geschwister mit dem Stock verprügelt wurde, aber er meinte, man dürfte in den Augen des Vaters einfach nicht böse sein. Widerspruch oder andere Ansichten habe der Vater nicht geduldet, es wäre undenkbar gewesen, sich gegen ihn aufzulehnen. Man habe wenigstens so tun müssen, als ob man sich seiner Meinung unterwerfe, um Frieden zu haben. Die Mutter soll Daniel auch oftmals dazu angeleitet haben, den Vater ruhig in dem Glauben zu belassen, man habe sich seiner Ansicht gebeugt, während man dann ruhig in seiner Abwesenheit tun konnte, was man selbst für richtig hielt.

Tatsächlich wurde Daniel bei ungewöhnlichem Gehorsam gegen den Vater ein ziemlich selbständiger und zu manchen Missetaten aufgelegter Junge. Seine „zahlreichen Lumpereien" drangen aber durchaus nicht alle an das Ohr des Vaters, denn meistens deckte ihn die Mutter und glich den Schaden aus. Sie bezahlte die Fensterscheiben, die er eingeworfen hatte und beschwichtigte die Leute, die wegen Daniel sich zu beklagen kamen. Sie selbst drückte — wie die Schwester meinte — den Taten ihres Jüngsten gegenüber meist beide Augen zu.

Dabei war Daniel als Kind durchaus kein Lügner im eigentlichen Sinn. Er selbst bezeichnet sich in seinem Lebensbericht für die Kindheit noch als „Wahrheitsfanatiker", während er für sein ganzes Erwachsenenalter von einer „Lügen- und Fabuliersucht" spricht. Aus seinem 8. Lebensjahr überliefern uns seine Aufzeichnungen eine kleine Begebenheit: „So habe ich im 2. Schuljahr dem Lehrer Widmer einen bösen Streich gespielt, indem ich ihm vor Schulbeginn seine Filzpantoffeln, die er unterwegs wegen seines Rheumas trug, am Fußboden festgenagelt hatte. Nun kam die bekannte und erwartete Frage: Wer hat das gemacht? Ohne einen Augenblick zu zögern meldete ich mich. Lehrer Widmer kam nun auf mich zu und ich machte mich auf eine gewaltige Abreibung gefaßt. Aber es kam anders. Ich war bereits aus der Bank herausgetreten und stand vor ihm. Da hub er an: ‚Fürst, Du bisch zwar e große Lumpazi, aber irgendwie bisch doch e anständige Kärli und i verhau Di nit. Aber Straf muß si. Du losch me mini Schlappe wieder flicke und bringsch sie in d' nächst Stund mit.' Aus diesem Einzelbeispiel Schlüsse ziehen zu wollen, wäre kühn, kann doch meinem Tun ebenso gut eine Dosis Geltungsbedürfnis zugrunde gelegen haben. Also teils, teils. Wesentlich anders lagen die Dinge, wenn es galt zu Hause für Unfug grade zu stehen. Beim Vater gab es trotz Geständnis und Offenheit weder Erbarmen noch Schonung."

In der Schule war Daniel vom ersten Jahr an den meisten seiner Mitschüler überlegen. Er galt zwar nicht als fleißig, tat sich aber beim Lernen sehr leicht und wußte nicht selten schon vorher, was den anderen erst mühsam beigebracht werden mußte. Er selber meint, er habe immer schon bei den Gesprächen der Schüler höherer Klassen zugehört und auch den Erwachsenen vieles abgelauscht. Allerdings war die Methode später nicht mehr ganz so erfolgreich, wie in den ersten Schuljahren. Wohl wies Daniel, als er nach vierjährigem Volksschulbesuch auf die Oberrealschule kam, zunächst noch recht erfreuliche Leistungen auf, aber die Zensuren in den reinen Lernfächern glitten langsam ab.

Der Vater hatte den unbedingten Wunsch, aus Daniel einen Akademiker werden zu sehen. Nachdem der Junge selbst von diesem Gedanken ganz durchseelt war und außerdem es als einfach unmöglich empfand, dem Vater ein Zeugnis ohne Versetzung in die nächste Klasse vorzulegen, raffte er sich gegen Schuljahrsende meist noch zu einem an ihm ganz ungewohnten Lerneifer auf, der allerdings nicht mehr genügte, als Daniel dem Abitur näher rückte. Der bevorstehenden Katastrophe zu entgehen — seine Leistungen waren schon in der Prima ungenügend —, meldete er sich bei Kriegsausbruch freiwillig zum deutschen Militär in der Hoffnung, Offizier werden zu können.

Während der ganzen Schulzeit war Daniel, von seinen Streichen abgesehen, ein erstaunlich „anständiger" Junge. Er rauchte nicht, trank praktisch keinen Alkohol und hatte mit Mädchen bis zu seinem 20. Lebensjahr so gut wie nichts zu tun. Freilich verliebte er sich schon mit 13 Jahren in ein 2 Jahre älteres Mädchen, die in seiner Nachbarschaft wohnte. Ihr blieb er, wie er später sagte, „viele Jahre treu". Doch bestand die Treue nur in einer Verliebtheit aus der Ferne. Wohl schenkte er der Angebeteten mitunter ein paar Blumen, die er von Wanderungen mitgebracht hatte, wohl versuchte er oft, sich in ihrer Nähe aufzuhalten. Er fühlte sich dabei von einem seltsamen Glücksgefühl durchrieselt. In einigen Versen, die er in seinem 17. oder 18. Lebensjahr niedergeschrieben hatte, nennt er dieses Mädchen sein „heimliches Feuer", das ihm „Wärme und Helligkeit" spendet, doch dürfe er ihm nicht allzu nahe kommen, um nicht mit „Haut und Haar verzehrt" zu werden. Tatsächlich hat er auch nie sehr viel mit ihr gesprochen; sie wußte selbst gar nichts von seiner Liebe, so daß es in Wirklichkeit niemals zu einer Freundschaft mit ihr kam. Die Vorstellung, dieses angebetete Mädchen auch geschlechtlich begehren zu können, wies er damals weit von sich.

Er war bis zu seinem Einrücken ins Militär ein eifriges Mitglied des katholischen „Jünglingsvereins", turnte und spielte in der Sportriege und sang aktiv im Kirchenchor seiner Heimatgemeinde. In allen diesen Gemeinschaften spielte er eine recht prominente Rolle. Er war angesehen, beliebt und von den meisten Leuten als ein besonders anständiger, begabter und hoffnungsvoller junger Mann geschätzt. Obwohl er so keineswegs ein Sonderling zu sein schien, hatte er jedoch auch damals schon einige auffallende Angewohnheiten: Er hatte, wie seine Schwester sagte, „wenig Sitzfleisch". An den Wochenenden blieb er — wenn er nicht vom Vater dazu gezwungen wurde — selten zu Hause, sondern unternahm zumeist alleine Wanderungen über die Höhen des schweizerischen Jura. In seinem Tagebuch lobt er die Freiheit des einsamen Wanderers, der entrückt ist aus der Enge des bürgerlichen Lebens, dem die ganze Welt gehört. Obwohl er nur die sanften Höhenzüge im Jura erklimmt, spricht er von hohen Gipfeln, die hinausragen über die dunklen Niederungen des Alltags. Dazu kam, daß er trotz zahlreichen gesellschaftlichen Umgangs keine einzige dauerhafte Freundschaft knüpfte. Er meint dazu, er hätte selbst damals nicht darunter gelitten, sondern ganz bewußt allzu enge Beziehungen vermieden, um seine Unabhängigkeit zu wahren. Die Sexualität bereitete ihm eher ungewöhnlich wenig Schwierigkeiten und die Onanie spielte bis zum 19. Lebensjahr keine wesentliche Rolle.

Erwachsenenalter

Daniels eigener Plan war, „um alles in der Welt zu studieren", wobei die Studienziele auffallend schwankten. Er hatte einmal vor Kunstgeschichte und Philosophie zu hören, dann wieder wollte er Architektur, Volkswirtschaft und Jurisprudenz belegen. Dazu erhoffte er sich als Kriegsteilnehmer und Offizier — was er ja werden wollte — ein Notabitur zu bekommen. Nach seiner Freiwilligmeldung zum deutschen Militär war er bei Kriegsbeginn als Einjähriger zur Kavallerie angenommen und sehr bald an die Westfront geschickt worden. Zunächst ging alles gut. Daniel schrieb begeisterte Worte über den Enthusiasmus, der die Truppe in den ersten Kriegswochen beseelte. Jedes Bataillon wollte als erstes in Paris einmarschieren. Die ersten Toten und Verwundeten, das erste Elend der Zivilbevölkerung wurden in diesem Rausch kaum beachtet. Dann aber ging der Vormarsch langsamer vor sich und erstarrte schließlich zum Stellungskrieg. Während die anderen darüber zumeist bedrückt waren, war Daniel noch ein begeisterter Soldat, der jetzt sich gerne als Patrouillenführer meldete und hoffte, eine Auszeichnung zu erhalten. Doch hatte er diesen Elan nicht lange durchgehalten. Auf einem Erkundungsvorstoß, der ihm nach freiwilliger Meldung sogar vom Divisionskommandeur aufgetragen worden war, verließ ihn bald der Mut, als er in eine recht bedrängte Lage kam, und schließlich kehrte er unverrichteter Dinge wieder zurück. Die Folge war eine gewaltige Enttäuschung des Divisionärs, der Daniel laut einen Großsprecher nannte, der erst das Maul voll nehme, dann aber im Ernstfall zu feige sei, zu seinem Wort zu stehen. Jetzt fiel Daniel unvermittelt aus seiner bisher so „unverwüstlichen" Stimmung in einen Abgrund. Er nahm nach der Unterredung seine Dienstpistole um sich zu erschießen, wurde aber von Kameraden daran gehindert. Sie schleppten ihn zu seinem Hauptmann, dem es gelang, Daniel wieder aufzurichten, indem er dessen außergewöhnliche Tapferkeit lobte und hervorhob, jenen Auftrag hätte selbst der Divisionär nicht zu erfüllen vermocht.

Nun entdeckte Daniel eine neue Macht, die Anfechtungen durch die schrecklichen Ereignisse abzuwehren, das Gebet. Eigentlich hatte Daniel, der eine streng religiöse Erziehung genossen und in seinem ganzen Leben niemals ernste Glaubenszweifel erfahren hatte, schon immer darüber verfügt. Was man aber an wirklichem oder scheinbarem Halt daran zu finden vermochte, das tat sich ihm erst in diesen Kriegstagen auf: „Es war das Erbarmen mit der Kreatur, der Anblick verbrannter und zerstörter Wohnstätten und die ganze Not der flüchtenden und heimatlosen Zivilisten, was mich beten ließ. Ich bete, wenn ich beim Anblick von Toten und Schwerverwundeten, beim Pfeifen der Kugeln erschauerte. Ich betete, wenn ich über Kimme und Korn einen Feind anvisierte und den Bügel meines Karabiners durchzog: ‚Gott gebe ihm die ewige Ruhe.' Auf stundenlangen Ritten ein Vaterunser nach dem anderen."

Am 31.10.1914 erlitt Daniel eine Unterleibs- und Beckenverwundung, die eine Amputation des linken Hodens notwendig machte. Endokrine oder sexuelle Störungen als Folge dieser Hodenverletzung traten später nicht auf, zumal der rechte Hoden intakt blieb. Nach einem längeren Lazarettaufenthalt setzte sich Daniel während seines Urlaubs nach der Schweiz zu seiner Familie ab. Dort war die Mutter bereits gestorben, der zuckerkranke und sehr gealterte Vater nahm ihn herzlich auf. Ein Onkel erklärte sich bereit das ganze Studium für Daniel zu finanzieren, wenn dieser nicht mehr nach Deutschland zurückkehren würde. Daniel feierte einige Wochen Feste mit seinen ehemaligen Schulkameraden. Er litt unter der Anfeindung, die er von einzelnen Franzosenfreundlichen als deutscher Frontkämpfer erfuhr. Schließlich hatte er das Gefühl, er könnte die ganze Atmosphäre nicht mehr aushalten; er schlug das Angebot, zu studieren, in den Wind, weil er das Abitur dazu noch hätte nachmachen müssen und kehrte rechtzeitig vor Ablauf seines Urlaubs zu seiner Truppe zurück. Die folgenden Jahre Soldatenzeit waren weniger ruhmreich als die ersten Wochen. Daniel hatte kein großes Verlangen mehr an die Front zu gehen. Es glückte ihm mehrmals in der Etappe für kurze Zeit ein Leben nach seinem Geschmack zu führen. In Nordfrankreich quartierte er sich beispielsweise in einem alten, von außen recht unscheinbar aussehenden Patrizierhaus ein, schlief dort in einem Himmelbett und aß mit vergoldetem Besteck. Im Keller hatte er außer beachtlichen Weinvorräten ein verängstigtes Dienerehepaar aufgetrieben, die glücklich darüber, daß er kein Mörder war, ihn wie einen Fürsten bedienten. Einigen verschwiegenen Freunden gab er dann Abendgesellschaften mit erlesenen Weinen.

Die Zuspitzung des Krieges brachte schließlich auch Daniel wieder zum Fronteinsatz, und zwar in den ihm besonders verhaßten Stellungskrieg. Als dann in der Nähe seines Deckungsloches eine Granate einschlug, bekam er einen „Nervenschock". Er zitterte am ganzen Körper und wurde im Lazarett durch eine aktive Behandlung mit faradischen Strömen wieder geheilt. Danach trat eine Angina auf und schließlich eine auf Lungentuberkulose verdächtige Bronchitis, jedenfalls brachte Daniel fast ein ganzes Jahr, vom 5.3.1916 bis 27.2.1917 in verschiedenen Heimatlazaretten und Sanatorien zu.

Eine gute Zeit war für ihn angebrochen, als er im Schwarzwald bei ausgezeichneter Verpflegung und freiem Ausgang in einem schön gelegenen Lungensanatorium war. Dort entstand auch seine erste Freundschaft mit dem anderen Geschlecht: Von der nächsten Kleinstadt kamen Abordnungen junger Mädchen mit Geschenken, die kranken Frontsoldaten zu besuchen. Daniel hatte bald die beiden, die nach seiner Ansicht die schönsten waren, für sich gewonnen. Sie besuchten ihn nun jede freie Stunde, die sie hatten, und er genoß, daß beide in ihn verliebt waren und die Kameraden ihn darum beneideten. Doch ließ er sich noch keine der beiden, die ihn auch gerne geheiratet hätten, zu nahe kommen und spielte sie mit Freude gegeneinander aus.

Daniel wurde sehr bald, vermittelt durch jene beiden Freundinnen, oft eingeladen und glänzte dort durch seine „Bildung" und sein ungewöhnliches Erzählertalent. Er wurde gleichsam herumgereicht um seine Fronterlebnisse zu erzählen, von denen die Zuhörer stets außerordentlich gerührt waren. So lernte er durch seine kleinen Freundinnen auch eine junge Offizierstochter kennen, die jung verheiratet, ebenfalls mit einem Offizier, vor etwa einem Jahr Kriegerwitwe geworden war. Sie galt als besondere, von vielen Offizieren vergeblich umworbene Schönheit, die zudem bekannten Malern für Porträts Modell saß. Sie war eine passionierte Pianistin und Daniel gelang es rasch, seinen im Kirchenchor geübten Tenor ins rechte Licht zu stellen. Bei täglichem gemeinsamen Spiel spürte er ihre wachsende Neigung und erfuhr sich selbst in einer Hochstimmung. Er begann damals selbst zu malen, meist heitere Landschaftsbilder, die sogar düstere Schwarzwaldtäler in lichtem Grün unter einem hellblauen Himmel erstrahlen ließen. Er verfaßte froh gestimmte Verse, die wieder das alte Thema von den Gipfeln und Höhen aufnahmen, die sich über den Abgrund erheben und aus den Schranken der täglichen Sorge, der Enge dumpfen Lebens befreien. Schließlich verbrachte er einen längeren Urlaub in einer Hütte auf dem höchsten Berg des Schwarzwalds mit seiner Freundin und hatte damals auch die ersten intimen Beziehungen zum anderen Geschlecht.

In diesen Tagen ging Daniel noch einmal in die Schweiz zu seiner Familie, verbrachte wieder fröhliche Nächte im Kreise seiner „Sangesbrüder", hatte aber nach wenigen Wochen das Gefühl, er müsse wieder fort. Die erneuten und bedrängenden Angebote in der Schweiz zu bleiben schlug er aus und kehrte nach Deutschland zurück. Hier blieb er noch einige Tage bei der Freundin und meldete sich dann zu einer Ersatztruppe, weil sein altes Regiment inzwischen die Pferde abgegeben hatte und zu Fuß zum Einsatz gekommen war. Die Freundin war sehr deprimiert über seinen frühen Abschied — sie hatte bereits die Absicht, ihn später zu heiraten — er aber ging ganz gerne weg, weil er sich noch nicht so eng binden wollte. Sehr bald brach er dann jede Beziehung mit ihr und mit den beiden Mädchen ab.

Die folgenden 1½ Jahre waren ausgefüllt mit den Versuchen, sich nicht in allzu unangenehme Lebenslagen bringen zu lassen. Kurze Zeit bewies Daniel noch einmal Tapferkeit. Er hoffte dekoriert zu werden und endlich die lang erstrebte Möglichkeit der Beförderung zum Offizier zu erreichen. Er meldete sich deshalb zu einem kleinen Stoßtruppunternehmen, das im letzten Augenblick scheiterte. Damit war seine Begeisterung am Kriege vorerst erloschen und es gelang ihm, durch mehrmalige leichtere Erkrankungen — wie Blasenkatarrh oder Bronchitis — den Rest des Krieges vorwiegend in Lazaretten und Genesungskompanien zuzubringen.

Kurz vor Kriegsende — vom 11. 9. 1918 bis 3. 10. 1918 — wurde er in der Universitätsnervenklinik Köln[1] stationär aufgenommen. Er „erkrankte" damals auf dem Rückweg vom Urlaub zur Truppe an Nervosität, Ängstlichkeit, Zittern, Stottern und Reizbarkeit. In der Klinik demonstrierte er auch einzelne seltsame Phänomene, so etwa den Zwang, Schriften nur von hinten her zu lesen, worin er eine erstaunliche Fertigkeit entwickelt hatte. Man fand, abgesehen von sehr lebhaften Reflexen, keine wesentlich krankhaften Befunde. Im übrigen vermerkte man, daß Daniel beim nächtlichen Kartenspiel Radau machte, den Stationsarzt im Interesse seiner weiteren dienst-

---

[1] Wir danken Herrn Professor Dr. W. Scheid für die Erlaubnis, Auszüge aus dem Krankenblatt der Klinik hier abzudrucken.

lichen Verwendung zu beeinflussen versuchte und überhaupt einen sehr unoffenen Eindruck machte. Die Diagnose lautete „Erregbarer Psychopath".

Zu jener Zeit begann Daniel bereits die Schranken des Gesetzes ein wenig zu übersteigen. Während des Urlaubs hatte er ein Mädchen aus vermögender Familie kennen gelernt. Ihr gegenüber gab er sich als Sohn des deutschen Konsuls in Lyon aus, behauptete in Paris und Boulogne Philosophie und Romanistik studiert und im Kriege mehrere Tapferkeitsauszeichnungen erhalten zu haben. Bei ihren Eltern in Lübeck gab er sich wie ein großer Herr, man bestaunte seine angenehmen Manieren und feierte ein rauschendes Verlobungsfest. Nach wenigen Wochen aber beklagte die Braut seine Reizbarkeit; er warf ihr und ihren Eltern Unverständnis vor, inszenierte einen heftigen Krach und fuhr kurzerhand ab. Damit hatte er die Beziehungen endgültig abgebrochen und ließ nicht mehr von sich hören. Auch in der Kölner Klinik bezeichnete er sich als „stud. phil." und behauptete bei der Entlassung, er sei zu wissenschaftlicher Arbeit an die Universität Kiel beurlaubt worden.

Nach dem Kriege war keine sehr gute Zeit für ihn. Er lebte erst einige Wochen auf großem Fuße, wobei er sich als Dr. phil. ausgegeben und wieder eine vermögende Freundin gefunden hatte. Als seine Behauptung, er habe in der Schweiz ein großes Vermögen, das er grade jetzt noch nicht freibekommen könne, die Freundin nicht mehr zu weiteren erheblichen Ausgaben für ihn veranlassen konnte, machte er sich aus dem Staube. Eine Zeitlang fand er dann keine rechte Bleibe. Es zog ihn gar nicht mehr nach Hause und auch das Studium konnte ihn nicht locken. So nahm er einige Gelegenheitsarbeiten an und leistete beispielsweise auch 3 Monate Hafenarbeit. Doch ging er in diesem „niedrigen Leben", wie er es später nannte, niemals unter. Er pflegte abends vornehm gekleidet in erstklassigen Hotels zu speisen, wobei ihn die Atmosphäre des Reichtums seine beschränkten Verhältnisse ganz vergessen ließ. Es gelang ihm aber nirgends ein größerer Erfolg und da er keine Ersparnisse, sondern nur Schulden anhäufen konnte, machte er sich wieder aus dem Staube.

Im Rheinland gelang es ihm dann unter der Vorspiegelung, er sei Dr. phil. und Sohn eines Konsuls, eine Stelle als Bankangestellter zu bekommen und bald als Beamter übernommen zu werden. Er konnte rasch seine Vorgesetzten für sich einnehmen, so daß er eine Vertrauensstellung erhielt. Dort stellte er dann ungedeckte Schecks aus und unterschlug Kassengelder, was sehr bald zur Katastrophe führen mußte. Er wurde verhaftet und bekam im Gefängnis eine „Haftpsychose", die nach einem am 19. 1. 1923 von Herrn Professor Poppelreuther erstatteten Gutachten[1] wahrscheinlich hysterischen Charakter trug. Immerhin erreichte er eine Verlegung ins Krankenhaus.

Daniel Fürst war 1921/22 und 1923 im Institut für klinische Psychologie Bonn untersucht worden. Die Diagnose lautete: „Konstitutionell degenerativer Psychopath." Professor Poppelreuther sprach von einer „Neigung zu triebhaftem Erzählen unwahrer Geschichten".

In den vorhergehenden Jahren hatte sich Daniel jeweils in seinen mittellosen Zeiten bei den Versorgungsämtern hartnäckig um Rente, Unterstützungen und Erholungsaufenthalte bemüht. Er hatte dabei erstaunlichen Erfolg, und zwar erreichte er nicht nur mehrere Kuraufenthalte in Sanatorien und Versorgungskrankenhäusern, die

---

[1] Wir danken Herrn Professor Dr. G. PETERS für die Überlassung des Krankenblattes des ehemaligen Instituts für klinische Psychologie der Universität Bonn und für die Erlaubnis, hier auf den Inhalt eingehen zu dürfen.

ihm, wenn alle Mittel erschöpft waren, sehr zustatten kamen, sondern vorübergehend auch 40% Versorgungsrente wegen „psychischer Labilität, verschlimmert durch Kriegseinflüsse". Eine Zeitlang bezog er auch Offizierspension, nachdem er sich als Oberleutnant ausgegeben hatte. Ein kurzes Gastspiel beim Freikorps in Oberschlesien 1920 gewährte ihm die Befriedigung, im langersehnten Offiziersrang als Oberleutnant auftreten zu können, nachdem er es im Kriege tatsächlich nur zum Unteroffizier gebracht hatte. Bei diesen Kämpfen trug er auch das EK I und II und die Tapferkeitsmedaille in Silber, die ihm nie verliehen worden waren. Und dennoch machte ihm das harte Kriegerleben nur für kurze Zeit Vergnügen. Er setzte sich unvermittelt ab und erschien bei einem Rechtsanwalt in K., wo er sich als Jurastudent im 8. Semester ausgab und während der Semesterferien Mitarbeit begehrte. Nach kurzer Zeit glaubte er, die Praxis des Rechts zu beherrschen und begann nun selbst als Rechtsberater aufzutreten. Allerdings mußte er sich von den Gerichten fernhalten, so war auch diese „Arbeit" nur von sehr kurzer Dauer.

Vom 16. 7. bis 31. 10. 1921 war er — von der Versorgungsbehörde eingewiesen — in der psychiatrischen Universitätsklinik Jena [1] beobachtet worden. Damals behauptete Daniel bereits, er habe 2½ Jahre lang in Basel sich in den Kollegs aller Fakultäten herumgetrieben und das Studentenleben ordentlich genossen. Später habe er an der Sorbonne Rechtsphilosophie, Nationalökonomie und in Fribourg Geschichte studiert. Nach dem Kriege habe er Psychologie, Kunstgeschichte und Volkswirtschaft gehört. In Bonn hat Daniel dann im Juli 1922 behauptet, er habe in Heidelberg bei einem Professor Stöckner über italienische Kunst des 14. Jahrhunderts promoviert. Es gab natürlich keinen Professor Stöckner.

In der Jenaer Klinik spielte Daniel eine zwielichtige Rolle. Er war zum Arzt sehr höflich und arbeitete auch fleißig in der Bibliothek. Unter den Patienten aber erwies er sich als Demagoge, der die anderen zu Beschwerden aufstachelte und auch selbst viel auszusetzen hatte. Nachts wurde er beim Versuch, Geld auszuborgen, ertappt, ein andermal erkletterte er nachts die Hausfassade bis zum 3. Stockwerk, weil er nicht rechtzeitig vom Ausgang zurückgekehrt war. Als er von einem Kriminalbeamten wegen eines gestohlenen Traurings vernommen worden war — wer die Tat beging, ist nicht notiert, Daniel bestreitet heute seine Täterschaft — verschwand er aus der Klinik, um erst am Abend zurückzukehren. Nun aber wurde er disziplinarisch entlassen. Die Diagnose lautete „Psychopathie".

Die folgenden Jahrzehnte bis zum Kriegsende 1945 waren angefüllt mit einer Vielzahl von Betrügereien, Hochstapeleien und ähnlichen Delikten. Es würde die Lebensgeschichte ins Unübersehbare wachsen lassen, wenn wir kontinuierlich weiterberichten würden. So haben wir die Absicht, nur ein paar Verbindungslinien fortzuführen, ergänzt durch einzelne hervorstechende Begebnisse und Unternehmungen. Das scheint uns auch deshalb vertretbar, als diese zwei Jahrzehnte bei Daniel keine grundsätzlichen Veränderungen seiner Lebensweise brachten.

Bis 1942 hatte Daniel in seinem Strafregister 12 Einträge von Strafen wegen „Unterschlagung", „Betrug", „Urkundenfälschung", „unberechtigter Führung des Doktortitels" usw. erworben. Er gab sich beispielsweise als Tiefbauingenieur aus und wurde von einer Gesellschaft angestellt, um ein Basaltvorkommen zu erschließen

---

[1] Wir danken Herrn Professor Dr. v. KEYSERLINGK für die Erlaubnis, Auszüge aus dem Krankenblatt der Klinik hier wiederzugeben.

und den Abbau vorzubereiten. Zu diesem Zweck erstand er erst ein Auto, engagierte eine Sekretärin und zwei Mitarbeiter und mietete sich im nächstgelegenen Hotel Büroräume. Er ließ sich überall als „Herr Direktor" titulieren und gab großzügige Feste für die Leute, die gerade anwesend waren. Sein Lebensstil verschlang die Mittel, die man ihm gegeben hatte, rasch. Er forderte deshalb Gehaltsvorschuß für weitere zwei Monate, um dieses Geld dann nicht weniger rasch zu „verfuggern". Seine effektive Tätigkeit bestand nur in ein paar „Begehungen" des Berges, der das Basaltvorkommen enthielt, wobei die Sekretärin — ihn begleitend — einen „Inspektionsbericht" diktiert bekam. Schließlich wurde die Firma über seine hochtrabenden und zugleich inhaltsarmen Berichte mißtrauisch, schickte einen Angestellten zur Kontrolle und die ganze Sache flog auf. Selbstverständlich hatte Daniel kein Geld mehr um die Hotelrechnung zu bezahlen.

Über die folgenden Ereignisse wollen wir Daniel wieder selbst zu Worte kommen lassen. (Auf die präzise Frage, ob er denn jene Hotelrechnung bezahlt habe:) „Ich habe nicht zahlen können und habe ihm einen Scheck gegeben. Ich habe gesagt, er solle den Scheck zerreißen (er war nicht gedeckt, der Ref.), wenn er das Geld bekomme, denn ich habe von der Firma noch eine Lohnnachzahlung erwartet." Natürlich hat der Wirt von ihm nie mehr einen Pfennig Geld gesehen. Auf die Frage, ob er es später vergessen habe zu bezahlen, antwortete Daniel: „Das glaube ich nicht, daß ich so gewissenlos war, das einfach zu vergessen. Vielleicht habe ich gedacht: Ach, der dicke M., der kann auch noch warten und ich habe mir einen neuen Anzug gekauft."

1927 gründete Daniel noch ein eigenes Tiefbauunternehmen, das zunächst einen schwindelerregenden Aufschwung nahm. Durch sein imposantes Auftreten war es ihm gelungen einzelne Aufträge zu erhalten. Aber den Kreditgebern gegenüber übertrieb er den Auftragsbestand ins Extreme, und mit den erhaltenen Geldern führte er wieder für einige Zeit das Leben eines Millionärs. Er behauptete, er wirke beim Bau eines großen Kaufhauses, eines Stauwerks und einer internationalen Ausstellung mit. Die Firma selbst besuchte er kaum noch, als er genügend Geld in Händen hatte, und so kam es rasch zum Konkurs, der wiederum eine Freiheitsstrafe zur Folge hatte. Im 3. Reich sah Daniel dann neue Möglichkeiten für sich heranreifen. Er verdingte sich als Tiefbauingenieur zum Autobahnbau und als er dort gescheitert war, tauchte er als „Bauleiter" beim Bau des Westwalls auf. Selbst eine während des Krieges abgesessene einjährige Gefängnisstrafe konnte ihn nicht abhalten, sich bald erneut als Oberbauleiter der Organisation Todt — im Range eines Majors — zum Bau von Raketenabschußbasen zur Verfügung zu stellen. Bei Kriegsende kam er in französische Gefangenschaft und verstand es in einem Offizierslager unterzukommen.

Das Leben, das Daniel in diesen zwei Jahrzehnten eigentlich lebte, war ein Leben der Festlichkeiten, der Repräsentation. Er behängte sich mit zahlreichen Titeln und wechselte zuweilen auch den Namen. Er bewegte sich mit besonderer Vorliebe in mondänen Hotels und unter reichen Leuten und hatte die tiefste Freude, wenn er imstande war, mit Geld um sich zu werfen, als hätte er davon so viel, daß es bereits jeden Wert für ihn eingebüßt habe. „Geld", so schrieb er einmal, „ist alles und nichts zugleich. Man muß es haben, um es wie nichts hinauswerfen und dafür die ganze Welt gewinnen zu können. Der wahrhaft Vornehme ist nicht sparsam." Er sammelte um sich herum immer wieder Damen, die ihn bewunderten und empfand sie selbst als eine Macht, die seinen Glanz erhöhte. „Die Frauen sind für den Mann wie Spiegel, die sein Licht reflektieren und noch heller strahlen lassen."

So hatte er auch eine erhebliche Zahl von Liebschaften, doch meist gerade dann, wenn er nicht im Höhepunkt seines Glanzes stand. Er meinte, wenn er genügend Mittel hatte und sich im Rausche seines Glücksgefühls befand, dann habe er sich mit der Bewunderung der Frauen, mit dem galanten Spiel auf Distanz begnügt. Eingelassen in eine Liebschaft habe er sich besonders dann, wenn er sich schon nicht mehr im Mittelpunkt fühlte und dazu sei der Grund meist seine Mittellosigkeit gewesen. Doch glaubt er, daß durchaus nicht die Absicht, eine neue Geldquelle zu entdecken, hier bestimmend war — wenn er auch zuweilen etwas mitnahm, was gerade am Weg lag. Er habe vielmehr in solchen Zeiten den Rausch der Liebe gesucht und sei beglückt gewesen, die Verliebtheit der Frauen zu erfahren. Er sei meist angebetet und angehimmelt worden. Niemals aber habe er eine solche intime Beziehung oder Freundschaft lange ausgehalten. Er habe sich zunehmend über irgendwelche Kleinigkeiten geärgert, sei gereizt und sogar erregt geworden und habe schließlich die Frau verlassen. Er sei zumindest in jener Zeit nicht imstande gewesen Intimität mit einem anderen Menschen lange auszuhalten.

Die Zeiten, die Daniel im Gefängnis zubrachte, waren im allgemeinen nicht besonders düster. Abgesehen davon, daß er meist rasch eine Vertrauensstellung beim Gefängnispersonal erreichte, war er dort stets mit unzähligen Plänen beschäftigt. Jedesmal wenn er entlassen wurde, hatte er eine Fülle neuer Ideen — die natürlich auf der alten Linie lagen — und versuchte sie in die Tat umzusetzen. Auch schrieb er im Gefängnis — in Freiheit damals praktisch nie — sein Tagebuch und seine Gedichte.

Altern und Tod

Das Jahr 1946 mit seiner allgemeinen Not, der Wertlosigkeit des Geldes und der Illusionslosigkeit der Menschen war keine günstige Empfangswelt für den körperlich sehr geschwächt aus der Gefangenschaft entlassenen Daniel. Ein kurzer Versuch, mit den alten Tricks in Frankfurt oder Heidelberg Erfolge zu erringen scheiterte und Daniel litt darunter, daß er kaum Beachtung fand. Nun erinnerte er sich der Versorgungsbehörden, die ihm schon nach dem ersten Weltkrieg geholfen hatten und sprach auf dem Versorgungsamt als schwerkriegsbeschädigter Major mit der Bitte um einen Kuraufenthalt vor. Da er tatsächlich bei reduziertem Allgemeinbefinden war, bekam er alsbald eine Kur in Bad W. genehmigt.

Die vorhergehenden Monate bezeichnet Daniel als äußerst düster. Er fühlte sich so hilflos wie nie zuvor, zumal er nicht einmal genug zu essen hatte. Wohl heckte er auch da noch Pläne für zukünftige Unternehmungen aus, aber das vermochte seine Stimmung nicht mehr wie früher aus der Gedrücktheit zu befreien. Die angenehme Zeit im Krankenhaus ging — trotz Verlängerung — vorüber. Weil man ohne Wohnsitz und Arbeitsnachweis zu dieser Zeit nicht einmal Lebensmittelmarken bekommen konnte, bemühte sich der heimatlose Daniel um eine Zuzugsgenehmigung in Bad W., die er dann auch erhielt. Mit dem Zimmer, das ihm zugewiesen wurde, tauchte ein neuer, ziemlich unvertrauter Aspekt in seinem Leben auf, die Ehe. Hier wollen wir ein Stück weit dem Bericht seiner Ehefrau folgen: „1946 verstarb mein erster Mann an Kriegsfolgen. Einige Monate später wurde der aus Kriegsgefangenschaft zurückgekehrte Daniel Fürst in ein Zimmer jenes Hauses eingewiesen, in dem ich ein Papierwaren-, Reiseandenken- und Spielzeuggeschäft betrieb. Als ich vernahm, daß er ein

Landsmann von mir sei, lud ich ihn zu einer Tasse Tee ein. Er war in jämmerlicher Verfassung, derart ausgehungert, daß er meistens um Monatsmitte keine Lebensmittelkarte mehr hatte. Trotz seines eigenen Elends aber stand er mir gleich mit Rat und Tat zur Seite. Er erledigte bereitwillig Buchführung und Steuersachen für mich. Da er sich außerdem als ein äußerst anständiger Mensch zeigte, machte ich ihm den Vorschlag, bei mir zu essen. Er erholte sich in der Folgezeit und bemühte sich dann um die Verwirklichung eines schon vor dem Kriege entwickelten Planes, Bausteine zu fabrizieren. Durch meine Vermittlung erhielt er einen Bankkredit, außerdem beteiligte ich mich mit 12—14 000 DM an der Finanzierung. Mit Begeisterung stürzte er sich in die Arbeit, war Tag und Nacht unterwegs, um Baustoffe zu beschaffen und Maschinen, so daß er in wenigen Monaten mit Hilfe von anfänglich zwei Arbeitern einen 60 qm großen Arbeitsschuppen, einen ebenso großen Lagerschuppen nebst Baubüro, Wasser- und Stromversorgung, eigenem Gleisanschluß und allen erforderlichen Maschinen und Arbeitsgeräten besaß und schließlich 11 Mann beschäftigte."

In dieser Zeit gab es zunehmend Schwierigkeiten mit dem Hauswirt, der den Beiden sogar die Polizei ins Haus schickte, weil sie unverheiratet zusammenwohnten. Ihr Mann habe keineswegs so schnell in eine Heirat einwilligen wollen, weil er, wie er sagte, noch keinen festen Boden unter den Füßen hatte. Er meinte auch, er hätte viel gelernt und wolle nicht von einer Frau abhängig sein. Nach langem Sträuben habe sie ihn im November 1948 doch zum Standesamt gebracht. Von seinen Vorstrafen habe er ihr nie etwas erzählt, sie habe alles erst bei der Verhandlung 1953 erfahren.

Schon wenige Monate nach dem Aufbau des Betriebs habe sie von seinem Meister gehört, daß ihr Mann gar nicht mehr zur Baustelle komme. Er sei irgendwo herumgelaufen, wo wisse sie nicht. Ihre Fragen habe er mit Ausreden beantwortet. Sie habe ihm keine besonderen Vorwürfe gemacht, denn sie fürchtete, ihn wieder in Erregung zu versetzen. Das Geschäft habe ihm nur einige Wochen lang riesige Freude bereitet, dann aber sei sein Interesse und seine Arbeitskraft bald wieder erlahmt. Schließlich habe sie immer mehr Geld zuschießen müssen, um die 5 Beschäftigten, auf die man die Belegschaft reduziert hatte, entlohnen zu können.

Er selber habe sich längst wieder mit neuen Anfängen beschäftigt, mit neuen Bausteintypen und mit der Entwicklung neuer Herstellungsverfahren, aber es sei kaum etwas wirklich zur Ausführung gekommen. Fertig wurde gar nichts, immer habe er vorzeitig aufgegeben.

Daniel hatte also geheiratet, reichlich widerstrebend und zögernd, nachdem er eine Frau gefunden hatte, die zugleich die finanziellen Voraussetzungen für seine Unternehmungen schuf und ihn wie ein krankes Kind schonte und pflegte. Zu der Zeit, als er die Ehe einging, war natürlich das ganze Geld, das sie ihm geliehen hatte, einschließlich der Kredite, schon verwirtschaftet. Nur weil sie in dem Konkursverfahren für ihn grade stand, blieb er vor dem Gefängnis verschont. Daniel meinte später selbst: „Ich wußte, daß ich für die Ehe ungeeignet bin. Ich bin ein Vagabund, der nirgends lange bleiben kann. Aber damals blieb mir keine andere Wahl und überdies habe ich mich bei meiner Frau geborgen gefühlt, wie ich es vorher noch nie erlebt hatte." Und weiter: „Ich war früher innerlich nie gebunden, ich habe immer wieder Neues sehen wollen und stets große Pläne gehabt. Aber bei ihr habe ich nicht nur eine äußere Heimat gefunden, mit ihr wäre ich auch im Zigeunerwagen über Land gefahren."

Die Bausteinfabrik, die Daniel errichtet hatte, fabrizierte nach seinen Plänen „Bauelemente". Er hatte in der Regionalzeitung einen von Lob durchtränkten Artikel mit seinem Foto lanciert und auch eigene Werbeflugblätter drucken lassen. Das Herstellungsverfahren wurde als Schweizer Patent auf seinen Namen bezeichnet. Hören wir Daniel selbst zum Schicksal seines Unternehmens: „Ich habe den Meister gerufen und gesagt: ‚Wir wissen aus langjähriger Erfahrung, was geleistet werden kann. Ich habe keine Möglichkeit zu kontrollieren. Wir machen jetzt Leistungslohn.'" Die Leistung soll danach den Winter hindurch ständig gestiegen und der Vorrat gewachsen sein. Im Frühjahr habe man dann die aufgestapelten Bausteine verkauft: „Aber das war eine Schweinerei. Da kamen keine Hohlblocksteine an, da kam Streuselkuchen an. Zum Glück hatte sich die Baupolizei eingeschaltet." Daniel behauptete dann, seine Arbeiter hätten Kalk und Zement anderweitig verschachert und die Steine vorwiegend aus Kies fabriziert.

Schon lange vor diesen Ereignissen hatte Daniel erfolgreich versucht, die Versorgungsbehörden als Geldquelle anzubohren. Er gab sich dort, wie auch bei seiner Frau, als Tiefbauingenieur und Sohn des deutschen Konsuls in Basel aus, der beispielsweise von 1932 bis 1938 im Auftrag der Regierung in Belgisch-Kongo topographische Arbeiten ausgeführt hatte. Im Krieg sei er 1941 als Oberbaurat eingezogen worden, später Oberbauleiter oder auch Major und Bataillonskommandeur geworden. Er habe beispielsweise den „Katastropheneinsatz Fürst" geleitet und sei bei Kriegsende als „Beauftragter für die Rundum-Verteidigung von Saarbrücken" in französische Gefangenschaft geraten. Er gab eine Vielzahl von Verwundungen und Verschüttungen an, Splitterverletzungen, nach denen er die Splitter selbst entfernt haben will und klagte über zahlreiche Beschwerden. Tatsächlich erreichte er eine 70 %ige Versorgungsrente und in unermüdlicher Aktivität auch nahezu alle Sonderleistungen, die ihm die Behörde überhaupt genehmigen konnte. Er schrieb in seiner Sache wiederholt in höflicher und wohlgesetzter Sprache an verschiedene Minister, den Landtag und den Bundeskanzler. Als schließlich die Offizierspensionen wieder gezahlt wurden, bemühte sich auch Daniel um eine Majorspension. Die Behörden erfuhren aus den Archiven, daß Daniel falsche Angaben gemacht hatte. Aber sie schreckten schließlich vor einer gerichtlichen Verfolgung oder vor dem Rentenentzug zurück, weil Daniel immer irgendwelche Zeugenaussagen für sich beigebracht hatte und beispielsweise die Bestätigung des französischen Gefangenenlagers vorlegen konnte, daß er dort als Major interniert war.

Das Scheitern seiner Bausteinfabrikation hatte Daniels Lage sehr verschlechtert, denn nun waren die Mittel seiner Frau ziemlich erschöpft. Während er immer noch große Pläne heckte und mehrmals im Ministerium vergeblich wegen einer Kreditgarantie für ein neues Unternehmen vorstellig wurde, lebte Daniel zum erstenmal seßhaft in einem düsteren alten Haus in einer engen mittelalterlichen Kleinstadtgasse. Seine Frau betrieb dort ein kleines Papierwaren- und Ansichtskartengeschäft. Auf ihren dringenden Wunsch half er im Geschäft ein wenig aus, aber er empfand es als „grauenhafte Überwindung", den kleinen Laden mit seinen unzähligen Schubfächern und Regalen zu betreten. Vor allem wenn er bedienen sollte, habe es — wie seine Frau berichtet — meistens Unannehmlichkeiten gegeben. Wenn er nicht gleich das finden konnte, was er suchte, sei er in Zorn geraten oder weggelaufen. Nicht selten habe er ihr gedroht, er schlage noch alles kurz und klein, oder die Kunden angeschrien: „Gehen Sie doch zum Apotheker und kaufen Sie dort Ihre Sachen." Durch sein anmaßendes und unfreundliches Auftreten habe er die Kundschaft vertrieben. Er habe selbst gemeint, für Kleinarbeit sei er nicht geschaffen, er könne viel eher Millionenprojekte entwerfen. Im Kriege habe er über 1000 Mann verfügen können. Wenn man ihm aber seine Fehler vorhielt, die er im Laden oder bei der Buchführung häufig machte, dann sei er gleich in Erregung geraten oder ziellos fortgerannt. Überhaupt sei er nach Auseinandersetzungen oder Unannehmlichkeiten meist draußen herumgelaufen, um nach einiger Zeit wieder zurückzukehren. Auch habe er zuweilen in der Erregung, wenn man ihn kritisierte, Geschirr an die Wand geworfen oder den Tisch umgestoßen, aber sie selbst habe er nie geschlagen. Hernach habe er ihr klar gemacht, daß sie ihn nicht so reizen dürfe und sie habe zu seiner Schonung weitgehend verzichtet, an ihm noch etwas auszusetzen.

Noch mehrmals stürzte sich Daniel mit großem Eifer in eine neue Sache. Einen Zivilprozeß gegen den alten Hausherrn führte er durch drei Instanzen und nahm am Schluß zum großen Gram des Anwalts einen Vergleich an, der äußerst ungünstig war, nur weil er die Aussicht bot, sofort einige tausend Mark in bar zu erhalten. Auch über den Einbau des Ladens in ein uraltes Haus, das seine Frau mit diesem Geld erworben hatte, stürzte er sich mit großem Eifer. Die Ausführung mußte Daniels Frau mit einigen Handwerkern selbst übernehmen. Er meinte selbst dazu: „Meine Sache ist eigentlich das Planen gewesen. Ich habe irgendeinen Gedanken aufgegriffen und dann ausgesponnen. Schon wenn ich mich ans Reißbrett setzte und versuchte Berechnungen zu machen, ist es wieder aus gewesen."

Mit seiner Seßhaftwerdung und der Misere seiner Fabrik hat Daniel begonnen, dem Alkohol in erheblichem Ausmaß zuzusprechen. Wohl hatte er in früheren Jahren auch ganz gern getrunken, vor allem liebte er festliche Sektgelage. Aber damals war es ihm nie zur Gewohnheit geworden: „Ich trank nur, weil es zum Feiern so notwendig gehört wie eine gedeckte Tafel oder ein festlicher Raum." Er achtete dabei stets, daß er nicht betrunken wurde, wegen des „ekelhaften, grauenerregenden Bildes", das Trunkene auf ihre Umgebung machen. Jetzt aber trank er um seine schlechte Stimmung, die Mutlosigkeit zu betäuben, die ihn immer häufiger überfiel. Wenn er dann ein paar Gläser Wermouth oder Rotwein mit Schnaps getrunken hatte, dann war die Welt endlich wieder wie vorher: „Jetzt sehe ich alles wieder rosiger." In seinen guten Zeiten, wenn ihn einmal die Mutlosigkeit einer gedrückten Stimmung überfiel, dann brauchte er nur lange auszuschlafen und sein ursprünglicher Optimismus war ungebrochen wieder zurückgekehrt. Nun aber war er ohne Alkohol oder Stimulantien — er begann auch Pervitin zu nehmen — immer mißgestimmt und er war keiner, der solch eine Stimmung aushalten konnte. Er trank laufend, machte Schulden, die seine Frau bezahlen mußte. Dem alten Stil gemäß gab er noch große Zechgelage, lud andere auf seine Kosten ein und gab sich durchaus noch wie ein großer Mann.

In dieser Zeit spitzte sich seine Lage zu. Allmählich war er im Ort bekannt; die Zahl der Leute, die ihm Kredit gewähren wollten, nahm ab. Zwar lief er immer weg, wenn seine Frau über finanzielle Themen mit ihm sprechen wollte, aber es quälte ihn außerordentlich, daß er ihr gegenüber einfach nicht auftreten konnte, wie er es stets gewohnt war mit Menschen umzugehen. Er litt darunter, daß er doch zuweilen von ihr Geld erbitten mußte, weil er seine Rente mit längst verbrauchten Krediten vorbelastet hatte.

Die Bedrängnis kam im Sommer des Jahres 1952 immer näher. Unbezahlte Rechnungen, aufsässige Gläubiger und schließlich immer häufigere Pfändungen durch den

Gerichtsvollzieher beschränkten extrem die noch vorhandenen Mittel. Daniel empfand die Enge, die Bedrängnis immer drückender. Er ging mit dem Gedanken um von allem wegzulaufen. Aber er hatte schon Zweifel, ob er noch imstande sei, sich ohne die Hilfe seiner Frau über Wasser zu halten. Es entmutigte ihn, daß er die Menschen nicht mehr so selbstverständlich für sich einnehmen konnte; er glaubte, daß er an Wirkung auf seine Mitwelt eingebüßt habe, weil er alt geworden sei.

In der wachsenden Bedrängnis kam ihm der Einfall, mit seiner Frau zusammen das Unheil hinter sich zu bringen, zumal dies die einzige greifbare Chance schien, rasch wieder zu Geld zu kommen. Als seine Frau für einige Zeit verreist war und an einem Tag ein Strafbefehl und eine neue Pfändung eintrafen, legte er am Abend — es war der 29. 10. 1952 — Feuer im Laden. Das Haus brannte nieder, teilweise wurden auch die Nachbarhäuser ein Raub der Flammen. Daniel aber lief nach der Brandstiftung von Wirtshaus zu Wirtshaus und ließ sich „den Kanal vollaufen", bis er, an den Tatort zurückgekehrt, verhaftet wurde.

Zu seiner Tat sagte er selbst: „Unsere Kümmernisse waren unten im Laden ... dort wollte ich alles restlos beseitigt wissen." Und weiter: „Alles vernichten, was mich da gefesselt hat und was meiner Frau und mir zur Sorge geworden war. Alles los werden à tout prix, den Groll, den ich seit Monaten in mich hineingefressen habe. Befreit sein von der unerträglichen Enge, die ich nicht mehr ertragen konnte." Allerdings bekannte er, daß er „zwei Fliegen mit einem Schlag treffen wollte": es ging ihm auch um die Versicherungssumme, die seine Frau von der Brandversicherung zu erwarten hatte, um damit eine neue Existenz zu finden. Seine Frau hatte bereits eine Stelle als Tiefbauingenieur bei einer Kraftwerksgesellschaft an der Schweizer Grenze für ihn in Aussicht.

Nach seiner Tat war Daniel im Psychiatrischen Landeskrankenhaus Weinsberg beobachtet worden. Der Gutachter[1] diagnostizierte „Psychopathie" und sprach von einem „Mangel an Wahrheitssinn, an Selbstbeherrschung, innerem Halt, an Ausdauer und Arbeitswillen". Daniel zeige ein gesteigertes Geltungsbedürfnis und sei von jeher bestrebt gewesen, sich den nüchternen, unbequemen Forderungen des Alltags zu entziehen und sich in übertriebenen, selbstüberheblichen Plänen zu ergehen. Für eine Hirnschädigung fand sich kein Anhalt. Daniel wurde für vollverantwortlich erklärt. Daraufhin verurteilte ihn am 19. 3. 1953 eine Große Strafkammer zu 3½ Jahren Zuchthaus wegen schwerer Brandstiftung.

Der erste Brief, den Daniel nach der Tat an seine Frau schreibt, stellt das Geschehene als Märtyrerleistung dar: „Mir jedenfalls war klar, daß eine weitere seelische Belastung für Dich nicht mehr tragbar war ... Da Du von uns beiden der wertvollere Mensch bist, gab es für mich keinen Zweifel, daß ich es sein mußte, der sich opfert." Im gleichen Brief rät er bereits der Frau, sie möge die Eisenträger des abgebrannten Hauses verkaufen, kündigt eine Erhöhung seiner Rente an, verspricht, seine Patente auszuwerten und empfiehlt ihr einen Bekannten, der viel für sie tun könne. Zwei Monate, nachdem seine Frau ihm klar gemacht hat, in welches Unheil er sie durch seine Tat gestürzt habe und bedauerte, daß nicht ein einziges Wort der Reue über seine Lippen kam, schreibt er: „Viel schwerer als Gefängnismauern drückt die Schuld und

---

[1] Dr. KLAASEN, Gutachten vom 13. 1. 1953, für das Landgericht in H. (Wir danken Herrn Dr. KLAASEN, Landeskrankenhaus Weinsberg, für die Erlaubnis sein Gutachten hier auszugsweise wiedergeben zu dürfen.)

die Last, die ich mit meiner Schuld Dir aufgebürdet habe." Doch schon nach diesem Satz folgen alltägliche Probleme, dann geht der Text fließend in Vorwürfe gegen die Frau über, um mit dem ermutigenden Satz zu schließen: „Ich hoffe, daß sich mein Gemüt wieder öffnet und ich Dir in den kommenden Tagen nettere und weniger gallige Dinge sagen kann."

Sehr bald erreicht er eine gewisse Vorzugsstellung, bekommt Raucherlaubnis und die Genehmigung, häufiger zu schreiben. Nun beginnt Daniel seinen Versorgungsstreit wieder zu bearbeiten, bemüht sich um Invalidenrente, Offizierspension und entwirft außerdem neue „Erfindungen" und Pläne zu ihrer Verwertung. Er schreibt seine Lebensgeschichte nieder und malt sehr eifrig. Wieder sind es heitere Aquarelle, meist helle Bilder sanfter Hügel oder Gebirgslandschaften. Auch fertigt er Nachahmungen nach van Dijk oder anderen alten Meistern an. Schließlich beginnt er wieder eine Reihe von Geschichten niederzuschreiben und an seine Frau zu schicken.

In seinen zahlreichen Briefen beschreibt er minutiös den Tageslauf, das Essen, um dann über eine andere Sache mit eleganten Wendungen hinweg zu reden: „Daß ich an dieser Sache (eine Schlägerei der Gefangenen, die Hausstrafen nach sich zog, der Ref.) nicht beteiligt war, das brauche ich Dir nicht zu versichern. Beteiligt ist schließlich jeder mehr oder weniger ... ein Ausweichen ist unmöglich." Er klagt zuweilen über Hoffnungslosigkeit und depressive Stimmung, die unerträgliche Enge seiner Zelle, die bedrückend niedrige Decke. „Mußte denn diese grausige Tat geschehen, um einige Tage still und ruhig, ohne die zermürbende Quälerei des Alltags, einiges überdenken zu können? Jetzt kommt jede Reflexion zu spät. Alles ist unabänderlich." Aber im gleichen Brief schildert er wiederum den Speisezettel bis in alle Einzelheiten und betont, daß es ihm sehr gut schmecke. Er beweist in seinem ganzen Schriftwechsel eine schier unerschöpfliche Teilnahme für das äußere Wohlbefinden seiner Frau bei einem nahezu totalen Unverständnis ihrer eigentlichen inneren Situation. „Schade, daß Du nicht zu Toni, der Lebenslustigen, gefahren bist. Die hätte Dich bestimmt wieder aufgebügelt," antwortet er ihr auf einen Brief, in dem sie ihre verzweifelte Lage schildert. Schließlich bekennt ihm seine Frau, sie sei an allem schuld, weil sie ihm zu wenig Liebe und Pflege gewidmet habe und er tröstet sie mit stimmungsvollen Worten.

Die „grausigen Nächte" überstand er betend oder durch die in der Phantasie erfahrene Nähe seiner Frau: „Fand keinen anderen Ausweg, als recht innig zu beten, so innig wie man es nur in tiefster Nacht oder großer Einsamkeit vermag, ganz aus dem tiefsten Inneren heraus, ohne jede Ablenkung," dann folgt wieder der Rat an die Frau, sich aufheitern zu lassen. Oder: „Ich habe Dich gesucht und gefunden, wie in Deinen besten Tagen fand ich Dich, mit frischen Farben, strahlenden Augen, kein bißchen traurig." Am Ende eines Briefes, der sich auch mit den Schwierigkeiten seiner Frau befaßt, steht: „Wirst Du morgen wahrhaftig lachen? Weißt Du, so recht herzlich und nicht nur bestellt? Auch ich brauche keine frommen Lügen mehr, denn ich spüre sie ebenso gut wie Du und zweitens helfen sie nicht mehr."

Er spricht sehr viel in Stimmungsbildern, vom feierlichen Gottesdienst, von hellen Sonnentagen, Vogelsingen; dann, wenn er Persönliches aussagt: „Tröstlich der Gedanke, daß in wenigen Wochen neues Licht neue Wärme, neues Leben bringen wird." „Mit wenigen Zeilen kannst Du in meinen grauen Regentag Sonne hineinzaubern" und „... das Gefühl, durch ein gutes Wort und einen Händedruck eine Brücke gefunden zu haben, die mich mit der Welt verbindet ..." Er versichert, daß er selbst im Gefängnis von allen Menschen „nett und anständig" behandelt wird. Bereits ein

Jahr vor seiner Entlassung verheißt er: „Mit dem innigsten Wunsch für Dich erwarte ich den neuen Tag als Beginn eines neuen Abschnitts, in den ich Dich hineinführe, als Halt und Stütze." Seine konkreten Pläne aber, die er der Frau immer wieder mitteilt, sind nicht anders als in der Vergangenheit: „Erfindungen, Patente anmelden, auswerten; Rentenerhöhung und neue Rentenanträge." Es ist kein einziges Mal von der Absicht zur Übernahme einer einfachen Erwerbstätigkeit als Angestellter oder dgl. die Rede. Vor der Entlassung schreibt er noch: „Mein Ziel, Dir recht viel Freude zu machen." Dann wird er nach $2^3/_4$jähriger Haft wegen guter Führung vorzeitig aus dem Zuchthaus entlassen.

Die Heimkehr 1955 war für Daniel eine düstere Zeit. Seine Frau, inzwischen umgezogen nach der Kurstadt B., bewohnte ein möbliertes Zimmer und mußte — bedingt durch ihre Notlage — den ganzen Tag als Haushaltshilfe Arbeit leisten. Daniel bekam in ihrer Nähe ebenfalls ein kleines Zimmerchen. Aber diese engen, von Armut bestimmten Verhältnisse empfand er als unerträglich. Er lief den ganzen Tag umher und sann auf neue Pläne. In diesen Tagen bekam seine Frau 12 000 DM von der Brandversicherung ausbezahlt, und er ersteigerte mit diesem Geld ein Grundstück, das er einfach durch Vorlage seiner Visitenkarte auf seinen Namen ins Grundbuch eintragen ließ. Seiner Frau hatte er — wie er sagte — die Verhandlungen abgenommen, weil er größere Erfahrung hätte und eine Bevormundung durch sie nicht ertragen könne. Von dem Geld hatte Daniel nur 4800 DM anbezahlt, den Rest ohne Wissen seiner Frau für sich behalten. Er plante in dem vornehmen Kurort B., wo er nun auch das Grundstück besaß, für seine Frau und sich eine Villa zu bauen. Seiner Frau erzählte er eine Fülle von geplanten Einzelheiten, zeichnete Pläne, ließ sie schließlich von einem Architekten überarbeiten und von der Stadt genehmigen. Während so die Frau glaubte, es gehe endlich einen guten Gang, hatte Daniel bereits wieder begonnen zu trinken. Er konnte jetzt trotz seiner neuen Aussichten und Pläne die Enge nicht mehr aushalten; er kam zunehmend häufiger in eine Mißstimmung, die ihn, wie er sagte, zum Trinken zwang. Die Menge, die er täglich trank, stieg langsam an, es waren zuletzt etwa 3 Liter französischen Rotweins täglich. Sein eigentliches Leben aber führte Daniel in der Spielbank.

Die große Geldsumme, die Daniel beim Grundstückskauf in seine Hände bekommen hatte, verleitete ihn Roulette zu spielen. Er hatte die Vorstellung, nun könne er das Glück doch noch zu sich zwingen. Früher hatte Daniel wohl hin und wieder kleinere Glücksspiele betrieben, aber stets nur episodisch und nie mit Leidenschaft. Diesmal aber kam es wie ein Zwang: „Ich hatte den unsinnigen Gedanken, es ist die letzte Möglichkeit, mein verpfuschtes Leben aus dem Sumpf zu ziehen. Ich hatte doch nichts mehr zu verlieren. Das Geld war zu einem Hausbau sowieso zu wenig. Ich mußte alles auf eine Karte setzen."

Meist schon etwas angetrunken ging Daniel täglich in den Spielsaal und verlor. Hernach trank er weiter und seine Frau erfuhr vom Spielen nichts. Auf ihre peinlichen Fragen, wo er sich herumgetrieben habe, bekam er meist Erregungszustände; so stellte sie ihre Erkundigungen alsbald ein.

Das Anfangskapital hatte Daniel bald verloren, aber nun konnte er nicht mehr Schluß machen. Je größer sein Verlust geworden war, um so verzweifelter hoffte er auf den großen Gewinn. Zuweilen hatte er zwischendurch ganz ansehnliche Gewinne, aber er setzte dann hohe Beträge auf sehr gewagte Chancen und verlor. Er schwor sich, nächstes Mal werde er gehen, wenn er mitten im Gewinnen sei, aber das gelang nur selten. Es kam auch vor, daß er kurz nach dem Verlassen des Kursaals wieder umkehrte, um den schon geretteten Gewinn wieder aufs Spiel zu setzen und zu verlieren. Dennoch stachelte ihn jeder vorübergehende Gewinn — aber auch jeder Verlust — zu neuen Wagnissen an.

Um die Verluste zu decken und weiterspielen zu können, nahm er bei verschiedenen Banken Grundschulden auf das Grundstück auf, wobei er die genehmigten Baupläne vorlegte und einmal sogar erfolgreich behauptete, das Haus sei bereits fertiggestellt. Er fälschte die Unterschrift seiner Frau, um auch die letzten Bestände von ihrem Bankkonto abzuheben, und verpfändete ihr Sparkassenbuch.

Als der Frau das Meiste bekannt geworden war, brachte sie ihren Mann am 12. 7. 1956 in die Universitätsnervenklinik Freiburg[1], wo er sich willig einer Alkoholentziehungskur bis zum 9. 11. 1956 unterzog. Die Untersuchung ergab einen reduzierten Allgemeinzustand. Der neurologische Befund zeigte leichte Seitendifferenzen der Reflexe. Das Enzephalogramm ließ eine rechtsbetonte Verplumpung und Erweiterung der Seitenventrikel bei mäßiger Vergröberung der Oberflächenzeichnung erkennen. Im psychischen Befund ist von einer Nivellierung der Persönlichkeit, von stumpf-interesselosem Verhalten, affektiver Störbarkeit und einer Neigung zu gereizt dysphorischen Verstimmungen mit raschem Umschlag in unbegründete Euphorie die Rede. Zumal der Eindruck eines leichten Intelligenzabbaus bestand, diagnostizierte man einen Zustand nach Contusio cerebri, nach Hungerdystrophie und eine wahrscheinlich gefäßbedingte und durch den Alkoholgenuß rapid verschlimmerte Hirnatrophie.

Nach seiner Entlassung hatte Daniel die düsterste Zeit seines Lebens. Als Entmündigter waren seine finanziellen Möglichkeiten sehr beschränkt. Er litt unter den für ihn äußerst bedrückenden Verhältnissen. Seine Frau hatte ihm das Versprechen abgenötigt, zur Arbeit zu gehen. So nahm er eine von ihr vermittelte Stellung als Parkwächter an. Nachdem er selbst dort zeitweise wie ein Generalstabsoffizier aufgetreten und zuweilen, wenn er keine Lust am Dienst hatte, auch weggeblieben war, verließ er diese „erniedrigende" Beschäftigung nach ca. 6 Wochen. Er trieb sich dann sehr viel herum, ohne daß seine Frau um seinen Aufenthalt Bescheid wußte und verstand es sogar, sich wieder in die Spielbank zu stehlen. Dazu hatte er erneut irgendwelche Leute auf unwiderstehliche Weise um Geld angepumpt und einem alten Kriegskameraden, den er wieder traf, eine Bürgschaft von 3000 DM entlockt. Nun aber faszinierte ihn mehr die Atmosphäre des Spielsaals, das luxuriöse reiche Leben dort, als das Spielen selbst. Er setzte nicht mehr so hoch, denn seine Gelder waren knapp, „um dieses seltsame Gefühl noch möglichst lange auskosten zu können". Er fühlte sich beim Spielen „wie einer dieser reichen Leute, die aus der Fülle, aus dem Überfluß schöpfen und nur gewinnen oder wegwerfen können". Auch brachte er es erstaunlicherweise fertig nicht mehr zu trinken. Doch als seine Frau ihn zum Notar brachte, um den Grundbucheintrag zu ändern, da bekam er einmal im Wartezimmer, ein andermal schon vor der Tür so „unerträgliche" Kopfschmerzen, daß er ziellos weglaufen mußte. Ein drittes Mal versuchte sie es noch, ihn hinzuschleppen, aber da geriet er sogleich in Zorn, so daß sie es fortan nicht mehr versuchte.

---

[1] Wir danken Herrn Professor Dr. H. RUFFIN für die freundliche Erlaubnis, das Krankenblatt der Klinik hier auszugsweise wiederzugeben.

Selbst bei der vorsichtigen Spielweise, die Daniel nun pflegte, gingen die Gelder zu Ende und neue Quellen wurden seltener, zumal die Frau als Vormund sich nach besten Kräften mühte, sie zu verschließen. Daniel, der dadurch immer mehr seiner Mißstimmung ausgesetzt wurde, begann Analgetica und Beruhigungsmittel in beachtlichen Dosen einzunehmen.

Am 3. 11. 1958 wurde er in der Psychiatrischen und Neurologischen Universitätsklinik Heidelberg stationär aufgenommen. Das von uns wiederholte Enzephalogramm ergab im Vergleich mit den 2 Jahre vorher in Freiburg angefertigten Aufnahmen keine Veränderungen. Der rechte Seitenventrikel erschien leicht erweitert und verplumpt, der linke und die Oberflächenzeichnung waren noch nicht sicher als pathologisch beurteilbar. Der Liquorbefund war normal. Körperlich war Daniel F. schon in sehr schlechtem Allgemeinzustand, neurologisch konnten keine sicheren Ausfälle nachgewiesen werden. Allerdings trat nach dem Genuß von höheren Dosen Analgetica vorübergehend ein eigenartiges, reproduzierbares Zustandsbild mit Koordinationsstörungen, verwaschener Sprache und extrapyramidalen Hyperkinesen auf, das wir als abnorme Barbitursäurewirkung auffaßten. Im Augenhintergrund fand sich eine deutliche Sklerose der Netzhautgefäße. Nachdem auch ein organisches Psychosyndrom mit leichten Gedächtnisstörungen, Verminderung der geistigen Produktivität, vorzeitiger Erschöpfbarkeit bestand, diagnostizierten wir einen beginnenden cerebralen Gefäßprozeß.

Das Auftreten Daniels aber ist noch immer eindrucksvoll. Er gibt sich überlegen, mit vornehmer, großer Geste und trägt die Attitüde des alten Offiziers zur Schau. Er spricht zumeist mit knarrender, näselnder Stimme und antwortet manchmal in knappen, wohlformulierten Sätzen. Stets trägt er eine sachverständige, überlegene Miene zur Schau und demonstriert bei heiklen Fragen, manchmal um Zeit zu gewinnen, konzentriertes Nachdenken. Er spricht dann Banalitäten in gewogener Formulierung und würdevoller Miene aus, als wären sie letzte Lebensweisheiten. Selbst auf Wissensgebieten, die ihm terra incognita sind, spricht er wie sachverständig und gebildet mit und vermag dabei meist mit ein paar Allgemeinplätzen den Gesprächspartner zur Mitteilung des Wissenswerten zu veranlassen, nicht ohne manchmal ein paar freundlich anerkennende Worte über solch breites Wissen des anderen von sich zu geben.

Auf der Station gelingt es ihm, auf alle Mitpatienten Eindruck zu machen, die sich kritiklos seiner „geistigen Überlegenheit" bewundernd unterwerfen. Hier wirft er auch viel großzügiger mit Fremdworten um sich. Im allgemeinen bleibt er vornehm distanziert, er nimmt mit keinem Mitpatienten längere Gespräche oder nähere Bekanntschaft auf. Lediglich im Kartenspiel läßt er sich etwas enger mit den anderen ein.

In seinem ersten Bericht hebt er vor allem die Lichtpunkte seines Lebens hervor und versucht, die Schattenseiten geschickt zu verschleiern. Sein Sprachstil ist einerseits ungemein konkret, er geht oft bis in die letzten Einzelheiten, um gerade das, worauf es ankommt, etwa eine Straftat, zu bemänteln. Frägt man ihn hartnäckiger, so spricht er meist begütigend ein paar hochtrabende, zugleich nichtssagende Worte, als müßte er dem anderen eine Sorge erleichtern. Wenn man aber dann noch nicht nachgibt, das Unangenehme ausspricht und ihn zur Stellungnahme zwingt, dann wird er gereizt, beginnt zu schimpfen, daß man ihn, den Kranken, quäle. Er habe schließlich — so sagt er beispielsweise — schon genug mitgemacht und wolle von der ganzen Sache nichts mehr wissen. Sobald er spürt, daß der lästige Frager nachgegeben hat, wird er freundlich, entschuldigt sich mit vornehmer Zurückhaltung und fährt im Gespräch fort, als wenn nichts gewesen wäre.

Nach mehreren täglichen Gesprächen in gleichbleibend freundlich entgegenkommender Haltung von seiten des Untersuchers wird Daniel allmählich bedrückt, nachdem er vorher noch kurze Zeit mit erheblicher Gereiztheit reagierte. Nun ist es plötzlich möglich von ihm so etwas wie ein Bekenntnis zu bekommen. Und immer noch glaubt er, selbst in der Depression, sein Leben sei noch nicht verloren. Er meint, das einzige Ziel, das er noch vor Augen habe, sei, seiner Frau „noch recht viel Freude" zu machen, und kurz vor seiner Entlassung aus der Klinik meint er zum Untersucher, das Schönste für ihn wäre, wenn er seiner Frau doch noch ein eigenes Häuschen bauen könnte; dann wollte er mit ihr zusammen zur Einweihung ein Glas Perlwein trinken — denn der sei billiger wie Sekt — und fortan nie wieder ein Weinglas in die Hand nehmen.

Die letzten Monate vor dem Tode war Daniel nach dem Bericht seiner Frau meist depressiv und mißgestimmt. Er nahm weiterhin viel Beruhigungsmittel ein und verhielt sich, vermutlich deshalb, ruhiger. Allerdings las er nun in erheblichem Umfang Kriminalromane. Nur manchmal „flackerte sein alter unruhiger Geist noch auf". Er wollte oft plötzlich nach Italien und Spanien reisen oder sprach vom Hausbau. Es gab sogar zwischendurch noch Zeiten, in denen er wie früher auffallend heiter und witzig war und humorvolle Geschichten schrieb.

Am 14. 7. 1959 verstarb Daniel Fürst nach längerem Klinikaufenthalt in der chirurgischen Universitätsklinik Tübingen[1] an einer abszedierenden Pyelonephritis mit Urämie nach Cystektomie wegen eines ausgedehnten Blasencarcinoms. Die Obduktion im pathologischen Institut der Universität Tübingen[2] bestätigte als Todesursache „peripheres Kreislaufversagen bei abszedierender Nephritis und paralytischem Ileus. Die Hirnsektion zeigte etwas sklerotisierte Basisgefäße, Oberflächenzeichnung und Ventrikel waren ohne Auffälligkeiten. Das Hirngewicht betrug 1430 g".

Zum Abschluß dieser langen Lebensgeschichte wollen wir nur noch ein paar Schlaglichter auf das Bild werfen, das Daniel Fürst im Urteil seiner Mitmenschen hinterließ. Seine Frau spricht von „unsäglichen Schmerzen, die er mir zugefügt hat", von „qualvollen Nächten und aufreibenden Tagen". Neben diesen Schattenseiten meint sie „müßte ich nochmals 10 Seiten schreiben über die Stunden reiner Freude, die mir mein Mann bereitet hat". Sie spricht von seiner Hilfsbereitschaft, von „den lieben Geschichten, die er für mich in besinnlicher Stunde schrieb und den vielen Bildchen, die er mir malte". Sie meint sogar, sie hätte „bestimmt das beste Leben mit ihm gehabt, wenn sie finanziell besser gestellt" gewesen wären, denn er habe sie „abgöttisch geliebt". Auch Leute, die nur selten mit ihm zu tun hatten, etwa Behördenangestellte, fanden ihn höflich, zuvorkommend, vornehm, von hoher Intelligenz.

Anders allerdings urteilen die Nachbarn, die ihn lange Jahre erfahren haben: ihnen erschien er nervös, zuweilen aufgeregt, immer auf dem Sprung, geistig stets mit etwas beschäftigt und nicht ganz anwesend. Übereinstimmend aber meinen sie, er sei ein Simulant, der nicht arbeiten aber gut leben wollte. Die Wirtinnen urteilen

---

[1] Wir danken Herrn Professor Dr. W. Dick für die freundliche Genehmigung zur auszugsweisen Wiedergabe des Krankenblattes.
[2] Wir danken Herrn Professor Dr. Letterer für die Erlaubnis zum auszugsweisen Abdruck des Sektionsprotokolls.

freundlicher als die Wirte, bei denen er regelmäßig zu trinken pflegte. Man meint, er gebe sich wie ein zerstreuter Professor und gehe zuweilen weg, ohne zu bezahlen. Aber wieder bewundert man seinen „klaren Stil", sein Geschick im Verhandeln und seinen klugen Geist. Schließlich hat seine Frau ihm öfters vorgehalten: „Dein Geist ist woanders, bei den ‚hohen' Dingen." Er ist nicht mit der Wirklichkeit befaßt, steht nicht mit beiden Füßen auf dem Boden.

Klinische Vorbemerkungen

Bevor wir die daseinsanalytische Interpretation beginnen, sind noch ein paar Worte zur klinischen Problematik des Falles zu sagen. Es besteht wohl kein Zweifel, daß die eigenartigen Symptome, die Daniel Fürst in den Jahren nach dem ersten Weltkrieg demonstrierte — so etwa der „Zwang", die Schrift von hinten her zu lesen, oder der vorübergehend aufgetretene Schütteltremor — keine Symptome einer Erkrankung des Zentralnervensystems sind. Dagegen ist die Möglichkeit einer Hirnkontusion durchaus zu diskutieren, zumal diese Diagnose auf Grund des Enzephalogrammbefundes von der Universitätsnervenklinik Freiburg ernsthaft erwogen wurde. Nun hat uns Daniel Fürst, abweichend von seinen früheren Behauptungen bekannt, daß er ein Schädeltrauma mit längerer Bewußtlosigkeit weder im ersten noch im zweiten Weltkrieg erlitten hatte. Auch aus seinem Lebensbericht geht hervor, daß er einmal wohl eine Splitterverletzung am Kopf erlitt, doch war die unmittelbare Folge eine Schreckreaktion und nicht Bewußtlosigkeit oder cerebrale Herdsymptome. Schließlich ergab die Hirnsektion — wenn auch ein histologischer Befund nicht vorliegt — keinen Hinweis auf eine Rindenkontusion. Die Diagnose einer traumatischen Hirnsubstanzschädigung läßt sich deshalb nicht verläßlich stellen. So ist es wohl nicht nötig die Frage zu erörtern, ob in das abnorme Verhalten Daniels in früheren Jahren eine organische Wesensänderung mit hereinwirkte.

Dagegen scheinen in den letzten Jahren vor dem Tode gewisse Zeichen eines Persönlichkeitsabbauprozesses aufgetreten zu sein. Zwar ließ sich außerordentlich schwer die dysphorisch-depressive Hemmung, die Apathie, die Daseinseinschränkung, die damals bereits bei Daniel bestand, von einer organisch bedingten Senkung des Persönlichkeitsniveaus, von einer cerebral bedingten Verminderung seiner geistigen Produktivität unterscheiden. Wenn auch sicher noch keine gröberen Intelligenzausfälle vorlagen, so bestand doch schon ein allgemeines organisches Psychosyndrom (M. Bleuler). Die Ursache wird man wohl, trotz des bis auf eine basale Gefäßsklerose negativen Hirnsektionsbefundes, in einer cerebralen Arteriosklerose suchen müssen.

Damit stellt sich die Frage, ob die letzte Phase in Daniels Lebensgeschichte schon im Zeichen einer Zuspitzung der abnormen Persönlichkeitszüge (K. Schneider) durch den cerebralen Prozeß stand. Ganz allgemein wird man dies bejahen müssen. Doch ginge man zweifellos fehl, würde man die Roulette-Episode, den verzweifelten und aussichtslosen Zirkel des Hasardspiels bei Daniel alleine als Ausdruck einer beginnenden Enthemmung deuten. Dem steht schon äußerlich entgegen, daß Daniel auch später noch im Verborgenen dem Glücksspiel frönte, dann aber wieder über „Hemmungen" verfügte, um sich in der Atmosphäre des Hinausgehobenseins über Ernst und Not des alltäglichen Daseins noch möglichst lange aufhalten zu können. Viel wesentlicher aber ist ein grundsätzlicher Einwand: selbst wenn Daniel schon aus seiner Enthemmung heraus dem Spiel verfallen sein sollte — was wir übrigens bezweifeln — ist von der organischen Erkrankung her keineswegs zu klären, weshalb er ausgerechnet dem Hasardspiel und dazu noch in ganz besonderer Weise verfällt. Sollte die daseinsanalytische Erhellung hier aufweisen können, daß dieses Geschehen in die lebensgeschichtlichen und existenziellen Verweisungsbezüge eingefügt ist, so gäbe rückgewendet sein Spielen auch über Daniels Daseinsgang Auskunft — selbst wenn ein sinnfremdes, cerebrales Geschehen in Gestalt eines Persönlichkeitsabbauprozesses bereits mitbeteiligt wäre. Das gilt auch unabhängig von diesem Einzelfall für alle Überschneidungen lebensgeschichtlich-existenzieller Verweisungszusammenhänge mit einem allmählich dazwischentretenden und destruktiven organischen Prozeß.

Daseinsanalyse

Einführung

Die daseinsanalytische Interpretation eines Menschenlebens bis zu seinem Tode ist ein nahezu vermessenes Unterfangen. Was uns überhaupt den Mut und eine gewisse Berechtigung dazu verleiht, das ist — wie wir schon in unserem methodischen Exkurs darzulegen suchten — die extreme Einseitigkeit eines solchen psychopathischen Daseinsganges. Läßt man nämlich die Lebensgeschichte des Daniel Fürst unbefangen an sich vorüberziehen, so ahnt man hinter der ganzen Buntheit des Geschehens, der schillernden Vielfalt von Begegnungen, Situationen und Verhaltensweisen eine seltsame Monotonie. Sie trägt durchaus nicht den Charakter der großen Einfachheit und Einfalt, die im Grunde alle Fülle in sich birgt, sondern sie mutet uns an als Einseitigkeit, die vielleicht noch unbestimmt und undeutlich in der Kindheit beginnend allmählich zur beherrschenden Macht des ganzen Daseinsvollzuges wird. Dieser Wiederkehr des Gleichen in vielfältigen Gestalten liegt irgendwie — so dürfen wir vermuten — die Verabsolutierung ganz bestimmter Daseinsmöglichkeiten zugrunde. Diesen vorwissenschaftlichen Eindruck wollen wir nun auf seine empirische Berechtigung prüfen und nach seinem phänomenologischen Ermöglichungsgrund befragen. Das Ziel ist dabei die Freilegung einer einheitlichen, dem Daseinsgeschehen in all seinen Ausfaltungen zugrundeliegenden Geschehensstruktur, die als Verlaufsgestalt verstanden wesentliches über den faktischen Daseinsgang und sein „psychopathisches" Mißglücken aussagt.

Die Kindheitswelt

Wir haben die Lebensgeschichte Daniels in drei Abschnitte unterteilt, in Kindheit, Erwachsenenalter und Altersphase. Diese Trennung erscheint zunächst willkürlich zu sein, denn der kontinuierliche Gang des geschichtlichen Daseins zeigt natürlich hier keine strukturellen Unterbrechungen. Dennoch erleichtert uns ein äußerer Umstand die Unterscheidung von drei Lebensphasen, nämlich die Tatsache der beiden großen Kriege, die jedesmal ein Einschnitt waren und wenigstens vorübergehend Daniel daran hinderten, sein Leben einfach genau so fortzusetzen, wie er es vorher gelebt hatte. Wenn man aber aus solcher Distanz die Lebensgeschichte betrachtet, dann erkennt man wohl, daß Daniel vor, zwischen und nach den beiden Weltkriegen sich offensichtlich nicht in allem gleich verhalten hat. Wieweit dies aus der Entfaltung oder Konsequenz der Erfahrung an der veränderten Welt hervorgeht, wieweit es andererseits an der altersspezifischen Wandlung liegt, wird sich erst zeigen müssen.

Jedenfalls steht als erstes die merkwürdige Feststellung vor uns, daß dieser Junge, ein Sohn unbescholtener Eltern, als einziges von 11 Geschwistern später eine asoziale Entwicklung nahm, obwohl er doch als Kind einen ganz ordentlichen Eindruck machte. Er stahl und naschte nicht zu Hause, war zunächst durchaus kein Lügner, brachte anfangs gute Zeugnisse nach Hause und selbst im triebhaft Sexuellen verhielt er sich keineswegs verwahrlost. Wir werden deshalb, um den Zusammenhang des Daseinsgeschehens von der Kindheit ins Erwachsenenalter hinein überhaupt verstehen zu können, erst einmal die Kindheitswelt Daniels in ihren wesentlichen Eigentümlichkeiten erhellen müssen.

Daniel hatte als jüngstes Kind einer langen Geschwisterreihe ziemlich alte Eltern. Das bedeutete für ihn — außer manch anderem, das uns nicht zugänglich ist — eine viel freundlichere Aufnahme durch die Eltern, als sie die Geschwister erfuhren. Er selbst und seine Geschwister sind überzeugt, daß Daniel das „Lieblingskind", der „Sonnenschein des Alters" seiner Eltern war. Nun bleibt uns freilich unklar, ob es von Anfang an so war, es könnte ja durchaus die Mutter zunächst über den Nachkömmling entsetzt gewesen und ihm als Säugling mit Abneigung begegnet sein. Darüber wissen wir nicht viel, die Schwester Daniels hat lediglich das Erschrecken der Mutter über die späte Schwangerschaft bemerkt. Aber schließlich ist es im Rahmen unseres methodischen Vorgehens vorerst auch belanglos, denn wir haben uns ja auferlegt, erst dort die Weltstrukturen zu erhellen, wo sie fundamental in der gleichen Weise gelebt werden und zugänglich sind wie bei uns selbst. Erst dann vermögen wir reduktiv das Weltgefüge aufzudecken, wenn ein Dasein seine faktischen Weisen des In-der-Welt-seins auch irgendwie zu erfahren und mitzuteilen vermag.

Wir müssen deshalb einräumen, daß die Empfangswelt des Elternhauses, wie sie Daniel in seiner kindlichen Besinnung erfuhr, längst durch frühere, der Reflexion vorerst nicht zugängliche Erfahrungen bestimmt war. Doch ist das Zusammenspiel der Eltern mit dem Kinde schließlich eine sich vom primitivsten sinnenhaften Kontakt in der Säuglingszeit bis zur persönlichen Beziehung und Erziehung konsequent entfaltende Kommunikation. Es könnte deshalb in den uns zugänglichen Strukturen des Kind-Elternverhältnisses durchaus eine viel differenziertere Form dessen zum Ausdruck kommen, was lange vorher schon in ganz primitiven, vielleicht vorwiegend triebhaften Mitseinsweisen seinen Anfang nahm. Allerdings wird dies nicht unbedingt ein starrer Folgezusammenhang sein, denn zumindest den normalen Eltern bleibt ein gewisser Spielraum, aus der wachsenden eigenen oder vermittelten Erfahrung ihre Einstellung zum Kind allmählich zu verändern.

Die „freundliche Übereinstimmung"

Daniel schien also dort, wo wir von ihm wissen, in eine freundliche Empfangswelt eingetreten zu sein. Die Frage, die uns nun beschäftigt, ist die nach dem Wesen und den besonderen Grenzen dieser „Freundlichkeit". Verstehen wir vorerst einmal unter „Freundlichkeit" nicht nur die positive Gestimmtheit, die Daniel im familiären Mitsein erfahren hat, sondern auch die bejahende Offenheit, mit der er sich in der Entfaltung seiner eigenen Möglichkeiten angenommen wußte. Sofern es nämlich so etwas wie echte Freundlichkeit gibt, wird sie durch eine vorweg bestehende Bereitschaft mitkonstituiert, die Ansprüche des anderen anzunehmen, soweit man sich dazu in der Lage fühlt. Damit ist Freundlichkeit verstanden als vorwegnehmende Verheißung liebenden Mitseins. Sie findet ihre Grenze dort, wo der Partner nicht mehr bereit oder nicht imstande ist, vor dem Wirklichkeit gewordenen Anliegen [1] seine Verheißung zu erfüllen, wo er sich weigert in die weitere Verwirklichung der Daseins-

---

[1] Als „Anliegen" ist hier grundsätzlich der Anspruch auf Entfaltung einer dem Dasein überantworteten eigensten Möglichkeit verstanden. Die Versagung von uneigentlichen oder destruktiven Ansprüchen ist keineswegs wider ein liebendes Mitsein, denn es geht der Liebe ja um das Behüten des Daseins in seiner Eigentlichkeit.

partnerschaft einzutreten. Dem korrespondiert auf der Seite dessen, der seinen Anspruch vertrauend auf die Freundlichkeit vorbrachte, die Enttäuschung. Außer durch diese im Abbruch ihrer Entfaltung zur liebenden Kommunikation liegende, quasi geschichtliche Grenze ist die Freundlichkeit schon als Verheißung oder Bereitschaft selbst begrenzt. Sie bejaht nämlich beim Partner nur bestimmte, durchaus nicht alle Möglichkeiten und ihr Abweisen anderer Ansprüche erscheint als Unfreundlichkeit, als Fehlen jeder Verheißung. Beim Partner entspricht diesem kommunikationseinschränkenden Bezug der Hoffnungsmangel, die Resignation, der Verzicht oder was es sonst für Formen des Nicht-erhebens eines Anspruchs gibt. Ob es jene andere außerordentlich wichtige kommunikative Antwort auf die Abweisung des Anspruchs, nämlich den trotzigen Kampf um seine Dennoch-Verwirklichung, die Feindseligkeit und Aggressivität, auch bei einem absoluten Mangel an Freundlichkeit, also beim Mangel an Verheißung einer Erfüllung gibt, mag offen bleiben. Wir müssen glücklicherweise diese Frage hier nicht klären, zumal wir keine Möglichkeit einer verläßlichen Beantwortung sehen.

Nun, da wir ein wenig über Grenzen und Wesen von Freundlichkeit ganz allgemein wissen, können wir wieder zum Fall zurückkehren. „Freundlichkeit" erfuhr Daniel zunächst einmal auf ganz verschiedene Weise: er glaubte bei der Mutter praktisch in allem, was er tat, angenommen zu werden und selbst mit seinen „bösen" Streichen keine tiefgehende und unversöhnliche Ablehnung zu erfahren [1]. Anders war es schon bei den Geschwistern. Hier glaubte Daniel auf einige Abneigung aus Neid, wegen seiner Vorzugsstellung bei den Eltern, zu stoßen. Auf welche Weise Daniel sich damit auseinandersetzte, wird am ehesten aus seinen eigenen Worten deutlich: „Meine beiden jüngeren Schwestern hatten mich sehr gerne und wenn die älteren Geschwister mich verhauen wollten, nahmen sie mich in Schutz; sie hatten dabei oft meinen älteren Bruder auf ihrer Seite, der dafür sorgte, daß die Kleineren nicht schutzlos waren. Meist aber hielt ich mich in der Nähe meiner Mutter auf, da wagte keiner Frieden und Eintracht zu stören."

War es damit Daniel sehr leicht gefallen die von den älteren Geschwistern gefürchtete Feindseligkeit, eingehüllt in die schützende Freundlichkeit der Mutter, aus seiner Kindheitswelt weitgehend auszuschließen, so schien ihm der Vater ein viel größeres Problem zu sein. Im Gegensatz zur Mutter wurde der Vater von Daniel als äußerst streng erfahren, seine freundliche Zuneigung schien eng begrenzt zu sein. Wie tief Daniel diesen Bruch empfunden hat, läßt sich jener kleinen Szene entnehmen, die er aus seinem 9. Lebensjahr in seinen Aufzeichnungen berichtet. Wegen eines Lausbubenstreichs — die Pantoffeln des Lehrers sind am Boden festgenagelt worden — erfolgt eine peinliche Befragung. Daniel gibt dem Lehrer seine Täterschaft unumwunden zu und erfährt neben einer geringfügigen formalen Strafe eine Anerkennung

---

[1] Hier wollen wir noch einmal, um nicht mißverstanden zu werden, eine methodische Bemerkung anfügen: wir analysieren nicht die Wirkungen der Eltern auf Daniels seelische Entwicklung, sondern alleine Daniels Kindheitswelt, wie sie sich von ihm selbst her zeigte. Damit bekommen wir zweifellos auch gewisse Elemente seiner Kommunikationsweisen mit den Eltern in den Griff. Diese Kommunikation wird nicht nur durch ein ontologisches Strukturgefüge konstituiert, von dem her wir sie überhaupt erst verstehen können, sondern auch unmittelbar von empirischen Daseinsweisen der Eltern mitgetragen. Gerade diese aber sind uns fast ausschließlich von Daniel selbst her gegeben. Wir haben also nicht die Absicht festzustellen, wie Daniels Eltern waren, sondern höchstens, wie sie in seiner Welt in Erscheinung traten.

seiner Ehrlichkeit. Nachdenklich fügt er gleich hinzu: „Beim Vater gab es trotz Geständnis und Offenheit weder Erbarmen noch Schonung."

Dieser freundlichen Haltung des Gewährenlassens, die Daniel in nahezu unbegrenzter Weise vor allem von seiner Mutter her zu erfahren glaubte, stand die Härte und Ablehnung des Vaters schroff gegenüber. Doch ging der Bruch — wenn man so sagen darf — auch durch den Vater selbst, so wie Daniel ihn erfuhr, hindurch. Gleich neben der Strenge wohnte die Freundlichkeit; ja sogar bevorzugt glaubte sich Daniel in der Zuneigung seines Vaters, wenn er sich nur dem, was der Vater forderte, unterwarf und wenn er nicht widersprach. Wir wissen nicht, in welchem Umfang Daniel auszutesten versuchte, ob der wirkliche Vater schließlich auch einmal nachgegeben und zunächst versagte Ansprüche des Sohnes noch aufgenommen hätte. Daniel jedenfalls war überzeugt, es sei ganz einfach unmöglich, vor dem Vater anders da zu stehen, als dieser es zu verlangen schien. Er sah die Grenzen der Freundlichkeit beim Vater für unübersteigbar an.

Wenn wir es pointiert formulieren, so glaubte Daniel, es würde ihm von einer Seite kaum etwas, von der anderen aber fast alles gewährt. Von seinem In-der-Welt-sein her gesehen standen sich also eine Unbegrenztheit und Weite einerseits — die schon einiges mit Richtungslosigkeit zu tun hatte — und andererseits starre Begrenztheit und Enge gegenüber. Solche Uneinheitlichkeit seiner Welt offen auszuhalten ist dem kindlichen Dasein vielleicht gar nicht möglich. Dem Dasein geht es notwendig um sein Ganz-sein-können und wo dies durch einen Bruch seiner Entfaltungsmöglichkeiten gefährdet ist, da sucht es durch Verdeckungsmanöver die Einheitlichkeit der Welt auf einem anderen Wege wiederherzustellen. Die einfachste Bewältigung ist ein irgendwie gearteter Verzicht auf die Entfaltung jener Ansprüche, die erst einmal die Kluft aufgerissen haben. Das „Auseinanderbrechen der Konsequenz der natürlichen Erfahrung" und die unzureichenden Versuche der Versöhnung oder Verdeckung unversöhnlicher Alternativen in Gestalt „verstiegener Idealbildungen" — über die uns L. BINSWANGER [94] an seinen Schizophreniefällen berichtete — trifft gerade die Extremform dessen, was wir meinen. Vielleicht sind sogar die ganzen „Abwehrmechanismen" der Psychoanalyse, von der Verdrängung angefangen hin bis zur Sublimierung, in dem Bestreben des Daseins um Verdeckung einer solchen Gefährdung oder eines Bruchs in der Einheitlichkeit seiner Welt gegründet.

Die spezifische Weise, in der Daniel den Bruch in seiner Welt zu verdecken oder zu heilen suchte, glaubte er von seiner Mutter her vorgezeichnet: er meinte — und wird darin von seiner Schwester bestätigt — daß die Mutter es verstanden habe, den Vater heiter und geschickt in ihrem Sinne zu lenken und ihm dabei die Illusion zu lassen, er sei der wirkliche Herr im Hause. Er meint zudem, die Mutter habe auch ihn angeleitet dem Vater etwas vorzumachen, eine gehorsame und freundliche Miene zu zeigen, während man in Vaters Abwesenheit tat, was man wollte. Tatsächlich hat sich Daniel beispielsweise eine Reihe von Streichen geleistet, die von der Mutter gedeckt wurden. Damit hat Daniel sich der Enge, den Grenzen, die sein Vater für ihn repräsentierte, nur zum Schein unterworfen; in Wirklichkeit hat er sich, gefördert von der Mutter, in Bereiche entfaltet, die von der anderen Seite her apodiktisch versagt schienen. Das Verbergen vor dem Vater, der *Schein* „so brav" zu sein, wie es der Vater forderte, war also der Schutz, in dem sich Daniel erst einmal — wie er glaubte — ziemlich unbegrenzt entfalten konnte. Das heißt aber, daß jener Bruch, den Daniel in seinem Lebensbericht andeutete, wenn er betont, daß er im Gegensatz zu später in seiner Kindheit auch ein „Wahrheitsfanatiker" war, schon mitten durch seine Kindheitswelt ging. Ob allerdings Daniel bei seiner Mutter wirkliche Offenheit und Partnerschaft in der Entfaltung seines eigensten Seinkönnens erfuhr, werden wir mit Recht bezweifeln müssen, denn gerade von dort her, wo seine Wahrhaftigkeit angenommen wurde, fand der Schein und das Verdecken der Wahrheit Eingang in seine Welt.

Nun gewinnt die Kindheitswelt bei Daniel noch einen ganz besonderen Aspekt durch ihren vorherrschenden Stimmungsgehalt. Daniel erzählte uns beispielsweise: „Man mußte den Vater stets bei guter Stimmung halten, dann schöpfte er keinen Verdacht, fragte einen nicht zuviel aus und gab sich manchmal sogar großzügig." Wir erinnern uns, daß in Daniels und seiner Schwester Augen auch die Mutter den Vater gerade durch ihre heiter-freundliche Gestimmtheit zu dirigieren wußte, und schließlich sagte uns Daniel noch: „Zu Hause erfuhr ich selten schlechte Stimmung, die Atmosphäre war um mich herum meist freundlich und wenn es Dissonanzen gab, ging ich lieber weg." Daraus zeigt sich schon, welch große Rolle die „freundliche" Gestimmtheit für Daniel gespielt hatte. Schließlich war es ihm dadurch gelungen den strengen, vom Vater her erfahrenen Grenzen und Versagungen zu entgehen und sich die „Zuneigung" des Vaters dennoch zu erhalten. Der Schein aber hatte sich so tief in die eigentliche Partnerschaft eingenistet, daß sich das Stimmungsmoment der Freundlichkeit, die „freundliche Überein-Stimmung" ausbreiten konnte, obwohl Anspruch und Bereitschaft des Gewährens als konstitutives Moment der echten Freundlichkeit weit auseinanderklafften. Diese auch vom Selbstverbergen her ermächtigte „freundliche Überein-Stimmung" aber war es, die als stimmungsgetragene Einheitlichkeit Daniels Kindheitswelt beherrschte und den Bruch verdeckte: „Wo man nicht freundlich zu mir war, habe ich es nie lange aushalten können. Das Gefühl, herzlich aufgenommen zu sein, war mein Lebenselement, das ich nicht weniger notwendig brauchte, als der Fisch das Wasser", konnte Daniel deshalb über seine Jugendzeit sagen.

Offenbar war die Überwindung des Bruches nicht vollkommen gelungen, denn in Daniels Kindheitswelt spielte der Gegensatz Enge — Weite, Begrenztheit — Grenzenlosigkeit eine sehr große Rolle. Wir hören beispielsweise, daß Daniel oft Sonntags alleine große Wanderungen machte, daß er dabei die „grenzenlose Freiheit" der Natur genoß und sich der „manchmal unerträglichen Enge des bürgerlichen Lebens" entzog. Wenn man weiter frägt, läßt sich die Stelle, an der die Enge seine Welt bedroht, noch genauer bestimmen: „Wenn man allzu lange mit dem Vater zusammen war, gab es unvermeidlich Krach. Einen Abend lang konnte er es aushalten, freundlich zu sein, aber an einem ganzen Wochenende hätte er sicher vieles an mir entdeckt, was ihm nicht paßte und auch versucht, mich gründlich auszufragen, wie es in der Schule geht, was ich nachmittags mache..." Gerade um die „freundliche Übereinstimmung" zu wahren und nicht von der drohenden Beschränkung überrumpelt zu werden, durfte man sich nicht zu tief mit dem Vater einlassen.

Nun war der Vater, wie er Daniel erschien, keinesfalls nur Enge, sondern gerade er repräsentierte auch Weite, aber eine Weite, die vorwiegend in der Zukunft liegt. Aufgehoben im Wunsch des Vaters, er solle Akademiker werden, wollte Daniel „um alles in der Welt studieren". Er sah den Vater als jemand, der nach den „höheren Kreisen" strebte, der selbst den großen Mann spielen wollte und seine Kinder auf den „Weg nach oben" schickte. So fühlte sich Daniel gerade vom Vater her aus der Begrenztheit der Gegenwart an die Unbegrenztheit seiner Zukunft verwiesen. Es ist dies eine ähnliche Situation, wie wir sie aus einer äußerlich etwas anderen Kindheitswelt heraus bei dem hochstaplerischen Betrüger „Pfau" vorgefunden haben [95].

Schon von früher Zeit an fühlte sich Daniel so hinausgehoben über die anderen, über die Geschwister, weil er sich bevorzugt wußte, über die Mitschüler, weil er sich begabter glaubte, über die Spielkameraden, weil er sich für klüger hielt. Überall spielte er eine „prominente" Rolle, in Vereinen, im Kirchenchor, und schon bei seinen frühen Streichen hatte er den Verdacht, daß ein wenig Geltungsbedürfnis mit im Spiele war. So müssen wir uns fragen, ob die Weite, die Daniel über die Anderen hinaus, über Begrenztheit und Gegenwart hinweg gewonnen hatte, ihn wirklich auch befreien konnte. In einem gewissen Sinne müssen wir das bejahen, denn Daniel vermochte damals seine Welt zwischen Enge und Weite, zwischen Begrenztheit und Freiheit ohne Erstarrung in der Schwebe zu halten. Die Weite, die er auf den Höhen des Jura erwanderte, und jene, die er in seinen Zukunftshoffnungen erträumte, halfen ihm die Enge, von der er sich bedrängt fühlte, zu bewältigen. Ob allerdings der Ansatz einer echten Überwindung oder nur die Verdeckung der Bedrängnis sich durchsetzen würden, das konnte nur die Bewährung in der eigenen Geschichtlichkeit erweisen.

Was es schon damals mit dieser „Weite" Besonderes auf sich hatte, erschließt sich, wenn man von Daniels Zukunftsplänen her frägt. Er wollte studieren. Mit Absolutheit hatte er diesen Wunsch gehegt, aber sein Plan gewann niemals konkretere Gestalt. Schon das Studienziel schwankte zwischen Philosophie und Kunstgeschichte oder Architektur, Volkswirtschaft und Jurisprudenz. Daniel wollte nahezu alles, in seinen Plänen war er maßlos. Dabei trat diese Vorhabe kaum in die Begrenztheit der Gegenwart ein; sie war nicht Anstoß zum entschlossenen Vollzug ihrer realen Konsequenzen. In der Schule fiel Daniel in seiner Leistung immer mehr ab und seine hohen Pläne waren nur kurz vor Jahresende ein bescheidener Anstoß, die sonst geübte Faulheit vorübergehend zu überwinden.

Doch gerade in seinem Lernen war Daniel auch nicht einfach in der Gegenwart; auch hier enteilte er über die anderen hinaus in die Zukunft. Er suchte vorweg zu nehmen, was später kommt, was erst mühsam aufgebaut werden kann, wenn schon die Fundamente stehen. „Du willst das Dach aufsetzen, bevor die Mauern stehen", hat ihm ein Lehrer mehrmals gesagt. Wer aber nicht in die Bescheidung und Begrenztheit des Lernenden eintritt, der kann auch nicht in die Weite der Erfahrung und in die Wirklichkeit des Wissens wachsen. Schon an der Schwelle des Erwachsenenalters ist die Vorhabe Daniels seiner Erfahrung beileibe nicht mehr angemessen. Seine Vergangenheit und Gegenwärtigkeit sind der Zukunft, die er entworfen hat, nicht mehr gewachsen. Dabei ist nicht zu übersehen, daß sie allmählich weiter auseinanderrücken. Je mehr die wachsende Reife ein entschlossenes Ergreifen, eine fortschreitende Verwirklichung der eigenen Vorhabe fordert, um so weiter bleibt Daniels Gegenwart hinter der Zukunft zurück.

Noch einmal kehren wir zurück zu der Weite, die Daniels Aufenthalt geworden war, wenn ihn die Enge vertrieb. Wir fragen nach der Orientierung, nach Richtung und Ordnung in seinem Raum. Die Ziele, denen Daniel bei seinen sonntäglichen Ausflügen zustrebte, waren die Höhen, „die Gipfel" des Schweizer Jura. Freilich ist dies ein Ziel im äußeren Raum, aber es spricht sich darin ein Moment der Räumlichkeit, der Bewegungsrichtung des Daseins aus. Auch in den Plänen der Zukunft gibt es eine vorherrschende Richtung: die Höhe. Was er studieren will, das ist Daniel reichlich ungewiß, nur daß er „hoch" hinaus will, daß er ein Akademiker sein, viel wissen und überlegen sein muß, das ist ihm gewiß. Alleine von der Höhe her scheint diese Räumlichkeit beherrscht zu sein, aber der Weg, die konkrete, zur Höhe hin einzuschlagende Richtung ist ungewiß. So lernen wir gerade die „Weite", die Zukunft, in der Daniel schon von der Mutter her seinen Aufenthalt fand, als „sorg"los und zugleich weglos, beherrscht von der Höhe als einziger Richtung des Strebens, kennen. Am Beginn des Erwachsenenalters hat Daniels Weltentwurf schon nicht mehr das rechte Maß, die „anthropologische Proportion" (L. BINSWANGER [96]) zwischen der Höhe seiner Vorhabe und der Weite seiner Erfahrung. Die „Weite", die Daniels Aufenthalt auszeichnet, ist also nicht eigentlich Weite der Erfahrung. Sie ist die uneigentliche Weite der Illusion, die aus dem Verdecken der wirklichen Grenzen, dem Übersehen der Ordnung existiert. Damit aber tritt die Problematik über in die Erwachsenenphase.

Die Welt des Erwachsenen

Wenn wir nun eintreten in diese Zeitspanne, die mit den „Höhepunkten", den großen Unternehmungen, den Festen und Freuden, auch die lange Liste der Strafen, der Gefängnisaufenthalte bringt, dann stehen wir inmitten des Geschehens, das man von außen her gesehen als „psychopathische Entwicklung" bezeichnen kann. Während uns die einfache Betrachtung der Lebensgeschichte noch mit Verwunderung feststellen ließ, daß einer ziemlich unauffälligen, beinahe durchschnittlichen Jugendentwicklung eine lange asoziale Laufbahn folgt, hat das daseinsanalytische Erhellen einiger Aspekte in Daniels Kindheitswelt die Jugendzeit der späteren Entwicklung schon etwas näher gebracht.

Wir dürfen aber nicht vergessen, daß dem Eindruck, so außergewöhnlich sei die Jugend Daniels doch nicht gewesen, ein wahrer Kern zugrunde liegt. Das Grundverhältnis von Höhe der Vorhabe zur Weite der Erfahrung, die anthropologische Proportion, ist sicher in der Jugend nicht mit gleichem Maß zu messen, wie im Alter. Die Jugend steht unter einem großen Aufschwung der Hoffnungen, die eher von vermittelten Erfahrungen der Erwachsenen, als schon aus eigener Erfahrungsfülle ermächtigt sind. Abgesehen davon, daß unsere Phantasie zukunftsentwerfend stets das Erfahrene übersteigt, erschließt sie gerade dem Kind und dem Jugendlichen Räume zukünftigen Lebens, die erst durch ihre Wegbereitung begangen werden können. H. KUNZ [97] hat in seiner Untersuchung über die anthropologische Bedeutung der Phantasie auch das Spiel des Kindes als eine „flüchtige Art der Weltbildung, die, an ein Stück der alltäglichen Umwelt anknüpfend, in diese hinein komponiert wird", von daher verstanden. Selbst wenn man die Grenze der Illusion künstlich dort zieht, wo etwas Erphantasiertes nach aller Erfahrung außerhalb der Möglichkeiten eines Menschen liegt, wird man sagen müssen, daß beinahe jedes Kind seine Pläne, seine Zukunft weitgehend in Illusionen entwirft. Allerdings muß mit dem Älterwerden ein Anwachsen der Wirklichkeit gegen die unbegrenzten Zukunftsphantasien erfolgen. Der Vorgang des Reifens besteht zum Teil darin, daß die Vorhabe gemessen wird an der wachsenden Erfahrung und die Illusionen zurückgeholt werden in die Schranken des jeweils Möglichen.

Man kann nicht daran zweifeln, daß auch Daniel noch irgendwie versuchte, seine Vorhabe allmählich hereinzuholen in den Bereich des Möglichen. Sein hektischer Lerneifer am Schuljahrsende legt dafür Zeugnis ab. Mit dem Entschluß, die Schule abzubrechen, Offizier zu werden, um dann später einmal das Notabitur als Voraussetzung für das geplante Studium zu erlangen, machte er immerhin einen neuen Anfang. Allerdings war dies schon der „bequemere Weg", der Daniel mit weniger Mühe und damit auch mit bescheideneren Voraussetzungen ans Ziel bringen sollte. Tatsächlich setzte sich Daniel eine Zeitlang ernstlich für seine Absicht ein, das Offizierspatent zu erhalten. Er war immerhin einige Monate lang ein tapferer Soldat.

Von der düsteren, gefährlichen Seite des Krieges ließ er sich vorerst nicht anfechten. Gewohnt, sich aus Bedrängnis in die Höhen eines freundlich gestimmten Daseins zu erheben, trug ihn die helle Begeisterung der ersten Kriegswochen über die bedrohlicher werdende Wirklichkeit hinweg. Als dann allmählich das Vorwärtsstürmen zum Stocken kam, als auch die Anderen aus ihrer Illusion, es gelte nur als erster singend Paris zu erstürmen, herausfielen, da war es Daniel, der sich gegen die allgemeine Depression gefeit erwies. Er fand seine Zuflucht im Gebet.

War es nun wirklich die echte, aus dem Anruf des Glaubens gespeiste Kraft des christlichen Gebetes, die Daniel in sich verspürte? Wir wissen es nicht, aber wir wagen zu zweifeln. Allzu kontinuierlich war die Begeisterung, die Not und Bedrängnis des Krieges verdeckte, übergegangen in Daniels Beten. Wenn er uns schildert, wie er betete — beim Reiten „ein Vaterunser nach dem anderen", beim Schießen für das Seelenheil des Getroffenen —, so verstärkt sich der Eindruck, daß hier das Gebet eine verbergende Macht ist. Der Sinn des Gebetes ist verfehlt, wenn es die Wahrheit verdeckt, wenn es den Betenden davor bewahrt, den Anruf der Not, die ihn umgibt, überhaupt noch zu vernehmen. Wenn es Daniel wirklich so sehr um das Seelenheil der Feinde ging, weshalb hat ihn nicht der Konflikt, sie töten zu müssen, ohne nach ihrer Vorbereitung für die Ewigkeit fragen zu können, tiefer angerührt und erschüttert?

Schließlich finden Gebet und Begeisterung ein jähes Ende, als mit der Verwundung und durch den Vorwurf mangelnder Tapferkeit seine Illusion — mühelos Offizier werden zu können — zusammenbricht. Und nun gibt Daniel den Versuch, über den Umweg des Offiziersberufs die Leiter zum Akademiker zu erklettern, vorläufig auf. Selbst das Angebot seines Onkels, das ganze Studium in der Schweiz bezahlt zu bekommen, schlägt Daniel aus. Jetzt war er der mühseligen Arbeit des Lernens, dem Ansinnen, sich noch einmal in Schulbänke zwängen zu müssen, schon ferner als je. „Wenn man einmal als Kavallerist tagelang über die weiten Felder geritten ist, dann hat man kein Sitzfleisch mehr für Schulbänke", sagte Daniel. Aber er war auch kein Kavallerist wie die Anderen: „Wo man damals Speck und Hartwurst hatte, in der Satteltasche, hat' ich Nietzsche und Spinoza dabei."

Die folgenden Jahre hat Daniel versucht, den Unannehmlichkeiten des Krieges so gut wie möglich zu entgehen. Er brachte die längste Zeit in Lazaretten zu, wo er einen meist angenehmen, der Not enthobenen Aufenthalt fand. Seinen Schütteltremor und jene dem Zeitstil entsprechenden Symptome, die er bei seinen Klinikaufenthalten in Köln und Bonn darbot, kann man aus dem Bestreben verstehen, dem Fronteinsatz oder den Widerwärtigkeiten der Nachkriegszeit zu entkommen. Wenn seine Zeichen günstiger standen, hat Daniel niemals derartige Symptome gezeigt. Um auf das Wesentliche zu kommen, werden wir deshalb auf eine daseinsanalytische Erhellung solcher Randphänomene verzichten.

Die Zeit der Feste

Die Aussicht Daniels, daß die Wirklichkeit seines Werdeganges der Phantastik seiner Vorhabe nachwachsen könnte, verringerte sich mit seinem vorläufigen Verzicht auf Studium und Offizierslaufbahn. Das hatte aber keineswegs die Rückkehr Daniels aus dem Himmel seiner Illusionen auf den nüchternen Boden enttäuschender Tatsachen zur Folge. Daniel verharrte in seiner das Maß der Erfahrung übersteigenden Vorhabe. Damit begegnet uns wieder der Bruch, den wir aus Daniels Kindheitswelt kennen, der Bruch zwischen der Begrenztheit verwirklichten Seinkönnens und der von der Fassade des gehorsamen Jungen verhüllten Unbegrenztheit und Weite. In vielfältigen Gestalten zieht sich diese Alternative durch Daniels Leben, sie wird auch uns immer wieder beschäftigen.

Nun darf man aber nicht der irrtümlichen Annahme verfallen anzunehmen, die Kluft täte sich nur zwischen der Wirklichkeit welthaften Existierens und der illusionären Vorhabe Daniels auf. Schon in der Kindheitswelt Daniels gab es wesentliche Bereiche, in denen die illusionäre Vorhabe mit der Wirklichkeit ausgesöhnt schien. Als wichtigster ist die, vorwiegend von der Seite des Vaters her, in Daniels Welt auftauchende Möglichkeit zu nennen, über Seinesgleichen hinaus zu sein, Glanz und Glück der Bewunderung zu genießen. Schließlich hatte Daniel schon in seinem geistigen Überlegenseinwollen, in seiner „prominenten" Rolle, die er in allen Gemeinschaften während der Jugend spielte, diese Seinsmöglichkeit ergriffen. Dazu kommt die „freundliche Übereinstimmung" mit der Mitwelt, durchaus ermächtigt von einer wirklichen, wenn auch durch die Preisgabe der Wahrhaftigkeit illusionär überhöhten Elternbeziehung.

Das Schwinden der Aussichten, seine Vorhabe in der mitweltlichen Ordnung verwirklichen zu können, bewegte Daniel weder zu einem radikalen „Realitätsverlust" noch zu einem Zusammenbruch seiner Illusionen; es gab ja einen Bereich, in dem Wirklichkeit und Wunschwelt miteinander verzahnt waren. Tatsächlich holte Daniel die unangemessene Vorhabe auf seine eigene Weise herein aus der Zukünftigkeit in die Gegenwart: Noch in der Nähe der Front gelang es ihm fürstlich zu leben. Er feierte Feste mit erlesenen Weinen, vergoldetem Besteck und eigenem Diener. Seine größte Zeit erlebte er aber zwischen den beiden Kriegen. Nun trat er auf als das, was er immer hatte sein wollen: als Offizier mit Tapferkeitsauszeichnungen, als Dr. phil., Sohn eines Konsuls, als Direktor, Rechtsanwalt, als Unternehmer. In den besten Hotels erschien er mit freundlich großzügiger Geste, gab sich zuweilen als Adeliger unter verschiedenen Namen, manchmal auch als Diplomat aus, um wie einer der Großen dieser Welt empfangen, bedient zu werden und rauschende Abende mit Sekt, Tanz, schönen Frauen und reichen Leuten zu verbringen.

Alle Arbeit — soweit er überhaupt Arbeit leistete — wurde zu einem eigenartigen Crescendo: das kurze Gastspiel, das Daniel als „Tiefbauingenieur" mit dem Auftrag zur Erschließung eines Basaltvorkommens gab, ist ein treffendes Beispiel dafür. Von vornherein begann es mit Titel und Aufwand. Alles, was wirklich geschah, diente dem Ziel, als großer Mann auftreten zu können. Wie damals, als er tagsüber noch Hafenarbeiter war, kulminierte sein Leben in den festlichen Abenden. Wo er auftrat gelang es Daniel im Mittelpunkt der Bewunderung zu stehen. Geistreich, spritzig, voll heiterer Einfälle vermochte er seine Umgebung zu faszinieren. Er suchte nach Glanz, nach Großzügigkeit des Raumes, er suchte die Gesellschaft der Eleganz, des Reichtums und spielte sich selbst an die Spitze. Es gelang ihm nicht nur zu sein wie ein Millionär, wie ein Generaldirektor, ein Graf in Wirklichkeit ist, sondern — MEINERTZ [98] hatte dies schon von seinen hochstaplerischen Betrügern berichtet — wie unsere Illusion die Größen der Gesellschaft sich vorstellt. Er hatte sich zum Idealbild des Reichen und nicht zu der, vielleicht auch von Sparsamkeit oder kleinlichen Zügen mitgeprägten, menschlichen Wirklichkeit eines vermögenden Mannes aufgespielt. „Materieller Besitz erschien mir immer unwichtig", sagte Daniel, aber wir erinnern uns, daß er auch geschrieben hatte: „Geld ist alles und nichts zugleich. Man muß es haben, um es wie nichts hinauszuwerfen und dafür die ganze Welt zu gewinnen."

Selbst in seiner Weise zu lieben ist Daniel zunächst auf Festlichkeit gestimmt. Das erste Verlöbnis steht unter dem Zeichen des Glänzens und Feierns. Daniel tritt auf wie ein gut erzogener, junger aber verwöhnter Herr aus besten Kreisen. Ferne davon an Arbeit zu denken, spiegelt er den Besitz eines großen Vermögens vor und läßt sich in Wirklichkeit von der Familie der Braut aushalten. Sein heiteres, freundliches Wesen gewinnt ihm die Zuneigung der ganzen Familie. Wiederum feiert er Feste und glänzt in strahlender Laune und unübertrefflicher Redseligkeit. Als Daniel immer so weiter lebt, als gäbe es für ihn nur den Feiertag — auch darauf hat MEINERTZ bei der Analyse seiner hochstaplerischen Betrüger schon hingewiesen [98] —, als der „Werk"-tag für ihn nicht kommt, der selbst zu den Festen des Reichen gehört, da beginnen seine Gastgeber Zweifel zu schöpfen. Daniel aber machte sich, ehe das Fest in die Enttäuschung des nüchternen Alltags umschlug, aus dem Staube, wobei ihm ein Streit mit der Braut, den er rechtzeitig vom Zaune brach, einen die Wirklichkeit deckenden Abgang verschaffte.

Schien hier die Begegnung mit der Frau Mittel und Gelegenheiten zum Festen zu vermitteln, so trug doch darüber hinaus die Liebe bei Daniel ganz allgemein einen festlichen Charakter. Er suchte den „Rausch der Liebe" bevorzugt dann, wenn seine Möglichkeiten für das Feiern in großer Gesellschaft erschöpft waren, um allerdings auch hier — wie weiland Felix Krull in dem eindrucksvollen Bericht von THOMAS MANN [99] — Geld als Mittel für neue Feste mitzunehmen, wenn es gerade am Wege lag. Was aber seine Begegnung mit Frauen über den Alltag hinaushob war, daß er sich im Licht ihrer Bewunderung und Verherrlichung sonnte. Ihm waren die Frauen wie „Spiegel, die sein Licht reflektieren und noch heller erstrahlen lassen". Er „liebte" deshalb auch elegante, reiche, schöne und festlich gekleidete Frauen.

Daniels Gleichnis vom Dach, das erst der Wände des Hauses bedarf, um richtig aufgesetzt werden zu können, fördert hier unser Verstehen. Auf einem rechten Fundament läßt sich weiterbauen, von dort her kann man sich erheben. Wo es aber zu schmal, zu schwankend, zu unsicher ist, kann alles Aufgebaute in den Abgrund stürzen, wie IBSENS „Baumeister Solness" bei seinem, in schwindelerregenden Höhen sich versteigenden Bauen erfuhr (L. BINSWANGER [100]). „Wer wagender ist als der Grund, wagt sich dorthin, wo es an allem Grund gebricht, in den Abgrund", sagt HEIDEGGER aus der Interpretation einiger Verse von RILKE [101]. Wenn die festlich-freudige Gestimmtheit ins Unmäßige sich erhebt, wenn sie nicht wieder auf den Boden der Wirklichkeit, Begrenztheit und der Überantwortung zurückkehrt, dann steht sie am Rande des Abgrunds. Sie wird dann zur „optimistisch spielenden Lebensform", die sich an der Schwere und dem Ernst der Dinge und Probleme verhebt, die sich an den Konturen und Grenzen versieht (L. BINSWANGER [102])[1].

Gerade an der manischen Lebensform hat BINSWANGER [103] auch die Antinomik manisch-depressiven Lebens gezeigt. Neben den Höhen der reinen Daseinsfreude, „der fraglosen Einheit von Ich und Welt"[2], der Schönheit und der Festlichkeit, steht die Tiefe lähmenden Unterliegens unter die Schwere und den „Lastcharakter des Daseins". Neben der manischen Selbstüberhebung gähnt der Abgrund melancholischer Selbsterniedrigung und Selbstvernichtung. BINSWANGER [104] zitiert einen schon um die Mitte des letzten Jahrhunderts niedergeschriebenen Satz von GRIESINGER, der besagt, daß „häufig genug die Schwermut während der ganzen maniakalischen Periode wie ein dunkler Hintergrund durch die ausgelassenste Selbstüberhebung blickt". Tatsächlich ist gerade der jähe Umschlag manisch-festlicher Gestimmtheit in die Düsternis melancholischer Traurigkeit eine oft erfahrene und das Verlaufsbild mancher Zyklothymien prägende Beobachtung.

Nun hat uns schon L. BINSWANGER [105] gezeigt, daß auch die Schwermut eine, der manischen Lebensform zwar antinomische, aber wesensverwandte „existenzielle Haltung" ist. Im Sturz aus der „Selbstflucht" manischer Voreiligkeit gerät das

---

[1] „Fest bedeutet unproblematische, sich über die Problematik des Lebens hinwegsetzende, unreflektierte oder reine Daseinsfreude" sagt L. BINSWANGER in seiner Analyse der manischen Lebensform. Diese festliche Freude in ihrer versöhnenden Macht faßte wohl HÖLDERLIN am vollkommensten in die Worte:

„Dann feiern ein Brautfest Menschen und Götter,
Es feiern die Lebenden all,
Und ausgeglichen
Ist eine Weile das Schicksal."
— Der Rhein —

Doch lehrt uns gerade HÖLDERLIN, daß solche Freude nicht nur geschenkt wird durch ein Herabkommen des Himmels — „Der Bildner sich zu unserer Erde neiget", heißt es in der vorausgehenden Strophe — sondern ebenso durch ein Hinaufwachsen des Menschen. Die überfließende Fülle eines reichen Herzens, das Glück der verrichteten Werke, des erfüllten Alltags ist eine solche irdische Quelle festlicher Freude:

„... wie der Meister tritt er aus der Werkstatt,
Und ander Gewand nicht, denn
Ein festliches ziehet er an,
Zum Zeichen, daß noch anderes auch
Im Werk ihm übrig gewesen..."
— Hymne: „Versöhnender..." —

Solche aus einem erfüllten Dasein ermächtigte Freude dauert, wie der Dichter weiß, nur „eine Weile", dann kehrt sie zurück in den Schoß des Alltags. Die Versöhnung „des Schicksals" durch die festliche Gestimmtheit ist ein zeitlich begrenztes Geschehen und alle Rufe an den schönen Augenblick, daß er „verweilen" möge, alles Verlangen der Lust nach „Ewigkeit" bleiben ohne die ersehnte Antwort.

Das Dasein ist wesenhaft ausgespannt zwischen den begnadeten Höhen der Fülle, der festlich-freudigen Gestimmtheit und den angsterfüllten Abgründen der existenziellen Schuld, des unaufholbaren Zurückbleibens hinter den eigensten, ihm überantworteten Möglichkeiten. In den seltenen Momenten der Erfüllung wesentlicher Seinsmöglichkeiten — etwa in der Liebe — weiß sich das Dasein wahrhaft eine Weile hinausgehoben über die Aufgabensituation, von der es im Grunde immer bestimmt ist. Doch nur wenn es aus dem Himmel festlicher Freude wieder zurückkehrt auf die Erde seiner Überantwortung, wenn es den Ernst, die alltägliche Schwere, die Last seiner Endlichkeit wieder zu tragen bereit ist, vermag sich das Dasein wesentlich durchzuhalten.

[2] Die hier weithin „Schein"-Welt ist.

melancholische Dasein in die „Selbstverdeckung" endlosen Kreisens um das Gewesene. Es wäre ein Irrtum, wollte man annehmen, daß jeder Rausch einer selbstüberheblichen Stimmung geradewegs im Dunkel der Melancholie untergehen müßte. Die harte Ernüchterung durch den Sturz in die wirkliche Not, in die Leere oder Schuldhaftigkeit alltäglichen Daseins ist wahrscheinlich die häufigere, natürlichere Verlaufsform. Wir kennen sie beispielsweise vom „moralischen Kater" nach dem Alkoholrausch her. Auch die von v. GEBSATTEL [106] eindrucksvoll analysierte, immer erneut auftauchende und wieder im fortlaufend-kreisenden Vollzug neuer Betäubung verborgene Leere des Daseins bei Süchtigen folgt dieser Regel.

Damit haben wir einige vorläufige Einsichten in das Wesen festlich gestimmter Daseinsfreude und ihres Bezugs zum Daseinsganzen vorweggenommen. Nun können wir der Frage nach den Verweisungsbezügen der freudig-festlichen Gestimmtheit näher treten, in der Daniels Daseins kulminierte. Halten wir zunächst einmal fest, daß Daniels Lebenslauf äußerlich durchaus ein Schwanken zwischen Extremen, ein heftiges Auf und Nieder erkennen ließ. Den kurzen Episoden schwindelnder Erfolge, dem Glanz und Reichtum rauschender Feste folgten Wochen totaler Mittellosigkeit und lange Gefängnisaufenthalte. Wohl können wir Daniel glauben, daß es ihm in „normalen Zeiten" niemals längere Zeit schlecht ging, wenn er in Freiheit war, aber es ist auch keine Rede davon, daß sich sein Leben in Wirklichkeit einigermaßen auf der „Erfolgsseite" abgespielt hätte. Fragen wir also, wie Daniel dieses immer wiederkehrende Scheitern erfuhr.

Wir hören dann, daß er nur bei seinem ersten Gefängnisaufenthalt — noch während der Untersuchungshaft, als er ein milderes Urteil wegen verminderter Zurechnungsfähigkeit erwarten konnte — durch eine hysterische Haftreaktion die Verlegung in die Klinik erzwang. Vielleicht weil ein Teil des erwarteten Erfolges ausblieb, vielleicht weil er sich auch inzwischen mit der Situation des Gefangenen besser vertraut machen konnte, hat Daniel später niemals mehr versucht, der Haft zu entgehen. Nun war aber keine Rede davon, daß Daniel zerknirscht als reuiger Sünder oder verzweifelt hadernd mit dem Schicksal in seiner Zelle saß. Selbst im Gefängnis verharrte er in seiner „optimistisch spielerischen Lebensform". Wo ihm die Wirklichkeit verschlossen war, da trat die Phantasie auf den Plan. Er heckte Pläne für die Zukunft aus, die ihn wieder hinauftrugen in die Entrücktheit kommender Festlichkeiten und Erfolge. Selbst die lange Abwesenheit seiner Frau vermochte er als alternder Mann im Zuchthaus durch die Kraft seiner Phantasie zu überbrücken. Er fühlte ihre Anwesenheit, er vermochte sie in nahezu leibhaftiger Deutlichkeit und idealisiert, wie er sie wünschte, in seine Gegenwart zu bannen.

Wiederum wäre es verfehlt, wollte man hier einfach von „Realitätsverlust" sprechen. Daniel lag sehr viel daran, auch die umgebende Wirklichkeit in die Verweisungsbezüge seiner optimistischen Gestimmtheit zu zwingen. Wir haben schon erwähnt, daß er es meist zuwege brachte, auch beim Gefängnispersonal eine bevorzugte Rolle zu spielen. Selbst aus dem Zuchthaus teilte er mit, daß er Sondervergünstigungen erfahren habe und daß alle Leute zu ihm besonders freundlich seien. Seiner Frau legte er mehrfach nahe, sie solle beim nächsten Besuch heiter sein, herzlich und „unverfälscht" lachen, obwohl er um ihre bedrückende Situation Bescheid wußte.

Schließlich waren die Zeiten der Haft auch jene, in denen Daniel seine heiteren, hellen Bilder malte und frohgestimmte Gedichte verfaßte. Es ist, als hätte sich an ihm der Satz bewahrheitet, den NIETZSCHE im „Willen zur Macht" schrieb: „Wir haben die Kunst, damit wir nicht an der Wahrheit zugrunde gehen." In vielen Versen besang Daniel den hellen, kommenden Tag, das aufsteigende Licht der Sonne, das Singen und Jubeln der Vögel. Ein Gedicht aus dem Zuchthaus beginnt mit den Versen:

> „Lichtblau wölbt sich ein strahlender Himmel
> Durchflutet mit Glanz alle Welt..."

In diesen „Phänomenen aufsteigenden Lebens" in der strahlenden Helle, im Lichten spricht sich — wie uns schon L. BINSWANGER [102] zeigte — der Höhenflug eines freudig-optimistisch gestimmten Daseins aus. Daniel selbst interpretiert diese auf unvergleichliche Weise in allem Auf und Ab seines wirklichen Lebens durchgestandene existenzielle Haltung mit folgenden Worten: „Rosarote Brillen haben mir zeitlebens nüchternes Grau hinweg retuschiert und meinen *Maßstab verändert* (kursiv vom Ref.). Dadurch wurden mir die Dinge leichter gestaltet, an denen andere Menschen wie an einer schweren Bürde schleppten." In diesen Sätzen spricht sich das „Verheben an der Schwere und am Ernst des Daseins" — wie es L. BINSWANGER formuliert — aus.

Die „spielerisch-leichtfertige Daseinsform"

Eine andere Modifikation des Mißverhältnisses von Höhe und Weite ist die Verstiegenheit. L. BINSWANGER [22] analysierte ihr Wesen als „Festgebanntsein auf einer bestimmten Höhenstufe oder Sprosse menschlicher Problematik ohne Rücksicht auf die Erfahrung". Daniels Anmaßung ist nicht in diesem Sinne Verstiegenheit. BINSWANGER [102] selbst unterscheidet das „Emportragenlassen in die ‚luftige Höhe' des Stimmungsoptimismus" beim Manischen vom Sichversteigen des Schizoiden oder Schizophrenen. Daniels angemaßte Höhe ist die unmäßige Selbstüberschätzung, ist der berauschende Höhenflug festlich-freudiger Gestimmtheit. Er hat sich nicht im mühsamen Steigen der Kommunikation entfremdet, um schließlich verstiegen in einer einseitigen, begrenzten Erfahrung stecken zu bleiben. Ebenso wenig ist Daniel, um mit MATUSSEK [107] zu sprechen, „gewachsen an seinem Werk". Seine festliche Gestimmtheit ist nicht aus der Fülle ergriffenen Daseins ermächtigt, sondern erspielt. Daniels „Hoch"-Stimmung entspricht eher dem Schillerschen Vers:

> „Freue sich und jauchze heut
> Wer das Lebenslos gewonnen"   — Siegesfest —

Dieser festlichen Freude geht es darum, das Ganze als Geschenk des Augenblicks zu gewinnen. Hier tritt an die Stelle des Wachsens und Werdens das „Los". „Der Zufall ersetzt das Steigen", sagt MATUSSEK [107] in der Analyse eines Spielers.

Daniels Welt ist also eine Spielwelt, nicht erst in der Phase seines Hasard-Spiels. Am deutlichsten zeigt dies ein Traum, den er 1916 während seines Aufenthaltes im Lungensanatorium — also im Alter von etwa 21 Jahren — geträumt hat. Dieser Traum hinterließ einen solchen Eindruck, daß Daniel ihn aufzeichnete und auch im Gedächtnis behielt:

„Ich war auf einem sanften Höhenrücken, wie damals, als ich meine sonntäglichen Wanderungen unternahm. Zu seinen Füßen in einem engen Talgrund lag ein Dorf. Es bestand aus ein paar sauberen Häusern und einer Kirche. Ich hatte das Gefühl, dort sei ich zu Hause und ging den Berg hinab auf die Ortschaft zu. Schon als ich die ersten Schritte machte, kam eine eigenartige Bewegung in die Häuser, es war, als ob überall Sprünge und Risse entstanden. Mit jedem weiteren Schritt, den ich näher kam, sank das ganze Dorf und die Kirche ein Stück zusammen, bis es nur noch ein großer Schutthaufen war. Ich hatte das Gefühl, was ich vorher gesehen hatte, war nur eine Fata Morgana. Ich kehrte um und stieg wieder hinauf auf die Höhe. Plötzlich hatte sich die Szene verwandelt. Dort oben war ein großes Volksfest mit frohem Geschrei und Tanz. In der Mitte stand ein Riesenrad. Ich stieg ein, und schon drehte es sich zu heiterer Spielorgelmusik. Als ich oben war, überkam mich ein seltsam glückliches Gefühl, als sähe ich über die ganze Welt, als würde alles mir gehören. Wenn es nach unten ging, jubelten mir die Menschen zu, die sich draußen vergnügten. So drehte sich das Rad mit mir — immer weiter — und als ich aufwachte, glaubte ich, es sei unendlich lange gegangen."

Dieser aufschlußreiche Traum, der beispielsweise wieder den Bruch zwischen zwei Weltaspekten und den Zerfall eines wirklichen Zuhause, eines bergenden Aufenthalts zeigt, verleitet geradezu, ihn daseinsanalytisch zu interpretieren. Wir wollen jedoch hier nur entnehmen, was sich in unserem Verweisungszusammenhang als gemeinsamer Bestand mit anderen Aussageweisen erschließt.

Keineswegs nur im Traum bewegte sich Daniel in einer Spielwelt. Gerade im Alltag, der allerdings für ihn im Glanz der Festtage unterging, spielte Daniel. Er spielte sich auf, wie wir wissen, zu mannigfaltigen Rollen, zum Direktor, zum Millionär, zum Grafen. Er lebte sein Leben nur im Blick auf das große Los, das ihm in der rauschenden Freude der Feste zufallen sollte. Ihn traf nicht mehr der Ernst seiner Wirklichkeit, seiner materiellen Not, die vielleicht schon am folgenden Tage drohte. Es traf ihn vor allem nicht mehr der ernste Ruf seiner Überantwortung, seines ihm aufgetragenen und zunehmend verfehlten Daseins. Daniel spielte, wenn ihn das Rad nach oben getragen hatte, und seine festlich-freudige Gestimmtheit ihm die ganze Welt wie ein zugefallenes Los bescherte. Er spielte, wenn er auf dem Tiefpunkt angelangt war. Er hielt sein Spielen im Auf und Nieder unablässig durch, wie im Kreisen des Rades. Auf eindrucksvolle Weise spiegelt sich dies in einem Gedicht, betitelt „Das Schicksalsrad", das Daniel als 58jähriger im Zuchthaus, also in einer, von außen gesehen, sehr düsteren Zeit verfaßte. Wir entnehmen daraus einige Strophen:

... „Wer reich und glückhaft fühlt sich oben
Er räkelt sich im Sonnenschein
Kann das Geschick genug nicht loben,
Das ihm beschert, *was gar nicht sein.*

Doch unten wo nur Schmerz und Grausen,
Wo Not und Elend überwiegt,
Die gottverlass'nen Menschen hausen,
Kein Lichtschein je die Nacht besiegt.

Das Rad jedoch nie stille steht,
Es dreht sich ohne Ende,
Wenn seine Zeit vorübergeht,
Dann kommt die Schicksalswende" ...

Es ist eine seltsame, bedrückende Kontinuität zwischen dem Traum aus dem 21. Lebensjahr und diesem späten Gedicht. Die hier zugrundeliegende Kontinuität, die uns als „starre Konsequenz" noch beschäftigen wird, kommt nicht nur im Bild des Glücksrades zum Ausdruck, das hier über das Wesen des faktischen Daseinsganges aussagt, sondern auch in den zwei alternativen Weltaspekten, im „Bruch". Jetzt allerdings ist die andere Seite nicht mehr als Zerfall eines bergenden Aufenthalts erkennbar wie damals, es ist nur noch der dunkle Abgrund totaler Gott- und Weltverlassenheit, die inzwischen auch noch nähergerückt, in das Kreisen des Rades selbst einbezogen zu sein scheint. Dieser Abgrund deckt offenbar den Verlust der inzwischen noch weiter zerfallenen „Heimat", wobei hier Heimat nicht mehr im äußeren, welthaften Sinne, sondern als bergender Aufenthalt im Mitsein zu verstehen ist. Dennoch dreht sich das Rad „ohne Ende", doch selbst im Abgrund des Dunkels weiß Daniel um die sicher bevorstehende „Schicksalswende". Diese Hoffnung, besser gesagt der „leichtfertige Optimismus", daß ihm das „Los des Lebens" sicher wieder zufallen werde, läßt ihn gar nicht in die Wirklichkeit des Abgrunds blicken. Der leichtfertige Optimismus Daniels hält sich mit unbeirrbarer Konsequenz auch in den schlimmsten Zeiten durch.

Das Spiel bestimmt wesentlich die Welt des Kindes, deshalb ist auch immer wieder der „Infantilismus" des Hochstaplers und des Phantasten betont worden (zuletzt MEINERTZ [98]). Es fördert auch unsere Einsicht, wenn wir rein von der Lebensgeschichte her — wie es die Psychoanalyse tut — feststellen, daß sich Daniel immer noch mit dem Anspruch des verwöhnten Kindes wie einstmals in der Familie zu einer Vorzugsstellung aufspielt. Aber wir wollen weiter fragen nach dem Wesen des Spiels. Das kindliche Spiel, so zeigt uns BUYTENDIJK [108], ist ein Entwerfen von Seinsmöglichkeiten, das noch nicht unter dem unmittelbaren Anspruch steht, sie verantwortlich ergreifen und erfüllen zu müssen. Mit Recht vergleicht MEINERTZ [99] kindliches Spielen mit Wachträumen — wir erinnern nochmals an H. KUNZ [97], der, Wesensbeziehungen zwischen Phantasie und Spiel erblickend, dieses als „flüchtige Art der Weltbildung" bezeichnete — und verweist auf ZUTT [109]: im Laufe des Heranreifens muß das Wachträumen im tätigen Leben zunehmend zum ernsthaften, um die Überantwortung des Daseins wissenden Planen werden.

Von dort her gesehen scheint dann der Weg direkt zu jener Kritik zu führen, die BUYTENDIJK [108] an HUIZINGA [110] übte: das Spiel des Erwachsenen ist „leichtsinnige Befreiung". Spiel also erscheint hier als „Sehnsucht nach dem kindlichen Paradies" und „der gebildete Mensch weiß, daß dieses Paradies für immer verloren ist und es kindisch wäre, das Kindliche künstlich hervorrufen zu wollen" (BUYTENDIJK). Zweifellos ist dieser Aspekt menschlichen Spielens, des verantwortungsverdeckenden Wagnisses „um den Gewinn, das Geschenk der Freude", mit dem uns BUYTENDIJK vertraut macht, gerade das Wesen des Spielens, das wir bei Daniel finden. Es ist im Extrem das Spiel um ein glückhaftes Geschick, das dem Spieler — wie Daniel sagt — „beschert, was gar nicht sein". Es ist also ein *Spiel um etwas, das einem Dasein eigentlich nicht zukommt*. Aber es umfaßt nicht das ganze Wesen menschlichen Spielenkönnens.

Auf der anderen Seite steht nämlich das sakrale Spiel, am besten vielleicht verkörpert im christlichen Mysterienspiel. Hier wird im Geschehen des Spiels eine lebendige Wahrheit, ein Geheimnis enthüllt, das im Sagen alleine vielleicht nicht voll zu fassen und zu vermitteln ist. Hier trifft nicht zu, was BUYTENDIJK [108] behauptet: „Das Sakrale ist eine Wirklichkeit, das Spiel hebt sie auf." Vielmehr wird dieses Spiel zur tieferen Aussage des Ernstes, des Sakralen. Gerade deshalb vermag das Spiel mitunter menschliche Wahrheit umfassender, reiner zu vermitteln als das Wort, weil ihm die Möglichkeit der lebendigen, geschichtlichen Gestalt, des

Hineinstellens der Wahrheit in ein menschliches Geschehen gegeben ist. Freilich vermag sich der „Zuschauer" oder der Mitspieler dem Ernst der Aussage zu verschließen mit dem Argument, es sei doch alles „nur Spiel". Damit ist aber gerade die Aussage, der Ernst des Spielens, verfehlt. Sicher ist es kein Zufall, daß uns die Ethik und die lebendige Weltauslegung der griechischen Antike am eindrucksvollsten durch die großen, tragischen Spiele eines Sophokles, Aischylos oder Euripides überliefert wurde. Tragödie und Satyrspiel, sakrales Mysterienspiel und profanes Glücksspiel sind die beiden extremen Aspekte menschlichen Spiels.

Daniels Spielen ist nicht als Tragödie angelegt, sondern als „leichtfertiges Spielen" um etwas, das ihm von seinem Dasein her eigentlich nicht zukommt, um das „Lebenslos", wie Schiller sagt. Daniel spielt „um" das ganze Leben und erhofft es zu gewinnen. Darin steckt ein Moment, das sein Spiel ungewollt zur wirklichen Tragik werden läßt, aber die liegt schon jenseits des Spiels.

Die Leichtfertigkeit, das „Verheben" an der Schwere, der Last des Daseins, gelingt Daniel, das haben wir schon eingehend analysiert, in der festlich-freudigen Gestimmtheit und in der zugehörigen existenziellen Haltung des Optimismus. Der „Bruch", der in vielfältigen Gestalten in Daniels Welt klafft, beispielsweise im Mißverhältnis zwischen der angemaßten Selbsteinschätzung und der Armut verwirklichten Sein-könnens, zwischen den illusionären Höhen seines erspielten Glücks und dem Unglück seiner wirklichen Lage, er wird in der „erspielten" Stimmung über*sprungen*. Es ist wiederum nicht das einsame, verbissene Sich-versteigen im nicht erfahrungserschlossenen Höhengelände, sondern der „Höhenflug" einer Hochstimmung, der Daniel über den Abgrund trägt. Das eigentlich Verdeckende, das den „Sprung" ermöglicht und die beiden Seiten des Bruchs überbrückt, ist der leichtfertige Optimismus, der sich an der Last des Daseins verhebt und am eigenen Können versieht. Er glaubt alles erreichbar, wonach er nur strebt, alles erfüllbar, nach dem ihm verlangt. Vom „manischen Erkenntnisoptimismus", einer besonderen Seite optimistischer Leichtfertigkeit, sagt L. BINSWANGER [*102*], „daß er alles schon erkannt hat, was ihm in den Weg kommt, daß ihm keine Höhe zu schwierig, kein Weg zu weit, kein Problem unlösbar bleibt". Er läßt die ganze Kluft der Problematik, die sich im Dasein notwendig zwischen Vorhabe und Verwirklichung auftut, den langen mühsamen Weg der Erfüllung des Überantworteten gar nicht in Erscheinung treten. Er ist „fertig" mit dem Problem, ehe er ernsthaft damit begonnen hat, indem er „leicht"-fertig dessen Schwere verfehlt.

So fügen sich nun die drei Elemente, der leichtfertige Optimismus, das Spiel und die Gestimmtheit, zu einer einheitlichen Daseinsweise: zur *„spielerisch-leichtfertigen Daseinsform"*. Diese Name ist nicht viel mehr als ein vereinfachendes Hilfsmittel der Verständigung. Anschaulicher allerdings sagt uns das Gleichnis des Schicksalsrades, das Daniel im Träumen und Dichten zur Selbstinterpretation gebrauchte, worum es geht: Hier treffen sich unsere drei Wege der Erhellung von der Stimmung, vom Spiel und vom leichtfertigen Optimismus her in einer geschlossenen Einheit. Der Kulminationspunkt des Rades als „glückhaft", „reich" und im „Sonnenschein" erfahrener Höhepunkt freudiger Hoch*stimmung* beschert, was ihm nicht zukommt, das in der *Spielwelt* erspielte, das „zu-gefallene Lebenslos". Unten aber, im Dunkel des Unglücks, im Nichts, bleibt dennoch die Bewegung des Rades, der Glaube, daß man ohne eigenes Wachsen wieder hinaufgetragen wird auf die Höhen des Glückes. In dieser Bewegung nach oben, die ebenso zufällt wie ihr Erfolg, spricht sich der „leichtfertige Optimismus" aus. Aber am Ende fragt man sich, ob der letzte Grund der Bewegung des Rades nicht ein ganz anderer ist, einer, der im unabänderlichen Wesen der Geschichtlichkeit des Daseins gründet.

Bedrängnis und Freiheit

In der Gegenüberstellung von sakralem und profanem, von tragischem und Komödienspiel könnte es scheinen, als wäre das leichte, heitere, frohe Spiel immer schon eine Daseinsverfehlung. Das aber würde gerade seinen eigentlichen Sinn übersehen. Der „Spiel"-Raum der Freiheit gewährt uns spielend „auf dem Wege der Befreiung von der Verfallenheit an die Welt" (BUYTENDIJK [108]) das Entwerfen noch unverwirklichten Sein-könnens. Dieses Spielen im Gesellschaftsspiel, Sportspiel und vor allem in der Spielwelt der Kunst „geschieht um den Gewinn, das Geschenk der Freude, der Beglückung eines Lebens mit den Bildern und ihren Möglichkeiten" sagt BUYTENDIJK [108]. Allerdings liegt im Wagnis des Spielens stets auch die Gefahr zu verspielen. Es wird aber stets nur das verspielt, was man eingesetzt hat. Es geht auch beim Spielen um das „rechte Maß", auf das wir schon vordem bei der weltentwerfenden Phantasie und bei der Gestimmtheit stießen. Dort wo das Dasein die spielerisch entworfenen Räume mit dem Ernst seiner Überantwortung zu erfüllen vermag, dort hat auch das leichte, heitere Spielen sein Recht. Kaum ein Wort vermag klarer die Angemessenheit des heiter Erspielten zum Ernst der eigentlichen Daseinsverwirklichung zu verdeutlichen, als einige Sätze GOETHEs, die L. BINSWANGER [102] in ähnlichem Zusammenhang zitiert: „Aber daß ich das über meine Kräfte Ergriffene durchzuarbeiten, das über mein Verdienst Erhaltene zu verdienen suchte, dadurch unterschied ich mich bloß von einem wahrhaft Wahnsinnigen."

Wir haben schon eingehend dargelegt, daß Daniels Spielwelt das rechte Maß verfehlte, daß sie — um das Goethe-Wort etwas abzuwandeln — eine „wahnwitzige" war. Nun aber müssen wir uns fragen, wie es dann mit dem heiter-gelassenen Spiel, mit der Befreiung von der Verfallenheit, ja mit dem „Spielraum" der Freiheit selbst bei Daniel bestellt ist. Damit treffen wir wieder auf den „Bruch" im Verweisungszusammenhang des gelebten Entwurfs:

Schon aus der Kindheitswelt wissen wir, daß Daniel sich von der „Enge", vor allem in Gestalt der Ansprüche und Gebote des Vaters, bedrängt fühlte. Damals wich er aus in die Weite seiner Illusionen, in die Unbegrenztheit seiner optimistischen Stimmung. Dieses Thema der Bedrängnis durch die Enge zieht sich durch das ganze Leben. Daniel beklagt sich schon als Kind über die Enge des Vaters, als junger Mensch über die „zermürbende Quälerei des Alltags". Im Gefängnis schreibt er die Verse:

> „Ich kann nicht leben in den dunklen Niederungen
> Der großen Masse,
> Nicht in engen Gassen mich zwängen..."

Er findet es unerträglich, wenn ihn ein Mensch auf etwas beschränken will. Er bricht alle menschlichen Beziehungen ab, bevor er sich bindet, und selbst seine späte Ehe läßt sich vom ersten Tag an als die Geschichte seines Kampfes um Befreiung von der auf vielfältige Weise erfahrenen Enge und Bedrängnis beschreiben. Er kämpft nicht nur anfangs gegen die Bindung selbst, er streitet vor allem gegen jede Beschränkung aufs Kleine. Er wird gereizt, zuweilen „saugrob" wie es L. BINSWANGER [102] vom Manischen berichtet, wenn man seine Bewegungsfreiheit beschränken will, wenn man ihn festlegen will auf die Begrenztheit der Aufgaben und Mittel. Seine Frau „versteht", daß sein Geist nicht für Kleinarbeiten, sondern nur für „Millionenprojekte" taugt. Wenn er auf andere Weise nicht ausweichen kann, wie in der Kritik seiner mäßigen Leistung als Patrouillenführer durch den Divisionär, droht er sogar mit Selbstmord. Selbst in verweltlichter Weise ist ihm die Enge unerträglich. Er beklagt beispielsweise die „enge düstere Zelle" im Zuchthaus — bis ihn sein Optimismus wieder in die Weite seiner Pläne hinausgetragen hat. Er beklagt die engen Gassen der Kleinstadt, in der er Wohnung genommen hat. Schließlich kulminiert die Enge in dem Zwang, als biederer Bürger und Ehemann in einem winkeligen und kleinen Laden Postkarten und Schreibwaren verkaufen zu müssen. Die Mahnungen unbezahlter Rechnungen, die Pfändungen demonstrieren täglich die Beschränktheit der Mittel. An dieser Stelle kulminiert aber auch Daniels Reizbarkeit; er hat gewaltige Zornausbrüche, vor allem im Laden, wenn er geduldig für wenige Pfennige viele kleine Schubladen durchsuchen sollte, oder wenn ihm seine Frau die Bedrängnis der finanziellen Lage vorhalten will.

Daniel vermag sich der Enge, der Begrenztheit nicht zu fügen. Gerade hier, wo ihn sein spielerisch-leichtfertiger Optimismus nicht mehr hinausträgt über die alltägliche Begrenztheit, wo er die Pläne, einfach alles — auch seine Frau — zu verlassen, aus guten Gründen verwirft, da geschieht sein extremster Akt der „Befreiung", die Brandstiftung. Daniel hatte erhofft die unerträglich gewordene Enge mit einem Schlag abzuschütteln und neue Mittel — durch die Versicherungssumme, die seine Frau zu erwarten hatte — für einen neuen Aufschwung zu gewinnen. Die Tat erscheint als unmittelbare Fortsetzung dessen, was vorher Zorn und Reizbarkeit waren: verzweifelte Wehr gegen die unerträgliche Bedrängnis der Enge. Aber sie ist noch mehr — doch das wird uns später beschäftigen.

Schließlich wird in den letzten Lebensjahren die Flucht aus der Enge zu einem gespenstisch anmutenden Aufbäumen, das nicht mehr die Kraft hat, die Wirklichkeit auch nur in der bescheidenen Form des Mitspielens der anderen zu bewegen: Daniel irrt draußen herum und nächtigt auf Anlagebänken, um der unerträglichen Enge seines „möblierten Zimmers" zu entgehen. Zuletzt, als er schon von der tödlichen Krankheit gefesselt ist, „flackert sein unruhiger Geist" noch manchmal auf — wie die Frau erzählte — und er plant hinauszufahren ins Ausland oder ein Haus zu bauen. Diese letzten Lichter an seinem Horizont muten uns wie Irrlichter an.

Wir verstehen also, daß Daniels Dasein von der Enge und von der Bedrohung der Freiheit her in wachsendem Maße und endlich extrem bedrängt ist. Dieser Bedrängnis versucht sich Daniel in unbeirrbarer Konsequenz zu entziehen. Fragen wir uns also, ob hier „das Aufbrechen eines Ausgangs aus der Situation der Bedrängnis durch den Aufbruch des Daseins selbst zur Wiedergewinnung seiner Freiheit in einem neuen, ‚angemessenen' oder ‚entsprechenden' Verhältnis zur Welt" geschieht (L. BINSWANGER [*111*]). Die Antwort darauf hat uns Daniel eigentlich längst gegeben. Sein Aufschwung aus der Enge führt in eine unangemessene Weite, er überschreitet maßlos das eigene Seinkönnen. Die Alternative *„Enge — Weite"* ist ja zudem nur eine Seite des Bruchs, der — wie wir sahen — im „leichtfertig-spielerischen" Optimismus eben nicht angenommen und allmählich geschlossen, sondern übersprungen und verdeckt wird. Wir könnten ebenso gut die gleiche Alternative von einer anderen Dimension der Räumlichkeit — etwa nach Höhe und Tiefe — oder von der Stimmung her, etwa nach Helle und Dunkel, aufweisen. Wenn wir beispielsweise das einzige schwermütige Gedicht, das wir von Daniel kennen, aus dem Zuchthaus hören:

„Trüb und schwer
Wie die Wolken, die am Himmel hangen,

> Ist mein Gemüt, und das Herz so leer,
> Hoffnungslos und voller Bangen
> Abgründig wie das Meer.
>
> Nirgendwo Licht,
> Grinsend höhnt das Nichtvergessen,
> Das Glauben und Hoffen zerbricht."

So scheint hier tatsächlich im melancholischen „Nicht-vergessen-können" der leichtfertige Optimismus aufgehoben und die düstere Wahrheit durchzuscheinen. Aber auf dem gleichen Zettel finden wir folgende Notiz: „Liebe, schreibe ich nicht lauter kluge Sachen? Hast du mir bestimmt nicht zugetraut. Ich hoffe, Dich noch einmal mit etwas ganz Besonderem überraschen zu können."

Damit ist der Ernst wieder relativiert, leichtfertig überspielt im Optimismus der Selbstüberschätzung. Es ist, als ob jemand die Tragödie seines eigenen Lebens schreiben würde, um sich am Ende stolz auf die Brust zu schlagen: „Hab ich nicht ein grandioses Spiel verfaßt?" Vom Aufbrechen des Daseins im Ernst der Überantwortung seines eigensten Seinkönnens, das einzig der Weg wäre, die wirkliche Freiheit als Verfügbarkeit über die eigenen Möglichkeiten zu ergreifen, ist jedenfalls keine Rede.

Die räumliche Dimension Höhe — Tiefe in Daniels Dasein brauchen wir kaum noch gesondert zu erhellen, da sie uns bereits mehrmals, so etwa in Gestalt der angemaßten Höhe der Stimmung, der Vorhabe, des Spiels begegnete. Nur um der Geschlossenheit willen sei noch einmal an die Tatsache erinnert, daß im Bild des Schicksalsrades in Daniels Gedicht das Unten als Abgrund, als Dunkel, als Bedrängnis von Schmerz, Not, Elend und Verlassenheit erscheint, während die Höhe licht, heiter, glücklich beschenkt mit dem „Lebenslos" erfahren wird.

Höhe, Weite und freudig-festliche Stimmung sind jedoch bei Daniel von Anbeginn an aus der Bedrängnis der Tiefe, der Enge und der Dunkelheit gezeigt. Die ganze spielerisch-optimistische Lebensform ist ein gewaltiger Aufschwung, den im „Bruch" sich öffnenden Abgrund des Daseins zu decken. Wir haben besonders eindrucksvoll am Beispiel der „Enge" erfahren, wie unmittelbar unter dem Zwang der Bedrängnis Daniels „Ausweichen" erfolgte. Vor allem mit wachsendem Alter scheint dieser Zwang immer drängender, der Abgrund immer tiefer und drohender, der ausflüchtige Aufschwung immer verzweifelter zu werden. Damit verfehlt Daniel aber in wachsendem Maße das verantwortliche Ergreifen des eigensten Seinkönnens. In leichtfertigem Optimismus die Enge, den Abgrund überspielend, verspielt er zugleich das freie Verfügenkönnen über die eigenen Möglichkeiten. Dieses wachsende Moment der Unfreiheit kommt einerseits auf der „Weltseite" heraus, indem nämlich Daniels Spiel um die Weite ihn tatsächlich die äußere Freiheit verspielen läßt und ihn immer weiter in Unfreiheit stürzt. Aber es zeigt sich vom Dasein selbst her unmittelbarer: die spielerisch-leichtfertige Lebensform nimmt nämlich, wie wir gerade an den ununterbrochenen Versuchen um die Befreiung von der Enge aufzeigten, immer verzweifeltere, von der wachsenden Enge „genötigte" Formen an.

Doch hatte Daniels Suchen nach Weite und Höhe von Anbeginn an ein Janus-Gesicht [1]. Wenn er die Höhen der Heimat erstieg, die in seiner Illusion zu Gipfeln

---

[1] Mit dieser Metapher ist gemeint, daß sich zugleich in der Weise, worin die Befreiung von der Enge und Bedrängnis gesucht wird, schon das Verfallen an die Enge, das Entschwinden der Freiheit als Einschränkung des Verfügenkönnens über die eigensten Seinsmöglichkeiten

anwuchsen, dann hatte er — um mit L. BINSWANGER [*114*] zu sprechen — eine „verweltlichte", konkretisierte Höhe gewonnen. Dem Dasein aber geht es eigentlich um eine andere Höhe: die Höhe seines Glückens, seiner Erfüllung, und die ist auf Dauer weder im Besteigen der Gipfel noch im Höhenflug leichtfertig angemaßter Selbsteinschätzung zu erreichen. Wenn Daniel den engen Räumen, den Beschränkungen eines bürgerlichen Lebens, den menschlichen Bindungen zu entrinnen suchte durch Flucht in die Weite der Landschaft, in die Ungebundenheit eines Vagantenlebens, dann hatte er auch nur eine „verweltlichte", uneigentliche Weite gewonnen. Die Weite, um die es eigentlich ging, war weder in der Weite der Landschaft noch durch die weg- und maßlose Weite optimistischer Illusionen zu gewinnen.

Anstatt ihm die Befreiung aus der Bedrängnis zu bringen, hat so die „spielerischleichtfertige Daseinsweise" Daniel immer tiefer in verweltlichte Weisen von „Freiheit" geführt, die in Wirklichkeit Weisen zunehmenden Verfallens an begrenzte Aspekte von Welt sind.

Die Sprache [1]

Wenn wir den Sprechstil, ebenso wie alle anderen Äußerungsformen, etwa den Gebarensstil oder den „Lebensstil" überhaupt als eine Auszeugung des Daseins verstehen, müssen wir erst noch eine Unterscheidung treffen. Dort, wo sich in der Sprache das Dasein in seiner Erschlossenheit aussagt, spricht HEIDEGGER von „Rede". Zur Auszeugung des jeweils gelebten In-der-Welt-Seins gehört aber ebenso konstitutiv wie die Erschlossenheit auch die Verfallenheit und damit das Verbergen. Wo aber die Sprache im Dienst des Verbergens steht — und das tut sie ebenso, wie sie Entbergen und Offenheit im Mitsein ermöglicht — spricht HEIDEGGER vom „Gerede". „Das Gerede ist sonach von Hause aus, gemäß der ihm eigenen Unterlassung des Rückganges auf den Boden des Beredeten, ein Verschließen" [*120*]. Da sich an Daniels Sprachstil dieses Verfehlen des „Bodens des Beredeten" in besonderer Weise zeigen wird, haben wir es bei ihm mehr mit „Gerede" als mit „Sprache" im eigentlichen Sinne zu tun.

---

ausspricht. Nun gründet solche „Zweideutigkeit" natürlich in einer viel fundamentaleren Wesensbestimmung des Daseins. SONNEMANN [*112*] sagt beispielsweise: „Offenbar kann der Verstehensentwurf des Daseins, der einen Horizont von Welt als wirklicher Welt ja dem Dasein erschließen soll, ihm gerade diesen — und sehr gründlich — auch verstellen." Was dem zugrunde liegt, hat HEIDEGGER in „Sein und Zeit" [*113*] ausgeführt. Wir zitieren daraus nur wenige Sätze: „Der phänomenologische Aufweis des In-der-Welt-seins hat den Charakter der Zurückweisung von Verstellungen und Verdeckungen, weil dieses Phänomen immer schon in jedem Dasein in gewisser Weise selbst ‚gesehen' wird. Und das ist so, weil es eine Grundverfassung des Daseins ausmacht, daß es für sein Seinsverständnis je schon erschlossen ist. Das Phänomen ist aber auch zumeist immer schon ebenso gründlich mißdeutet oder ontologisch ungenügend ausgelegt..."

[1] „Die Sprache ist der Bezirk (templum), d. h. das Haus des Seins" [*115*] ... „das Sein spricht überall und stets durch alle Sprache hindurch", sagt HEIDEGGER [*116*]. Damit verstehen wir die Sprache als die ursprüngliche Weise der Erschlossenheit des Seins im Dasein. Als solche kann sie dem Philosophen Weg und Zugang zur Erhellung der transzendentalontologischen Gefügeordnung des Daseins werden, die sich ja in der Sprache aussprechen muß. HEIDEGGER hat diesen Weg tatsächlich auf vielfältige Weise beschritten.

„Das existenzial-ontologische Fundament der Sprache ist die Rede"... „Alle Rede über..., die in ihrem Geredeten mitteilt, hat zugleich den Charakter des *Sich-Aussprechens*".

Ermutigt durch L. BINSWANGERs Analyse des manischen Sprachstils hat MEINERTZ [98] den Versuch unternommen, bei seinen hochstaplerischen Betrügern die Auszeugung ihrer besonderen Lebensform in Sprech- und Denkweise zu erhellen. Er findet neben einigen wichtigen Details im ganzen eine „stilistische Ungeformtheit" und eine „infantil-weitschweifige, an Einzelheiten haftende Denkweise" als Ausdruck der „Unprofiliertheit der Gesamtpersönlichkeit". Wollen wir also sehen, was wir bei Daniel Fürst auffinden können. Natürlich kann das, was wir jetzt wiedergeben und analysieren werden, nur Stückwerk sein, denn es fehlt uns beispielsweise ein Ausschnitt jenes Geredes, mit dem Daniel seine Festlichkeiten, die Höhepunkte seines Lebens, bestritt. Ein paar wesentliche Einsichten werden sich aber auch aus dem vorhandenen Material gewinnen lassen.

Gehen wir zunächst von einigen Sätzen eines Gesprächs aus, das wir mit Daniel führten und stellen ihnen ein ähnliches Stück Text aus einem Brief an die Seite, den Daniel an seine Frau geschrieben hat: Als Daniel im Hinblick auf ein Strafverfahren wegen Betrugs usf. gefragt wurde, in dem er vor gut 30 Jahren abgeurteilt worden war, lautete die Antwort: „Jetzt purzelt alles durcheinander; da bin ich doch mal im Gefängnis gewesen" und weiter: „Da können Sie mir die Haare einzeln ausreißen, ich weiß es nicht mehr, womit es angefangen hat. Das sind eine ganze Menge von Einzelheiten, es ist ja auch unerheblich. Da sind ein paar Monate Strafe gewesen, hier ein paar Monate, dort ein paar Monate. Darauf kommt es schließlich nicht an, ob ich eine Hose gestohlen habe oder eine Jacke. Ich bekenne es jedenfalls."

Der zweite Text lautet: „Ich gebe mich keiner Täuschung hin und erkenne, daß es so nicht weitergehen kann. Zu irgendeinem Entschluß muß ich jetzt kommen und danach handeln. Nur ist dies nicht so einfach wie die Wahl zwischen einer blauen oder grünen Krawatte. Nimm dies alles bitte nicht so tragisch, wie es klingt. Du schreibst mir, daß ich Dir genau sagen und schreiben soll, wie und was ich denke... Irgendwie findest Du als mein guter Geist und Tröster schon wieder einen Weg für mich."

Diese Sätze sind aus Daniels Antwort auf einen Brief seiner Frau entnommen, der ihm klar machen sollte, daß er sie durch die Verschwendung ihres ganzen Vermögens

„Das Ausgesprochene ist gerade das Draußensein, d. h. die jeweilige Weise der Befindlichkeit (der Stimmung), von der gezeigt wurde, daß sie die volle Erschlossenheit des In-Seins betrifft. Der sprachliche Index der zur Rede gehörenden Bekundung des befindlichen In-Seins liegt im Tonfall, der Modulation, im Tempo der Rede, in der Art des Sprechens". „Die Rede ist die bedeutungsmäßige Gliederung der befindlichen Verständlichkeit des In-der-Welt-Seins" [117].

Mit diesen aus „Sein und Zeit" übernommenen Gedanken soll nur ein Aufriß gegeben werden für das, was uns hier weiter beschäftigen wird. In der Rede also spricht sich das Dasein in seinem konkreten In-der-Welt-Sein, in seiner Befindlichkeit aus, und zwar das Gesagte im Wort, die Befindlichkeit aber vordringlich „in der Art des Sprechens". L. A. BINSWANGER [118] unterscheidet deshalb mit Recht zwischen „Stimmsprache" und „Wortsprache". Allerdings kommt auch in der Weise des Wortgebrauchs, in den Formulierungen selbst und in der grammatikalischen Gestalt des Sprechens das jeweilige In-der-Welt-Sein des Sprechenden oder Schreibenden zum Vorschein. So konnte beispielsweise der Literaturhistoriker THEOPHIL SPOERRI [119] den Versuch unternehmen, durch literarische Stilanalysen bestimmte allgemeine Weltbezüge einer dichterischen Existenz freizulegen. Längst vorher hatte allerdings schon L. BINSWANGER [103] am manischen Sprach- und Denkstil Wesenseigentümlichkeiten manischer Lebensform aufgewiesen. Da wir keine ausreichende Möglichkeit sehen, die „Stimmsprache" Daniels zu vermitteln, wollen wir uns hier auf die gesprochene und geschriebene Rede begrenzen.

und durch seine betrügerischen Manipulationen hinter ihrem Rücken tief in Schulden und Unheil gestürzt habe.

Sehen wir zunächst die grammatikalische Form vor uns, so müssen wir feststellen, daß von jenem Auflösungsprozeß, den L. BINSWANGER [*121*] bei der manischen Ideenflucht feststellte, hier wenig zu beobachten ist. Der Satzbau ist — wenn auch etwas eigenwillig — im allgemeinen korrekt, der Gebrauch der Verba nicht anormal. Es fällt nur auf, daß beide Texte, die ja als Antworten auf Fragen nach Vergangenem und allenfalls nach dessen Lehre für die Zukunft zu verstehen sind, weitgehend im Präsens stehen. Deutlicher aber wird das Besondere schon im Sprachstil. Daniel verwendet lauter kurze Sätze. Nirgends — selbst in seinen Gedichten nicht — findet sich eine Satzkonstruktion, die wir zweimal lesen oder hören müßten, um sie zu verstehen. Eine solche Form der Rede wählen wir beispielsweise, wenn wir einen dramatischen Sachverhalt schildern wollen, oder etwas besonders eindringlich sagen möchten, wobei wir nicht selten im Präsens sprechen. Philosophische Gedanken lassen sich kaum in solch kurzen, mundgerechten Sätzen formulieren.

Dieser Zug zur Vereinfachung, zur Eingängigkeit und Eindringlichkeit der Rede wird noch wesentlich deutlicher, wenn wir uns den Text selbst vornehmen. Schon eindrucksmäßig tritt hervor, daß Daniel äußerst anschaulich spricht. Er verwendet eine Menge handfester Vergleiche und Metaphern, die zuweilen grob, im Grenzfall auch ordinär sein können. Sein Repertoire erstreckt sich dabei — was wir jetzt nur erwähnen, nicht mehr im Beispiel belegen wollen — von NIETZSCHE und der Bibel, bis zu jenem meist zitierten Zitat aus Götz von Berlichingen. Gerade in dieser Weite — so scheint es uns zunächst — verfügt Daniel über die Sprache wie über ein virtuos gespieltes Instrument. Sobald er mit einem groben Klotz das Ziel erreicht und beispielsweise eine lästige Frage abgeschüttelt hat, ist er mit einem Sprung, als ob nichts gewesen wäre, wieder zurück im freundlichsten Gesprächston.

Sowohl diese Form, die kurzen, prägnanten Sätze, die Anschaulichkeit der Bilder, die Gleichnisse, als auch die Weise ihres Gebrauchs machen Daniels Sprache sehr eindringlich. Vor allem der unvoreingenommene, unkritische Gesprächspartner kann sich ihrer Wirkung schwerlich entziehen. Das hat uns beispielsweise auch die Beobachtung der Gespräche Daniels mit seinen Mitpatienten gelehrt. Durchwegs war es ihm außerordentlich schnell gelungen, die anderen zu ehrfürchtigen Zuhörern zu bekehren. Wahrscheinlich trägt daran die Tatsache mit Schuld, daß Daniel immer gröber und deutlicher wird, wenn sich sein Partner nicht auf „mildem Wege" einfangen läßt, oder wenn er gar auf unangenehmen Fragen insistiert. Hier kommt das gleiche kommunikative Geschehen zum Ausdruck wie in der besonderen Form der Reizbarkeit Daniels, die wir bereits als eine Abwehr alles Beschränkenden und Bedrängenden verstanden haben.

Bevor wir aber tiefer in die kommunikative Funktion seines Geredes eindringen, müssen wir noch einmal zurückkehren zum Bilderreichtum in Daniels Sprache. Wir wissen, daß Metaphern den Sinn, den sie aussagen sollen, zuweilen klarer, deutlicher, dichter wiedergeben als ein mühsam konstruiertes Gebäude von Umschreibungen. Ebenso gut können aber Gleichnisse und Metaphern auch einen klar zutage liegenden Sachverhalt so sehr verschleiern, vereinfachen oder verallgemeinern, daß von der ursprünglichen Klarheit nicht mehr viel übrigbleibt. Fragen wir uns also, was Daniel mit seinen Metaphern bezweckt?

Zwei Gleichnisse greifen wir heraus: Die Frage nach seiner damaligen Straftat beantwortet Daniel u. a. mit dem Satz: „Darauf kommt es schließlich nicht an, ob ich eine Hose gestohlen habe oder eine Jacke." Zur Aufforderung der Frau, sich nach allem, was er ihr angetan hat, in Zukunft zu einem ordentlichen Leben und für einen anständigen Beruf zu entscheiden, sagt er u. a.: „Nur ist dies nicht so einfach wie die Wahl zwischen einer blauen oder grünen Krawatte."

Wer so etwas hört, möchte fast denken: „Das ist doch alles richtig. Es kommt wirklich nicht darauf an, ob er das eine oder das andere gestohlen hat, er gibt es doch wenigstens zu, daß er überhaupt straffällig wurde;" und er möchte weiter sagen: „Die Wahl zwischen zwei Krawatten ist schon schwierig, aber doch noch viel leichter als die folgenschwere Entscheidung über die Zukunft." So urteilen, so denken wir, wenn wir auf der Oberfläche dieses Geredes bleiben und Daniels Gerede ist im alltäglichen Miteinandersein unerhört wirksam, weil sich das Verstehen der anderen zumeist an dieser Oberfläche aufhält. „Das Gerede ist die Möglichkeit alles zu verstehen ohne vorgängige Zueignung der Sache", sagt HEIDEGGER [120].

Aber wir wollen uns bei Daniels gleichnishaften Antworten fragen, worauf käme es eigentlich an? Nun, im ersten Falle hätte uns Daniel bekennen sollen, welche strafbaren Handlungen er damals begangen hatte, im zweiten Fall hätte er seiner verzweifelten Frau endlich ein Bekenntnis seiner Schuld und ein konkretes Versprechen für eine bessere Haltung in der Zukunft geben sollen. Er hat beides getan und eigentlich nicht getan. Frägt man nämlich von diesem menschlichen Anruf her, der beide Male ein Ruf auf seine Schuld hin und ein Anspruch auf ein Bessermachen in der Zukunft war, so wird deutlich, wie unangemessen diese Antwort ist. Die Gleichnisse erscheinen uns nun als verantwortungslose Vereinfachung. Sie gehen beide über die eigentliche Tiefe des Problems, das die Frage aufgerissen hat, spielerisch hinweg. Jetzt sind wir auch bereit Daniels Rede als ein „leeres Gerede" anzusprechen, mit dem er sich im Grunde nur „hinausreden" will.

Verfolgen wir die beiden kurzen Texte, von denen wir ausgingen, nun ebenfalls von der Frage her, auf die sie antworten sollen. Tatsächlich bringt Daniel in beiden Fällen das verlangte Bekenntnis. Im ersten Text allerdings läßt er den unangenehmen Frager schon mit der ersten Metapher — „da können Sie mir alle Haare einzeln ausreißen, ich weiß es nicht mehr" — unter der Hand spüren, welch lästige Zumutung solches Fragen ist. Aber am Schluß sagt er schlicht: „Ich bekenne es jedenfalls." Bleibt man in der Schwebe oberflächlichen Hinhörens, ist man gefangen von Daniels eindringlicher Sprechweise und vermag nicht in großer Distanz zugleich dem Gehörten auf den Grund zu lauschen, dann nimmt man den befriedigten Eindruck mit: „Er hat auf meine Frage ehrlich seine Tat bekannt. Er hat die Dinge unverblümt beim Namen genannt — denn er sprach ja von Strafe, Gefängnis — und er hat sich gerade nicht auf hundert Einzelheiten hinausgeredet, wie es viele tun." Überdenkt man alles gründlicher, so frägt man sich sogleich — was hat er eigentlich bekannt? Im ersten Beispiel hat er nur zugegeben, was der Fragende, der eben den Strafregisterauszug in Händen hielt, schon wußte. Zudem hängt auch der Satz mit dem Bekenntnis einfach in der Luft, er bezieht sich auf keinen klaren Tatbestand. Im zweiten Text wird die angekündigte Einsicht und Notwendigkeit, zu dem geforderten Entschluß zu kommen, zunächst durch die Metapher von der Krawattenwahl leichtfertig vereinfacht. Den Gipfel der Leichtfertigkeit erreicht Daniel allerdings erst dann, als er im weiteren Verlauf seines Briefes die Frau tröstet, sie möge alles nicht so tragisch nehmen

— womit er ja sagt, daß er selbst seine eigene und ihre Tragik nicht sehen will — und schließlich ihren Anspruch auf den Kopf stellt: „Irgendwie findest *Du* als mein guter Geist und Tröster schon wieder einen Weg für mich." Damit ist er dank einiger Kunststücke der „Beredsamkeit" dort wieder angelangt, wo alles begonnen hat: er weist wie bisher die Verantwortung ab und beansprucht von seiner Frau, die er vorerst zugrunde gerichtet hat, auch weiter alle Hilfe. Sein Bekenntnis, das er uns gegeben hat, ist so nicht mehr als eine Weise der Beschwichtigung. Nichts von alledem, was er zu bekennen scheint, hat ihn im Grunde wirklich bewegt.

Verstehen wir also noch einmal, was Daniel in seinem Reden ausspricht. Gerade mit seiner Eindringlichkeit des Stils, den handfesten, im alltäglichen Leben gewachsenen Metaphern vermag er den Hörenden unmittelbar anzusprechen und einzufangen. Wer nur von der Bodenlosigkeit alltäglichen Hinhörens her versteht, der mag den Eindruck mitnehmen, es seien alle Dinge beim Namen genannt und besonders deutlich bekannt worden. Bedenkt man jedoch den Grund des Gesagten und den mitmenschlichen Anruf, worauf Daniel antworten soll, so wird die Rede zu einer sich selbst verbergenden Fassade. Die leuchtkräftigen Metaphern sind dann eine unerhörte Vereinfachung dessen, was sie vom Dasein selbst her sagen sollten. Sie verheben sich, wie das ganze Gerede, leichtfertig und vorschnell an der Schwere der Probleme, die zur Frage stehen. Dieses Verdecken des Tatbestandes und das Verfehlen der Antwort hat seinen eigentlichen Grund im Nichtergreifen der Verantwortung. Weil er sich so über seine Verantwortung hinwegredet, wird das Gerede für Daniel zu einem undurchsichtigen Medium, in dem er dem Partner und sich selbst verborgen bleibt. „Das im Gerede sich haltende Dasein ist als In-der-Welt-Sein von den primären und ursprünglich-echten Seinsbezügen zur Welt, zum Mitdasein, zum In-Sein selbst abgeschnitten", sagt HEIDEGGER [*122*].

Die Eindringlichkeit, mit der nicht nur die Bilder, sondern die ganze Sprechweise Daniels im oberflächlich-alltäglichen Miteinanderreden auf den Gesprächspartner wirken, ist noch keineswegs voll erfaßt. Sie dient nämlich entscheidend dazu, die illusionäre Vorhabe Daniels in die Wirklichkeit zu bannen und Mitspieler in den leichtfertig erspielten Höhen festlich-freudiger Gestimmtheit zu gewinnen. MEINERTZ [*98*] hat schon aufgewiesen, daß jene bombastischen Titel, die sich der Hochstapler zuweilen zulegt, eine magische Wirkung auf die anderen Menschen ausüben. Auch von Daniel kennen wir eine Fülle solcher Titel, vom „Grafen Sawitzki" bis zu dem schon erwähnten „Leiter des Katastropheneinsatzes Fürst" oder „Beauftragter für die Rundum-Verteidigung von Saarbrücken". Sie sind zweifellos alle sehr bildkräftig und doch nicht ganz so unkritisch, wie bei manchen, weniger begabten seiner Kollegen. Die faszinierende Tatsache, daß sie ihre Wirkung auf die Mitmenschen kaum verfehlen, hat MEINERTZ mit der „magischen Kraft des Wortes" erklärt. Diese „magische Kraft" dürfte jedoch vermutlich einen erhellbaren, kommunikativen Sinn haben. Konstitutiv dafür ist zweifellos, wie für das Gerede allgemein, die Selbstvergessenheit und Selbstverborgenheit im alltäglichen Umgang. Man ist bereit aufzunehmen, was immer schon ausgelegt ist und leicht faßbar dargeboten wird. Ebenso ist man viel eher bereit unbesehen hinzunehmen, was den eigenen Wünschen und Illusionen entgegenkommt, als auf den Grund der Dinge und auf die wesentlichen Ansprüche des Anderen zu hören und zu antworten. Vielleicht spielt für Daniel und seinesgleichen keine geringe Rolle, daß auch die anderen gerne sich durch die Gesellschaft eines Grafen schmücken lassen und der Versuchung nicht widerstehen können, sich in die Stimmung der selbstvergessenen Festesfreude emportragen zu lassen.

Daniel hat sich besonders gut darauf verstanden, in Sprachstil, Metapher und mit seinem vornehm-liebenswürdigen Gebaren den anderen — der sich einfangen ließ — mitzunehmen in die leichtfertig-spielerische Welt. Er wußte menschliche Spannungen und Konflikte in Gleichnissen zu glätten, die den Tatbestand verschleierten, nur den Stimmungsgehalt des Geschehens aussprachen und ihn zugleich beschwichtigten. Unzählige Male sprach er, wenn er menschliche Nöte und Auseinandersetzungen meinte, vom düsteren oder vom heiteren Wetter, von „wilden Stürmen", „grauen Regentagen", „verdächtig stehenden Winden", die aber durchwegs von der Sonne besiegt werden und endlich in strahlenden, klaren Himmel übergehen. Schließlich hat er eine unvergleichliche Fähigkeit entwickelt, dort wo es um wesentliche und ernste Fragen geht, mit kleinen Liebenswürdigkeiten, wie Bildchen, Gedichten, tröstlichen Sprüchlein mit langen Erkundigungen über das äußere Wohl, mit Zerstreuung und Aufheiterung, den eigentlichen Anspruch abzuweisen. Wir verstehen so, wenn MEINERTZ [98] vom Hochstapler sagt: „Er betrügt seine Mitmenschen auch noch um ihr nüchternes Denken." Doch sind wir damit bereits am Übergang von der Analyse des Sprachstils zur Frage nach den Mitseinsweisen Daniels angelangt.

Die Mitseinsweisen

Der erste Eindruck, der uns bei einer Befragung der besonderen Mitseinsweisen Daniels bewegt, ist die extreme Flüchtigkeit all seiner Beziehungen. Zwischen der Jugendliebe, die nicht sehr weit über die Pubertät hinausreichte, und der Heirat mit 53 Jahren gab es keine Freundschaft, die überdauerte, keine beständige Liebe. Weshalb — so fragen wir uns — kann Daniel keine Treue halten? Folgen wir zunächst seinen Liebschaften in der langen Zeit zwischen Jugend und später Ehe. Daniel hat viele Begegnungen mit Frauen, aber meist sind es besonders elegante, vermögende oder schöne Damen und seine „Liebe" wächst aus den rauschenden Freuden der Feste hervor. Er tritt auch mit Titeln oder vorgetäuschtem Vermögen behängt auf und bedient sich zuweilen der Liebe eines Mädchens, um durch sie nur Mittel und Wege zu finden, hinausgehoben zu sein über Enge und Bedrängnis in eine spielerisch festliche Welt. Spielend betrügt er auch diese Menschen, die er selbst zu lieben glaubt. Er empfindet keineswegs Gewissensbisse, wenn er einer Partnerin Geld wegnehmen kann. Wie sehr er selbst dabei in einer Spielwelt bleibt, das zeigt etwa, daß er sich bei fast allen Partnerinnen in fremde Namen einhüllt und selbst im zärtlichen Umgang mit seiner Frau benützt er als alter Mann noch eine Fülle schillernder Kosenamen wie „Eichhörnli", „Strizzi" und dgl. Das gleiche berichtet übrigens auch MATUSSEK [123] von seinem Spieler und MEINERTZ [98] von hochstaplerischen Betrügern, wobei er den eindrucksvollen Satz des „Felix Krull" von THOMAS MANN zitiert: „Welche Wohltat, welche Anregung, welche Erquickung des Daseins, sich mit einem neuen Namen vorstellen, sich anreden zu hören." Wozu bedürfen Daniel und Seinesgleichen dieser wechselnden Fassaden, dieses Chamäleon-Wesens?

Verfolgt man den eigenartigen Verlauf der Liebschaften Daniels, so stellt man fest, daß jede sehr rasch mit einem Abbruch endigt. Ehe sich Daniel überhaupt zu erkennen gibt als der, der er eigentlich ist, ehe die Begegnung eintreten kann, aus der leichtfertig-spielerischen Übereinstimmung in den Ernst des verantwortlichen Einstehens für sich selbst und füreinander, ist Daniel verschwunden. Das gemeinsame Spiel — man kann auch ruhig sagen: die „Täuschung" — wird unterbrochen, ehe es zu „Enttäuschung" werden kann. Die eigentliche Quelle der Enttäuschung, die Daniel mit nachtwandlerischer Sicherheit meidet, wäre der Sturz aus dem Himmel seiner Illusionen in den Abgrund der gefürchteten Wirklichkeit. In seinen spielerisch-leichtfertigen Mitseinsweisen hat Daniel seine illusionäre Vorhabe wenigstens teilweise hereingeholt in die Gegenwart seiner festlich-freudigen Gestimmtheit. Er ist dann — wie wir schon sahen — der „große Mann", der er immer sein wollte, ihm gehört die Zuneigung der schönsten, der elegantesten Frauen, die Bewunderung der großen Welt. Von diesen Höhepunkten aus, in denen ihm das „Lebenslos" zugefallen, die ganze Welt zu gehören scheint, droht der „Bruch", den wir immer wieder angetroffen haben. Die Enge, die Unerfülltheit des eigenen Sein-Könnens würden die leichtfertig erspielte Weite als Schein entlarven und zerstören. Mit einigem Recht fürchtet Daniel auch, daß seine Partnerinnen sich verächtlich von ihm abwenden würden, wenn er sich zu erkennen gäbe als der, der er wirklich ist.

Nun verstehen wir vorerst den Abbruch der Beziehung, die Fassadenwelt Daniels, sein Sich-aufspielen zu einem angemaßten Rang und das Sich-verbergen hinter schillernden Namen aus einem gemeinsamen Grund: Daniel muß sein eigentliches Wesen dem Partner verbergen, damit ihm selbst der Abgrund im eigenen Dasein verdeckt bleibt.

Diese Begegnungen Daniels treten also gar nicht erst ein in die Geschichtlichkeit des verantwortlichen Füreinanderseins, in die wachsende Offenheit und Nähe liebender Partnerschaft. Die Unbeständigkeit der Begegnungen und das Verborgensein des eigentlichen Selbstseins sind existenzial aus der gleichen Wurzel hervorgegangen. Das Wer des Daseins als die Ständigkeit des Selbst gründet nämlich in der Sorge-Struktur als verantwortlichem Ergreifen der eigenen Faktizität und des eigensten Sein-Könnens („vorlaufende Entschlossenheit", HEIDEGGER [*124*]). Diese Einheitlichkeit von Faktizität und Selbst-sein-Können, in einer Vergangenheit, Gegenwart und Zukunft umschließenden Geschichtlichkeit des Daseins, ist zugleich der Ermöglichungsgrund aller Beständigkeit des Mitseins. Wo Daniel sein eigenes Sein-können wesentlich verfehlt, wo das Wer seines Daseins durch das „Chamäleon", durch wechselnde Rollen verstellt ist, dort ist die Beständigkeit seines Liebens genau so fragwürdig geworden wie die Wahrhaftigkeit oder Eigentlichkeit seines Erscheinens.

Nun hat aber Daniel dennoch zweimal, sehr frühzeitig und sehr spät, eine dauerhaftere Liebe erfahren. Fragen wir uns also, weshalb er hier imstande war durchzuhalten. Diese Antwort ist für seine Jugendliebe leicht zu geben: Daniel hat sie selbst als eine „Fern"-Liebe bezeichnet. Mit dieser „Geliebten" hat er sich nicht einmal in ein Geständnis seiner Zuneigung oder in irgendeine Form liebender Nähe eingelassen. Ihr aus der Ferne die Treue zu halten war nicht schwierig, denn diese „Liebe" konnte stets in der unentschiedenen Schwebe der Illusion gehalten werden. Sie war nicht in Gefahr den Bruch aufzudecken, der sonst im Abbruch der Beziehung verborgen werden mußte. Gerade durch die Distanz zur Partnerin bewahrte Daniel seine illusionäre Liebesfülle vor dem Einbruch der illusionszerstörenden Wirklichkeit. Von dieser Welt illusionärer Vorhabe und Verliebtheit gilt noch, was G. BACHELARD [*125*] sagte: „Par l'imagination nous abandonnons le cours ordinaire des doses. Percevoir et imaginer sont aussi antithétiques que présence et absence. Imaginer c'est s'absenter, c'est s'élancer vers une vie nouvelle." Diesen Aufschwung in ein „neues" Leben hat Daniel aber nicht nur in der Einbildungskraft vollzogen. Wie wir schon zeigten, hat er zumindest im Erwachsenenalter in Gestalt seiner leichtfertig-spielerischen Lebensform eine Aussöhnung von Vorhabe und Gegenwart, eine „Harmonisierung" von Wirklichkeit und Illusion versucht. Freilich ist ihm dies nur in einem zunehmend enger werdenden Bereich von Daseinsmöglichkeiten gelungen, aber der eigentliche Bruch klafft damit gar nicht mehr zwischen Absence und Présence, zwischen Imaginer und Percevoir. Das Abwesende sind hier nämlich nicht die Dinge, das einfache Vorhandensein einer Realität von Sachen. Abwesend ist vielmehr der Partner in seinem Eigentlichsein und zugleich auch das eigene Selbstsein in seiner Unverborgenheit. Beides aber kann nur in relativem Sinne abwesend sein, in dem es nämlich verborgen oder verfehlt wird; aber selbst in der Verfehlung ist es immer schon, wenn auch in verstellter Weise gegenwärtig. Verstehen wir also besser die Abwesenheit der Geliebten relativ, wie Daniel sie selbst versteht, als „Ferne". Die Nähe, wenn wir darin die Offenheit der liebenden Kommunikation erblicken, kann Daniel nicht ertragen. Er fürchtete damals vom „Feuer der Liebe" verzehrt zu werden, wenn sie zu nahe kommt. Was dabei verzehrt zu werden drohte wissen wir: Die vom Ernst eines füreinander verantwortlichen Daseins ungetrübten Feste leichtfertiger Liebe, die Daniel im Schutze der Distanz in seiner Phantasie feierte. Mit der Nähe aber hat es eine ganz besondere Bewandtnis.

Die Nähe der Liebenden enthüllt die Wahrheit. Nähe ist von sich selbst her Unverborgenheit, sie ist nur möglich, wo das Dasein sich aus der Selbstvergessenheit befreiend zum eigentlichen Selbstsein bekennt. Mit der Nähe wächst zudem der Anspruch des Partners und die Notwendigkeit der offenen Entscheidung, ihn anzunehmen oder abzuweisen, auf uns zu. Dort wo wir die Nähe erfahren als Geborgenheit beider im liebenden Füreinander, ist uns die Liebe Heimat, beständiger Aufenthalt. Aber gerade dieses Geborgensein wurzelt in der Geschichtlichkeit, in der vorlaufenden Entschlossenheit zum Ergreifen der überantworteten Mitseinsmöglichkeiten. Darin gründet beispielsweise auch die Treue als existenzielle Haltung.

Da wir nun Nähe auch als ein Geschehen verstanden haben, in dem die Unverborgenheit im Mitsein wächst, wird uns auch ihre antithetische Position zur Lüge, zur Verstellung oder zum Schein klar. Das Sprichwort „Lügen haben kurze Beine" lehrt uns ja, daß die Beine der Lüge nicht weit oder nicht lange tragen. Nichts wird der Lüge so gefährlich wie die Nähe zweier Menschen, die mit der fortschreitenden Erschließung des Daseins im Miteinandersein wächst. Wenn deshalb Lüge oder Schein aufrecht erhalten werden sollen, dann zwingen sie zu Abstand oder Abbruch in der mitmenschlichen Beziehung.

Nun hat Daniel den Abstand, der ihm die Unversehrtheit und Dauerhaftigkeit seines ersten Verliebtseins sicherte, später scheinbar aufgegeben. Wir wissen von ihm, daß er bei seinen zahlreichen Liebschaften sehr rasch in die Nähe der Geschlechtsbegegnung eindrang, daß seine Begegnungen mit Frauen fast immer zu solchen „Intimitäten" führten. Wenn wir uns fragen, ob diese Intimität die Ferne überwindet, so stoßen wir uns sogleich an der Feststellung, daß jede der „intimen" Begegnungen Daniels nach kürzester Zeit zerfiel, als ob sie nie gewesen wäre. Daniel fragt nicht nach dem Woher und dem Wohin seiner Partnerin, sein eigenes Dasein bleibt eingehüllt in eine glanzvolle Gestalt, zu der er sich aufgespielt hat. Die ganze Begegnung vollzieht sich im Rausch des festlich-freudigen Hinausgehobenseins über die Last eines sich sorgenden Daseins. Wohl erfährt Daniel, wie er sagt, „das unerhörte Glücksgefühl einer Nähe, die man greifen kann, eines Einklangs ohne den geringsten Schatten der Betrübnis", aber diese Nähe ist gerade nicht die sich erschließende Unverborgenheit des anderen. Schon im Verlangen, eine Nähe mit Händen zu greifen, die so nicht zu fassen ist — weil sie sich nur dem, der es wagt sich unverborgen preiszugeben, als un-„begreifliches" Geschenk im Innen auftut — spricht sich der Mangel an wirklicher Intimität aus. Im Rausch des „Einklangs ohne den geringsten Schatten der Betrübnis" aber spüren wir den längst vertrauten, aus der Bedrängnis des Abgrunds genötigten Aufschwung in eine sie verdeckende spielerisch-illusionäre Lebensweise. Solche „Intimität" ist also keine eigentliche Nähe, sondern eine der „Greifbarkeit" verfallene, verleiblichte oder verweltlichte Nähe, die in Wirklichkeit den Abgrund der Ferne und Heimatlosigkeit verhüllt.

Haben wir bisher die Mitseinsweisen Daniels vorwiegend als Defizienz betrachtet, so wollen wir unseren bisherigen Einsichten gemäß auch ihre positive Seite ins Blickfeld bringen. Wir konnten bereits aufweisen, daß Daniel seine Mitmenschen eine Weile mitgenommen hat in seine leichtfertig-spielerische Welt. Er war sogar angewiesen auf Mitspieler, denn alleine konnte er nur planen und hoffen. Das Mitwirken der anderen im leichtfertigen Spiel war seine „Wirklichkeit", war jener einzige Bereich von Welt, aus dem er lebte und sich aufspielen konnte in seine angemaßten Höhen.

Dieses Mitspielen der anderen hat er auf nahezu vollkommene Weise zu provozieren vermocht. Schon von Daniels Sprechweise her haben wir verstanden, wie er den Wünschen und Illusionen der Partner meisterhaft entgegenzukommen vermag und zugleich alles, worin der Ernst des Überantworteten sich zeigen könnte, geschickt zu verhüllen und zu glätten versteht.

Daniel nennt diese Methode, soweit er sie — wie beispielsweise im Geschäftlichen — mit Bedacht anwendet, das „Einseifen". Dieser volkssprachliche Ausdruck will besagen, daß jemand in die angenehme Glätte des Seifenschaums gehüllt wird, in der alles gleitet, nichts mehr festen Halt bietet, was ihn schließlich auch zum Ausgleiten bringen soll. Es geschieht auf vielfältige Weise. Immer kommt es darauf an, daß der Partner so sehr in den Glauben, der andere meine es „gut" mit ihm, gehüllt wird, daß ihm darob der Halt an seinem Mißtrauen und an seiner nüchternen Beurteilung der Konsequenzen sanft entgleitet. Daniel vermag dies durch seine „unwiderstehliche" Freundlichkeit, die ihm ja schon ermöglichte, den Vater „einzuseifen", wie er es von der Mutter her vorgemacht glaubte. Das „Unwiderstehliche" ist vom Wesen der Freundlichkeit her zu verstehen, die wir als Bereitschaft zur Erfüllung der Anliegen des Partners bestimmt haben. Selbst wenn sie später enttäuscht, weil sie das in „falscher Freundlichkeit" angenommene Anliegen nicht befriedigt, war sie zunächst eine mächtige Versuchung. Wir alle sind voll solcher offener oder verborgener Wünsche. Die Verheißung ihrer Erfüllung kann uns bis zur radikalen Abhängigkeit von dieser Hoffnung und ihrem Erwecker bringen.

Die Konsequenz einer solchen „verführenden" Mitseinsweise, die aus unerfüllten Verheißungen lebt, ist das leichtfertige Versprechen. Nicht nur, wenn er einen Geschäftspartner betrügt, auch im alltäglichen Gespräch und vor allem im Umgang mit seiner Frau verspricht Daniel „das Blaue vom Himmel herunter". Ihr schreibt er beispielsweise aus dem Zuchthaus, daß er ihr „Halt und Stütze" sein werde, daß er in Zukunft ihr „recht viel Freude machen", sie „noch einmal mit etwas ganz Besonderem überraschen werde". Auf Vorwürfe hat er sofort ein freundliches Versprechen der

Besserung bereit. Wenn dies nicht hilft oder der Vorwurf zu ernst ist, wird er gereizt, läuft weg, um schließlich wiederkehrend das längst abgewiesene Thema noch mit einigen stimmungsversöhnenden Worten zuzudecken.

Leichtfertige Versprechungen und „falsche Freundlichkeit" müssen beim Partner zur Enttäuschung führen. In den zahlreichen rauschartigen Liebesbegegnungen folgte die Enttäuschung allerdings erst, wenn Daniel schon entschwunden war. Er selbst hat nie danach gefragt, ob der Abbruch dem Partner weh tat, ob dieser auch imstande war, die Ernüchterung nach dem Rausch zu ertragen. In der Ehe aber ließ sich der Einbruch der Ernüchterung nicht verhindern. Er mußte kommen, weil die lange Dauer des Miteinanderlebens die Wahrheit zutage förderte.

Dennoch ist es Daniel gelungen, auch hier der Nähe einer in die Unverborgenheit hineinwachsenden Kommunikation zu entgehen. Wir wissen ja, daß er sich den Anklagen und Vorwürfen seiner Frau niemals stellte. Er lief weg, wurde gereizt und aggressiv, schützte Kopfschmerzen vor oder er deckte das unangenehme Thema mit ein paar schillernden Worten zu, die alles ins Stimmungshafte hinübergleiten ließen, um dort die „hochgehenden Wellen" wieder in freundlicher Beschwichtigung zu glätten. Das wichtigste Moment ist jedoch, daß Daniel seine Frau mit allen Mitteln immer wieder in die „freundliche Übereinstimmung" mit sich, in die spielerisch-unbedenkliche Welt seiner Verheißungen und Illusionen hineinzuziehen versuchte. Während er ihre eigentlichen Anliegen überging, überschüttete er sie mit äußeren Liebenswürdigkeiten und leichtfertigen Versprechungen, wofür er nach dem Zeugnis seiner Frau eine ungewöhnliche „Einfühlungsgabe" besaß. Diese verheißende, aber nie in die liebende Wirklichkeit eintretende Freundlichkeit bewahrte er sich bis zuletzt.

So hat auch tatsächlich seine Frau ihn von zwei extremen Aspekten her erlebt, die sie selbst nicht zu einem einheitlichen Ganzen zusammenbringen konnte. Sie stand immer wieder erschüttert vor den kläglichen Trümmern jener Verheißungen, die sie vordem in den Himmel nahegerückter Erfüllung ihrer geheimsten Wünsche hinaufgetragen hatten. Sie spricht von „qualvollen Nächten und aufreibenden Tagen", von „unsäglichen Schmerzen", die ihr Mann ihr zugefügt hat und meint dann, daß er ihr ebensoviele Stunden „reiner Freude" bereitet habe. Erinnern wir uns jenes Bildes vom Glücksrad, so könnten wir fast sagen, Frau Fürst wäre mitgefahren in Höhen und Tiefen, nur daß sie den Abgrund unverhüllt erfahren mußte und nicht von einem leichtfertigen Optimismus darüber hinweggetragen wurde. Auch in den Urteilen anderer Menschen, die um so negativer ausfallen, je näher und illusionsloser man ihn kennt, spiegelt sich diese Antithetik als Ausdruck des Bruches, der in Daniels Daseinsverfassung wirklich existiert.

Daniel ist demnach *Parasit* und *Gönner* zugleich. Er gewährt die Verheißung der Freundlichkeit, die den Partner in die Illusion greifbar nahe gerückter Wunscherfüllung einhüllt. Er verspricht leichtfertig, was der andere ersehnt und nimmt ihn zuweilen mit hinauf in den Rausch festlicher Daseinsfreude und Übereinstimmung, der die Fülle des Lebens und den Einklang der Liebe wie ein gewonnenes Los zu bescheren scheint. Ferne davon, in der Last eines verantwortlichen Daseins zu erfüllen, was er zu verheißen schien, überläßt er seinen Partner der Enttäuschung, wenn er sich am Mitspiel der anderen hinaufspielen konnte in die Höhepunkte seiner spielerisch leichtfertigen Lebensform. Daniel betrügt die anderen im Grunde um die Erfüllung all dessen, was er in seiner Weise des Begegnens verheißen hat.

Versuchen wir nun zum Strukturgefüge der Mitseinsweisen Daniels vorzustoßen, so ergibt sich zunächst die Feststellung, daß Daniels Begegnung nicht in die Nähe der Unverborgenheit und nicht in die Geschichtlichkeit verantwortlichen Füreinanderseins eintraten. Damit hatte Daniel niemals den Zugang zum „dualen Daseinsmodus" gefunden. Es war ihm nicht möglich, den anderen in der gemeinsamen Hut des eigensten Selbst-sein-Könnens anzunehmen, denn dazu hätte er sich auf die Nähe, die Unverborgenheit und auf die Überantwortung der aufgetragenen Seinsmöglichkeiten einlassen müssen. Daniel hat vielmehr die wesentlichen Ansprüche des Partners leichtfertig abgewiesen und verdeckt. Da er die anderen nicht sein-lassen konnte, nicht ihre eigensten Ansprüche vernehmen und erfüllen wollte, so vernahm auch sein Dasein nicht „das Erwachen der Antwort des Mitdaseins im Mitsein, mit dem es die Ichheit dran geben kann, um sich als eigentliches Selbst zu gewinnen" (HEIDEGGER [126]).

So findet Daniel auch keinen beständigen „Aufenthalt" in einer die Leere erfüllenden Heimat der Liebe, der die Entfaltung seiner eigensten Seinsmöglichkeiten im Mitsein gewährte. Seine Weise zu „lieben", die ängstlich die Selbstvergessenheit wahrt, gibt ihn selbst einer hoffnungslosen Selbstverborgenheit preis. Er hält alles Miteinandersein in der Schwebe der Uneigentlichkeit, die ihm und dem Partner das Wer des Daseins verhüllt. Abgesunken auf das gegenseitige Sich-Verheben an der Schwere und im Aufschwung illusionärer Erfüllung verfehlt es die Fülle eines glückenden Miteinanderseins. Schon in der Analyse der Sprachweisen Daniels konnten wir zeigen, wie es ihm gelang, gerade mit seiner selbstverdeckenden Fassade die anderen für sich zu gewinnen. Die Erhellung seiner Mitseinsweisen ließ erkennen, daß dieser „existenzielle Betrug" zugleich den Partner um die Erfüllung des leichtfertig Verheißenen, wie um das eigentliche Selbstseinkönnen im Mitsein betrügt. Von dieser Struktureigentümlichkeit des Mitseins her — die wir als existenziellen Betrug bezeichnet haben — ist jedes betrügerische Handeln Daniels fundiert.

Wo Daniel den Partner nicht in seinem eigentlichen Seinkönnen annehmen und behüten kann, dort sucht er ihn zu beherrschen. Er zwingt ihn zum Mitspielen in den eigentlich engen Grenzen seiner spielerischen Welt der festlichen Freude und der „liebenden" Übereinstimmung, die nur in der Illusion das Geschenk der Weite, des Unbegrenzten, des ungetrübten Glücks gewähren. Sein ganzes Wesen, von der Sprechweise über die „guten Umgangsformen" bis zur verheißungsvollen Freundlichkeit und den leichtfertigen Versprechungen, ist dazu bestimmt den anderen zu „verführen". Um sich selbst in die Höhe der leichtfertig-festlichen Gestimmtheit aufspielen zu können, müssen die Anderen zu Mitspielern werden. Kaum etwas vermag dies so zu verdeutlichen als ein Traum Daniels: „Ich wanderte leichtfüßig über ein Gebirge, aber ich schritt dabei von Gipfel zu Gipfel, wie mit Siebenmeilenstiefeln und sah in den Tälern Häuser und Menschen so klein wie Spielzeug unter mir liegen." In diesem „leichtfüßigen" Springen von Gipfel zu Gipfel sind die Höhen der Erde unter ihm nur Plattform und die „kleine" Welt, in der die anderen leben, bleibt nur „Spiel"-zeug weit unter ihm. Jener Ausspruch Daniels, die Frauen seien für ihn nur wie Spiegel, die seinen Glanz noch heller reflektieren würden, spricht die gleiche Ferne zum anderen, den gleichen Aufschwung über den Partner hinaus in einsame Höhen aus. Im Spiegel kann man niemandem begegnen, nicht einmal mehr sich selbst — wie uns BUYTENDIJK [127] zeigte.

Wenn Daniel spielend mit seinen Mitmenschen umgeht, indem er sie — leichtfertig Erfüllung verheißend — bei ihren sehnlichsten Wünschen, dringendsten Interessen einfängt, mag es scheinen, als sei er der Spieler und die anderen die Gespielten. Tatsächlich träumt sich Daniel einmal als Marionettenspieler, der an zahlreichen Drähten seine Puppen tanzen läßt. Tatsächlich sind jene, die er zur berauschenden Illusion ver-„führt" hat, das Los des Lebens oder der Liebe gewonnen zu haben, eine Weile seine Marionetten. Aber ihnen bringt das nüchterne Erwachen zugleich die Möglichkeit, das Gespieltsein zu durchschauen und im verantwortlichen Ergreifen der eigenen Möglichkeiten die Freiheit des Verfügen-Könnens zurückzugewinnen. Für Daniel ist dieses freie Verfügen über das eigene Sein-Können längst geschrumpft. Wir haben erfahren, daß sein Spiel aus der Bedrängnis des Abgrunds genötigtes Spiel ist. Daniel spielt immer mehr um sein ganzes Leben, denn je länger er im Spielen verharrt, um so mehr ist vom Leben selbst als der aufgetragenen Entfaltung eigenster Seinsmöglichkeiten verloren. Die leichtfertig-spielerische Daseinsweise zu verlassen und in die Ernüchterung eines verspielten, vielleicht noch mühsam in den Niederungen des Alltags zu führenden Lebens zurückzukehren, wird immer schwieriger [1].

So erscheint uns Daniel selbst als der „Gespielte" nicht nur von der Leichtfertigkeit des Augenblicks verführt, sondern vom Ernst, von der Bedrängnis eines Abgrunds an unbewältigtem Sein-Können gespielt. Nicht Daniel treibt das Glücksrad an, er wird — wie wir schon sahen — von seinem Laufe mitgenommen, mitgetrieben.

Vergegenwärtigen wir uns noch einmal, daß sich Daniel — wie es am eindrücklichsten der Traum vom Gipfelspringer zeigt — nicht wirklich auf seine Mitmenschen einläßt, so erinnern wir uns zugleich, daß er es auch bei keiner Sache, an keinem Ort aushalten konnte. Damit stellt sich uns nochmals im Ganzen die Frage, ob dieses Fortlaufen, diese „Abwesenheit" Daniels — seine Frau spricht beispielsweise einmal davon, daß sein Geist nicht auf der Erde, sondern bei den „hohen Dingen" weile — ein „Übersehen" der Wirklichkeit, des nackten Tatbestandes ist. Nun haben wir schon gesehen, daß Daniels „Verfehlen" des Mitmenschlichen beileibe nicht dessen Vorhandensein übersieht. Er bedeutet nicht einmal, daß Daniel nicht auf die anderen angewiesen wäre, er ist ihnen in gewissem Sinne sogar verfallen. Wenn aber Daniel die Mitmenschen als Mitspieler braucht, um sich an dieser spärlichen Gemeinsamkeit emporzuschwingen in eine illusionäre Übereinstimmung, so ist das eigentlich Abwesende das Selbstsein des Partners und zugleich das eigene Selbst-sein-Können. Das gleiche gilt aber auch für die „kleinen Dinge", die Tatbestände, die Daniel zu übersehen scheint. Daniel wird dem Seienden in seiner Zuhandenheit gerecht. In den Bewandtnisbezügen alltäglichen Besorgens und Gebrauchens vermag er das Eigensein der Dinge durchaus zu wahren. Das eigentliche Verfehlen betrifft — wie dies

---

[1] Selbstverständlich läßt sich auch vom konkreten Mitsein selbst her aufweisen, daß Daniel im allgemeinen der Getriebenere ist und der Partner imstande bleibt, ein freieres Spiel zu spielen. Während Daniel beispielsweise in seinem Verführen-Müssen ein Spiel um den anderen spielt, in mannigfaltigen und schillernden Gestalten und Verheißungen sich einzufügen und anzupassen sucht, kann der andere viel eher bleiben was und wer er ist. Selbst in der illusionären Nähe des Liebesrausches muß Daniel hinter seiner angemaßten Fassade verborgen bleiben. Die Kluft zu seinem wirklichen Selbst ist zu tief, als daß er ihr Aufbrechen ertragen könnte. Der Partner jedoch, der vielleicht keinen so tiefen Abgrund zu seinem eigentlichen Selbstsein zu verbergen hat, tritt beispielsweise von vornherein mit seinem eigenen Namen auf. Er ist in jedem Falle eher als Daniel in der Freiheit, sich als das Wer, das er ist, noch weiter zu entbergen. Deshalb gab es zuweilen, wie uns Daniel berichtet, sogar in seinem ‚ungetrübten Einklang' Mißklänge, wenn nämlich ein hartnäckiges und zweifelndes Fragen nach seinem Woher anhob, dem er sich zumeist durch Unwillen und Gereiztheit entzog.

BLANKENBURG [*128*] auch aus der Daseinsanalyse eines Schizophrenen berichtet — Seinsweisen oder Daseinsmöglichkeiten, in die sich die Tatbestände oder die Mitmenschen einfügen. Daniel bedient sich des Seienden und des Mitdaseins, um einen verfehlten Seinssinn zu verwirklichen. Damit verschließt er sich dem eigentlichen Sein des Mitmenschen und dem Anruf des eigensten Selbst-sein-Könnens im existenziellen Gewissen. Den Eigen-Sinn der Dinge verfehlt er jedoch auch dann nicht, wenn er sie in ihren kommunikativen Verweisungszusammenhängen eigenwillig mißbraucht. Den unverdienten Orden oder Titel zu tragen ist nur sinnvoll, wenn man sich gerade dessen leichtfertig bedient, was er unter den Mitmenschen bedeutet.

Wenn wir damit auch ablehnen, von einem „Realitätsverlust" zu sprechen — selbst beim Schizophrenen geht die Wirklichkeit des Vorhandenen und der in alltäglichen Bewandtnisbezügen vorhandenen Dinge im allgemeinen nicht verloren — so ist es doch ein „Weltverlust". Wo nämlich die Erfahrung sich nicht mehr frei entfaltet, wo die wachsende Verwirklichung der Seinsmöglichkeiten an einer Grenze stehen bleibt, dort wird auch Welt und Mitwelt nicht mehr weiter erschlossen.

Die Zeitlichkeit

Was in diesem Kapitel herausgestellt werden soll, ist im Grunde nur eine weitere phänomenologische Durchdringung dessen, was bereits an verschiedenen Stellen ausgesprochen wurde. Wir hatten gezeigt, daß Daniel nicht einzutreten vermag in den Fortgang des Verstehens. Entweder bricht er die Partnerschaft ab oder er verhindert auf andere Weise die wachsende Entfaltung des Mitseins. Die Welt, in der er sich „bewegt", ist die festliche Freude, ist das leichtfertig erspielte Los des Augenblicks. Von der Kindheit bis zum Tode verharrt er in der Vorläufigkeit einer illusionären Hoffnung, die Erfüllung des Lebens würde ihm wie ein unverdientes Geschenk zufallen. Er lebt außerhalb der mühsamen Verwirklichung eigensten Seinkönnens, die einzig eine wachsende Erfüllung bescheren kann. Sein Dasein „rollt ab", als ob es keinen Tod — oder wie man ebenso sagen könnte — keine Verantwortung um das Selbst-sein-Können gäbe.

„Nur das Vorlaufen in den Tod treibt jede zufällige und ‚vorläufige' Möglichkeit aus. Nur das Freisein für den Tod gibt dem Dasein das Ziel schlechthin und stößt die Existenz in ihre Endlichkeit. Die ergriffene Endlichkeit der Existenz reißt aus der endlosen Mannigfaltigkeit der sich anbietenden nächsten Möglichkeiten des Behagens, Leichtnehmens, Sichdrückens zurück und bringt das Dasein in die Einfachheit seines Schicksals", sagt HEIDEGGER [*129*]. Dieses Ergreifen der Endlichkeit geschieht in der „vorlaufenden Entschlossenheit", im entschlossenen Ergreifen der im Ruf des existenziellen Gewissens als überantwortet erfahrenen eigensten Seinsmöglichkeiten. Das aber ist zugleich der existenziale Bereich, in dem sich Zeitlichkeit als Geschichtlichkeit im Dasein erschließt.

Die spielerisch-leichtfertige Lebensform Daniels ist ähnlich, wie es BLANKENBURG [*128*] für die Zeitigung des Wähnens in seinem Falle „Achtzig" aufweist, gegen den faktischen Gang der Geschichtlichkeit verschlossen. Der Ruf des Gewissens auf Endlichkeit und Überantwortung des eigensten Seinkönnens hin bleibt verdeckt, die Sorgestruktur seines Daseins wird von Daniel konsequent verfehlt. Stattdessen hält er sich in der Gestimmtheit festlicher Freude, im Rausch des ungetrübten Einklangs verweltlichter Liebe auf. Hier herrscht die „Un-Endlichkeit" des Augenblicks. „Dem Glücklichen schlägt keine Stunde", weil sein „erfüllter Augenblick" ihn über Vergangenheit und Zukunft hinausträgt. Doch wissen wir längst, daß die echte Ek-stase der schicksalversöhnenden Feststimmung, wie uns HÖLDERLIN sagte, nur eine „Weile" dauern kann. Der Aufschwung über die Grenzen von Enge und Endlichkeit steht selbst in engen zeitlichen Grenzen. Diesen Grenzen aber sucht Daniel zu entgehen. Er kommt dem „Ende" seiner Feste und Freuden zuvor, indem er „abbricht", solange er sich noch von der erspielten Übereinstimmung mit Welt und Schicksal getragen weiß. Den un-endlichen Augenblick aber setzt er — selbst über die wirkliche Grenze des Abbruchs hinweg — in der Weise seiner spielerisch-leichtfertigen Lebensform als optimistische Vorhabe in die Zukunft hinein fort. Was dann die Mitwelt nicht mehr als Plattform des „Absprungs" trägt, wird von der Einbildungskraft weitergetragen [1]. So scheinen Gegenwart und die ihr zugehörige, uneigentliche Zukunft in einer grenzenlosen, weil von der Endlichkeit abgeschnittenen Einheit zu verschmelzen. Auch im Rückgang auf die Vergangenheit fand Daniel keine bergende Bleibe. „Ich kann nicht mehr zurück, die Vergangenheit ist kein Aufenthalt für mich", schreibt er selbst einmal aus dem Zuchthaus.

Wenn es also nur den Augenblick und eine ihm zugehörige Zukunft gibt, müssen wir uns fragen, in welcher geschichtlichen Struktur diese Zukunft entworfen ist. Wir wissen, es geht um Daniels leichtfertig-optimistische Vorhabe, das „Los des Lebens" zu gewinnen. Nun ist diese Vorhabe ebenso fern von der geschichtlichen Struktur des Daseins wie die grenzenlose Gegenwart. Sie steht nicht in der Endlichkeit und damit auch nicht in der Möglichkeit wirklichen Seinkönnens. Deshalb hält sich auch Daniels Vorhabe von Kindheit her in der Unentschiedenheit und Vorläufigkeit unerfüllbarer Verheißungen durch. Diese Vorläufigkeit als Verdeckung der Endlichkeit zeigt sich im Extrem kurz vor dem Tode, als Daniel noch immer im Entwerfen von Plänen und Hoffnungen verstrickt ist, die nun längst aussichtslos geworden sind. Sein Daseinsgang zeigt keine Entfaltung, sondern — was die Vorhabe anbetrifft — einen Stillstand im früh ergriffenen Entwurf. Zukunft und Gegenwart seines Daseins sind also letztlich gezeitigt aus einer ihm allerdings selbst verborgenen Vergangenheit [2]. Damit offenbart sich bereits ein Aspekt der Zeitlichkeit dessen, was wir die „starre Konsequenz" nennen. Man könnte natürlich von mangelnder Reife oder, wie es die Psychoanalyse tut, von „Fixierung" sprechen.

Wir haben also verstanden, daß diese grenzenlose Vorhabe keine echte Zukünftigkeit ist, weil sie nicht in die Geschichtlichkeit des Daseins eintreten kann. Sie tritt nur ein in die Gegenwart einer sich spielerisch über die zeitlichen und räumlichen Grenzen und über die Wirklichkeit des Selbstseins hinwegsetzenden Gestimmtheit illusionsgetragener Daseinsfreude. Die Zukunft als leichtfertiger Optimismus und die Gegenwart als glücklich erspielte Übereinstimmung mit Welt und Schicksal sind ja in Daniels Lebensform — wie wir sahen — eine Einheit. Sie erheben sich beide über Zeitlichkeit und Endlichkeit in einer grenzenlosen Verschmelzung. Der „Sprung", den

---

[1] An dieser Stelle soll an Daniels Traum vom Gipfelspringer erinnert werden, der nur die Höhen als Plattform seines Absprungs benutzt und die Welt der anderen Menschen weit unter sich liegen läßt.

[2] An dieser Stelle liegt ein entscheidender Ansatzpunkt möglicher psychoanalytischer Erklärungsversuche, durch eine Erhellung der frühkindlichen Entwicklung und der frühkindlich erfahrenen familiären Situation.

Daniel über das drohende Ende hinwegtut, ist der Aufschwung aus dem entgleitenden Mitspielen der anderen in das Weiterspielen der Illusion. Freilich hat die Einbildungskraft als Verheißung den Ort ihrer Erfüllung scheinbar in der Zukunft. Es ist jedoch gerade diese Hoffnung selbst, ihre vorweggenommene Verwirklichung, an der sich Daniel in seiner jeweiligen Gegenwart berauschen und über die Bedrängnis der Enge und Endlichkeit aufzuschwingen vermag. Diese Bewegung stellt Daniel selbst treffend im Sinnbild des Kreisens, des Schicksalsrades dar. Es ist die scheinbar unendliche Wiederkehr des Gleichen in ständiger Gegenwart, im fortwährend-kreisenden Übergang vom leichtfertigen Optimismus der Vorhabe zum Spiel der scheinbar verwirklichten Verheißung.

Diese Zeitstruktur ist nun, wie uns v. GEBSATTEL [130] zeigte, bezeichnend für die „universelle Süchtigkeit". „Der Süchtige, der übergreifenden Kontinuität seiner inneren Lebensgeschichte verlustig" — so sagt er — „existiert darum nur punktuell, im Augenblick scheinhafter Erfüllung". Es bleibt „mitten im Genuß oder in der Ablenkung und Zerstreuung ein Rest von Unbefriedigtheit wirksam, der zur Wiederholung der Fluchtbewegung zwingt, ohne daß jemals auf dieser Ebene wirkliche Sättigung, Erfüllung oder Befriedigung erreicht wird" [131]. „Der Süchtige macht immer das Gleiche, erlebt immer das Gleiche und kommt im Medium der erlebnisimmanenten Zeit nicht von der Stelle." Diesen Stillstand nennt v. GEBSATTEL Werdenshemmung und L. BINSWANGER [132] spricht im gleichen Zusammenhang von einer „Störung der existenziellen Reifung".

Diese besondere Weise des Verfehlens der faktischen Geschichtlichkeit läßt uns mit der Vielzahl der anderen Hinweise zusammen feststellen, daß Daniels Daseinsentwurf die Züge „universeller Süchtigkeit" trägt. Besser versuchen wir jedoch das, was Sucht an ihm ist, nicht als „Spielsucht", „Lügensucht", „Geltungssucht" oder dgl. zu benennen, da wir sonst die Universalität seiner süchtigen Daseinsweise — gerade auch im Hinblick auf die psychiatrischen Vorstellungen von Sucht — aus den Augen verlieren würden.

Die Bewegung des Kreisens, der unendlich scheinenden Wiederkehr, ist eine Scheinbewegung, eine Verfallsform der eigentlichen Geschichtlichkeit. In seiner Unrast und Eile zum Nächsten zu kommen, um doch nur im Grunde das Gleiche zu wiederholen, vollzieht Daniel was GOETHE den Mephisto treffend formulieren läßt:

> „Es ist so gut, als wär' es nicht gewesen
> Und treibt sich doch im Kreis, als wenn es wär."

Solch Treiben ist allerdings längst nicht mehr ein Selbstbestimmen des Geschehenden, sondern Getriebenheit aus der Bedrängnis des Abgrunds, den Daniel fortwährend überspringen muß. Damit tritt uns ein besonderes Merkmal des „Bruches" in Daniels Daseinsverfassung deutlicher vor Augen: der Abgrund. Daniel hat ihn schon in der Kindheit erfahren, als Angst, gekleidet in eine Vielfalt von Befürchtungen: die Furcht vor dem zürnenden Vater, vor dem Ausgestoßensein aus einer scheinbar heilen Liebeswelt, vor der Bedrängnis beschränkender Grenzen. Auch in seinen Kinderträumen taucht der Abgrund in vielfältiger Gestalt auf, und er begegnet uns wieder beim 21jährigen, beispielsweise in dem Traum vom Riesenrad als Verfall der Heimat, deren Trümmer in der Tiefe zurückbleiben. Allerdings ist über seinen lebensgeschichtlichen Ursprung damit gar nichts ausgesagt, denn wir vermögen in der Befolgung unseres methodischen Ansatzes weder die Anfänge dieses Geschehens in der frühesten Kindheit zu erhellen noch genetische Aussagen zu machen [1].

Im Erwachsenenalter erlebt Daniel in zahlreichen Träumen von Höhen und Gipfeln aus den Abgrund als eine unheimliche, schwindelnde Tiefe. In seinen Gedichten begegnen wir dem Abgrund als der „Nacht ohne Licht", als der Region des Schmerzes und Grausens, der Not und des Elends, die sich „unten" am Schicksalsrad findet. Der Abgrund ist Hort der Angst. In jenen Träumen, in denen sich Daniel nicht großspurig schreitend oder gar fliegend über die Tiefe wegbewegt, sondern gebannt in den Abgrund blickt, erfaßt ihn die Angst und er wacht schweißgebadet auf. Doch das sind seltene Ereignisse, die ihn allenfalls in einer zugespitzten Situation heimsuchten. Meist war sein Schlaf ganz ungestört und Daniel segelte, den Sturmwind der Angst im Rücken, auf dem Optimismus seiner spielerischen, leichtfertigen Lebensform beständig über den Abgrund hinweg.

Solch scheinbar zeitloses Kreisen kann jedoch den Gang der faktischen Geschichtlichkeit des Daseins nicht aufhalten. Im Abgrund wird Daniel immer mehr auch von der Wirklichkeit seines unerfüllten Lebens angerufen. Mit dem Fortgang der Zeit wächst aber die Unangemessenheit der illusionären Vorhabe und Selbsteinschätzung zum kärglichen Maß des verwirklichten Lebens. So ist sein Dasein — obgleich er aus der wachsenden Bedrängnis beständig in die Un-endlichkeit der Höhe der Illusion flieht — im Grunde doch von der Zeitlichkeit des Abgrunds gezeitigt. Im Abgrund nämlich, dem mit den verfehlten Möglichkeiten auch die nicht ergriffene Geschichtlichkeit des Daseins anheimgefallen ist, vollzieht sich nun der eigentliche Fortgang des Daseinsgeschehens.

Alter und Niedergang

Die Situation, die der gut 50jährige Daniel nach der Rückkehr aus der Gefangenschaft 1946 vorfand, ist in zweifacher Weise ungewöhnlich für ihn. In einer Zeit allgemeiner Bedrücktheit und Not findet der Geist leichtfertiger Feste kein rechtes Echo, und die Möglichkeiten, sich mit Hilfe der anderen in Reichtum und Fülle aufzuspielen, sind gering. Wohl aus dem gleichen Grund hat Daniel auch in den dürftigen Jahren nach dem 1. Weltkrieg in Lazaretten und Krankenhäusern Zuflucht gesucht, bis die Umstände seiner erstrebten Weise zu leben wieder mehr entgegenkamen. Auch diesmal wandte sich Daniel, nach einigen mißglückten Versuchen sich zu den alten Höhenpunkten aufzuschwingen, faut de mieux wieder dem Refugium eines Krankenhaus- oder Sanatoriumaufenthaltes und dem Kampf um Versorgungsrente zu. Nachdem er die genehmigte Zeit hinter sich gebracht und seinen vorher recht mäßigen körperlichen Zustand etwas aufgebessert hatte, mußte Daniel zwangsläufig „festen Wohnsitz" beziehen; damals erhielt nämlich nur derjenige Lebensmittelkarten, der in einer Gemeinde ansässig war und ein Arbeisverhältnis oder Arbeitsunfähigkeit nachweisen konnte. Diese vorläufig feste Bleibe fand er bei seiner späteren Frau. Damit

---

[1] Vom Standpunkt psychoanalytischer Entwicklungspsychologie her könnte man uns vorhalten, unsere Untersuchung erfasse das Daseinsgeschehen erst in einem Zeitpunkt, in dem bereits eine „Reaktionsbildung" als Abwehrmechanismus den ursprünglichen Konflikt verdeckte. Das trifft zweifellos zu. Dennoch ist die Aufdeckung des Daseinsganges von da an bis zum Ende hinsichtlich unserer Fragestellung ein aufschlußreiches und ergiebiges Unternehmen.

hatte Daniel zugleich wieder die erste Stufe eines neuen Aufschwungs erreicht. Bald hatte er eine größere Summe Geld, ein Fabrikgelände, Belegschaft, um im alten Stil ein Unternehmen aufzuziehen, das neue Feste und Illusionen trug und ebenso rasch in nichts zerfiel. Nun hätte man eigentlich erwarten sollen, Daniel mache sich rasch aus dem Staube, ehe die Niederlage ruchbar wird, um an anderer Stelle etwas Neues und womöglich noch Großartigeres zu beginnen. Das blieb aus, stattdessen heiratete Daniel und wurde ein seßhafter Bürger.

Dieses Verhalten, das ganz gegen Daniels Tradition verstieß, können wir — selbst unter Berücksichtigung seines Widerstandes gegen die Eheschließung — nur verstehen, wenn wir zur veränderten äußeren, auch die andere innere Situation sehen. Wohl wäre Daniel ins Gefängnis gekommen, wenn seine Frau nicht für ihn grade gestanden wäre, aber das hätte ihn früher kaum bewegt, sich in eine Ehe einzulassen oder für immer bei ihr zu bleiben. Den Schlüssel des Verständnisses gibt uns eine Bemerkung Daniels: „Ich fühlte mich wie ein Theaterdirektor, der ‚das Land des Lächelns' spielt, obwohl ‚Othello' auf dem Spielplan stand. Die Leute machten Gesichter, als hätten sie eine Tragödie erwartet." Was Daniel damals also vermißte, war das Mitspiel der anderen. Er fühlte sich nicht mehr so selbstverständlich angenommen in seinen Verheißungen, das gemeinsame Eintauchen in die Stimmung leichtfertiger Daseinsfreude gelang nicht mehr recht. Daniels komödienhafte Leichtfertigkeit stieß sich am Ernst der Mitwelt. Wir haben schon kurz erwähnt, daß jene Nachkriegsjahre, überschattet vom tragischen Ernst der Vergangenheit, kaum auf Festlichkeit, Freude und Illusionen gestimmt waren. Der nüchterne Ernst der anderen wich auch nicht mehr wesentlich, als längst wieder bessere Jahre gekommen waren. Das aber hat seinen Grund in Daniels Alter.

Erinnern wir uns daran, daß die Freundlichkeit Daniels, sein „Einseifen" des Partners in Hoffnungen und leichtfertige Versprechungen die Macht war, die festlichfreudige Übereinstimmung zu stiften. Im Alter schrumpfen jedoch die Illusionsfähigkeit, der blinde Glaube an die Erfüllung, die von der Mitwelt her die Wirksamkeit der Verheißung tragen. Das Alter steht tiefer in der Endlichkeit als jeder andere Abschnitt des Lebens. Beherrscht vom Geschaffenen und nicht vom Verheißenen, geprägt vom Bewahren und nicht vom Erträumen ist diese Zeit voll Zweifel gegen die Hoffnung auf den glücklichen Zufall, der alles schenken soll, was nicht verdient ist. Dem Ernst des Alters gegenüber wirkt Daniel wahrhaft wie ein Komödienspieler, der das Programm verfehlt hat.

Die spätere Frau Daniels war nun keineswegs nur die letzte von ihm gesehene Chance sein spielerisches, von Aufgabe und Verantwortung unbelastetes Leben fortzuführen. Sie war auch einer der letzten Menschen, den Daniel mit seiner verheißungsvollen Freundlichkeit für sich gewinnen konnte. Sie glaubte an seine außerordentlichen Fähigkeiten, seine Pläne und an die Versprechungen großer Erträge durch seine Erfindungen. Wie tief sie in diese „freundliche Übereinstimmung" mit Daniel eingetreten war, geht daraus hervor, daß in ihren Augen sich die „Stunden reiner Freude" mit den „Schattenseiten" die Waage hielten, selbst nachdem ihr Mann ihre ganze Existenz zerstört und großes Unheil über sie gebracht hatte. Sie hatte sich, wie aus zahlreichen Äußerungen hervorgeht, in seine Welt der Gestimmtheit gefügt — nur daß sie neben der festlichen Freude auch die Düsternis der Verzweiflung durchstehen mußte. Sie glaubte ihm; sie glaubte, daß alles gut gegangen wäre, wenn er genug Geld gehabt hätte, daß sein Geist für Millionenprojekte und seine „Nerven" nicht für die

Enge geschaffen seien. Sie fügte sich schließlich auch seiner Abwehr der Nähe, indem sie klein beigab, wenn er zornig war oder weglief und glaubte, er brauche da ganz besonderen Schutz.

Damit hatte Daniel erreicht, daß seine Frau in jener Zeit des Alters seinen Entwurf spielerisch-leichtfertiger Daseinsfreude in einer Weise mittrug, die den Partnern seiner besten Tage nahekam. Aus der Tatsache, daß Daniel mit ihr besser als mit irgendeinem anderen Partner seines Alters die spielerisch-leichtfertige Lebensform und die freundliche Übereinstimmung bei völliger Verborgenheit des eigentlichen Selbstsein-Könnens weiterlebte, verstehen wir auch die zwei merkwürdigsten Ereignisse in seinem Leben: einmal, daß er, der niemals eine dauernde Verbindung mit einem anderen Menschen ertragen konnte, seiner Frau zuweilen etwas entgegenbrachte, das er als Liebe empfand: („Bei ihr habe ich nicht nur eine äußere Heimat gefunden, mit ihr wäre ich auch im Zigeunerwagen über Land gefahren"). Zum anderen, daß er keinen Menschen in solchem Ausmaß und auf so lange Dauer um dessen Besitz und um die „Wahrheit" betrogen hat, als eben seine Frau. Sie war der letzte wesentliche Mitspieler, mit dem sich Daniel in seinem gelebten Entwurf über den immer näher rückenden Untergang hinweg spielte.

Nun wird noch einmal deutlich, wie abhängig Daniel von dem Mitspielen der anderen als Grundlage seines Aufschwungs in die leichtfertig-spielerische Daseinsform ist. Die Einbildungskraft alleine trägt ihn nicht hinauf in seine angemaßten Höhen; Daniel ist kein „Phantast" im strengen Wortsinn, sondern ein Spielender, den nur das gemeinsame Spiel oder die optimistische Hoffnung auf neues Spielen-Können über Bedrängnis und Enge hinaus hebt — wie auch das Traumbild des Schreitens von Gipfel zu Gipfel besagt [1]. Nun, da die Mitwelt ihn nicht mehr in der gleichen Weise wie früher trägt, gerät er in wachsende Bedrängnis. Die Nachkriegsjahre sind in Daniels Leben die erste Zeit länger dauernder Mißstimmung. Allerdings kann man nicht eigentlich von Depression sprechen, denn eine melancholische Stimmung im strengen Sinne erfaßt ihn nicht. Daniel tut alles, um sich dem Abgrund nicht auszuliefern. Der Aufschwung seiner neuen Pläne und Vorbereitungen für eine Bausteinfabrikation trägt auch seine Stimmung wieder empor. Aber als dieses Unternehmen den Höhepunkt überschritten hat und schließlich mit beträchtlichem Defizit zugrunde geht, kommt die Mißstimmung wieder. Jetzt genügt nicht mehr — wie in früheren Zeiten — der Schlaf einer Nacht, um das Vergangene aus der optimistischen Gegenwart wegzuwischen. Daniel benötigt nun Betäubungsmittel, um die bedrängende Düsternis zu unterdrücken. Er wird damit zum ersten Male im klinischen Sinne süchtig — obwohl er es von seiner Daseinsverfassung her in dem universellen, von v. Gebsattel gemeinten Sinne schon lange war. Im Alkoholrausch sucht er Betäubung und etwas später mit Pervitin neuen Auftrieb zu gewinnen und beides hilft ihm, „alles

---

[1] Unser Fall „Pfau" [133], ebenfalls ein betrügerischer Hochstapler, war viel stärker zum illusionären Aufschwung über die Wirklichkeit befähigt. Dies sprach sich beispielsweise in einem Fliegetraum aus, in dem er als Träumer von einer immer heißer werdenden Straße, inmitten öder Landschaft, durch einen „Handhubschrauber" emporgehoben wurde in eine vom Morgenrot erfüllte, grenzenlose Höhe. Die Verwandtschaft und die Verschiedenheit der beiden Daseinsweisen kommt in der unterschiedlichen Räumlichkeit und Bewegungsform bzw. in der relativen Abhängigkeit oder Unabhängigkeit des sich bewegenden Träumers von einem tragenden Untergrund zum Ausdruck. Das Wesen des Grundes, auf dem wir gehen und unser Leben austragen können, haben allerdings beide verfehlt, weil sich beide über die wirklichen Grenzen menschlichen Sein-Könnens in die Illusion erheben.

wieder rosiger" zu sehen. Die Mittel dienen — wie v. GEBSATTEL [*131*] sagt — zum „Ausweichen vor einer inneren Verfassung unerträglicher Leere... mit dem Ziel rasch und auf billige Weise zu einem Inhalt zu gelangen". Es geht um den bedrängten „leichtfertigen Optimismus", um die Verdeckung des immer weiter klaffenden Bruches zwischen dem drohenden Abgrund der Selbstverfehlung und der angemaßten Höhe der Selbsteinschätzung.

Die Betäubungsmittel halfen jedoch nicht sehr weit. Daniel geriet zwangsläufig in wachsende Bedrängnis, nachdem er sich einmal auf die für ihn sehr ungewohnte Seßhaftigkeit eingelassen hatte. Je länger und je näher man Daniel kannte, um so mehr mußte der Schein schwinden, der ihn umgab. Die Leute in der kleinen Stadt erlebten Daniels Alltag, sie sahen, daß er nicht arbeitete und dennoch kein reicher Mann war, obwohl er sich in der Geberlaune seiner Feste aufspielte, als hätte er Geld wie Heu. Sein Kredit schwand mehr und mehr, weil bekannt wurde, daß die Frau seine Schulden mühsam abstottern mußte. An zahlreichen Tatsachen wurde klar, daß er keine echten Erfolge, aber eine Reihe von Mißerfolgen aufzuweisen hatte. Die Atmosphäre wurde immer ungünstiger für Daniels leichtfertiges Spiel, er war immer stärker auf seine Frau als Mitspielerin und als letzte wesentliche Quelle seiner Mittel angewiesen. Damit verfiel er allmählich — wie wir bereits aufzeigten — in extremem Maße der Bedrängnis durch die Enge. Gebunden an die Kleinstadt, das alte Haus, den engen Laden, an äußerst beschränkte Mittel und stark geschrumpfte Möglichkeiten, sich in die Weite und Grenzenlosigkeit der festlich-freudigen Gestimmtheit aufzuschwingen, half auch die Flucht in verweltlichte Weite und die zornige Abwehr der Enge nicht mehr viel. Wir verstehen aber auch, weshalb Daniel nicht einfach aus dieser unerträglichen Welt fortläuft, die ihm ja seine Ehe gebracht zu haben scheint. Gerade die Frau ist es nämlich, die noch mitspielt, die seine leichtfertig-spielerische Lebensform, die freundliche Übereinstimmung mitträgt, während sich die übrige Welt den Verheißungen Daniels und seinen darin verborgenen Ansprüchen zunehmend versagt. Darin liegt wohl neben anderen schon erwähnten Motiven der tiefste Grund, daß Daniel seine Frau nicht mehr verließ.

Den Versuch einer Befreiung aus der unerträglichen Enge und Beschränkung unternahm Daniel dann in Gestalt seiner Brandstiftung. Dieses Feuer sollte — wie er selbst sagte — „alles vernichten, was mich da gefesselt hat"... Daniel wollte „alles los werden, à tout prix, den Groll, den ich seit Monaten in mich hineingefressen habe". Diese Befreiung von der „unerträglichen Enge, die ich nicht mehr ertragen konnte" ließ uns die Brandstiftung als eine Fortsetzung dessen ins Extreme, was ursprünglich der Zorn geleistet hatte, verstehen. Auch im Zorn verschafft man einem bedrängten Herzen „Luft", sprengt man eine störende Enge. Daniel hat deshalb zunächst auch eine tiefe Erleichterung gespürt, als es brannte, ähnlich wie der Zornige, der sich die Bedrängnis vom Herzen schimpfen, der sich Luft machen konnte.

Dies war der eine Grund. Daniel aber spricht davon, daß er „zwei Fliegen mit einem Schlag" treffen wollte. Es ging ihm zugleich noch um die Möglichkeit zu einem neuen Aufschwung, den er mit Hilfe der Brandversicherungssumme in einer neuen Umgebung nehmen wollte. Damit hatte er mit seinen Worten „alles auf eine Karte gesetzt". Die Tat erscheint uns tatsächlich wie ein Vabanque-Spiel. Mit einem Einsatz, der ein Stück des eigenen Lebens ist, will er das „Los seines Lebens" erspielen. Uns imponiert es als eine „geradezu schwachsinnig erscheinende Handlung" — wie MEINERTZ [*98*] es bei seinen Hochstaplern nennt — ein paar Jahre Zuchthaus für einige zehntausend Mark zu wagen, die zudem in Daniels Nähe keine lange Bleibe zu erhoffen haben. Das aber ist von außen gedacht, aus einer Wertung der Dinge, die wir anderen vollziehen. In Daniels Welt geht es um die Hoffnung auf einen neuen Aufschwung in die Weite der festlichen Daseinsfreude. Für dieses „Lebenslos", das man erspielen, das einem zufallen konnte, setzt Daniel etwas ein, um das er kaum weiß, weil er es sich selbst unterschlagen hat, sein eigenstes Sein-Können.

Daniel verlor diese Runde seines Spiels zunächst. Man könnte denken, daß der Alternde nun im Zuchthaus gezwungen war, inne zu halten im fortwährenden Kreisen seiner Selbstverfehlung. Doch seine erste Reaktion war, die Brandstiftung als eine Märtyrertat hinzustellen. Später tauchte wohl das Wort Schuld auf, aber wir fanden es stets im Zusammenhang mit Gewissenbeschwichtigung und einem neuen Aufschwung in einen spielerisch-leichtfertigen Optimismus. Aus dieser existenziellen Haltung heraus erfolgen auch Daniels „gute Vorsätze". Ihnen geht keine Reue, keine Wandlung voraus, sie sind deshalb nur leichtfertige Versprechungen und erweisen sich schließlich auch als solche.

Nach der Entlassung aus dem Zuchthaus war die Mitwelt, die Daniels Verheißungen aufnahm, die sein Sich-Aufspielen in die angemaßten Höhen festlicher Daseinsfreude ermöglichte, noch enger geworden. Nun wohnte er bereits möbliert in einem kleinen Zimmer, und seine Frau war durch ihn sozial zur Haushaltshilfe abgesunken. Die näher gerückte Enge brachte Mißstimmung, vermehrte Reizbarkeit und noch häufigere Flucht in die verweltlichte Weite der Landschaft mit sich. Betäubungsmittel und Alkohol mußten zunehmend helfen, die Bedrängnis zu verdecken und den leichtfertigen Optimismus zu stützen. In dieser Lage fand Daniel mit dem Geld seiner Frau, das sein Vabanque-Spiel der Brandstiftung nun doch noch verspätet abgeworfen hatte, erstmals den Weg zum institutionalisierten Spiel. Er wurde Roulettespieler.

Trug noch in den großen Festen und Unternehmungen Daniels sein leichtfertiges Spiel um die Erfüllung seines Lebens Züge einer unbedenklichen Freiheit, eines Reichtums der Einfälle und einer festlichen Stimmung der Daseinsfreude, so nahm jetzt sein Spielen immer mehr „verzweifelten" Charakter an. Da es ihm außer der seltener gewordenen freundlichen Übereinstimmung mit seiner Frau der einzige Bereich geworden war, in dem er seine leichtfertig-spielerische Lebensform noch entfalten konnte, hatten sich auch alle seine Hoffnungen dort einen neuen Aufenthalt gesucht. Daniels Welt — ehedem hatten sich seine Erwartungen auf einen weiten, schier unbegrenzt scheinenden Horizont entworfen — war weitgehend auf die Enge des Spielsaals geschrumpft. Als noch die ganze Welt Daniels „Spielsaal" war, verfügte er über ungleich reichere mitweltliche Bezüge, er spielte zudem ein nahezu unerschöpfliches Reservoir menschlicher Möglichkeiten. Am Roulettetisch aber spielte Daniel kaum noch selbst, er wurde gespielt von der kreisenden Kugel, den rotierenden Chancen. Nun wächst auch äußerlich sichtbar seine Unfreiheit; er kann beispielsweise nicht mehr Schluß machen, nicht weggehen, so lange er noch Geld in der Tasche hat, das er aufs Spiel setzen könnte.

Die innere Situation des Glückspielers hat niemand besser dargestellt als DOSTOJEWSKI [134][1], der selbst auf der Durchreise in Baden-Baden von der Spielsucht

---

[1] Wir verweisen hier nochmals auf die schon mehrfach zitierten Arbeiten von MATUSSEK (vergl. Anm. [107] und [123]) über die Psychopathologie des Glückspielers und BUYTENDIJK (vergl. Anm. [106]) über den Spieler. Sehr aufschlußreich ist auch der Bericht RICHARD WAGNERS über eine Glückspielepisode in seiner Studentenzeit 1830, den K. BIRNBAUM („Psy-

ergriffen worden war und sich nicht eher losreißen konnte, als bis er alles, auch die versetzten Kleidungsstücke verloren hatte [*135*]. Wir wollen zitierend den Höhepunkt vor den Fortgang des Spielens stellen: „... Gewonnen! Ja in solchen Augenblicken vergißt man alle früheren Mißerfolge. Ich hatte das erreicht, indem ich mehr aufs Spiel setzte als mein Leben, ich hatte den Mut gehabt zum Wagnis — und jetzt konnte ich mich wiederum den Menschen zuzählen!" und weiter: „Natürlich lebe ich in beständiger Aufregung. Ich spiele mit ganz kleinen Einsätzen und erwarte irgendetwas. Ich berechne, stehe ganze Tage am Spieltisch und beobachte das Spiel, ich träume sogar davon — aber bei alledem scheint es mir, als sei ich zu einem Holzklotz geworden, als stecke ich in einem Sumpf ... Begreife ich denn nicht selber, daß ich ein verlorener Mensch bin? Indes — weshalb kann ich eigentlich nicht auferstehen? Ja, ich brauche nur einmal im Leben zu berechnen und geduldig zu sein — weiter gar nichts! ... Morgen, morgen wird sich alles wenden!"

In diesen eindrucksvollen Sätzen liegt nicht nur die ganze Faszination des Glückspielers — von den berauschenden Momenten des Gewinnens bis zum verzweifelten Optimismus, daß ein „morgen" das verlorene Leben, das ersehnte Glück bringen werde — sondern zugleich eine fast abstrakte Charakterisierung dessen, was mit Daniel eigentlich geschieht. Von vorneherein ist das „Glücksrad" Sinnbild der Bewegung gewesen, die Daniel in seinem Entwurf der spielerisch-leichtfertigen Daseinsfreude vollzieht. Er spielt von Anbeginn an um das „Lebenslos" und wartet, daß es ihm „unverdient" zufallen möge. Jetzt, im Hasardspiel, ist diese einstmals in Vielfalt und scheinbarer Fülle vollzogene Bewegung geschrumpft auf einen nahezu leeren Vollzug. Das verzweifelte Hoffen, den Verlust morgen einholen zu können, wird überholt von der „statistischen" Tatsache, daß à la longue der Spieler verliert und seine Bank gewinnt. Der dem Spiel verfallen ist, wird diese statistische Wahrheit zu einer lebendigen machen. Aber viel wesentlicher ist, daß die Erwartung, das verlorene Leben doch noch in letzter Minute „gewinnen" zu können, immer schon überholt ist vom Verlieren dessen, was dran gegeben wurde. Der Einsatz ist nämlich die Möglichkeit der Verwirklichung eigensten Sein-Könnens. Er ist schon verloren, indem er gesetzt wurde, ganz gleich ob das Roulette Gewinn oder Verlust beschert.

So blieb auch Daniel „im Sumpf" stecken, er wurde zum „Holzklotz", wie es DOSTOJEWSKI bildkräftig von seinem Spieler sagt. Es bedeutete seine Erstarrung und sein Steckenbleiben im zähen, weglosen Element, aus dem man mit eigener Kraft kaum noch entfliehen kann, worin man zudem bedroht ist, schließlich ganz zu versinken. Je verzweifelter der Aufschwung, die immer aussichtslosere Hoffnung auf den alles rettenden, glücklichen Zufall gesucht oder festgehalten wird, um so rascher vollzieht sich in Wirklichkeit der Verfall. Daniel verspielte beträchtliche Summen; er

---

chopathologische Dokumente", Berlin: Springer 1920, S. 185) wiedergibt. Wir zitieren daraus nur einige Sätze: „In jener Nacht verlor ich alles Mitgebrachte bis auf den letzten Taler. Die Aufregung, mit welcher ich auch diesen endlich ebenfalls auf eine Karte setzte, war meinem jungen Leben, nach allen sonstigen Erfahrungen doch vollständig neu. Ohne das Mindeste genossen zu haben, mußte ich mich wiederholt vom Spieltisch entfernen, um mich zu erbrechen. Mit dem letzten Taler spielte ich mein Leben aus, denn an eine Heimkehr zu meiner Familie war nicht zu denken; ich sah mich bereits im Morgengrauen über die Wälder und durch die Felder als verlorener Sohn in das Ziellose dahinfliehen. Die hierin sich bekundende verzweiflungsvolle Stimmung hielt so energisch an, daß, als ich meine Karte zugeschlagen hatte, ich den Gewinn mit dem Einsatz sofort von neuem daran gab und dieses Verfahren mehrere Male wiederholte..."

räumte die Konten seiner Frau aus, nahm betrügerische Kredite auf, wo er sie bekam, bis er schließlich zum Scheitern kommen mußte. Mit der Entmündigung büßte er dann, auch nach außen sichtbar, ein erhebliches Stück seiner bürgerlichen Freiheiten ein, nachdem er schon vordem existenziell im Schrumpfen seiner Welt, in der Einschränkung seines gelebten Entwurfs nur noch einen bescheidenen Bereich freier Verfügbarkeit über die eigenen Seinsmöglichkeiten besaß.

Die letzten Jahre sind schon überschattet von einem beginnenden hirnarteriosklerotischen Abbauprozeß. Wir wollen deshalb in der Interpretation nur einige Linien aufweisen: Nach seiner Alkoholentziehungskur und seiner Entmündigung war Daniel seinen Mißstimmungen wieder in erheblichem Maße ausgesetzt. Wohl trank er kaum noch, aber er nahm wieder größere Dosen an Betäubungsmitteln. Dennoch war sein spielerischer Optimismus, seine leichtfertige Lebensform ungebrochen bis zum Ende. Er zog noch einmal in die Spielbank ein, jetzt in erster Linie, um sich an der Atmosphäre des Reichtums berauschen zu können. Aber seine Resignation — er spielte nur noch mit kleinen Einsätzen — erklärte sich auch daraus, daß kaum eine Geldquelle mehr offen stand. Daniel lebte jedenfalls den letzten Rest spielerisch-festlicher Daseinsfreude, den die Welt für ihn noch hergab, bis zur Neige aus. Er verharrte in der Vorläufigkeit, selbst in dem Anflug von Einsicht und Wahrhaftigkeit, den wir in unseren Gesprächen bei ihm erfuhren; aus jeder depressiven Stimmung erfolgte ein Aufschwung zu neuem Optimismus.

Die letzten Monate schließlich lebte Daniel in einer aufs äußerste verarmten Welt. Im „Verschlingen" von Kriminalromanen fand er offenbar eine Zuflucht seiner Illusionen, die weitgehend ihres tragenden Aufenthaltes im Mitspiel der anderen beraubt waren. Dennoch erfuhren wir, daß er bis zuletzt sich zuweilen zu großen Zukunftsplänen, zu Reiseabsichten in fremde Länder und selbst in heitere Stimmung und Witzigkeit aufschwingen konnte. Er hatte seine leichtfertig-spielerische Lebensform durch den wechselnden Lauf seines Schicksals hindurch bis in den Niedergang und bis ans Ende in unbeirrbarer Konsequenz durchgehalten [1].

Die Verlaufsgestalt

Wenn wir nun die Verlaufsgestalt in ihrem transzendental-objektiven Charakter freilegen wollen, die sich uns schon von verschiedenen Seiten her in einigen ihrer Strukturglieder zu erkennen gab, so müssen wir weitere Schritte der Reduktion vollziehen. Mit der notwendigen Einklammerung der empirischen Erscheinungsweisen und der Ausfaltungen des Daseinsganges geben wir auch die ganze Fülle und Buntheit der

---

[1] Ähnliche Beobachtungen eines verzweifelten Durchhaltens der anmaßenden Selbsteinschätzung und der illusionären Vorhabe wider alle Wirklichkeit bis in den körperlichen Verfall hinein wurden an psychopathischen Schwindlern und Hochstaplern immer wieder gemacht. Wir verweisen beispielsweise auf v. BAEYERs „Zur Genealogie psychopathischer Schwindler und Lügner" (Stuttgart: Thieme 1933, S. 126) Fall 24 und zitieren einige Sätze daraus: „Trotz seines ruinösen körperlichen Zustandes ergeht er sich in großen Reden, fremdwortgeschmückten Darlegungen, ist immer noch von riesigem Selbstbewußtsein und grenzenloser Eitelkeit erfüllt. Er erzählt von großen Erfindungen, die er gemacht habe und behauptet, mit einer bedeutenden Firma zur Verwertung seiner Erfindungen in Verbindung zu stehen. ‚Es gibt überhaupt kein Fach, wo ich nicht durch bin. Ich bin Polyhistor...'" Wir möchten daher glauben, daß unser Fall „Daniel Fürst" paradigmatisch für eine häufig anzutreffende Daseinsform und Verlaufsstruktur psychopathischer Schwindler und Hochstapler ist.

konkreten Lebensgeschichte daran. Allerdings werden wir uns auch auf dieser Stufe noch, den methodischen Erfordernissen gemäß, immer wieder auf die Lebensgeschichte und ihre konkreten Äußerungen rückwenden müssen, um die Bewährung der Beständigkeit aufgedeckter Folgezusammenhänge prüfen zu können.

Der bisherige Gang der Untersuchung hat gezeigt, daß die besondere Daseinsweise Daniels, seine „spielerisch-leichtfertige Lebensform" lückenlos aus der Kindheitswelt hervorwächst. Dem Einschnitt, der sich im konkreten Lebensvollzug zwischen dem „anständigen und hoffnungsvollen Jüngling" einerseits, und dem kriminellen Erwachsenen andererseits zu zeigen scheint, liegt keineswegs eine Diskontinuität im inneren Geschehenszusammenhang zugrunde. Dieser Einschnitt hat andere, in der unterschiedlichen existenzialen Eigenart von Kindheit und Erwachsenenwelt liegende Gründe. Dennoch läßt sich aus der Kontinuität des Folgezusammenhangs keineswegs der Schluß ziehen, daß Daniels Kindheit sein weiteres Schicksal zwangsläufig bestimmt hat. Abgesehen von der Faktizität der jeweils vorgefundenen Welt, die immerhin das Schicksal mitzuprägen vermag, ist uns auch über die Verlaufsgestalt selbst nur die Aussage möglich, daß es so gekommen *ist*, nicht daß es so kommen *mußte*.

Wir haben eingehend belegt, daß schon in Daniels Kindheitswelt der Bruch zwischen Enge, Begrenztheit und Schwere einerseits, Leichtfertigkeit und Weite einer illusionsgetragenen Zukunft andererseits aufgebrochen war. Dieser Bruch ließ sich sowohl vom Selbst-sein als auch von den besonderen Mitseinsweisen her aufzeigen [1]. Wir hatten uns auch bereits Gedanken darüber gemacht, daß im rechten Maß dieser „anthropologischen Proportion", die als transzendentale Struktur allen Erscheinungsweisen des Bruches zugrunde liegt, die Voraussetzung für ein Glückenkönnen des Daseins beschlossen liegt — ganz unabhängig davon, inwieweit dies jemals gelingen kann. Die Konsequenz einer extremen Verfehlung der anthropologischen Proportion — was sich übrigens immer schon in einer bestimmten Verlaufsgestalt abspielt — läßt sich nun durch die ganze Lebensgeschichte hindurch verfolgen. Gehen wir zunächst wieder von der Struktur des Mitseins aus:

Die öffnende Weite, in der eine wachsende Erfüllung der eigenen Anliegen im Mitsein gewährt wird, hat für die Entfaltung des Daseins ausschlaggebende Bedeutung. Damit ist zunächst nicht viel mehr als eine Explikation des Satzes: „Die Welt des Daseins ist Mitwelt" (HEIDEGGER [136]) gegeben. Die kindliche Existenz findet nun in ganz besonderer Weise ihren Aufenthalt und ihren „Welthalt" [2] im Mitsein

---

[1] Theoretisch bleibt durchaus denkbar, daß Daniel in irgendeinem frühgelegenen Zeitpunkt eine Umkehr noch möglich gewesen wäre. Freilich lassen sich von der Mitseinsstruktur her verschiedene Momente aufweisen, die Daniel ein Annehmen der Begrenztheit und der Last überantworteter Möglichkeiten erschwert und die Illusion einer grenzenlosen Vorhabe erleichtert zu haben scheinen. All dies erfahren wir aber in erster Linie von Daniels eigenem In-der-Welt-sein und nicht von der Feststellung „objektiver, persönlichkeitsprägender Umweltverhältnisse" her. Man müßte den phänomenologischen Ansatz überschreiten und ein anthropologisches Modell entwerfen, um psychogenetische Aussagen etwa derart machen zu können: „Auf diese bestimmte familiäre Situation hin mußte der Mensch *zwangsläufig* so reagieren" oder „die vom Vater herkommende Angst war so groß, daß er sich auf alles, was mit ihr verbunden war, nicht mehr einlassen konnte und in den vorgezeichneten Abwehrmechanismus ausweichen mußte." Auf solche durchaus wissenschaftlich begründbare Auslegungen wollten wir jedoch aus methodischen Gründen verzichten.

[2] L. BINSWANGER („Über die daseinsanalytische Forschungsrichtung in der Psychiatrie" in Vorträge und Aufsätze, Bd. I a.a.O., S. 206) weist in seiner Analyse einer Absatzphobie auf, daß die Mutter dem Kleinkind „Welthalt" überhaupt ist.

mit den Eltern. Ihre Geborgenheit wird dabei wesentlich getragen von der Beständigkeit erfahrener Sorge der Eltern um die Entfaltung des eigenen Sein-könnens. Die Bereitschaft dazu haben wir als das Wesen der „Freundlichkeit" verstanden. Dazu gehört aber nicht nur die Verheißung künftiger Möglichkeiten, sondern viel notwendiger noch die Weisung des konkreten Weges ihrer Verwirklichung. Nur in der Ausbreitung der Erfahrung auf dem „Grund und Boden" der gemeinsamen Welt vermag sich das Dasein auf eine Verwirklichung seines eigentlichen Seinkönnens hinzubewegen. In der Alltäglichkeit des In-der-Welt-Seins steht das Dasein immer schon in Grenzen und Ordnungen. Erst im Annehmen seiner Endlichkeit und im Aufsichnehmen von Last und Schwere seiner Überantwortung — fundamental gesehen also im existenziellen Gewissen — hat es eigentlich „Boden unter den Füßen" gewonnen. Wo dieser „feste Grund" verloren geht, wo der Lastcharakter und die Grenzen eigentlichen Seinkönnens verfehlt werden, dort verliert sich das Dasein ins Weglose uneigentlicher Möglichkeiten.

Von daher fällt ein erstes Licht auf die Tatsache, daß Daniel nicht imstande war, ein „geordnetes" bürgerliches Leben zu führen. Schließlich sind die formulierten Gesetze des positiven Rechts und die unausgesprochenen Regeln mitmenschlichen Umgangs wenigstens teilweise begründet in dem fundamentalen Ordnungscharakter des Mitseins. In seiner Erfüllung liegt nicht nur das Gewährenlassen des anderen, sondern auch die Möglichkeit der eigenen Entfaltung im Mitsein begründet. Indem wir uns diesen Grenzen fügen, versagen wir uns die eigenmächtige Beherrschung des anderen und befreien uns selbst zum eigentlichen Seinkönnen.

In Daniels Kindheitswelt ist diese Ordnung des Mitseins — wie wir vorläufig einmal feststellen wollen — bereits in abgewandelter Weise in Erscheinung getreten. Daniel hat das Sichfügen in Grenzen als bedrängende Enge, als versagende, gegen die Entfaltung seines Selbstseins gerichtete Macht erfahren. Da er mit dem Überspielen der Enge auch die konkreten Grenzen im öffentlichen (Gesetz) und im intimen (Liebe) Bereich des Mitseins fortwährend überging, mißlang es ihm auch, sein Leben in der sozialen Gemeinschaft und in der Eigentlichkeit liebender Begegnung zum Glücken zu bringen. Darauf werden wir noch einmal zurückkommen müssen.

Vorerst zeigt sich uns ein Strukturgefüge, das für ein Wesensverständnis der Psychopathen sehr wichtig zu sein scheint. Aus der Bedrängnis der Enge und der weglosen Verheißung — in beiden erscheint die Ordnung und die Weite eigentlichen Seinkönnens in der eben erläuterten Weise abgewandelt — findet das Dasein einen neuen, einheitlichen Aufenthalt in der „spielerisch-leichtfertigen Lebensform". Diese *Fassade* verdeckt nicht nur den Bruch zwischen der weglosen Weite der Vorhabe und der Enge verwirklichten Seinkönnens, sie verbirgt zugleich jede Eigentlichkeit in Selbstsein und Mitwelt. Dennoch gewährt sie in Gestalt des leichtfertigen Optimismus', der festlichen Daseinsfreude und der freundlichen Übereinstimmung einen einheitlichen und ganzheitlichen Daseinsvollzug in einer spezifisch abgewandelten Eigen- und Mitwelt.

Die „Aufspaltung des Daseins in ein starres Entweder-Oder" (L. BINSWANGER [137]) wird also in Gestalt der Fassade in einer ungleich konsequenteren, besser funktionierenden Weise verdeckt als es etwa in Gestalt der „verstiegenen Idealbildungen" bei den Schizophrenen L. BINSWANGERs gelingt. Wieder zeigt sich, daß es auch diesem „psychopathischen" Dasein um sein Ganzseinkönnen geht, das ihm keineswegs in einer Defizienz irgendwelcher Leistungen verlorengeht. Gerade im Verfehlen des eigentlichen Grundes, aus dem ihm sein Ganzseinkönnen aufgetragen ist — dem existenziellen Gewissen — kann dem Dasein aus der Bedrängnis des verfehlten Seinkönnens das Ganzsein leichter und vorschnell gelingen. Allerdings ist dies ein uneigentliches — erstarrtes — Ganzsein in einer abgewandelten Welt leichtfertig vorweggenommener Seinserfüllung. Dennoch kann die Fassade nicht als ein bloßer Mangel verstanden werden; sie ist vielmehr ein ausgesprochen „positives" Element, eine eigene, wenn auch vom Daseinsgang her gesehen unangemessene und uneigentliche Ordnung, die eine ganz bestimmte Daseinsgestalt fundiert.

Wenn wir uns im folgenden etwas mit der Seinsweise dessen befassen, was wir die Fassade nennen, so nähern wir uns am besten wieder von der Struktur des Mitseins her. Wir konnten zeigen, daß sich Daniel durchaus in bestimmten Grenzen auf die Gemeinsamkeit mit anderen einließ. Dieser bescheidene kommunikative Grund erwies sich sogar als ein tragendes Element in Daniels spielerisch-leichtfertiger Lebensform. Das Mitspielen der anderen trägt den Aufschwung in die festliche Daseinsfreude und in die leichtfertige Illusion des Glückens.

Die Gemeinsamkeit aber, in der Daniel stand, ist verwirklicht — soweit man dies überhaupt sagen kann — in der freundlichen Übereinstimmung. Daniel hatte damit die Ansprüche der anderen durchaus angenommen, sie aber zugleich in der falschen Freundlichkeit und in der leichtfertigen Verheißung spielerischer Erfüllung um ihre realen Möglichkeiten des Glückens gebracht. Damit stand er selbst auf eine eigenartig zweideutige Weise in der Ordnung des Mitseins. Nach außen hin spricht sich das aus in der ungewöhnlichen Beherrschung der „feinen Manieren" und in der scheinbar außergewöhnlichen Fähigkeit, auf andere einzugehen, mit ihnen übereinzustimmen. Von den anderen her gesehen scheint Daniel deshalb die Ordnung mehr zu beachten und die Erfüllung verborgener Erwartungen des anderen verläßlicher zu verheißen, als man dies von seinen Mitmenschen her gewohnt ist. Damit gewinnt sich Daniel ein besonderes Vertrauen. Diese Fähigkeit — und wir gehen kaum fehl, darin ein wesentliches Merkmal hochstaplerischen Verhaltens zu sehen — gründet nun in der eigenartigen „Wende", die Daniel vollzogen hat. Sein Wort von den rosaroten Brillen, die ihm zeitlebens nüchternes Grau hinwegretouchierten und dadurch seinen Maßstab veränderten, sagt dies ebenso bildkräftig aus wie der Traum vom Riesenrad.

Die Mitseinsordnung, auf die sich Daniel einzulassen scheint, ist abgewandelt derart, daß die Freundlichkeit und Übereinstimmung nicht aus der erfüllten Überantwortung eigenen und gemeinsamen Seinkönnens, sondern aus der Uneigentlichkeit einer illusionären Erfüllung getragen sind. Damit sind auch jene Grenzen und Regeln, auf die sich Daniel in der Gegenwart einzulassen scheint, immer schon von der illusionären Grenzenlosigkeit der Vorhabe her überschritten. Dies tritt dann auch mit dem Fortgang der Zeit zutage in Gestalt unverwirklichter Verheißungen, abgebrochener Beziehungen und im tatsächlichen Überspielen der Grenzen und Bindungen.

Auf diesem Wege gewinnen wir allmählich Zugang zum Zeitigungsmodus der Fassade und seinen Verweisungen im Daseinsganzen. Enge und Beschränkung, als Daseinswirklichkeit prinzipiell unaufhebbar, werden in der spielerisch-leichtfertigen Lebensform von einer uneigentlichen Weite her überspielt. Diese Bewegung [1] geschieht im leichtfertigen Optimismus. In ihrer Geschehnisstruktur ist sie von einer uneigent-

---

[1] Bewegung ist hier nicht im HUSSERLschen Sinne intentional, sondern vom Geschehnischarakter des Daseins her, also im Hinblick auf seine Zeitigung verstanden.

lichen Zukunft her gezeitigt. Damit ist die eigentliche Bewegung des Daseins, als vorlaufende Entschlossenheit zum Ergreifen des überantworteten Seinkönnens verfehlt. Der leichtfertige Optimismus stellt in seinem Verheben an der Schwere des Daseins und im vollständigen Verfehlen der *Aufgabensituation* eine extreme Verfallsform existenzieller Bewegung dar.

In diesem Hinausgreifen des Daseins über seinen eigentlichen Grund kommt dem Element der Stimmung besondere Bedeutung zu: In der freundlichen Übereinstimmung gelingt jener erste Schritt mitweltlicher Gemeinsamkeit, der den Aufschwung in angemaßte Höhen festlich-freudiger Gestimmtheit trägt. In der festlichen Daseinsfreude selbst wird dann über Enge und Grenzen hinweg das Glücken des Daseins vorweggenommen, wie ein zufallendes Los. Der Höhenflug der Stimmung trägt also die Fassade über den Abgrund des Mißglückens, über das Verfehlen der eigenen und mitweltlichen Seinsmöglichkeiten hinweg, und zwar in der Scheinbewegung des leichtfertigen Optimismus zur Illusion des Glückens hin.

Die gegenseitigen Verweisungen der Gestimmtheit und des leichtfertigen Optimismus werfen ein Licht auf die „Funktion" der Stimmung in Daniels Daseinsgang. Empirisch gesehen ist sie ein verbindendes Element zu Welt und Mitwelt, das ein „Funktionieren", ein Durchhalten der Fassade erst möglich macht. Dies zeigt sich beispielsweise in der festlichen Daseinsfreude und in den rauschartigen „Liebes"-Erlebnissen. Hier trägt die Gestimmtheit den leichtfertigen Optimismus und die falschen Verheißungen in die Gemeinsamkeit des Spiels, in den „vollkommenen Einklang" scheinbar erfüllten Mitseins. Das leichtfertige Spielenkönnen ist also ebenso vom weltverwandelnden Element der Gestimmtheit als von der illusionären Vorhabe her ermöglicht. Man kann übrigens in alledem mit gutem Recht die Kennzeichen *hypomanischen* Verhaltens erblicken.

Wenn auch damit die „positive" Funktion der Gestimmtheit in einem abgewandelten Daseinsvollzug im Vordergrund steht, so soll uns doch ihr Verdeckungscharakter im Hinblick auf das „Selbst" — das was man psychoanalytisch einen Abwehrmechanismus nennt — in seiner Struktureigentümlichkeit noch einmal kurz beschäftigen [1]. Im Höhenflug der Stimmung, der im leichtfertigen Optimismus über jedes tatsächliche Scheitern hinweg durchgehalten wird, kommt es zu einer nahezu totalen Abspaltung von jeder Problematik. Wir haben dies als Verheben an der Schwere, am Lastcharakter des Daseins und als Verfehlen der Aufgabensituation zur

---

[1] In der Beschäftigung mit der Phänomenologie der Stimmungen gerät man leicht in Gefahr, ihre besondere Zeitigungsweise und deren Eingefügtsein in den Daseinsgang zu übersehen. Dieser Mangel wird allerdings vom Phänomen her selbst ein wenig unterstützt, wenn beispielsweise die festliche Gestimmtheit das Dasein „eine Weile" über den Gang seiner Geschichtlichkeit hinaushebt. Übersieht man dann die besondere Zeitigung der Gestimmtheit und ihre Verweisungen zur Zeitigung des Daseins, so kommt man in Versuchung, die Stimmung einseitig, etwa nur von ihrem Erschließungscharakter her zu sehen. Das tut beispielsweise M. Boss [138]. „Die jeweilige Gestimmtheit oder Stimmung be-stimmt die Art der Räumlichkeit und Zeitlichkeit, in denen sich die Welt dem Menschen entbirgt, bestimmt auch die Auswahl der Weltbezüge und Färbungen. Deshalb gründet in der jeweiligen Gestimmtheit des Daseins ein ursprüngliches Erschließen von Welt." Man könnte hier gleicherweise auf BOLNOW eingehen. Wie sehr die Gestimmtheit aber auch die Offenheit von Selbst und Welt verdecken und einen engen Ausschnitt zur Scheinweite oder Scheinfülle „erschließen" kann, zeigt sich gerade an Daniel Fürst. Das Wesen einer Gestimmtheit, wie überhaupt jedes Phänomens im Dasein, wird eben nur im Aufdecken seiner eigenen Zeitigungsweise und ihrer Verweisungen zum Daseinsgang voll durchdringbar.

Genüge kennengelernt. Dem liegt ein eigenartiges Auseinanderklaffen von Befindlichkeit (Stimmung) und Daseinsthematik zugrunde. Dieser transzendental objektiven Möglichkeit menschlichen Seinkönnens kommt eine vorerst noch gar nicht absehbare Bedeutung als Voraussetzung für das Verständnis „pathologischer" Stimmungen zu.

Bei Daniel geht es um die Tatsache, daß in der angemaßten Höhe und Grenzenlosigkeit der festlich-freudigen Gestimmtheit das existenzielle Gewissen so gut wie vollständig überhört oder unterdrückt ist. Darin gründet letztlich auch der Bruch zwischen Stimmung und Daseinsthematik. Die Gestimmtheit als Befindlichkeit ist stattdessen eingefügt in die spielerisch-leichtfertige Lebensform und in deren besonderen, dem Fortgang der Geschichtlichkeit verschlossenen Zeitigungsmodus.

Die Zeitigung der spielerisch-leichtfertigen Lebensform vollzieht sich, wie wir bereits zeigten [1], in der Scheinbewegung des un-endlichen Augenblicks in eine uneigentliche Zukunft. Die Gegenwart selbst ist dabei nur der flüchtige, vom Abgrund des Scheiterns und der Leere bedrohte Durchgang auf dem Wege zum wirklichen Aufenthalt: der illusionären Vorhabe, das Glücken des Daseins erspielen zu können wie ein zufallendes Los. So erfahren wir die Zeitigung der Fassade als jene scheinbar endlose, kreisende, den Bruch überdeckende Bewegung. Sie geschieht in der Verfolgung einer, in der Gestimmtheit gegenwärtigen, aber faktisch stets entgleitenden illusionären Zukunft.

Dieser Zeitigungsmodus trat uns im leichtfertigen Optimismus, in der besonderen Weise des Mitseins, im Spielen und schließlich auch in der Gestimmtheit entgegen. Er liegt auch der eigenartigen Beziehung Daniels zur *Wahrheit* zugrunde, die wir psychopathologisch als „Pseudologia phantastica" (DELBRÜCK [139]) bezeichnen können. Es wäre sicher unzureichend, das pseudologische Element des Hochstaplers nur als einen Modus der Leichtfertigkeit zu verstehen. Die Wahrheit in Daniels Fassadenwelt ist vielmehr immer schon von der illusionären Vorhabe her abgewandelt. Das zeigt sich mitweltlich an den falschen Verheißungen und an der leeren Freundlichkeit. Daniel geht ein Stück des Weges, das im Planen, in der Bewegung des Aufschwungs zur Daseinserfüllung hin besteht, mit den anderen gemeinsam. Während jedoch dieses Entwerfen künftiger Erfüllung für die anderen noch in der Last aufgegebener Verwirklichung steht, ist es für Daniel bereits vorweggenommene Wirklichkeit. So kommt es jeweils zum Abbruch der Beziehung, wenn die Differenz der „Wahrheit" Daniels zur gemeinsamen Wirklichkeit aufzukommen droht, wenn die faktische Leere hinter dem Schein der Fülle nicht mehr zu verbergen ist. Daniel existiert also in einer eigenmächtigen Wahrheit, in der ihm die Unverborgenheit des anderen und die Überantwortung des eigensten Seinkönnens verdeckt bleiben. Sie gründet in der leichtfertig-spielerischen Bewegung des Möglichen über die Grenzen und Last mühsamer Verwirklichung hinweg zur vorweggenommenen Erfüllung. Damit ist sie, als abgewandelte Wahrheit wiederum durch den besonderen Zeitigungsmodus der Fassade fundiert und darin auch von der gemeinsamen Zeitigung des Mitseins ausgeschlossen.

In diesem Zeitigungsmodus, der — vereinfacht ins Empirische übersetzt — die Wünsche und Hoffnungen für greifbare Wirklichkeit nehmen und selbst das faktisch Un-Mögliche für leicht erfüllbar ausgeben läßt, gründen die leichtfertigen Versprechungen, die Lügen, Hochstapelei, Betrug und Selbstbetrug. Auch die Berechtigung für den immer wieder gezogenen Vergleich zwischen dem kindlichen Wunschdenken

---

[1] Vgl. S. 142 ff.

und den Wachphantasien des Erwachsenen einerseits, der „Pseudologia phantastica" und der eigenmächtigen „Wahrheit" des Hochstaplers andererseits ist von dieser — allerdings nur partiellen — Gemeinsamkeit der Zeitigungsweisen her zu verstehen. Dem gegenüber scheint die so einleuchtend klingende Feststellung KRONFELDS [1]: „Der Phantast betrügt sich selbst, der Pseudologe die anderen" in ihrer Gültigkeit für Psychopathen recht fragwürdig. Ob sich das Dasein in Lügen oder Illusionen verfängt, ist in der Konsequenz einerlei. Es verfehlt immer Selbstsein und Mitsein zugleich.

Die Problematik der eigenmächtigen Wahrheit führt nun von der Zeitigung der Fassade zwanglos über auf ihre Verweisungen zur Geschichtlichkeit des Daseinsganges. In diesen Verweisungen liegt die eigentümliche Konsequenz der leichtfertig-spielerischen Lebensform begründet. Damit soll noch einmal ausdrücklich daran erinnert werden, daß jede Weise der Zeitigung eines Entwurfs — auch als Stillstand — in einen umfassenderen Zeitigungsmodus, die Verlaufsgestalt — eingefügt ist. Von dort her ist sie auch überhaupt erst näher bestimmbar.

Diese schon im Empirischen leicht verständliche Konsequenz des Überspielens der eigentlichen Wahrheit hat Daniel in einem Gleichnis verdeutlicht: „Früher bin ich gerne an einem schneebedeckten Abhang gesessen und habe Schneebälle hinunterrollen lassen. Viele kommen gar nicht weit, sie bleiben einfach stecken. Einige aber werden immer größer und größer und rollen, bis man ihre Spur aus den Augen verloren hat. Es könnte auch einmal eine Lawine daraus werden, man hat das gar nicht mehr in der Hand. Sehen Sie, so ist es mit dem Lügen. Hat man heute bei einem Trinkgelage im Hotel A. behauptet, man sei diplomierter Physiker und arbeite an der Atomspaltung, dann trifft man morgen auf dem Lastenausgleichsamt gleich einen Zechbruder. Was könnte man anderes tun als den Physiker weiterzuspielen." — In diesem Gleichnis sagt Daniel zunächst einmal aus, daß es für ihn ein Zurückgehen auf Wahrhaftigkeit nicht gibt. Im Fortgang des Sichaufspielens entgleitet ihm jedoch immer mehr die Freiheit des echten Spiels. Sie verwandelt sich unmerklich zum Gespieltwerden. Dieser rein empirisch begriffene Geschehnischarakter zeigt sich schon an der äußeren Betrachtung der Lebensgeschichte. Daniels Leben, so könnte man bildhaft sagen, hat sich in die Lawine verwandelt, deren fortlaufendem Absturz Daniel selbst nun ohnmächtig gegenübersteht.

Es gelingt Daniel wohl, im Gegensatz zu „Ellen West" und den Schizophreniefällen L. BINSWANGERS [137], sein Leben in der Einheitlichkeit der Fassade leichthin über die Faktizität der starren Alternativen hinwegzuführen. Aber im Hinausgreifen über Endlichkeit und Überantwortung ist das Dasein von Begrenztheit, Enge und von seinem Verfehlen des eigensten Seinkönnens immer schon überholt. Damit ist auch die Illusion leichtfertig erspielten Glückens von der Faktizität des Mißglückens vorweg eingeholt. Das stets von neuem überspielte Scheitern einzelner Unternehmungen kommt schließlich im Fortgang der Lebensgeschichte als wachsende Verfehlung von Selbst und Welt, als ein Scheitern des ganzen Daseinsvollzugs zum Vorschein. Das ist mit dem Gleichnis der Lawine gemeint. Sehen wir dieses Geschehen noch einmal kurz vom alltäglichen Erfahrungshorizont her, so begegnet uns eine extreme „Unbeständigkeit". Alle Unternehmungen zeigen einen eigenartigen, ihrer spezifischen Zeitigungsweise entspringenden Creszendocharakter. Sie brechen mit der glanzvollen Ouverture,

---

[1] Zit. nach MEINERTZ.

in der sie begonnen wurden, ab; die Begegnungen werden nicht durchgehalten; selbst an keinem Ort hält es Daniel lange aus.

Solche Beobachtungen könnten eine Versuchung sein, der leider sehr traditionsreichen Auffassung von der „Willensschwäche" solcher Psychopathen beizupflichten. Seit den phänomenologischen Untersuchungen von P. RICOEUR [140] und W. KELLER [141] ist es aber nicht mehr angängig, das Wollen als eine „energetische Elementarfunktion der Persönlichkeit" zu betrachten, die sich von der Einfügung ins Daseinsganze ablösen ließe [1]. Die Annahme einer Willensschwäche in Daniels Verhalten setzt voraus, daß es ihm in seinem Wollen um das Durchhalten einer begonnenen Sache oder Begegnung ginge. Hier zeigt sich schon die Unmöglichkeit, etwas über das Wollen auszusagen, ohne seine Eingefügtheit in den jeweils gelebten Entwurf und schließlich in den Strukturzusammenhang des Daseinsganges zu erhellen. Daniel ging es in seiner spielerisch leichtfertigen Lebensform gerade nicht um unser stillschweigend unterschobenes soziales Ethos von Seßhaftigkeit und Pflichterfüllung. Ihm ging es vielmehr in einem radikalen Verfehlen des Aufgabencharakters um das spielerische Glücken des Daseins. Diese Vorhabe hat er selbst über die immer häufiger wiederkehrende Erfahrung des Scheiterns hinweg im leichtfertigen Optimismus unbeirrbar durchgehalten. Solche „abnorme" Kontinuität wurzelt in der besonderen, dem Fortgang der Geschichtlichkeit verschlossenen Zeitigung der Fassade und übertrifft jede aus „Willensanstrengung" erwachsene Beständigkeit. Sie ist als „starre Konsequenz" allerdings auch dem Wesen nach etwas anderes, als die auf das existenzielle Gewissen gegründete „Ständigkeit des Selbst".

Die spielerisch-leichtfertige Lebensform wird in ihrem Verfehlen der Überantwortung eigensten Seinkönnens erst in dem Maße äußerlich „auffällig" als das Dasein in die konkrete Aufgabensituation tritt. Das ist nun — wie sich zeigte — im Laufe der Reife wachsend der Fall. Der scheinbar so deutliche Einschnitt zwischen Jugend und Erwachsenenalter hat seinen Grund in der Tatsache, daß im Hinaustreten der illusionären Vorhabe in den Anspruch der Verwirklichung ihre Unangemessenheit auch im faktischen Mißlingen offensichtlich zutage tritt. Doch läßt sich schon in der Kindheit das Verfehlen des Aufgabencharakters an zahlreichen Stellen — etwa in den Miseinsweisen oder im Schulversagen — aufweisen. Dennoch kommt der Verfolgung der Verlaufsgestalt bis in die Kindheitswelt und der Aufdeckung ihrer Verweisungen zu den existenziellen Verfassungen von Kindheit und Erwachsenenalter größte Bedeutung zu. Sie eröffnet uns den Weg eines Verstehens spät auftretender psychopathologischer Auffälligkeiten bei einer ziemlich unveränderten, von der Kindheit kontinuierlich ins Erwachsenenalter hinein durchgehaltenen Struktur.

In der Konsequenz der Fassade vollzieht sich nun im Laufe der Lebensgeschichte die Entfaltung der Erfahrung. Die Welt ist vom leichtfertigen Optimismus und von der illusionsgetragenen Stimmung des „Einklangs" oder der festlichen Freude her „erschlossen". Sie erscheint als unbegrenzte Weite der Möglichkeiten spielerischer Erfüllung. In diesem von vornherein extrem eingeschränkten Erschlossenheitsbereich geschieht jedoch die Ausbreitung der Erfahrung äußerst einseitig, zumal die Grenzen

---

[1] „Genau dies aber ist auch die Struktur des Wollens im menschlichen Dasein: es ist fundiert und bestimmt durch die Voraussetzungen innerweltlicher Art, die ihm, wie allem Leben anhaften. Aber es ist Entscheidung und Entschluß und damit Selbstbestimmung, als welche es die Gebundenheit, aus der es aufsteigt, in sich hereinnimmt und übergreifend überholt." (W. KELLER [141]).

des eigenen Seinkönnens und die Widerständigkeit der Welt radikal unterschlagen bleiben. Die Unangemessenheit dieses Entwurfs wird — wie sich zeigte — am wachsenden Mißglücken offenbar, je mehr das Dasein in die konkrete Notwendigkeit der Verwirklichung, d. h. in die Aufgabensituation tritt. Dieses Scheitern wird aber im Durchhalten der starren Konsequenz selbst wieder überspielt. Das bedeutet in den Worten einer empirischen Psychologie, daß nichts mehr hinzugelernt wird, daß aus den Mißerfolgen heraus keine korrigierende Erfahrung mehr gemacht wird. Greift man noch einmal auf die Kindheitswelt zurück, so wäre zu sagen, daß der weltschöpferische Aufschwung der Vorhabe aus der Konsequenz der Fassade heraus in einen erfahrungseinschränkenden Zwang einmündete.

Der Fortgang des Daseinsgeschehens vollzieht sich also in Wirklichkeit als zunehmende Einschränkung und wachsendes Mißglücken. Dies läßt sich schon am äußeren Verlauf der Lebensgeschichte aufweisen: Aus dem hoffnungsvollen, vielleicht etwas überheblichen und nicht besonders fleißigen Jüngling wird der Hochstapler, der sich in den besten Jahren seines Lebens mit großen Schwindelunternehmungen, klingenden Titeln und rauschenden Festen schmückt. Unangefochten steht er die immer länger werdenden Gefängnisaufenthalte durch. Im Altern werden seine Feste und seine Unternehmungen kleiner; er läßt sich widerstrebend, um weiterspielen zu können, auf eine enge bürgerliche Existenz und auf die Ehe ein. Sein verzweifelter Versuch, die Fesseln zu sprengen, bringt ihm nach einem längeren Zuchthausaufenthalt nur einige Mittel zur Fortsetzung des Spielens ein. Nun aber spielt er nicht mehr in der Weite der großen Welt, sondern schon im engen Raum des Spielsaals. Immer mehr gerät er in die Not, seine Mißstimmung, seine Leere mit Alkohol und Betäubungsmitteln zu verdecken. Schließlich verbleibt nur noch die illusionäre Welt der Kriminalromane, ein paar wehmütige Gänge in den Spielsaal und die letzten leichtfertigoptimistischen Pläne und Verheißungen auf dem Totenbett.

Im Übergehen jeglicher Äußerungsweisen von Endlichkeit und Überantwortung verfallen auch die jeweils überantworteten Möglichkeiten des Glückenkönnens in der Endlichkeit. Während sich so die spielerisch-leichtfertige Lebensform in einer, dem Fortgang der Zeitlichkeit scheinbar entrückten, kreisenden Scheinbewegung hält, ist sie doch immer schon vom Fortgang der faktischen Geschichtlichkeit umgriffen. In diesem beständigen Verfehlen des aufgetragenen Selbstseinkönnens verwandelt sich die Zeitigung des Daseinsganges in fortschreitendes Verfallen und wachsende Einschränkung. Diese eigentliche, weil faktische Zeitigung der Fassade ist die „Verlaufsgestalt" der starren Konsequenz oder auch die Geschensstruktur der nur scheinbar in sich geschlossenen Zeitigungsweise des „Stillstands". Sie geschieht als fortschreitendes Verfehlen des überantworteten Selbstseinkönnens und damit als wachsende Leere und als getriebenes oder gedrängtes Vorrücken auf das Ende zu.

Im Fortgang der Lebensgeschichte bleibt das verwirklichte Selbstsein immer weiter hinter der angemaßten Selbsteinschätzung und der illusionsgetragenen Vorhabe zurück. Das kommt vor allem mit dem Eintritt ins Alter sehr deutlich zum Vorschein. Das Übergewicht einer wachsenden Vergangenheit wirklichen Mißglückens bedrängt die verzweifelten Hoffnungen einer schwindenden Zukunft. Vor der Faktizität des bevorstehenden Todes wird schließlich das leichtfertige Spiel um ein spätes, grenzenloses Glücken zur bodenlosen Illusion. Das Mitspielen der anderen, das als Rest einer tragenden Wirklichkeit den Absprung in die festliche Daseinsfreude ermöglichte, entgleitet zwangsläufig mit dem wachsenden Mißverhältnis von Verheißung und Wirklichkeit. Das Schrumpfen der Spielwelt, von der Vielfalt gemeinsamen Erspielens festlicher Daseinsfreude zur Eintönigkeit des Glücksspiels, ist von daher mitbegründet.

Die fortschreitende Einschränkung des Daseins läßt sich also von der Welt her als schwindende Weite erschlossener Weltbezüge, vom Mitsein her als wachsende Ferne und Einsamkeit, vom Selbstsein her als zunehmende Selbstverborgenheit und Selbstflucht aufweisen.

Mit dem Verfallen an faktische Enge und wirkliches Mißlingen wächst nun auch die Bedrängnis des Abgrunds. Die Trostlosigkeit einer gescheiterten Vergangenheit steht immer düsterer und bedrohlicher hinter dem leichtfertigen Optimismus. Dieses Wachsen des Abgrunds, das unversöhnlicher werdende Auseinanderklaffen der starren Alternativen, führt zur Vermehrung der Angst. Daniel erfährt sie als drängende Unruhe, als unerträgliche Mißstimmung, die ihn wiederum nur zur Betäubung und in noch verzweifelteres Weiterspielen hetzt. So wird die Fassade, ursprünglich schon aus dem Abgrund gezeitigt, in der unerträglich wachsenden Bedrängnis zur getriebenen, hastenden Flucht vor dem Abgrund. Die Freiheit des Verfügenkönnens über die eigenen Möglichkeiten, soweit sie je bestanden hat, verwandelt sich zunehmend in den unausweichlichen Zwang der starren Konsequenz.

Die Einschränkung der eigentlichen Weite — sie gründet im Horizont überantworteter und ergriffener Möglichkeiten — und die Verwandlung der Freiheit in Getriebenheit läßt uns das Dasein als ein erstarrendes, oder wie Dostojewski bildhaft sagt, als „Holzklotz" erfahren. L. Binswanger [*142*] spricht bei seinen, der „psychopathischen" Verlaufsgestalt sehr nahestehenden Magersuchtfällen „Ellen West" und „Nadja" von einer „wachsenden Gerinnung des freien Selbst zu einem immer unfreieren ‚dinghaften' Gegenstand". In beiden Fällen wird dem Dasein die Selbstmächtigkeit weitgehend entzogen, wird es weitgehend verweltlicht und vergegenständlicht; in beiden Fällen verwandelt sich Freiheit immer mehr in Nötigung und Not, Existenz in zwangsläufiges Geschehen.

Wenn es Daniel einmal möglich gewesen sein sollte, sich innehaltend der Bedrängnis des Abgrunds auszusetzen und umkehrend den Ruf des existenziellen Gewissens anzunehmen, so war es mit zunehmendem Alter sicherlich immer schwieriger geworden. Vor dem wachsenden Abgrund des Mißglückens und der Selbstverfehlung wird ein Innehalten mehr und mehr zur Angst vor dem Sturz aus der angemaßten Höhe in eine bodenlose, nicht mehr lebenstragende Tiefe.

Erst in diesem Durchstehen der Fassade über jeden Anruf des existenziellen Gewissens hinweg verwirklicht sich die „starre Konsequenz". Die zunehmende Beherrschung des Daseinsganges durch einen einseitigen Entwurf, die allmählich das ganze Dasein in Unfreiheit erstarren läßt, hat Jeremias Gotthelf (zit. n. L. Binswanger [*142*] in die eindrucksvollen Sätze gefaßt: „Es ist sehr merkwürdig in Beziehung auf das Streben des Menschen, daß man zumeist nicht weiß, wie es auswächst und welche Richtungen es nimmt, ob am Ende das Ziel nicht zum Magnet wird und der Mensch ein willenloses Wesen. Es ist gar manch Streben anfangs ein sehr ehrenwertes, löbliches und wird in seinem Verlauf zum Mühlstein, der den Menschen in den Abgrund zieht."

Damit stehen wir abschließend noch einmal vor der Verlaufsgestalt der spielerisch-leichtfertigen Lebensform. Ihre transzendentale Struktur enthüllt sich uns aus dem Verweisungszusammenhang zwischen dem Zeitigungsmodus der Fassade und der Geschichtlichkeit des Daseinsganges. Im fortschreitenden Verdecken des existenziellen

Gewissens vollzieht sich der Verfall nicht ergriffener Seinsmöglichkeiten. Dabei verfällt das Dasein in seiner Faktizität gerade jenen Seinsweisen, die es in der Fassade beständig überspielt. Pascal hat dieses Geschehen einmal mit den Worten charakterisiert: „Sorglos eilen wir in den Abgrund, nachdem wir etwas vor uns aufgebaut haben, das uns hindert, ihn zu sehen." So geschieht der Fortgang der starren Konsequenz als wachsende Einschränkung, Erstarrung, als Entleerung und Niedergang auf das Ende hin.

Man könnte eine solche Verlaufsgestalt in Anlehnung an den Begriff des „psychischen Prozesses" von JASPERS [1] als „anthropologischen Prozeß" bezeichnen. Allerdings ist hier, gegenüber den etwas unbestimmten Kriterien und der Unschärfe dieses Begriffes bei JASPERS etwas ganz Bestimmtes und Begrenztes gemeint. Wenn sich auch enge Beziehungen zum biologischen Altern ergeben, so ist doch die „psychopathische" Verlaufsgestalt von ihrem Wesen her damit auf gar keinen Fall gleichzusetzen. Im übrigen ist die klinische Psychopathologie selbst über die von JASPERS unternommene, vorläufige Präzisierung in einer sehr vielfältigen und uneinheitlichen Anwendung des Prozeßbegriffs hinweggegangen. Wir werden deshalb vorerst — um die Gelegenheit zu Mißverständnissen geringfügig zu verringern — in Anwendung auf unsere Verlaufsgestalten nur ausnahmsweise vom „anthropologischen Prozeß" sprechen.

V. Ein psychopathischer Hypochonder
(Lebensgeschichte des Peter Krumm) [2]

Der vorhergehende Fall hat uns dazu gedient, die Ausfaltung einer einseitigen Verlaufsgestalt in einer Vielfalt von Weltbezügen paradigmatisch zu erhellen. Der Versuch, die fortschreitende Einschränkung des gelebten Entwurfs zur starren Konsequenz und seine Verlaufsstruktur von vielen Seiten her aufzuweisen, zwang uns zu großer Ausführlichkeit. Nachdem die Methode eine konvergierende Erschließung der einen gemeinsamen Verlaufsgestalt von ihren verschiedensten Auszeugungen her mit sich bringt, mußten auch manche Wiederholungen in Kauf genommen werden. Die Zumutung für den Leser soll nun, da unser methodisches Vorgehen einigermaßen gründlich exemplifiziert worden ist, verringert werden. Die beiden folgenden Fälle werden schon in der Darstellung der Lebensgeschichte und ihrer Selbstzeugnisse so sehr auf das Wesentliche reduziert werden, daß kaum mehr als der Verlaufscharakter der Fassade in einigen seiner Auszeugungen zur Sprache kommt. Damit werden eine Fülle von Weltbezügen und von Themen, die für den Daseinsgang von untergeord-

---

[1] „Besteht bei den organischen Prozessen ein wirres Durcheinander psychologisch nicht verständlicher seelischer Erscheinungen, so gewinnt man hier, je mehr man sich in einen Fall vertieft, desto mehr Zusammenhänge. Es lassen sich darum hier ... psychologisch typische Verlaufszusammenhänge herausschälen ... Statt ‚psychischer Prozeß' ließe sich auch sagen ‚biologisches Totalgeschehen', wenn biologisch nicht im Sinne bestimmter Erkennbarkeiten gemeint ist." ... „Wir können für die psychischen Prozesse mit mehr Recht eine dauernde Veränderung prinzipiell fordern. Sie ist vielleicht so notwendig und in analoger Weise in dem Prozeß begründet, wie etwa in der Lebensentwicklung, daß der Greis nicht mehr jung werden kann. Was einmal gewachsen ist, sei es in der natürlichen Lebensfolge, sei es in abnormer Wucherung und Abbiegung, läßt sich nicht mehr rückgängig machen." (JASPERS [143]).

[2] Deckname.

neter Bedeutung sind, vernachlässigt. Zweifellos ist damit auch die Treue dem Fall gegenüber eingeschränkt; die methodische Verläßlichkeit bleibt jedoch einigermaßen erhalten, weil die einseitige Alternative, auf die wir uns konzentrieren werden, eben zunehmend zur starren Konsequenz wird, die den ganzen Daseinsgang beherrscht — die Vielfalt früher aufgetauchter Möglichkeiten und Weltbezüge schrumpft im Verlauf ihrer sich ausbreitenden Herrschaft. Dies allein ermächtigt uns zu einer solchen Vereinfachung und Kürzung, wie wir sie vorhaben.

Die folgende Darstellung der Lebensgeschichte des Peter Krumm ist eine konzentrierte Zusammenfassung aus den Berichten des Patienten selbst, seiner Schwester, des älteren Bruders, eines Geistlichen, der ihn viele Monate betreut hatte, und verschiedener ärztlicher Berichte aus der Vergangenheit. Im übrigen stützen wir uns auf den gesammelten Briefwechsel zwischen dem Patienten und seinem vor vier Jahren verstorbenen Vater — der uns von der Familie zur Verfügung gestellt worden war —, auf eine Reihe von Krankengeschichten über frühere Klinikaufenthalte und auf unsere eigenen klinischen Erfahrungen während eines ca. fünf Monate dauernden und auf Wunsch der Geschwister vorzeitig abgebrochenen, erfolglosen Versuchs, eine Psychotherapie einzuleiten.

Peter Krumm ist am 17. 7. 1913 in einer deutschen Großstadt als Sohn eines Industriellen geboren. Er ist das zweite von fünf Geschwistern, wovon allerdings ein Bruder, der etwa drei Jahre nach ihm zur Welt gekommen war, schon als Kleinkind starb. Über eine familiäre Belastung mit Geisteskrankheiten oder schweren Persönlichkeitsabnormitäten ist wenig in Erfahrung zu bringen. Lediglich ein Sohn der Mutterschwester, die mit einem extrem sparsamen und pedantischen Postbeamten verheiratet war, soll in einer Depression Suizid begangen haben.

Der Vater entstammt einer Familie von Maurern und kleinen Landwirten. Er ist auf dem Lande groß geworden und hatte selbst eine äußerst harte Kindheit. Frühzeitig war er von großem Ehrgeiz beseelt. Nach einer Maurerlehre und nach dem Besuch der Gewerbeschule beschäftigte er sich neben seiner Arbeit mit der Entwicklung technischer Neuerungen. Tatsächlich gelang ihm auf einem Spezialgebiet seines Berufs eine nicht unbedeutende Erfindung, die er dann mit einem Kaufmann zusammen in einer neu gegründeten Firma auswertete. Nachdem das Unternehmen rasch erfolgreich war, überwarf er sich mit seinem Kompagnon, entwickelte sein Patent weiter und gründete ein eigenes Unternehmen. Es gelang ihm daraus in einigen Jahrzehnten eine internationale Spezialfirma mit bedeutendem Ertrag zu machen.

Seine Frau, ein einfaches Bauernmädchen, hatte er noch in jungen Jahren als Maurer kennengelernt und geheiratet. Sie machte den extremen sozialen Aufstieg der Familie nur mit großer innerer Unsicherheit mit. Der Mann hat ihr eine Fülle von gesellschaftlichen und Repräsentationspflichten auferlegt, die sie gehorsam aber ungern und stets mit inneren Hemmungen erfüllte.

Der Vater wird übereinstimmend als ein äußerst robuster, energischer Mann geschildert, der aus seinem ungewöhnlichen „Lebenserfolg" heraus glaubte, allen anderen Menschen überlegen zu sein und alles besser zu wissen. Zu Hause war er sehr streng, schlug die Kinder zuweilen mit größter Härte und trat als Familientyrann auf. Erst im Alter soll es ihm öfter leid getan haben, daß er in seinem Jähzorn manchmal maßlos war. Frohsinn oder Freundlichkeit, stille Muße oder Gemütlichkeit kannte man am Vater nicht. Er war rastlos beschäftigt, immer energisch und in gewichtigem Ernst. Auch seine Erziehungsmaßnahmen hatten einen sehr gewichtig-belehrenden

Ton, wobei er stets erhebende Beispiele aus seiner eigenen Vergangenheit zu berichten pflegte und sein eigenes Leben als einziges Vorbild und Maß hinstellte.

Die Eltern lebten während der Kindheit Peters in ständiger Zwietracht. Die Kinder mußten häufig miterleben, wie der Vater jähzornig und rücksichtslos die Mutter anschrie, gelegentlich sogar handgreiflich wurde, wenn sie sich seinem Despotismus widersetzte. Doch soll der Widerstand der Mutter, die uns als eine weiche, etwas ängstliche und gedrückte Frau geschildert wird, immer weniger geworden sein. In den letzten zwei Jahrzehnten hat sie sich nicht nur dem Vater gegenüber in eine gewisse Passivität begeben, sondern auch sonst ein sehr zurückgezogenes, jeder Unternehmungslust entbehrendes Leben geführt. Der Vater pflegte zudem ziemlich hemmungslos die weiblichen Hausangestellten sexuell zu mißbrauchen, was zur Folge hatte, daß dieses Personal nach einem besonderen Maßstab von ihm ausgesucht wurde und kaum länger als wenige Monate blieb. Die Dienstmädchen waren nicht selten auf Grund ihrer Beziehungen zum Hausherrn der Hausfrau und den Kindern gegenüber anmaßend und taktlos. Peter selbst sagte von ihnen, daß sie „frech, grob, schamlos, unsittlich und gemein der Mutter viel zu leiden gaben, nur die Mode im Kopf hatten, auf Seidenstrümpfe aus waren und sich mitunter wie Prostituierte aus Paris benahmen". Außerdem hat Peter im frühen Schulalter einmal vom Nebenzimmer aus miterlebt, wie der Vater die Mutter gegen ihren Willen zum Geschlechtsverkehr zwang: „Sie wissen nicht, wie brutal ein Mann sein kann, wenn das Weib sich eingeschlossen hat und der Mann eindringt. Das müssen Sie gesehen und erlebt haben, wenn so ein Koloß von Mann die Frau unterwirft", war Peters erster Kommentar zu dieser Szene.

Der älteste Bruder von Peter — 4 Jahre älter als Peter — soll nach der Art des Vaters geraten sein. Er ist jetzt derjenige, der die Geschicke des Unternehmens und der Familie energisch in der Hand hält. Die anderen Geschwister fürchten ihn. Außer erheblichen Pubertätskonflikten mit dem Vater, einer Neigung zum Jähzorn und einer gescheiterten Ehe soll er keine äußeren Schwierigkeiten gehabt haben. Allerdings ist er ein Mensch, der kaum zuhören kann, stets selber spricht und dann fast ausschließlich von seinen Erfahrungen und vorbildlichen Leistungen redet und alles andere daran mißt. In der Kindheit hat er seine jüngeren Geschwister tyrannisiert. Die einzige Schwester — 8 Jahre jünger als Peter — sei vom ältesten Bruder einige Male sexuell attackiert worden und suchte dagegen Schutz bei Peter. Die Schwester selbst hat sich in der Kindheit am meisten an Peter angeschlossen. Sie litt damals schon unter Angstzuständen und fand keinen rechten Zugang zu Gleichaltrigen. Mit zehn Jahren erkrankte sie an einer Poliomyelitis, die eine schlaffe Parese und Atrophie der rechten Gesäß- und Beinmuskulatur mit Verkürzung der Extremität hinterließ. Später gelang es ihr nicht, ihre Berufsausbildung abzuschließen — Medizin- und Theologiestudium brach sie ab — und sich für einen klaren beruflichen Weg zu entscheiden. Sie trieb eifrig männliche Sportarten wie Speerwerfen oder Schießen und fand keinen Weg zum anderen Geschlecht. Mit der Überweisung des Bruders Peter in eine Klinik kam sie wegen „Angstneurose" in analytische Behandlung, die noch unabgeschlossen ist.

Der jüngere Bruder — 6½ Jahre jünger als Peter — war immer weich, etwas unsicher, konnte sich nie recht durchsetzen. Er steht jetzt im Schatten des Ältesten, dem er sich in allen Entscheidungen unterwirft.

Die erste Kindheitserinnerung Peters ist eine „katastrophale Angst" vor dem wütenden Vater. Peter weiß, daß er dem Vater aus dem Weg ging, wo er konnte. Von den Geschwistern wird berichtet, daß Peter selbst vom Mittagstisch unauffällig verschwand, wenn er den Vater ins Haus kommen hörte. Zu der Zeit, wo der Vater sich im Hause aufhielt, war Peter meist unauffindbar. Entweder verkroch er sich in irgendeinen Winkel der großen Villa oder des Gartens, oder er hielt sich — was vor allem später der Fall war — in einer religiösen Jugendgruppe auf. Gegen den Vater aufbegehrt hat Peter nur wenige Male. Er soll dann meist ziemlich brutal geschlagen worden sein. Auch erinnert er sich selbst noch an schmerzhafte Faustschläge auf den Kopf, die er als besonders grausam empfand. Der Vater jedoch hat frühzeitig sein besonderes Augenmerk auf Peter gerichtet, weil dieser sich so auffallend seinen Blicken entzog. Peter weiß von schrecklichen Augenblicken zu berichten, die er in einer Kammer sitzend verbrachte, während er vom schimpfenden Vater im ganzen Hause gesucht wurde.

Die Mutter hatte wenig Zeit für die Kinder, weil sie für den Haushalt sorgte und mit gesellschaftlichen Pflichten überfordert war. So blieben die Kinder meist sich selbst oder einem der unzuverlässigen Dienstmädchen überlassen, zu denen sie kaum ein herzliches Verhältnis fanden. Dennoch blieben sie ziemlich still und verübten wenig Streiche, weil sie die Strafen des Vaters fürchteten, der zu unvorhersehbaren Zeiten zu Hause aufzutauchen und nach der „Ordnung" zu sehen pflegte. Peter fühlte sich in der Vorschulzeit — soweit es ihm noch gegenwärtig ist — meist „gedrückt und unglücklich". Er litt an nächtlichen Angstzuständen, hatte aber auch eine extreme Furcht vor Fremden, wobei er sich meist zu verkriechen pflegte oder schweigend und verschüchtert blieb, wenn er zwangsvorgeführt wurde. „Ich kam mir so ohnmächtig vor. In jedem Augenblick habe ich mich vor dem Vater gefürchtet; er war auch nie mit mir zufrieden." „Schon damals wußte ich nicht, wie es weitergehen soll. Der Vater sagte, ich würde bald in die Schule kommen, dann könnte ich viel lernen und meine Pflicht erfüllen, um einmal ein ebenso tüchtiger ‚Krumm' zu werden wie er. Ich war überzeugt, daß ich in der Schule versagen würde ... Ich wollte aber gar nicht werden wie der Vater, ich wollte etwas ganz anderes werden, aber ich hatte keine Vorstellung was und wie." Als Achtjähriger war er beispielsweise von den Eltern einen Tag lang bei ihm unbekannten Verwandten untergebracht worden. Er verharrte dort von morgens bis abends stumm in großer Angst und sprach erst wieder, als ihn die Eltern abgeholt hatten.

Die einzige Zuflucht vor dem Vater genoß Peter bei der Mutter, aber in einer bestimmten Weise. Wenn der Vater verreist war, durfte er manchmal in seinem Bett bei der Mutter schlafen. Eine aufmerksame Zuwendung am Tage erreichte er von der Mutter aber beinahe nur, wenn er krank war. Nach Ansicht der Schwester war „Krankheit" zu Hause umgeben von einem beinahe religiösen Pathos. Als Krankheit anerkannt wurde fast immer „Erkältung", wobei die Feststellung von „Fieber" als Ausweis diente. Die Mutter pflegte auch gelegentlich die Kinder in gesunden Tagen zu messen, ob sie etwa Fieber hätten. Wer als „erkältet" galt, wurde ins Bett gesteckt und von der Mutter mit solcher Aufmerksamkeit gepflegt, daß die Kinder das gegen die sonst empfundene Vernachlässigung als völlig veränderte Situation erfuhren. Peter meinte, die Mutter habe eben „ein besonders tiefes Verständnis für das Leid der Kranken und Schwachen" gehabt. Während dieser Krankheitskarenz genossen die Kinder auch einen gewissen Schutz vor den „Verfolgungen des Vaters". Die Mutter verteidigte das Refugium der Krankheit, zumal sie selbst zuweilen krank war, erfolgreich gegen seine sonstige Rücksichtslosigkeit. Möglicherweise spielt eine übertriebene Angst vor Ansteckungen beim Vater eine begünstigende Rolle.

Tatsächlich waren auch alle Kinder, mit Ausnahme des Ältesten, in der Kindheit häufig krank. Peter selbst soll kränklich und oft erkältet gewesen sein, obwohl damals seine körperliche Verfassung als „kräftig und eher rundlich" bezeichnet wird. Sonst soll er ein stilles, eher scheues Kind gewesen sein, das meist recht wortkarg und passiv gewesen ist.

In der Schule fand Peter keinen Anschluß an die Klassenkameraden. Er hatte trotz hoher Begabung schon von Anbeginn an Lernschwierigkeiten, vor allem bei strengen Lehrern. Von ihnen fühlte er sich wie vom Vater behandelt und litt dann unter „rascher Erschöpfung" oder „unerträglicher Müdigkeit". In den anderen Fächern aber, in denen er glaubte, der Lehrer ließe ihn gewähren und sei nicht streng, brachte er anfangs erstklassige Noten. Der Vater pflegte Peters Schulleistung zu überwachen und seine Zeugnisse aufmerksam zu studieren. Noch als Theologiestudent mußte Peter übrigens dem Vater sein Studienbuch und die Kolleghefte vorlegen, um seine Leistung zu belegen und anerkennende oder kritische Zensuren entgegenzunehmen. Peter erhielt bei dieser Gelegenheit meist einige erhabene Ermunterungen, dem Vorbild des Vaters zu folgen und seine Pflicht besser zu erfüllen. Wir besitzen aus dem Briefwechsel — der Inhalt der väterlichen Briefe beschränkt sich nahezu ausschließlich auf Ermahnungen und Vorschriften — zwischen Peter und seinem Vater zahlreiche Belege hierfür. Einige Sätze daraus, selbst wenn sie aus späteren Jahren stammen, vermögen mehr auszusagen als Peters Bericht [1].

„Hoffentlich bist Du auf dem Wege, ein froher junger Mensch zu sein, was man erst richtig sein kann im vollen Bewußtsein der Pflichterfüllung, und zwar nicht nur in Bezug aufs Studium, sondern auch in Bezug auf das Verhalten seinen Eltern gegenüber" ... „Auch Du sollst bald ein nützliches Glied der menschlichen Gemeinschaft werden" ... „Es freut mich übrigens, daß die Aufzeichnungen aus der Metaphysik, soweit es von hier aus beurteilt werden kann, einen recht ordentlichen Eindruck machen" ... „Was sind die Beweggründe, daß Du nicht mehr Stunden belegt hast?" ... „Als Kollegbücher würde ich keine Stenogrammblöcke verwenden, sondern richtige Hefte" ... „Ich habe während meines Studiums (Anm. d. Verf.: der Vater hat lediglich die Gewerbeschule besucht) stets mit einem Freund zusammengearbeitet, und fast immer haben wir auch zusammen gewohnt. Wir hatten davon beide Vorteile. Natürlich war mein Freund ebenso fleißig und ernst wie ich und hatte auch sonst gute Fähigkeiten" ... „Nimm Deine Mahlzeiten regelmäßig, dann brauchst Du keinen Kocher und kein Pfännchen. Ich hatte dergleichen auch nie gebraucht."

In der Volksschulzeit und auch während seiner Gymnasialjahre litt Peter unter großer Selbstunsicherheit und Schüchternheit. Er traute sich nichts zu, obwohl er objektiv noch recht gut abschnitt. Er war schwernehmend, still und nach innen gekehrt. Im Vordergrund seiner äußeren Klagen stand zweierlei: Er fühlte sich nach jeder Anstrengung in kurzer Zeit „erschöpft" und war überhaupt nicht imstande, längere Zeit zu lernen oder irgendeine andere Leistung durchzuhalten. „Es hat mich damals schon alles so angestrengt, meine Nerven waren rasch erschöpft", sagte er selbst dazu. Das zweite war, daß er immer häufiger kränkelte, je älter er wurde. Er litt unter Magen„druck" nach jedem Essen, war sehr häufig „erkältet", klagte über einen Druck auf der Brust, der ihn zum Husten zwinge, so daß er mehrmals ergebnis-

---

[1] Die Zitate sind aus Briefen entnommen, die während der Studienzeit Peters zwischen seinem 20. und 23. Lebensjahr an ihn geschrieben worden waren.

los auf Lungentuberkulose untersucht worden war. Der Vater wurde nicht selten heftig, wenn Peter seine Schularbeiten wegen „Müdigkeit" oder „Erschöpfung" nicht erledigte und bezeichnete den Sohn als „Drückeberger". Die Mutter aber bemühte sich, Härte und Jähzorn des Vaters durch besondere Nachsicht auszugleichen. „Die Mutter hat mir oft zugegeben, daß der Vater einfach zu viel von uns Kindern verlangt."

Peter litt, je älter er wurde, an wachsender „Weltangst". Er wußte nicht, wie es weitergehen sollte, hatte keine Freude am Leben und wünschte sich schon als Neunjähriger oft, er möge sterben und ein Engel werden dürfen, der „beim lieben Gott wohnt, wo es keine bösen Menschen gibt ... und nur singen und beten braucht". Dazu litt er aber an einem ständigen Schuldgefühl, dessen Herkunft er sich nicht erklären konnte. Als er etwas älter geworden war dachte er das Schuldgefühl käme davon, daß er sich gegen den Vater auflehne, ihm nicht gehorche. Vorübergehend versuchte er dann, dem Vater ergebener und gehorsamer zu begegnen, aber seine „Erschöpfung" nahm zu, er leistete eher noch weniger, und der Vater wurde keineswegs freundlicher zu ihm. Schließlich, etwa im Pubertätsalter, bekam er das Gefühl, als geschähe ihm vom Vater unrecht, und er selbst sei schuldlos, er leide nur an „Nervenschwäche" und könne deshalb nicht mehr leisten.

Es gab nur einen kleinen Bereich, in dem sich Peter einigermaßen wohl und ungestört fühlte. Er musizierte, zeichnete und trieb gerne Sport. Der Vater war daran uninteressiert und fragte deshalb nicht nach Peters Fortschritten auf diesen Gebieten. Auffallenderweise trat hier, wenn Peter ungestört zeichnen, musizieren oder Sport treiben konnte, keinerlei Zeichen von Erschöpfung ein. Sogar in der Schule erreichte er in diesen Fächern bis zuletzt gute Zensuren. Etwa vom 14. Lebensjahr an war Peter auf Wunsch der Mutter auch Mitglied einer religiösen Jugendgemeinschaft geworden. Erst nach langer Zeit wurde er dort etwas warm. Allmählich aber fühlte er sich in dieser Gruppe ausgesprochen wohl: „Wir waren alle Romantiker. Wir wollten die Welt besser machen und allen die Frohbotschaft Christi bringen." Peter war vor allem angetan von der Herzlichkeit und Wärme, die dort herrschten. Jeder ging mit dem anderen brüderlich um, „... wir wußten, daß wir alle Kinder Gottes sind und gemeinsam seinen Auftrag erfüllen dürfen". Damals faßte Peter erstmals Hoffnung auf die Zukunft. Er wollte Theologie studieren, Priester werden und sein Leben in den Dienst der christlichen Liebe stellen. Er war aber nicht von einer ruhigen Zuversicht auf das Kommende ergriffen, sondern von „einem hektischen Fieber, was ich alles tun wollte: Heidenmission, Kampf gegen den Unglauben, Seelsorge für gefährdete Christenfamilien und ihre Kinder, und die Vollkommenheit in der Weltabgeschiedenheit eines kontemplativen Ordens erlangen". Während Peter in dieser christlichen Gemeinschaft von einem solchen Aufschwung beseelt war, blieb er zu Hause gedrückt, müde, kränklich und zuweilen so verschlossen, daß er zum Vater und zum ältesten Bruder wochenlang kaum ein Wort sprach.

Mit der Spätpubertät begannen für Peter große sexuelle Schwierigkeiten. Er onanierte zunehmend heftig, träumte von einigen Dienstmädchen und bekam wieder schwere Schuldgefühle. Er dachte an die ungebändigte Geschlechtlichkeit des Vaters und fürchtete, er würde einmal ebenso werden. Dabei sah er die Geschlechtlichkeit als sündig und brutal an, meinte sie müßte jede echte Liebe zerstören und vor allem ein christliches Leben unmöglich machen. Seine einzigen Zukunftspläne, Geistlicher zu werden, sah er durch seinen „starken Geschlechtstrieb" gefährdet. Zur gleichen Zeit fühlte er sich in der Jugendgruppe enttäuscht. Er hatte keinen Freund gefunden, seine

Versuche mit dem Gruppenältesten seine persönlichen Pläne zu besprechen, schlugen fehl. Dazu stand das Abitur bald bevor. Peter geriet wieder in eine tiefe Weltangst, zu der sich bald eine tiefe Depression gesellte. Er sprach nur noch wenig, war sehr niedergeschlagen, litt an Schlaflosigkeit, wußte nicht wie es weitergehen sollte, und hatte wegen der Onanie erhebliche Schuldgefühle. Der Direktor seiner Schule forderte den Vater auf, Peter vor der Matura längere Zeit von der Schule zu nehmen. Bei dieser Gelegenheit erfuhr der Vater erst, daß Peter „krank" sei und die Mutter schon längere Zeit einen Arzt für ihn bemüht hatte.

Nach einem knappen Jahr — Peter erhielt neben verschiedenen anderen Behandlungsmaßnahmen eine ambulante Opiumkur — hatte sich sein Zustand so weit gebessert, daß er das Abitur mit einem recht guten Ergebnis bestehen konnte. Doch fühlte er sich dadurch schon wieder so „erschöpft", daß er ein halbes Jahr Erholungszeit in verschiedenen Sanatorien des In- und Auslandes zubringen mußte. Er konnte jedoch während dieser Zeit recht aktiv Sport treiben, war aber außerstande, sich zu irgendeinem Studiumsbeginn oder Beruf zu entschließen, obwohl er nach wie vor der Theologie zuneigte. Nach seiner Rückkehr bedrängte ihn der Vater mit äußerster Heftigkeit sich jetzt zu entscheiden. Er begann dann, 20jährig, nachdem er vorher noch einige abenteuerliche Fahrten unternommen hatte, sein Theologiestudium am Heimatort, allerdings nur pro forma.

In dieser Zeit wohnte bei der Familie eine gleichaltrige Cousine, in die sich Peter erstmals verliebte. Von ihr fühlte er sich in seiner Bedrückung durch den jähzornigen Vater verstanden. Er brachte fast täglich viele Stunden im Gespräch mit ihr zu und glaubte ganz von einer „reinen", geschlechtslosen Liebe erfüllt zu sein. Sie vermochte auch auf seine religiöse Welt einzugehen, aber er bekam nun wieder Zweifel, ob er nicht heiraten solle, und ob er überhaupt imstande sei ein Theologiestudium zu bewältigen. Nach dem Bericht der Cousine war er damals ihr gegenüber aufgeschlossen, ließ sich auch leicht von ihr beeinflussen, während er sonst wortkarg und zurückhaltend war. Er behauptete die anderen Menschen nicht ertragen zu können; er habe „es satt, sich dem Willen der anderen zu beugen". Vorübergehend allerdings, als seine Zuneigung zur Cousine den Höhepunkt erreicht hatte, fand er wieder etwas Hoffnung für die Zukunft, befaßte sich sogar mit dem Gedanken, sie später einmal zu heiraten und war dann einige Wochen lang auch allgemein sehr gesellig, aktiv und gesprächiger geworden. Diese lebhafte Zeit ging aber rasch vorüber, als die Abreise der Cousine bevorstand. Nach ihrem Auszug fiel Peter wieder in tiefe Gedrücktheit, sprach kaum mehr, litt wieder unter großer Angst vor allem Kommenden.

In diesen Tagen, dem Herbst des Jahres 1933, spitzte sich das Verhältnis mit dem Vater allmählich wieder zu. Der Vater tobte immer häufiger gegen Peter wegen dessen Unpünktlichkeit, weil er sich nichts mehr sagen ließ, nicht fleißig studierte usf. Am Weihnachtsabend drohte der Vater schließlich mit Hinauswurf, worauf Peter kurzerhand seine Koffer packte, erst eine düstere, von Zukunftsangst erfüllte Nacht auf dem Bahnhof zubrachte und dann, Wintersport treibend, mehrere Wochen lang von Hütte zu Hütte zog. Er hatte sich entschlossen, die Eltern endgültig zu verlassen und ihr Joch abzuschütteln. Zum Jahreswechsel schrieb er nach Hause:

„Das tief innere Glück der Heiligen Nacht, die beseligende Freude junger Freiheit nach lang-bangem Gefangensein half mir ganz unerwartet schnell und glücklich hinüber ins neue Leben und half mir auch die dunkel-trübe Erinnerung an meine Eltern (!) überwinden (nun lassen wir das)."

Durch Verweigerung der finanziellen Unterstützung wurde er wieder nach Hause geholt. Dort kam es zu einem Zerwürfnis mit der Mutter, die ihm Geld verweigerte. Er hielt sich kaum zu Hause auf, ging den Eltern aus dem Wege, wo er konnte, und brachte die Zeit vorwiegend im Kino und in religiösen Veranstaltungen zu. Als ihm die letzten Mittel ausgingen, versetzte er sogar Mäntel und eine Goldkette, die er zu Hause weggenommen hatte, auf dem Leihamt. Schließlich floh er, nachdem sich das Verhältnis zur Mutter schon seit längerer Zeit verschlechtert hatte, zur Familie seiner Cousine ins Rheinland. In ihrer Gegenwart fühlte er sich zunächst recht zufrieden, konnte sich aber wieder zu keinerlei konkreter Tätigkeit entschließen. Gegen die bedrängenden Mahnbriefe des Vaters, er solle endlich einen klaren Berufsplan entwerfen, antwortete er, daß er Benediktiner werden wolle, aber die endgültige Berufung noch nicht empfangen habe. Dazu sei noch eine lange innere Auseinandersetzung vonnöten, deren Ergebnis in weiter Ferne liege. Nicht äußere Umstände, sondern allein der göttliche Wille würden darüber entscheiden. „Das sind Dinge, die Ehrfurcht gebieten." Zudem leide er an periodischen Erschöpfungszuständen, übergroßer Müdigkeit, zu geringer physischer Leistungsfähigkeit, „so daß ich keine planmäßige Arbeit leisten kann". Er meint, daß man „wegen dieses Nervenleidens von solchem Ausmaß" ganz bestimmt noch zwei bis drei Jahre warten müsse, bis er sich entscheiden könne, und er rät dem Vater „ein geduldiges Hinnehmen der tatsächlichen Verhältnisse, nicht aber unangebrachte Ungeduld und übereiltes Gesundmachenwollen".

Bald enttäuschte ihn auch das Zusammensein mit der Cousine, ohne daß er recht um den Grund wußte. Er meinte wohl, sie habe ja ihrem Beruf nachgehen müssen, er aber hätte eigentlich einen ganzen Menschen zur Pflege benötigt. Er erkrankte bald auch dort an Angina, Bronchitis, allgemeiner Schwäche und hütete den größten Teil der Zeit das Bett. Schließlich, nachdem er für die Familie untragbar geworden war, fiel der Cousine der schwere Auftrag zu, ihn zu seinen Eltern zurückzubringen. Er war davon tief enttäuscht, kam in äußerst bedrücktem Zustand in sein Elternhaus zurück, voll Angst und Haß gegen den Vater. Er war entschlossen seine Eltern nicht mehr als Eltern anzusehen und sprach kaum ein Wort mit ihnen, während er sich mit der Cousine und der Schwester weiterhin offen über seine Schwierigkeiten unterhielt. Wegen Druckgefühls im Magen, Bronchitis, starken Schwitzens, Nervosität und allgemeinen Schwächegefühls wurde er bald darauf in eine Innere Klinik aufgenommen und von dort in die Klinische Abteilung der Deutschen Forschungsanstalt für Psychiatrie verlegt, wo er nach 3tägiger Beobachtung (16. bis 19. 5. 1934) wieder nach Hause entlassen wurde.

Aus dem Krankenblatt [1] geht hervor, daß Peter dort nur die notwendigsten Auskünfte gab, sehr wenig sprach und sonst sehr scheu und zurückgezogen war. Mit der Cousine, die ihn besuchte, unterhielt er sich jedoch frei über alles mögliche. Abnorme Inhalte oder Erlebnisformen wurden nicht gefunden. Dennoch kam man zu dem Schluß: „Nach dem Gesamteindruck und beim Fehlen des affektiven Rapports handelt es sich trotz des Fehlens manifester psychotischer Erscheinungen wissenschaftlich um eine Schizophrenie. Praktisch wird man vom Verdacht einer Schizophrenie sprechen."

---

[1] Wir danken Frau Dr. E. ZERBIN-RUEDIN, kommissarische Leiterin der genealogisch-demographischen Abteilung der Deutschen Forschungsanstalt für Psychiatrie, München, für die Erlaubnis, das Krankenblatt hier auszugsweise veröffentlichen zu dürfen.

Zunächst hatte Peter sein Studium wieder für ein Jahr unterbrochen, um verschiedene Reisen und Erholungskuren zu absolvieren. Dabei verliebte er sich vorübergehend in eine Frau, die einige Jahre älter war und ihn auch zu einigen sexuellen Praktiken bewegte. Er war dabei sehr ängstlich, unsicher und versagte auch beim Versuch, den Verkehr auszuüben. Wenn er nicht bei ihr war, fühlte er sich jedoch von einem „fieberhaften Verlangen" ergriffen, ohne daran zu denken, wie es eigentlich mit dieser Begegnung weitergehen sollte. Sie zerschlug sich dann auch, weil sich die Frau enttäuscht von ihm abwandte. Peter fiel danach wieder in schwere sexuelle Schuldgefühle, zumal die Onanie ihn erneut stärker beschäftigte. Schließlich festigte sich daraus wieder die Hinwendung zur Theologie, verbunden mit dem nach seiner Meinung gelungenen Versuch, den Geschlechtstrieb zu sublimieren.

Im Winter 1934 setzte Peter das begonnene Studium der Theologie in Bonn fort. Er wohnte bei Verwandten, besuchte wenig Vorlesungen und unternahm weite Radtouren. In diesen Monaten fühlte er sich freier, allerdings drückten ihn die häufigen Ermahnungsbriefe des Vaters, die Kontrollen seiner Kolleghefte, aber Peter konnte sich in seinen Briefen gegen den Vater besser zur Wehr setzen, als von Angesicht zu Angesicht. Er schrieb beispielsweise aus Bonn an den Vater:

„Im übrigen finde ich mich eben damit ab, einen Vater zu haben, auf den ich zwar sehr stolz sein kann, mit dem auszukommen aber eine Kunst ist, die zu erlernen ich zwar alle Zeit bestrebt war, deren Verwirklichung jedoch unmöglich scheinen möchte. Ich bin eben aus diesem Grunde nach Bonn zum studieren gegangen ... doch auch bis hierher verfolgst Du mich bis in meine Träume."

Nach Semesterende kehrte er auf Wunsch der Eltern nach Hause zurück, blieb aber nur wenige Tage, weil es sofort zu neuen Auseinandersetzungen kam. Die Sommerferien und den Herbst brachte er dann am Bodensee zu. Im Aufschwung seiner neu gewonnenen Selbständigkeit verdingte er sich bei einem Bauern als Knecht, arbeitete anschließend bei einem Zimmermann und endlich noch einige Wochen im Büro, um sich Geld zu verdienen. Er fühlte sich in dieser Zeit körperlich gesund und voll leistungsfähig. Kurze Zeit mußte er nach Hause zurückkehren, um sich einer Blinddarmoperation zu unterziehen, und anschließend ging er — um möglichst weit von den Eltern entfernt zu sein — nach Fribourg/Schweiz, wo er das 4. Semester studierte. Immer noch fühlte er sich zufrieden, konnte die schöne Landschaft genießen, und arbeitete nun auch mit großem Fleiß auf sein Ziel hin, Priester zu werden. Allerdings hatte Peter recht umfassende und vage Vorstellungen von dem, was er werden wollte; er bemühte sich einmal nach Rom ans Germanicum zu kommen, dann sah er sich wieder nach Ordensgemeinschaften um. Er war sich jedenfalls gewiß, daß er als Geistlicher etwas Besonderes leisten müsse, was über alles Übliche hinausgehen sollte. Obwohl er auch etwas gesellig lebte, litt er darunter, daß er stets nur ein lockeres Verhältnis zu seiner Umgebung und keine tiefere Freundschaft fand.

Bei einem Exerzitienaufenthalt in der Karthause empfand Peter „die Wonne der geistlichen Zwiesprache". Das völlig weltabgeschiedene, nach Vollkommenheit strebende Leben dieses rein kontemplativen und asketischen Ordens machte tiefen Eindruck auf ihn. Aus dem Entschluß heraus, sein Leben auf diese vollkommene Weise Christus zu opfern, trat er im April 1936 in den Orden der Karthäuser ein. Wiederum dauerte die Begeisterung nicht lange. Die harte Regel verlangte dort eine Unterbrechung des Schlafes zu nächtlichen Anbetungen, eine Reihe opfervoller geistlicher

Übungen, Schweigsamkeit mit Ausnahme eines einzigen Tages in der Woche usw. Wohl nannte Peter diese Zeit „einen kräftigen Abschluß alles Früheren", aber er litt wieder zunehmend an Gedrücktheit, Eßstörungen, Magen- und Darmbeschwerden, Müdigkeit, Erkältungen und allgemeiner Erschöpfung. Ende August verließ er die Karthause, weil er sich körperlich den Anstrengungen nicht gewachsen fühlte. Dennoch betrachtet er sich bis zur Gegenwart als „Ordensbruder", der nur wegen seiner körperlichen Schwäche nicht in der Ordensgemeinschaft leben konnte.

Anschließend fühlte Peter sich „völlig entkräftet". Er hatte wieder eine tiefe Angst vor der Zukunft, glaubte sich auch unfähig jemals Geistlicher zu werden. Er empfand sein Scheitern als Karthäusermönch als eine Katasrophe, sah sie „für die größte Enttäuschung meines Lebens" an. Von dieser Zeit an hütete Peter zunächst drei Monate lang zu Hause das Bett wegen Erkältung, Schweißausbrüchen, Mattigkeit. 1937 wurde er gemustert und für zeitlich untauglich befunden. Die Musterung war ihm „ein großer Schrecken", der ihn für lange Zeit erschöpfte. Zwei Jahre brachte er in Sanatorien in Wörishofen, Pfronten, Davos, Arosa, Schruns, Gins, Meran usw. zu, wobei er jede nervenfachärztliche Behandlung von sich wies. Er beklagte eine große Diskrepanz zwischen seinem guten Willen und den schwachen Körperkräften und beschäftigte sich mit einem religiösen „Eigenstudium". Mit den Eltern ging er in freundlich-salbungsvollem Tone um, wobei er stets geistliche Ratschläge und Ermahnungen austeilte. Seine Briefe enthalten nun zahlreiche erbauliche religiöse Sprüche und jedesmal Wünsche für die „unersetzliche Gesundheit".

Im Frühsommer 1939 wandelte sich Peters Zustand noch einmal. Er hatte sich in Meran mit einem jungen Geistlichen angefreundet und lernte durch ihn auch ein Mädchen kennen, in das er sich wieder mit großer Heftigkeit verliebte. Er bezeichnete diese Freundschaft als „reine Liebe", hatte auch keine geschlechtlichen Beziehungen, wohl aber wieder große Schwierigkeiten mit seinem Begehren und mit der Onanie. Dennoch fühlte er sich fast ekstatisch glücklich, machte ohne viel Geld große Fahrten und Touren mit den Freunden und schrieb:

„Jetzt komme ich darauf, daß meine Krankheit eine seelische Sache ist, erst jetzt fange ich an zu leben."

Das „gesteigerte Lebensgefühl", das ihn zu jener Zeit erfüllte, währte jedoch nicht lange. Der Urlaub der Freundin war zu Ende gegangen. Sie trennte sich von Peter freundschaftlich, aber ohne ihm ihre besondere Liebe zu versichern. Schon in den letzten Tagen vor der Trennung war er wieder etwas gedrückt. Anschließend begab er sich „erschöpft" zur Erholung in die Tiroler Berge, wo er von der Frau des Hauses eine Zeit lang mütterlich gepflegt wurde. Als der Geldnachschub gedrosselt wurde, mußte er nach Hause zurückkehren.

Dort hütete er erneut das Bett, litt an Schlafstörungen, Schweißausbrüchen, Magenbeschwerden, Erkältungen und allgemeiner Erschöpfung. Wieder war die Stimmung sehr niedergeschlagen. Peter war nach dem vorausgegangenen Erlebnis sehr stark mit seiner Geschlechtlichkeit beschäftigt. Er onanierte excessiv, fühlte sich aber dadurch erst recht bedrückt und schuldig. Vor allem überfiel ihn erneut die Zukunftsangst, er sah keinen Weg mehr, seine „gesteigerte Erotik" zu beherrschen und die „Reinheit" eines geistlichen Lebens, das er als Vorhabe entworfen hatte, zu verwirklichen. Nachdem eine „Schlenz"-Kur keine Änderung brachte, wurde Peter in der Zeit vom 10. 11. 1939 bis 7. 5. 1940 in der Psychiatrischen Heilanstalt Rottenmünster als „Kurgast" stationär behandelt [1].

Dort wurde körperlich kein krankhafter Befund erhoben. Peter gab über seine persönlichen Probleme nur widerstrebend Auskunft, während er den äußeren Geschehnisablauf und die körperlichen Beschwerden offen berichtete. Er klagte über große Schwäche und Hinfälligkeit, wobei er die meiste Zeit im Bett zubrachte. Vor dem Besuch des Vaters zitterte er, während des Besuches wurde er erregt und maßlos gegen den Vater. Man bezeichnete ihn als einen „Gesundheitsskrupulanten, der in zwanghafter Weise sich beobachtet. Er flüchtet sich ins Religiöse, das nur eine Kompensation seiner asthenischen, neurotischen Verfassung darstellt". Die Diagnose lautete „Psychasthenie". „Kein Anhaltspunkt für eine endogene Erkrankung".

Nach Abschluß der Behandlung wurde Peter zur weiteren Erholung nach Tirol entlassen. Dort brachte er ca. 6 Jahre in Erholungsheimen oder Privatpflege meist liegend zu. In seinen Briefen klagte er, er sei „immerzu erkältet", habe nachts „Untertemperatur", ständiges Schwitzen, große Schwäche und Kraftlosigkeit. 1942 wurde er von Herrn Professor Dr. SCHARFETTER in der Universitäts-Nervenklinik Innsbruck psychiatrisch untersucht. Professor SCHARFETTER riet zum Arbeitseinsatz und meinte, eine milde Rekrutenausbildung könnte nichts schaden. An die Deutsche Forschungsanstalt für Psychiatrie, die früher eine Schizophrenie diagnostiziert hatte, teilte Professor SCHARFETTER mit [2], er könne sich nicht entschließen einen schizophrenen Prozeß anzunehmen. Er sprach von einer „schwer abnormen Wesensveranlagung ... die in den Wirkungen durch ungünstige äußere Umstände noch verstärkt wurde".

Die Mitteilung, daß er arbeitsfähig sei, gab Peter einen „Knax". Die Gefahr, im totalen Krieg irgendwo zum Arbeitseinsatz zu kommen, habe „einen schweren Druck auf ihn geworfen", obgleich er bei der Musterung des Gesundheitsamtes als „zu schwach" befunden wurde. Allein die Angst vor dem Arbeitseinsatz habe ein „vollkommenes Versagen" bei ihm ausgelöst, so daß er das Bett vorerst überhaupt nicht mehr verließ. Abgesehen von einem kurzen Pflegeaufenthalt in einer Familie, in der er sich „religiös und von der Krankheit her" gut verstanden fühlte — was aber nicht sehr lange währte —, sei seine Stimmung verzweifelt gewesen. Er hatte schwere Angstträume und war nun auch von dem Gefühl beherrscht, der Körper gehe einem langsamen Ruin entgegen. Nur zeitweise habe er sich mit der Überzeugung, daß ihm dieses Leiden auferlegt sei, in den Willen Gottes fügen können. Was für den Geist Erholung gewesen sei, etwa das Lesen, habe den Körper unerträglich strapaziert. Beispielsweise habe das bloße Augenöffnen für das Gehirn eine große Anstrengung mit sich gebracht, so daß er auch tagsüber die Augen meist geschlossen hielt. Das aber sei für seinen Geist geradezu lebstötend gewesen. Die Familie klagte in dieser Zeit, daß Peter sich „immer mehr in sein Leid einhüllt".

Nach Kriegsende mußte Peter als Reichsdeutscher das Sanatorium, in dem er sich zuletzt aufhielt, verlassen und kam in die Universitäts-Nervenklinik Innsbruck, wo er vom 9. 11. 1945 bis 10. 1. 1946 stationär beobachtet wurde [3]. Auch dort klagte er

---
[1] Wir danken Herrn Dr. WREDE, leitender Arzt der Heilanstalt Rottenmünster, für die freundliche Genehmigung, das Krankenblatt hier auszugsweise wiedergeben zu dürfen.

[2] Wir danken Herrn Prof. Dr. H. SCHARFETTER, Direktor der Universitäts-Nervenklinik Innsbruck, für die freundliche Erlaubnis zur auszugsweisen Wiedergabe seiner Aufzeichnungen.

[3] Wir danken Herrn Professor Dr. H. SCHARFETTER, Direktor der Universitäts-Nervenklinik Innsbruck, für die freundliche Erlaubnis zur auszugsweisen Wiedergabe des Krankenblattes.

die gleichen Beschwerden: dauernde Erschöpfungszustände, Depressionen, furchtbare Angstzustände, Fieber usw. Er lag meist halb angezogen, bis über das Kinn zugedeckt im Bett. Die körperliche und neurologische Untersuchung ergab keinen wesentlich krankhaften Befund. Es wurde notiert, daß Peters Verhalten zu seiner Umgebung liebenswürdig und verbindlich war, außer wenn man gegen seine Wünsche verstieß. Er versuchte, Mitpatienten religiös zu beeinflussen und hielt sich selbst deswegen für überaus wichtig für die Abteilung. Im übrigen war er „den ganzen Tag mit der Pflege seines Körpers beschäftigt, dessen Funktionen er ängstlich hypochondrisch beobachtete". Die Diagnose lautete: „Hypochondrisches Zustandsbild auf schizophrener (?) Grundlage". Die Verdachtsdiagnose einer Schizophrenie gründete sich, außer auf die 1934 schon einmal gestellte Diagnose, auf paranoide Züge: Peter hatte in der Klinik angegeben, die Frau seines Bruders habe ihn verfolgt und sogar die Stubenmädchen gegen ihn aufgehetzt. „Auch sonst sei gegen ihn intrigiert worden." Dazu gab er später an, die Schwägerin sei in der Zeit ihres laufenden Scheidungsverfahrens einmal bei ihm aufgetaucht und habe dem Personal vorgemacht, er sei nicht ernstlich krank, sondern ein Drückeberger, der sich vor der Einberufung zum Militär ins Bett geflüchtet habe. Auch die Familie habe ähnliche Dinge in Briefen an die Leitung des Sanatoriums geschrieben, was für ihn jedesmal „ungeheuer peinigend" gewesen sei. Er habe dann stets wieder „lange, erschöpfende Kämpfe" führen müssen, bis man seinen katastrophalen körperlichen Zustand wieder erkannt und ihn nicht weiter ungerecht gequält habe.

Nach der Entlassung aus der Psychiatrischen Klinik brachte er noch einige Wochen in einem Tiroler Stadtkrankenhaus zu und wurde dann nach Hause transportiert. Dort änderte sich sein Zustand nicht. Er blieb fast ständig im Bett, klagte über tiefgreifende Erschöpfung und Müdigkeit, Erkältungen, Herzbeschwerden usw. Sein Gehirn sei nach dem Aufwachen stets in einem „ganz beängstigenden Zustand", seine Spannkraft nehme, vor allem durch jede Anstrengung, weiter ab. Eine ambulante nervenärztliche Behandlung brachte keinen Erfolg, und so wurde er in der Zeit vom 27. 6. 1946 bis 18. 11. 1946 in der Heilanstalt Christophsbad, Göppingen, stationär behandelt [1]. Dort hatte man zunächst den Eindruck eines „weichen, sensitiven, intellektuell hochstehenden, aber ängstlichen Psychopathen, der anstandshalber wohl gesunden und etwas leisten möchte, aber andererseits doch wieder von seiner körperlichen und seelischen Lebensuntüchtigkeit felsenfest überzeugt ist und daher bei jedem Anlauf zur Extraversion gleich wieder Angst bekommt und mimosenhaft wieder zurückschreckt, wieder in den Schutz der Krankheit flüchtet". Peter wirkte auch keineswegs „schizoid"; man sprach von „Kontaktfähigkeit, warmer Aufgeschlossenheit und hilfesuchender Anlehnung".

Nachdem einer Hormontherapie kein Erfolg beschieden war, wurden einige Elektroschocks gegeben; danach konnte eine Besserung derart erreicht werden, daß Peter stundenweise aufstand und mit einem Geistlichen spazierenging. Diesem gegenüber klagte er zuweilen ängstlich, daß sie jetzt plötzlich beobachtet würden, weshalb er dann für kurze Zeit etwas leiser sprach. Auch warnte er gelegentlich seinen Gesprächspartner, einem Stacheldraht nicht zu nahe zu kommen, der sei elektrisch geladen. Aus diesen Beobachtungen entschloß man sich abschließend zur Diagnose einer „Schizophrenie paranoischer Prägung".

---

[1] Wir danken Herrn Dr. P. KRAUSS für die liebenswürdige Überlassung des Krankenblattes und die Erlaubnis zur auszugsweisen Veröffentlichung.

Zu Hause angekommen kehrte Peter sofort ins Bett zurück. Er lebte in den folgenden zwei Jahren in seine Krankheit versponnen, gepflegt vorwiegend von der Schwester. Er las ein wenig religiöse Lektüre und näherte sich innerlich wieder dem Entschluß, einem Orden beizutreten, zumal seine sexuellen Schwierigkeiten abnahmen. 1947 erreichten die Geschwister unter Druck seine Unterschrift zum Austritt aus dem Familienunternehmen und zum Verzicht auf sein Erbe, bei Anerkennung ihrer Unterhaltspflicht für ihn. Er litt nun unter „furchtbarer Angst" vor dem älteren Bruder, der genau so „erpresserisch und brutal" aufgetreten sei wie der Vater.

Um endlich von zu Hause wegzukommen, unternahm Peter 1948 allein eine große Radtour, die ihn nahezu durch ganz Westdeutschland führte, mit dem Ziel, ein für ihn geeignetes Kloster oder Priesterseminar zu ergründen. Von neuen Zukunftshoffnungen beseelt, war in den ersten Wochen alle Krankheit und Erschöpfung von ihm abgefallen; er zeigte sich beachtlicher körperlicher Leistungen fähig. Sogar nachdem er eine Nacht in Polizeigewahrsam verbringen mußte, weil er sonst keinen Unterschlupf mehr fand, schrieb er noch einen optimistischen Brief nach Hause und lobte die neugewonnene Freiheit. Seine Pläne griffen hoch hinaus; er wollte, wie er schrieb, „exempt, d. h. ohne Bindung an eine bestimmte Diözese oder Ordensgesellschaft, herausgehoben, mich dem heiligen apostolischen Hirtenamte in Rom für eine umfassende, außerordentliche Seelsorgsaufgabe zur Verfügung stellen: Einigung der christlichen Glaubensbekenner, Convertitenseelsorge, Volksmission, Exerzitien, Heidenmission, Priesterseelsorge und Familienseelsorge".

Mit solchen Ansprüchen fand er zwar freundliche Aufnahme in Schwesternheimen und Pfarrhäusern, aber keine Ordensgemeinschaft und kein Priesterseminar war bereit, den eigenwilligen Bewerber aufzunehmen. Allmählich überfiel ihn eine wachsende Bedrücktheit; die Zukunftsangst kehrte wieder, zumal er bei seiner Weltfremdheit manche Pannen und kleineren Unfälle erlitt. Endlich zog er sich mit „Erkältung" zu Verwandten zurück und kam von dort in ein Kurheim, wo er sich von Schwestern pflegen ließ. Schließlich kehrte er tief bedrückt, „total erschöpft und entkräftet, von furchtbaren Angstzuständen gepeinigt" nach Hause zurück, um sich dort im Bett zu verschanzen. Von dieser Zeit an hatte Peter das Bett nur noch in Abwesenheit von Zuschauern, entweder zur Verrichtung der Notdurft oder zur Konstruktion gewisser Vorrichtungen verlassen, die er um sein Bett herum anbrachte. Die Etage in der Villa seines Elternhauses, in der er lebte, wurde praktisch außer von der Schwester von keinem Familienmitglied mehr betreten. Die Mutter, die im Erdgeschoß wohnte, beschränkte sich auf einige Besuche in etwa 8 Jahren. Die Pflege, soweit sie notwendig war, übernahm die Schwester.

Im August 1957 wurde Peter durch einen Seelsorger, den die Schwester gegen seinen Wunsch besorgt hatte, aufgesucht. Er fand ein seltsames Bild vor [1].

Das Zimmer war nach außen völlig abgedunkelt; Peter schlief tagsüber, weil er nachts nicht schlafen könne. Es herrschte ein unerträglicher Gestank. Beim Eintreten des Besuchers knipste Peter zwei Stehlampen an, die beide mit gelblichen Kapuzen aus Leinen behängt waren und zugleich zum Vorwärmen von Mineralwasser dienten.

---

[1] Wir danken dem katholischen Seelsorger — der ungenannt bleiben muß — für seinen ausführlichen Bericht und die Erlaubnis, seine eindrucksvolle Schilderung hier auszugsweise wiedergeben zu dürfen.

In der Mitte des Zimmers stand ein großes Bett mit hochgestelltem Kopfteil, darin lag Peter. An der Seitenwand stand ein zweites leeres Bett. Alles war mit naßgeschwitzten, zum Trocknen aufgehängten Nachthemden, Wollpullovern, Kapuzen, Handschuhen belegt. Das Bett selbst war umgeben von Bedarfsartikeln, die alle in Handreichnähe standen. Von dort aus liefen Seilmechanismen zur Handbedienung des Fensters, der Zentralheizung, eines Heizofens mit Thermostat, der inmitten des Zimmers stand, eines weiteren Heizofens in der benachbarten Toilette und des Toilettefensters. Es war so gut wie unmöglich an das Bett selbst heranzutreten. In unmittelbarer Nähe von Nahrungsmitteln und Eßgeschirr standen Nachttöpfe mit Inhalt. Peter lag, zunächst kaum sichtbar, von zwei Steppdecken und mehreren anderen Decken bis zum Gesicht verhüllt im Bett. Bekleidet mit Wollhandschuhen und zwei Wollpullovern lagen die Arme unter der Decke. Sein bärtiges Haupt war verhüllt von einer doppelten Leinenkapuze, das Gesicht mit Gaze bedeckt.

Peter erklärte erst, er brauche weder Geistliche noch Ärzte, da sie ihn nicht verstünden, und auch die Anwesenheit des Besuchers erschöpfe ihn. Erst beim zweiten Besuch zeigte er sein Gesicht, beim dritten die Augen. Er befürchtete, der Geistliche sei von den Brüdern geschickt, und er fing erst offener zu sprechen an, als dieser versicherte, er kenne die Brüder nicht einmal. Peter erklärte, er sei ein „Klostermann", der mit seinem Leiden für die Untaten der Familie und für die ganze schlechte und sündige Welt sühnen müsse. Als er das Einverständnis seines Zuhörers vermißte, geriet er in Erregung und schrie laut: „Sie scheinen mit meiner Rede nicht einverstanden zu sein! Sie scheinen die Welt nicht zu kennen. Wahrscheinlich stehen Sie zu den anderen! Sie hatten gewiß eine schöne Kindheit und waren in der Familie geborgen und haben so von der Härte des Lebens nichts gesehen und erlebt. Mit solchen Menschen kann ich nichts anfangen, denn sie verstehen mich und meine Mission nicht. Sie brauchen nicht mehr zu kommen."

Peter wurde dann gegen seinen Willen unter heftigen Vorwürfen des ältesten Bruders in eine internistische Privatklinik verbracht, wo er acht Monate lang unter großen Schwierigkeiten behandelt wurde. Es gelang beispielsweise nur alle zwei bis drei Wochen ein Reinigungsbad zu erzwingen, weil Peter Erkältungen fürchtete. Am 7. 8. 1958 wurde er dann in die Psychiatrisch-neurologische Universitätsklinik Heidelberg verlegt.

Wir fanden bei der Untersuchung, abgesehen von einer leichten Funktionsatrophie der Beinmuskulatur, keinen wesentlich krankhaften Befund. Äußerlich wirkt Peter mit Kapuze, langem Bart und salbungsvoller Rede wie ein sonderbarer Heiliger. Er brachte den ganzen Tag, bedeckt von fünf Decken und bekleidet mit ein bis zwei Wollpullovern, im Bett zu; allerdings ließ sich erreichen, daß er zum Waschen und zur Toilettebenutzung das Bett verließ.

Er klagte über ein „peinvolles Gefühl im Kopf und im ganzen Körper, an der Grenze zwischen physischem und psychischem Schmerz". Während sein Geist völlig gesund sei, führe die geringste Anstrengung zu lang anhaltender Erschöpfung und Schwäche. „Mein Leben ist immerzu ein überaus drückender Kampf, eine andauernde entsetzliche Qual." Er beklagte sich, daß er ständig erkältet sei und der geringste neue Kälteeinfluß oder Luftzug zu neuen, langdauernden Verschlimmerungen der Erkältung führe. Dennoch müsse er ständig schwitzen (was bei der Wärmestauung durch warme Kleidung und zahlreiche Decken ganz natürlich ist, d. Verf.). Zu Hause habe er 60- bis 70mal am Tage die Hemden gewechselt. In der Klinik geschah es etwa 8- bis 10mal. Peter brachte einen Thermostaten in die Klinik mit, um die Zimmertemperatur stets über 21° zu halten, weil ihm die rauhe kalte Luft (August!) unerträglich sei. Er beklagte ständig, wie schlecht und sündig die ganze Welt sei, wie schwer es alle Menschen hätten, sie würden sich alle gesundheitlich ruinieren von der harten Arbeit. In allen seinen Briefen bedauerte er die Angeschriebenen: „arme, arme Seelchen, so geplagt, seelisch und gesundheitlich" oder „weil auch sie es wahrlich schon zu schwer haben und allzu viel Druck und Ängstigung ausstehen müssen fast all die Zeit ihres schweren Daseins". Den Arzt bedauerte er ob der vielen Arbeit, die ihn zugrunde richte, ob des kalten Wetters, der kalten Hände, die ihm bestimmt schwere Erkältungen brächten.

Er meinte, er habe nun weder Angst noch sexuelle Schwierigkeiten wie früher, die habe er längst überwunden. Er lebe ein asketisches Leben in innigster Nähe zu Gott. Über die Welt sei sein Geist längst hinausgewachsen. „Ich bin längst ohne Schuld." Aber der Leib fessele ihn noch in unsäglicher Qual an die Erde; allerdings opfere er dieses Leiden für die Erlösung der sündigen Welt und seiner Familie auf. Alles was er leiste, gehe von seiner Substanz ab, jedes Wort das er spreche, jede Bewegung, sogar jeder Augenaufschlag. Er könne wohl mit dem Arzt sprechen, aber er falle dann in eine langanhaltende Erschöpfung. „Das Gehirn und die Nerven gehen unter solchem unmenschlich-grausamem Druck stoßweise kaputt, ein langsames, qualvolles, grauenvolles Martyrium." So ein „Druck" ist für Peter schon die ärztliche Visite, noch mehr das therapeutische Gespräch. „Das Hereinkommen besonders der Ärzte zum Schaden und zur Qual der armen Kranken ist so haarsträubend taktlos, so himmelschreiend rücksichtslos, so unmenschlich blöde und verfehlt", und „psychotherapeutisch könnte man mich nur schwerstens erschöpfen und dadurch fürchterlich quälen."

Den Glauben an den Verlust der Substanz durch jede weltliche Leistung faßte Peter in das Gleichnis des „wachsenden Todes". In ihm wohne ein Stück Tod, das ganz allmählich wachse. Er treibe der Verwesung, dem Verfall zu, und je mehr er noch durch Anstrengungen bedrückt werde, um so schneller werde der Leib absterben. Er machte dem Partner klar, daß er wohl mit ihm sprechen könne, aber sicher wolle dieser doch auch nicht, daß der Tod beschleunigt werde. Schließlich versuchte er sich den therapeutischen Gesprächen zu entziehen, indem er bat, man möge doch zum Austausch von Tonbändern oder zum schriftlichen Verkehr übergehen. Als der Therapeut auch dazu nicht bereit war, stopfte sich Peter „Ohropax" in die Ohren, das er schon viele Jahre hindurch gebraucht hatte.

Schließlich verwickelte er den Arzt in ein Gespräch über seine Zukunft und meinte selbst, er wolle später einmal, wenn er gesund würde, als psychotherapeutisch geschulter Diakon Seelsorge treiben. Der Therapeut anerkannte, daß Peter immerhin noch irgendeine Hoffnung auf seine Zukunft in der Welt setze. Das hatte zur Folge, daß Peter in Erregung geriet und in heftigem Haß ausrief: „Jetzt habe ich Sie auf die Probe gestellt; Sie sind genau so gemein wie die anderen. Sie wollen nichts, als mich grausam aus dem Bett treiben, unbarmherzig in die Vernichtung stoßen." Er verweigerte dann einige Tage jedes Wort, bis es gelang sein Mißtrauen, daß der Arzt im Auftrag seiner Geschwister handle, um ihn gesund zu machen, wenigstens oberflächlich zu beschwichtigen. Peter meinte dann, er könne nur Menschen ertragen, die ihn in großer Liebe pflegten und aus der gleichen Weltanschauung, wie er selbst, handelten.

„Die geringste Abweichung von meiner Weltanschauung bereitet mir unsagbare Pein." Diese Weltanschauung bestand darin, daß man sich seinem Willen absolut unterwerfen sollte. Er verlangte die Themen zu bestimmen, über die gesprochen werden sollte, die Zeit des Gesprächsendes anzugeben, den Pflegern selbständig Anordnungen geben zu dürfen usw. Bei allem was ihm versagt wurde, antwortete er mit einer langen „Erschöpfung", während der er jede Begegnung verweigerte.

Er meinte schließlich, er habe die letzte Stufe der Barmherzigkeit erreicht, indem er nicht mehr selbst handle, sondern „in opfervoller Liebe den anderen die Möglichkeit gebe, heiligmäßige Barmherzigkeit an mir zu üben". Dabei hatte sein Gebaren und seine Stimme — abgesehen von den Erregungen, in die er geriet, wenn man sich seinem Willen widersetzte — einen süßlich-salbungsvollen Ton, der so unecht wirkte, daß die meisten unvoreingenommenen Besucher sofort in eine unvermittelte Abneigung verfielen.

Bei seiner Zurückgezogenheit im Bett und in der Krankheit entfaltete Peter jedoch noch eine eigenartige religiöse Aktivität. Er war Mitglied verschiedener „Kleinschriftenapostolate" und Traktat-Clubs und verschickte eine Vielzahl derartiger Schriften. Dazu legt er meist religiöse Bildchen, Kalenderzettel mit Sprüchen über das Leid in der Welt oder über religiöse Themen bei, die er durch Unterstreichungen oder hinzugefügte eigene Worte ergänzt hatte. Auch verschickte er eine Menge kleiner Zettel, die er in enger, gestochener Schrift mit Bibelsprüchen oder Versen beschrieben hatte; die meisten fordern zur Barmherzigkeit auf, beispielsweise: „Einer trage des Anderen Last", oder „O Maria hilf uns allen in diesem Jammertal", oder „Weißt Du was das Leben sei, Güte und Erbarmen". Er bezeichnete diese Bildchen und Sprüche als „Gegengift gegen alle zersetzenden und schädlichen Einflüsse". Einem Geistlichen, der ihm eine Ansichtskarte schickte, riet er: „An den Landschaften habe ich nichts mehr! Verzicht! Auch sehe ich dann im Geiste mehr die unglücklichen Menschen, die dort leben, gelebt haben und noch leben müssen." Er riet, an Stelle von Porto und Karten künftig Kleinschriften und Gebetszettel zu kaufen und gab als geeigneten Empfänger einen „armen jungen Menschen" an, der zum Militär eingezogen worden war und den man dort „ganz kaputt" machen werde. „... er bräuchte unbedingt Büchlein, und nicht zu wenig".

Obwohl Peter solche religiöse Aktivität entfaltete, hatte er sich von dem gemeinsamen Leben und von allen Sakramenten seiner Kirche völlig zurückgezogen. Er pflegte lediglich durch Briefe jenem Geistlichen, der ihn in seinem Verlies aufgesucht hatte, zuweilen religiöse Ermahnungen und Ratschläge zu erteilen.

Nach seiner Entlassung aus der Klinik am 7. 1. 1959 — der Zustand hatte sich nicht verändert, und die Tatsache, daß Peter täglich eine halbe Stunde aufzustehen pflegte, ist kein Therapieerfolg, sondern ein erzwungenes Zugeständnis Peters ohne Veränderung seiner Daseinshaltung — wurde Peter zuerst in ein Pflegeheim verlegt. Inzwischen ist er auf Wunsch der Geschwister in großer Entfernung von seiner Heimat in Privatpflege untergebracht worden, wo er sein Leben genau so weiterführt wie bei uns, nur daß er das Bett wieder konsequent hütet. In unregelmäßigen Abständen empfangen wir seine von Klagen über den unerträglichen Leidenszustand durchwebten, religiösen Ermahnungsbriefe, mit beigelegten Erbauungsschriften, Gebetszetteln, Kalenderversen, Ausschnitten aus religiösen Zeitschriften und kleinen Zetteln voll Barmherzigkeit fordernder Sprüche.

Daseinsanalyse

Diagnostische Vorbemerkungen

Im vorliegenden Fall wurden bei den vorausgegangenen psychiatrischen Untersuchungen zwei verschiedene Diagnosen gestellt: „Psychopathie" und „Schizophrenie". Nach dem bisherigen Verlauf und von unserem klinischen Befund her glauben wir, daß sich inzwischen einigermaßen verläßlich die Entscheidung gegen die Annahme einer Schizophrenie fällen läßt. Abgesehen davon, daß außer den etwas vorsichtig zu beurteilenden „paranoischen" Erlebnissen keinerlei abnorme Erlebnisweisen, vor allem keine „Symptome ersten Ranges" beobachtet wurden, ist doch der lebensgeschichtliche Zusammenhang des Geschehens an keinem Punkte unterbrochen. Das wird sich gerade an unserer daseinsanalytischen Interpretation erweisen. Die erste, auf Grund der Störung des „affektiven Rapports" gestellte Schizophreniediagnose gründete sich auf Verhaltenzüge, die sich bei Peter schon seit vielen Jahren aus lebensgeschichtlichen Zusammenhängen herausgeformt hatten. Selbstverständlich mußte bei einer Beobachtungszeit von drei Tagen der „Eindruck" führendes diagnostisches Kriterium sein. Da Peter kaum Angaben zur Vorgeschichte machte, ist es auch heute noch wohl verständlich, daß sein eigenartiges Verhalten den Verdacht auf Schizophrenie erweckte. Allerdings spricht, auch von dorther gesehen, die Tatsache, daß er der Cousine gegenüber unverändert offen und aufgeschlossen war, einigermaßen gegen eine endogene Psychose.

Die weitere Diagnostik war dann durch das Vorliegen der schon einmal gestellten Diagnose „Schizophrenie" belastet. Die Angehörigen gaben bei jeder Klinikaufnahme an, daß Peter bereits wegen Schizophrenie behandelt worden sei. Im Krankenblatt der Innsbrucker Universitäts-Nervenklinik findet sich sogar der Eintrag, daß nach den Angaben der Angehörigen 1934 offenbar „katatone" Zeichen festgestellt worden waren. Was schließlich die paranoiden Erlebnisse betrifft, so meinen wir, daß aus der ursprünglich als feindselig, fremd und bedrängend ausgelegten Welt für Peter sehr wohl eine Neigung zu paranoisch-ängstlichen Befürchtungen bestand. Es kam dazu, daß er in seiner Weltabgeschiedenheit nur über wenig Welterfahrung verfügte und alles Unbekannte als bedrohlich und beängstigend — von seiner spezifischen Weltauslegung her — empfand. Die ersten „paranoischen" Befürchtungen, die in Innsbruck beobachtet wurden, könnten außerdem nach Peters Bericht weitgehend von der Wirklichkeit her veranlaßt sein.

Ein paranoisches Wahngebäude hat Peter nie entwickelt. Jene Ängstlichkeit, man würde ihm beim Gespräch zuhören, und die Furcht, ein Stacheldraht könnte elektrisch geladen sein — Peter erklärte uns, man habe ihm damals erzählt, neuerdings würden die Viehweiden mit elektrisch geladenen Drähten eingezäunt — möchten wir noch aus seinem spezifischen, eben auf „Weltangst" gestimmten In-der-Welt-sein heraus verstehen. Wohl erinnert der Verlauf, der zu einer extremen Daseinseinschränkung führt, von außen besehen an einen schizophrenen Prozeß. Doch können psychopathische Verlaufsgestalten durchaus einen ähnlich „malignen" Charakter aufweisen. Wir entscheiden uns deshalb für die Diagnose einer „hypochondrischen Psychopathie". Allerdings steht der Fall in der Nähe schizophrener Prozesse und ist als Grenzfall auch besonders geeignet, Ähnlichkeiten und Unterschiede herauszuarbeiten.

Die Kindheitswelt

Während wir bei Daniel Fürst den Folgezusammenhang der Kindheitswelt und der später deutlicher hervortretenden Verlaufsgestalt nicht auf den ersten Blick entdecken konnten, scheint er bei Peter offen dazuliegen. Nicht nur, daß die Klagen über seine Kindheit — „Nach all dem unsagbar Schweren, was ich in meinen jüngsten Jahren schon durchmachen mußte" — selbst durch die hypochondrische Krankheitswelt noch zu vernehmen sind, es läßt sich sogar eine gewisse Gleichartigkeit des Verhaltens im Laufe der ganzen Lebensgeschichte verfolgen. Man könnte deshalb viel zwangloser, als im vorhergehenden Fall, das Geschehen psychoanalytisch von der Kindheit selbst her aufrollen, indem man ein Triebbedürfnis- und ein Triebhemmungsschema herauskristallisierte. Ein solches „pattern", als stehengebliebenes Erwartungs- und Verhaltensschema einer bestimmten Entwicklungsphase, ist aber nur eine „festgestellte", Form unseres Begreifens dessen, was sich am jeweiligen Weltentwurf äußerlich sichtbar durchhält. Wohl ist mit der Kenntnis des „pattern" für das Verständnis eines zur unausweichlichen Konsequenz erstarrten Daseinsgeschehens schon manches gewonnen. Unsere Intention zielt aber auf die Objektivität einer spezifischen Daseinsweise und ihrer Verlaufsstruktur ab. So sind wir gezwungen von vornherein über das „pattern", als theoretisch begründete Interpretation hinauszugreifen und dem Daseinsgang zu folgen.

Die Kindheitswelt Peters war offensichtlich vom Vater beherrscht. Für Peter trat der Vater als Tyrann in Erscheinung, der rücksichtslos die ganze Familie seinem Willen unterwarf. Er machte keinen Halt vor den Grenzen, die Freiheit und Entfaltung der anderen gewähren sollten. Vor ihm galt nur, was er selbst anerkannte. Auch im Sexuellen verkörperte er die radikale Eigenmächtigkeit, die den Eigenwillen des Partners nicht wahrte.

Das Mitsein mit dem Vater war also keineswegs durch ein freundlich-sorgendes, die Entfaltung des Selbst-sein-könnens ermöglichendes Annehmen der Anliegen Peters gekennzeichnet. Vielmehr war Peters Welt nach dem Vater hin durch die Unmöglichkeit der Entfaltung des eigenen Seinkönnens bestimmt. Peter hatte „katastrophale Angst" vor dem Vater, er fühlte sich von ihm „an die Wand gedrückt". Nicht nur in Anwesenheit des Vaters kam sich Peter „so ohnmächtig" vor; er fürchtete sich „in jedem Augenblick" vor ihm. Schließlich erfuhr sich Peter auch vom ältesten Bruder im gleichen Sinne wie vom Vater tyrannisiert; er nahm die Schwester, die vom Bruder „vergewaltigt" wurde, in Schutz, und selbst von den Dienstmädchen her erfuhr Peter eine „lieblose" Eigenmächtgkeit. Die Mutter — so glaubte Peter — vermochte dagegen keinen ausreichenden, von liebender Sorge gehüteten Raum zu schaffen, der eine freie, gegen die unterdrückende Gewalt des Vaters gesicherte Entfaltung ermöglicht hätte.

Die Welt Peters war also zuerst einmal nicht eine freundliche, die Erfüllung der eigenen Anliegen verheißende, sondern eine auf Druck, Stoß und Härte gestimmte, „bedrückende" Welt. Weshalb Peter gegen die „Unterdrückung" nicht mit „Gegendruck" antwortete, können wir nicht eingehender untersuchen. Es hängt vielleicht nicht allein mit der erlebten Übermacht des Drucks zusammen, wenn Peter nicht imstande war, sich selbst einen freien Raum eigener Entfaltungsmöglichkeiten zu erkämpfen. In der Ohnmacht, in der Erstarrung der Angst unterlag Peter jedenfalls dem Druck. Sein Wesen, „schüchtern, wortkarg, nach innen gekehrt, scheu und passiv", sprach dieses Unterliegen aus. In all diesen psychologischen Kennzeichnungen tritt ein Mangel an Selbstmächtigkeit in der Mitwelt, ein Unvermögen der freien Entfaltung eigener Anliegen im Mitsein zutage.

Nun war, da sich der Existenz des Kindes das Mitsein bevorzugt durch die Welt der Familie erschließt, für Peter Mitwelt überhaupt als feindselig und beängstigend ausgelegt. Dies spricht sich nicht nur in seinem Unvermögen Freunde zu finden und den Gleichaltrigen näherzukommen aus, sondern mehr noch in der extremen Fremdenfurcht. Die ängstlich-hilflose Erstarrung, in die Peter bei fremden Verwandten als 8jähriger verfiel, ist ein extremes Beispiel dafür. Wenn wir uns fragen, wie es dazu kommen konnte, nachdem Peter von den „Fremden" keineswegs die gleiche Härte und Unterdrückung erfuhr wie vom Vater her, so wird uns die beste Antwort von Peter selbst gegeben: „Solange mir jemand fremd war, habe ich mich schrecklich gefürchtet. Ich habe damals nicht darüber nachgedacht, aber ich glaube, ich habe immer irgend etwas Schlimmes erwartet und wußte nicht was ... Wenn Besuch kam, waren die Eltern anders als sonst. Die Mutter war immer etwas ängstlich, und sogar der Vater war manchmal aufgeregt. Wir sind dann besonders schön angezogen und den Gästen vorgeführt worden. Weil ich Angst hatte, ich könnte etwas falsch machen — und dann hätte es eine Katastrophe gegeben — habe ich nie etwas gesagt."

Es geht also vordringlich um zwei wesentliche Bezüge. Einmal war Peter von den Eltern her die Mitwelt der „Fremden" kaum als freundlich aufnehmende erschlossen. Vielmehr erfuhr er, daß sogar der gefürchtete Vater vor Fremden unsicher wurde. In der von Bedrohung bestimmten Weltauslegung wurde damit der Fremde, noch über die in der Familienwelt konkretisierte Angst hinaus, als unheimlich erfahren. Verstärkt wurde diese Erfahrung von dem ängstlichen Druck, der auf Peter beim „Vorgeführtwerden" lastete, denn hier erschien es ihm noch unmöglicher als im Alltag, die Fesseln der Erstarrung zu sprengen. Das zweite aber hat allgemeinere Bedeutung: In der Familienwelt kannte Peter allmählich die Bedrohung und lernte sie zu vermeiden. Er fügte sich in die Unterdrückung und fand gewisse Fluchtmöglichkeiten. Solche einigermaßen bekannte Gefahren lassen sich besser bewältigen. Die unbekannte und ungewisse Gefährdung aber, die noch keine Flucht- oder Bewältigungsmöglichkeit erschlossen hat — das unbekannte „Schlimme", das Peter bei Fremden ängstigte — ist eine lähmende Macht. Weil Peter keine Heimat im Mitsein fand, seine Erfahrung nicht in der Mitwelt entfalten konnte, deshalb blieben ihm die Gefährdungen und Verheißungen der mitmenschlichen Kommunikation unvertraut und un-„heimlich"[1]. Da ihm ursprünglich die Mitwelt von Druck und Stoß her als feindselig ausgelegt war, so blieb auch Peter im Umgang mit „Fremden" stets ausgeliefert an eine drohende, unbewältigte, unheimliche Macht.

In einer auf Angst und Furcht gestimmten Welt von Druck, Stoß und Härte schränkt sich die *Räumlichkeit* des Daseins ein. Zurückgeworfen auf seine „Ohnmacht" existiert ein solches Dasein in den engen Schranken seiner angstvollen Selbstentmächtigung[2]. Es vermag sein Selbstseinkönnen und seine Erfahrung nicht mehr in

---

[1] Das Wort „un-heimlich" sagt von seinem Sinn selbst her schon aus, daß die tiefste Gefährdung unserer Existenz nicht aus dem Vertrauten, aus den bekannten Gefahren, sondern jenseits der „Heimat" unseres Daseins aus dem Fremden, Ungewissen, Unfaßbaren erwächst.

[2] L. BINSWANGER zitiert in diesem Zusammenhang u. a. den Goetheschen Vers:
„O Gott, wie schränkt sich Welt und Himmel ein,
wenn unser Herz in seinen Schranken banget"
— Die Natürliche Tochter, II, 2 —

die Weite von Welt und Mitwelt zu entfalten. Dies spricht sich zunächst in dem spärlichen Ausmaß mitweltlicher Bezüge, sodann auch in der „Entmutigung" aus, die sich in vielfältigen Gestalten — etwa als Mangel an Selbstvertrauen, als Resignation usw. — auf verschiedenen Daseinsbereichen vorfindet. Wir haben schon die Passivität, die Wortkargheit, die Scheu und Schüchternheit als Zeichen des Unterliegens unter den Druck kennengelernt. Dieses Unterliegen trägt bei Peter den Charakter der „Entmutigung", weil es nicht nur Selbstentmächtigung, sondern zugleich zerstörte Hoffnung ist. Die Welt hat ihre Erfüllung verheißende und Entfaltung ermöglichende Offenheit für Peter zunächst verloren.

Schließlich spricht sich die Einschränkung der gelebten Räumlichkeit auch in dem Aufenthalt aus, den Peter in seiner Welt von „Druck und Angst" noch findet. Den kindlichen Weltentwurf Peters kann man weitgehend von der Flucht, vom angstbedrängten Ausweichen vor dem Gedrücktwerden her verstehen. Schon äußerlich sichtbar versucht Peter dem Druck aus dem Wege zu gehen, wo er kann; er meidet die Gelegenheiten und sucht sein Leben jenseits der Unterdrückung zu leben. Die Zuflucht aber, die er findet, ist durch die engen Schranken der Bedrückung aufs äußerste begrenzt. Sie beschränkt sich weitgehend auf das Kranksein und auf einige Dinge, die selbst in der Unterdrückungswelt toleriert sind, wie Zeichnen und Musik.

Die „Ausweglosigkeit"

Das Kranksein spielt nun eine ganz besondere Rolle. Es wird von Peter als ein geheiligtes Refugium erfahren, das die Mutter hartnäckig und erfolgreich gegen Bedrückung und Härte verteidigt. Der Kranke ist herausgestellt aus der feindselig-abweisenden Welt; er allein erfährt freundliche Aufmerksamkeit, um sein Wohl besorgtes Mitsein. So scheint die Krankheit vorläufig einmal als ein Bereich, in dem das Eigene den anderen — der Mutter nämlich — am Herzen liegt und von ihnen gehütet wird. Zwar ist dieses Eigene, um das gesorgt wird, nicht das Selbstseinkönnen, nicht die Entfaltung eigenster Möglichkeiten, sondern nur das präsentische Wohl des Leibes. Aber es bleibt nicht bei der Pflege des Leibes, sondern durch sie hindurch wird ein bergender Hort erfüllter Ansprüche und sorgenden Schutzes vor der bedrückenden Welt gewährt. Tatsächlich steht die Schutzwelt der Krankheit, die von Druck und Anspruch befreit und das liebende Sorgen um das Wohl des Leibes beschert, in tiefem Kontrast zu der von Druck, Härte und Versagung geprägten Alltagswelt.

Diese von Druck und Bedrängnis umgebende Zuflucht des Krankseins trägt aber das Dasein nicht in die Zukunft. Das gleiche gilt in einem begrenzten Sinne auch vom Zeichnen und Musizieren. Als reine Zuflucht konnten sie noch keinen Weg in die Zukunft erschließen. So wissen wir auch von Peter, daß die immer wieder in den Vordergrund drängende Stimmung seiner Kindheit, die Weltangst, auch eine Zukunftsangst war. Schon als Sechsjähriger vor dem Schuleintritt wußte er nicht, „wie es weitergehen soll". Dies ist aber nicht im Sinne einer spielerisch-kindlichen Gleichgültigkeit der fernen Zukunft gegenüber zu verstehen, sondern als bedrückende angstvolle Ungewißheit vor dem unmittelbar Bevorstehenden. Mit dem Älterwerden steigerte sich die Angst vor einer ungewissen und deshalb von Peters Welt her immer schon als Druck, Bedrängnis, Ausweglosigkeit ausgelegten Zukunft so sehr, daß beispielsweise der Neunjährige einer ausgesprochenen Todessehnsucht nachhing. Dieser

Tod — „Englein" zu werden, das von „bösen Menschen" befreit, nur noch dem Singen und Beten lebt — ist eindeutig als Erlösung oder Flucht aus der feindselig-bedrückenden Welt entworfen.

Der verfehlte „Aufgabencharakter" des Daseins

Bei einer solchen als katastrophal erfahrenen Ausweglosigkeit in der Welt mag es zunächst unverständlich scheinen, daß in Peters Kindheit tatsächlich ein konkreter Weg in die Zukunft wies. Der Vater sprach ja ständig davon, daß Peter seine Pflicht erfüllen, in harter Arbeit auf der Schule lernen müsse, um später als gewandter Geschäftsmann oder Spezialist in das Familienunternehmen eintreten zu können. Es sah aus, als ob alles geregelt wäre. Peter schien selbst die Schwere und Last des Daseins keinesfalls unterschlagen worden zu sein — wie wir dies beispielsweise bei Daniel Fürst feststellen mußten. Bei näherem Zusehen allerdings verstärkt sich der Eindruck, als würde sich Peter die Zukunft nur noch von Schwere und Mühsal her zeigen. Die Verheißung der Zukunft, im Auf-sich-nehmen der Bürde, der Überantwortung des Daseins die Erfüllung eigenen Seinkönnens zu empfangen, blieb Peter verstellt. Ihm war von seiner Weltauslegung her die Hoffnung auf die Verwirklichung der eigensten Anliegen im Mitsein zerstört.

Vom Vater her erfuhr Peter zudem diesen Weg in eine Zukunft nur als einen Anspruch der Mitwelt an ihn. Es war stets von „Pflichterfüllung", vom „nützlichen Glied der menschlichen Gemeinschaft", das man werden solle, vom „Gemeinnutz", dem man dienen müsse, die Rede. Für Peter war die Zukunft, soweit sie sich als mühevoller Weg der Vorbereitung auf den Beruf zeigte, als Anspruch der Mitwelt an ihn alleine von Last und Schwere her ausgelegt. Obwohl sich Peter in der Kindheit mehrmals für diese vom Vater vorgezeichnete Vorhabe zu entscheiden glaubte, unterlag er der Schwere. Jeden Schritt auf eine solche Zukunft hin erfuhr Peter als eine unerträgliche Last; er schien Peter von der Erfüllung der eigenen Anliegen weg in die Gewalt einer nur fordernden, bedrückenden Mitwelt zu führen.

Damit klärt sich ein merkwürdiges Geschehen, das in Peters Kindheitswelt beginnend, sich ausbreitete und im Erwachsenenalter immer beherrschender wurde. Wenn Peter „arbeiten" oder lernen wollte, wenn er irgend etwas auf die vom Vater vorgezeichnete Vorhabe der „Pflichterfüllung" hin tat, dann war er ungewöhnlich rasch erschöpft. Die kleinste Leistung schien dann eine schwere Bürde zu sein. Im Gegensatz dazu war Peter keineswegs vorzeitig erschöpft, wenn er irgend etwas unternahm, das er als Erfüllung eines eigenen Anliegens erfuhr. Er konnte beispielsweise ohne besondere Ermüdungserscheinungen Sport treiben, zeichnen, musizieren. Selbst große Berg- und Radtouren bewältigte er, wenn er ent-„lastet" vom Anspruch der Mitwelt die Erfüllung eigener Anliegen erhoffte. Die ungewöhnliche Erschöpfung trat also ein, wenn Peter auf die schon immer als Bedrängnis und Bedrückung ausgelegten Ansprüche der Mitwelt hin handelte. Hier ist jedes Tun ein Schritt auf dem Wege zur wachsenden Bedrängnis und deshalb von vornherein von der ganzen Bürde eines selbstentmächtigten, der Schwere unterliegenden Daseins niedergedrückt. Wenn sich also bei Peter ein rasches Ermüden, eine unangenehme Erschöpfung bei minimalen Leistungen einstellte, so sind sie aus dem Aufbäumen gegen die Last einer bedrückenden Zukunft, aus dem Widerstreben in eine feindselig-fordernde Welt eintreten zu müssen, hervorgegangen.

Damit erhellt sich bereits eine Seite des „psychasthenischen" Charakters. Nicht die ursprüngliche Schwäche des Leistenkönnens als eine elementare, dem Willen zugeordnete, energetische Funktion ist das Kennzeichnende an Peters „Erschöpfung". Das Versagen ist überhaupt nicht vom Energetischen her zu erfassen, denn neben der extremen „Erschöpfbarkeit" stehen auch längerdauernde Perioden normaler und sogar überdurchschnittlicher Leistung. Wie es zum Versagen kommt, läßt sich nur vom Daseinsentwurf her klären, in den das Wollen und Handeln eingefügt ist. Wenn es von seiner Vorhabe her der ganzen Schwere einer nur fordernden, bedrückenden und die Verwirklichung eigenen Seinkönnens versagenden Weltauslegung unterliegt, bleibt es nach kurzem Anlauf stecken. Befreit von dieser unerträglichen Last und im Erhoffen der Erfüllung eigener Ansprüche vermag sich das Dasein aus seiner ganzen Fülle des Leistenkönnens „aufzuraffen".

In extremer Verzerrung zeigt sich dieselbe Dissoziation an der melancholischen Schwermut, worauf übrigens auch W. Keller [144] hinwies. Im totalen Unterliegen unter die Schwere, den „Lastcharakter des Daseins", ist auch jede Hoffnung auf Erfüllung eigenster Anliegen beim Melancholiker zerstört. Wenn es dann überhaupt noch zum Wollen und Handeln kommt, so geschieht es unter qualvoller Anstrengung, zuweilen sogar in der unerträglichen Furcht vor einer Verstrickung in noch tiefere Schuld, und führt zur raschen Erschöpfung. Selbst das Sprechen des tief Schwermütigen unterliegt diesem Prinzip eines mühevollen, weil von der Schwere niedergedrückten und hoffnungslosen Anhebens mit schneller „Ermüdung". Dagegen ist der Melancholiker oft zu einem Entschluß und zum konsequenten, die härtesten Widerstände überwindenden Handelns noch fähig, wenn es um seinen Suicid geht. „Aber das ist kein Widerspruch, denn der Tod ist ja das endgültige Ende aller Zielsetzungen, und es ist nur eine letzte Dokumentation selbsthaften Daseins, wenn hier die ihm verbliebenen Energien daran gewendet werden, dieses Ende, das ja zugleich Ende der Qual ist, selber herbeizuführen", sagt W. Keller. Es geht also um die Befreiung aus der unerträglichen Schwere zu dem letzten Eigenen das noch möglich scheint, zum eigenen Tod. In dieser Vorhabe ist auch das Handeln nicht eigentlich von der Last befreit, sondern im Fliehen vor ihr geradezu von ihr getrieben.

Der Bruch zwischen individueller und sozialer Haltung

Die Dissoziation zwischen einem von Schwere und Last niedergedrückten Weltaspekt der Pflichterfüllung einerseits und dem von jedem Anspruch der anderen entlasteten Bereich der Verwirklichung eigener Anliegen andererseits gewinnt für Peters Dasein eine zentrale Bedeutung. Weil es, aus den ursprünglich als Bedrückung ausgelegten Forderungen der Mitwelt heraus, kaum noch möglich ist den wirklichen, der eigenen Daseinserfüllung entgegenkommenden Sinn solcher Ansprüche aufzunehmen, wird der Aufgabencharakter des Daseins weitgehend verfehlt. Dazu kommt, daß die andere Alternative, von der krankheitspflegenden und schutzgewährenden Welt der Mutter her bestimmt, überhaupt keinen Anspruch stellt und scheinbar nur das Eigene hegt. In dieser radikalen Gegenstellung ist der Lastcharakter des Daseins verstellt. Deshalb lebt Peter in der Pflege der Mutter in einem quasi paradiesischen Zustand, enthoben aller Überantwortung und Schwere, während ihn — um seine eigenen Worte zu gebrauchen — draußen die „Hölle" bedroht. Zum Verfehlen der Überantwortung eigensten Seinkönnens bewegt also Peter nicht nur die Bedrängnis des Bedrücktseins — die Hölle —, sondern auch die Versuchung des „Paradieses" [1], des Ausweichens vor dem Lastcharakter des Daseins. Diese von aller Last befreite Zuflucht des Paradieses zeigt sich übrigens auch in Peters kindlicher Todessehnsucht, die uns als Wunsch nach einem von jeder Bedrängnis erlösten Leben im Jenseits begegnet.

Peter verschließt sich also weitgehend jeglichem Anspruch der Mitwelt, weil er ihn stets vor dem Horizont der drückenden Überwältigung durch das Fremde, das Un-Eigene erfährt. Sein Dasein scheint nur dort seinen Aufenthalt zu finden, wo die Erfüllung der eigenen Anliegen wie ein Geschenk gewährt wird. Nun vermag sich das Dasein, dem die Verwirklichung der eigensten Möglichkeiten in Welt und Mitwelt überantwortet ist, im reinen Empfangen, in einer paradiesischen Welt mühelos geschenkter Erfüllung nicht wesentlich auszuzeugen. Im Verfehlen der Schwere, des „Aufgabencharakters", versäumt es zugleich den konkreten Weg der Verwirklichung eigenen Seinkönnens. Das hat uns die Lebensgeschichte des Daniel Fürst eindrucksvoll gezeigt. Auch in Peters Kindheitswelt kommt dies ganz offen zum Ausdruck. Das einzige, was ihn zunächst in die Zukunft wies, war der vom Vater vorgezeichnete Weg in die „Pflichterfüllung", in den „Dienst an der Gemeinschaft". Diese Vorhabe, „ein ebenso tüchtiger Krumm" zu werden wie der Vater, war ja von Druck und Bedrängnis der Mitwelt her als Unmöglichkeit der Selbstentfaltung ausgelegt. Wie der Vater wollte Peter gerade nicht werden, er wollte „etwas ganz anderes werden, aber (ich) hatte keine Vorstellung was und wie".

Bereits darin spricht sich die tatsächliche Weglosigkeit in Peters Kindheitswelt aus. Die von Überantwortung „erlöste" Schutzwelt der Krankheit, des Spiels in Musik, Sport und Zeichnen kennt, wie sich uns schon zeigte, für Peter keinen konkreten Weg in die Zukunft. So hält sich Peter zunächst in der „Vorläufigkeit" auf, die als solche der kindlichen Existenz noch eher gemäß ist als der reifenden. Ihre fortschreitende Unangemessenheit kommt dann auch in jeder Examenssituation zum Vorschein. Im Examen tritt der Aufgabencharakter des Lebens, der die Entfaltung des eigensten Seinkönnens in den wachsenden Anspruch der Mitwelt hinein fordert, aufdringlich in die un-„besorgte", oder auf Vorläufigkeit gestimmte Kindheitswelt ein. So verstehen wir, weshalb Peter unter extremer Examensfurcht litt, weshalb er vorher in „Erschöpfung" verfiel oder zur Vorbereitung außergewöhnlich viel Zeit benötigte.

Das existenzielle Gewissen

Frühzeitig litt Peter unter einem quälenden Schuldgefühl. Es befiel ihn, wenn er einer Schulaufgabe vorläufig entkommen war; es verfolgte ihn auf seinem Krankenlager und selbst im Alltag ließ es ihn selten los. Er suchte oft vergeblich nach dem Grund dieses Sichschuldigfühlens. Etwas später — um die Zeit der Vorpubertät — glaubte er den Grund in seiner Auflehnung gegen den Vater entdeckt zu haben. Er gab sich in mehrfachen Anläufen ernstlich Mühe dem Vater zu gehorchen; aber das schien Peter schon deshalb überaus schwierig, weil er den Vater als sehr launenhaft

---

[1] Zu diesem Problem des „Paradieses" als Gleichnis eines der Endlichkeit, Schwere und Überantwortung enthobenen Daseins gehört selbstverständlich, daß Peter eine Reihe solcher scheinbar nur die eigenen Anliegen erfüllender Möglichkeiten offenstanden.

erlebte. Peter scheiterte mit all seinen guten Vorsätzen und gewann den Glauben, man könne es dem Vater überhaupt nicht recht machen, wie man es auch anfange. Gleichzeitig hatte er bemerkt, daß die Erschöpfung rasch zunahm, wenn er die Wünsche des Vaters zu erfüllen trachtete. Schließlich verfestigte sich in ihm die Überzeugung, ihm geschehe vom Vater her Unrecht, und er selbst sei eigentlich schuldlos, weil die „Nervenschwäche" ihn daran hindere, berechtigte Ansprüche zu erfüllen. Damit war das quälende Schuldgefühl der Kindheit und Jugendzeit etwa mit dem Anbruch des Erwachsenenalters wieder versunken.

In seinem Nachsinnen über den Ursprung seines Schuldgefühls vernahm also Peter zunächst eindeutig den Ruf, die Forderungen des Vaters zu erfüllen. Darin liegt eine wichtige Bestimmung der kindlichen Existenz, die beispielsweise S. FREUD [145] im Begriff des „Über-Ich" und seiner Entstehungsgeschichte theoretisch zusammengefaßt hat. Im existenziellen Angewiesensein auf Mitwelt entfaltet das Kind seine ersten Erfahrungen weitgehend innerhalb der Weltauslegung seiner Eltern. Der kindlichen Existenz, die zur selbständigen Auseinandersetzung und Bewältigung einer noch unerschlossenen Welt nicht imstande ist, öffnet sich auf solche Weise ein vorentworfener und vorläufig lebenstragender Entwurf. Er vermittelt eine Weltauslegung, die aus den Erfahrungen der Eltern und anderer Erwachsener ermächtigt ist und erschließt so dem Kinde das Umgehenkönnen mit Unerfahrenem. Auch im Umgang mit sich selbst versteht sich die kindliche Existenz zunächst einmal in der Auslegung seiner Mitwelt. Auf eine kurze Formel gebracht: Das Kind nimmt sich selbst vorerst einmal so an, wie es von den Eltern genommen wird.

Mit diesen Aussagen haben wir allerdings die selbstgezogenen, methodischen Grenzen unserer Untersuchung auf eine ziemlich kursorische Andeutung einzelner Merkmale der kindlichen Existenz hin überschritten. Im Rahmen des Ganzen soll dieser Schritt, der im folgenden noch etwas weitergeführt werden wird, jedoch nur das Verständnis bestimmter Strukturzusammenhänge von ihrer lebensgeschichtlichen Herkunft und Entfaltung her erleichtern.

Im zunehmenden Reifen muß nun das Kind durch diesen elterlichen Auslegungshorizont hindurch sein Selbstseinkönnen ergreifen. Es steht vor der Notwendigkeit seine Selbständigkeit in der vorlaufenden Entschlossenheit zur Verwirklichung der überantworteten eigensten Möglichkeiten zu begründen. Psychologisch gesprochen geschieht dies beispielsweise im Annehmen des Aufgabencharakters und im Drangeben der Spielsituation oder im Übergang vom Lustprinzip zum Realitätsprinzip, wie die Psychoanalyse sagt. Dem liegt fundamental gesehen das „existenzielle Gewissen" zugrunde; in seinem Anruf spricht sich das Dasein selbst als In-Anspruchgenommen-sein von Welt und Mitwelt, als Überantwortung des eigensten Selbstseinkönnens aus (HEIDEGGER [146]). Wird nun eine solche, die eigene Geschichtlichkeit erfüllende Entfaltung der Selbständigkeit verfehlt, so bleibt auch der Erfahrungshorizont beschränkt durch einen uneigentlichen, aus der Vergangenheit einer Kindheitswelt gezeitigten Entwurf.

In einem „persistierenden Über-Ich", wie man es auf der psychodynamischen Ebene formulieren könnte, wird der Ruf des existenziellen Gewissens verdeckt oder abgewandelt, was zur „Unselbständigkeit" oder zu einer mangelhaften Entwicklung der Persönlichkeit führt. So haben verschiedene Autoren mit Recht betont, daß im Übergang zur Reife das „autoritäre Gewissen" (FROMM [147]) allmählich dem „autonomen" oder „personalen Gewissen" Raum geben muß (Allers, v. Gebsattel, Matussek, Frankl, Caruso, Häfner [*148, 149*]).

Es liegt also im Wesen jener aus dem Mitsein mit den Eltern heraus vom Kind übernommenen Weltauslegung, daß sie im Fortgang der Lebensgeschichte Welt und Selbst nicht nur erschließen, sondern auch verschließen kann[1]. In Peters Kindheitswelt steht die verschließende, selbstverdeckende Seite nahezu ausschließlich im Vordergrund. Jedes In-Anspruch-genommen-sein erfährt Peter immer schon als väterliche oder mitweltliche Forderung, die ihm mit dem Älterwerden immer selbstfremder, „ungerechter" erscheint. Die Verwirklichung der eigenen Anliegen scheint dagegen nur im Abweisen mitweltlicher Ansprüche, also in der kindlichen Spiel- und Krankheitswelt möglich. Doch mit diesem Bruch zwischen „Pflicht" und „Krankheitswelt", zwischen sozialer und individueller Haltung geschieht im Grunde eine eigenartige Dissozation des Gewissens:

Das quälende Schuldgefühl, das nur aus dem Verfehlen der väterlichen Ansprüche verstanden wird, verfällt schließlich einer Art „Notwehr": Es wird mit den selbstfremden, „ungerechten" Ansprüchen unterschlagen. Mit dieser Wende, in der das mitweltliche In-Anspruch-Genommen-sein überhaupt einer tiefgehenden Abweisung verfällt, wird zugleich das dahinter verborgene existenzielle Gewissen verschüttet. Dieser Sachverhalt spricht sich nicht nur in den vielfältigen Weisen der Verfehlung jeglichen In-Anspruch-genommen-seins, sondern auch in einem frühen Traumbild aus, das Peter allerdings nicht mehr auf einen bestimmten Zeitpunkt lokalisieren konnte:

„Aufbruchstimmung. Ich sitze auf einem Kilometerstein an der Landstraße. An mir vorbei ziehen Leute, gruppenweise mit Gepäck, manchmal mit Wagen, wie Flüchtlinge. Ich frage weshalb sie fliehen. Lange bekomme ich keine Antwort. Die Menschen achten nicht auf mich. Endlich sagt ein Alter: ‚Komm mit.' Ich frage ‚wohin?' Aber er ist schon weiter. Seine Frau hat mir noch ein Stück Brot zugesteckt. Ich komme mir vor wie ein Bettler und habe das Gefühl, ich müßte mitgehen. Aber weil es so ungewiß ist, wohin sie ziehen, bleibe ich sitzen und werde noch ängstlicher.

---

[1] Wie tief beispielsweise die Last einer resignierenden, vom eigenen Leben enttäuschten Erfahrung der Eltern in der übernommenen Weltauslegung die Hoffnungen des Kindes niederdrücken und ganze Weltbereiche verschließen kann, das zeigen überaus eindrucksvoll einige Sätze aus Kierkegaards Selbstbiographie: „Als Kind wurde ich streng und ernstlich im Christentum erzogen, menschlich geredet, unsinnig erzogen: an Eindrücken, worunter der schwermütige Greis, der sie auf mich legte, selbst erlag: hatte ich mich schon in frühester Jugend erhoben. Ein Kind, das unsinnigerweise wie ein schwermütiger Greis fühlen, denken, leben sollte! Schrecklich! Was Wunder da, wenn mir das Christentum zuzeiten als die unmenschlichste Grausamkeit vorkam; wiewohl ich nie (auch als ich ihm am fernsten stand) die Ehrerbietung vor ihm verlor... Niemals habe ich mit dem Christentum gebrochen oder es aufgegeben; ... So liebte ich das Christentum in gewisser Weise; es war mir ehrwürdig; mich freilich hat es, menschlich geredet, höchst unglücklich gemacht. Das hing zusammen mit dem Verhältnis zu meinem Vater, dem Menschen, den ich am höchsten geliebt habe... Sein Fehler war nicht Mangel an Liebe, aber er nahm ein Kind für einen Greisen.

... Das Furchtbarste ist, wenn eines Menschen Bewußtsein von Kindheit auf einen Druck erhalten hat, den die Elastizität der Seele, alle Energie der Freiheit nicht heben kann. Sorge im Leben kann das Bewußtsein wohl bedrücken, aber tritt Sorge erst in einem reiferen Alter ein, bekommt sie nicht Zeit, diese Naturgestalt anzunehmen; sie wird ein historisches Moment, nicht ein Etwas, das gleichsam über das Bewußtsein selbst hinausliegt." („Der Gesichtspunkt für meine Wirksamkeit als Schriftsteller", Schrempf, Jena 1922, S. 55 und „Tagebücher" hersg. von Th. Haecker, Innsbruck 1923; I, S. 180).

Mir ist dann als ob eine Katastrophe langsam nahekommt, aber ich sitze nun voller Angst wie festgewachsen."

In diesem gleichnishaften Traum — der uns noch in anderem Zusammenhang beschäftigen wird — weiß Peter, daß er sich aufmachen sollte zu der gemeinsamen Wanderschaft, um dem Übel der Vergangenheit zu entgehen. Doch sein Fernestehen, sein Verharren als Bettler — der nur Empfangender, nicht auch Gebender ist — läßt ihn langsam an der Stelle erstarren. Damit ist er der beständig näherrückenden Katastrophe ausgeliefert, der es eigentlich zu entkommen galt. Die Erfüllung eigener Anliegen findet allerdings in Peters Dasein einen neuen Aufenthalt in der vom weltlichen Anspruch scheinbar befreiten Krankheitswelt. Im Stillstehen, in der Fixierung dieser uneigentlichen Selbstheit bleibt Peter immer weiter hinter seinem eigentlichen Selbstseinkönnen zurück. Damit wächst faktisch auch die Selbstverfehlung — oder die existenzielle Schuld — der Peter scheinbar immerfort zu entgehen suchte.

Hoffnung und Entmutigung

Die Ausweglosigkeit der Kindheitswelt nimmt in Peters Lebensgeschichte von außen besehen einen merkwürdigen Verlauf. Sie wird mehrmals für längere oder kürzere Dauer von Phasen gesteigerten Lebens und hektischer Hoffnungen unterbrochen, bis sie endlich die beherrschende Stimmung bleibt. Aus diesem „Auf und Ab" heraus ist sogar einmal der Verdacht auf endogene Schwankungen der Stimmung im Sinne einer Cyklothymie geäußert worden. Diese Annahme — so glauben wir — geht jedoch am Wesen dieses Geschehens vorbei.

Der erste Aufschwung der Hoffnungen, der Peter den Horizont einer „eigenen" Zukunft freilegte, geschah mit dem Eintritt in eine religiöse Jugendorganisation. Er war allerdings durch die von der Mutter vermittelte religiöse Erlösungshoffnung schon vorbereitet. Nun aber schien erstmals im eigenen Leben erfüllbar, was Peter vordem jenseits des Todes ersehnt hatte: Die Befreiung von Druck und Bedrängnis und die Erfahrung einer liebevollen Aufnahme in einer Gemeinschaft, die kaum Ansprüche an ihn zu stellen schien. Wohl hatte es einige Zeit gedauert, bis Peter überhaupt imstande war, dieser so grundsätzlich verwandelten Mitwelt Vertrauen zu schenken, aber dann verfiel er ihr um so intensiver.

Das entscheidende Erlebnis für Peter war die Verheißung der christlichen Liebe. Im radikalen Gegensatz zum Ausgeliefertsein an Bedrückung und Eigenmächtigkeit seiner kindlichen Mitwelt, erfuhr er hier eine mitmenschliche Ordnung, die das Seinkönnen des Einzelnen wenigstens in seiner Vorstellung einschränkungslos zu behüten schien. Damit öffnete sich für Peter erstmals der von Druck, Härte und Versagung der Kindheitswelt verstellte Horizont einer eigenen Zukunft. Peter wollte sein Leben „in den Dienst der christlichen Liebe stellen", er wollte Theologie studieren und selbst einen „Kampf" für ihre Ausbreitung gegen die Bedrängnis einer lieblosen Welt führen.

Der Horizont einer eigenen Vorhabe, eines Weges, der in die Zukunft weist, hatte sich für Peter zunächst geöffnet in der Weite der eigenen Möglichkeiten. Die auf Druck und ohnmächtiges Unterliegen gestimmte Kindheitswelt war in ihrer Räumlichkeit weitgehend eingeschränkt. Soweit sie sich überhaupt in die Zukunft entworfen hatte, war sie in bedrängender Enge verfangen. Die nun gewonnene Weite ist aber keineswegs das einzige Moment, das Peters Aufschwung ermöglichte. Mit ihr verbindet sich — wovon wir bisher schon sprachen — der von einer christlichen Liebesordnung her ermächtigte Verheißungscharakter. In der Geborgenheit dieser Liebesidee — denn sie ist vorerst noch kaum eine „Liebeswirklichkeit" — erhoffte Peter die Erfüllung der eigensten Anliegen. Die Hoffnung auf ein Verwirklichenkönnen des Eigenen darf aber keineswegs als eigenständiges Element verstanden werden, das sich zur Räumlichkeit „zugesellt". Vielmehr gehören Hoffnung und Weite der Vorhabe immer schon zusammen, insoferne, als das Hoffen die Weite der Zukunft erschließt und die Befreiung von Enge und Bedrängnis Hoffnung ermöglicht. Vom Dasein als „vorlaufender Entschlossenheit zum eigensten Seinkönnen" her gesehen ist die eigentliche Weite immer schon „ein Horizont von ergriffener Überantwortung" und Hoffnung auf Erfüllung des Selbstseinkönnens [1].

Die Hoffnung als existenzielle Haltung ist eine die Selbstmächtigkeit des Daseins fundierende Kraft, die uns erst instand setzt, die Last der eigenen Überantwortung zu tragen. So verstanden ist Hoffnung das Vertrauen auf die Erfüllung der eigenen Anliegen, auf das Verwirklichenkönnen der eigensten Seinsmöglichkeiten. Von der Macht seiner neuen Hoffnungen getragen, war Peter tatsächlich in gewissen Grenzen fähig, mitweltliche Ansprüche und eigenes Handeln ohne „Erschöpfung" durchzuhalten. Zu Hause und in der Schule aber, wo seine Zukunft immer noch von Bedrängnis und Druck verstellt blieb, bestand nach wie vor die extreme Erschöpfbarkeit. So stehen sich Leistenkönnen und Erschöpfbarkeit unmittelbar gegenüber als quasi leibliche Konkretisierungen von Hoffnung und Entmutigung.

Hoffnung hängt nun keineswegs in der Luft, sie gründet vielmehr in der Erfahrung bereits verwirklichter Möglichkeiten [*150*]. Das Wissen um die in der Vergangenheit erfüllten eigenen Anliegen und die Erfahrung wachsender Verwirklichung der Vorhabe ermächtigen den Aufschwung der Hoffnung. Wenn aber die Hoffnung nicht in einer Fülle schon verwirklichter Möglichkeiten geborgen ist, wenn sie das Seinkönnen ins Unangemessene übersteigt, dann bleibt sie hinfällig. Alle nicht aus der Erfahrung ermächtigte Hoffnung kann sich nur in die Phantasie oder Illusion flüchten und steht damit immer schon am Rande der Enttäuschung und der Entmutigung [2].

Der große Aufschwung der Hoffnungen Peters ergreift eine umfassende Vorhabe. Abgesehen vom „Weltverbessern" erstrebt Peter nahezu die Erfüllung aller Aufgaben, die sich ein Geistlicher überhaupt zu setzen vermag. Demgegenüber verfügt er kaum über einen tragenden Grund schon verwirklichten Seinkönnens. Die Weite seiner Vorhabe überschreitet — wie bei Daniel Fürst — das geringe Maß der Erfahrung. So erfährt Peter diese und auch die späteren Phasen einer erschlossenen Zukunft, eines aufstrebenden Lebens nicht als ruhige Zuversicht, sondern mehr oder weniger als „hektisches Fieber". Darin spricht sich jedoch die tiefe Bedrängnis der Hoffnungen

---

[1] Die Weite ist der gestimmte Raum des hoffnungsvoll-freudig „gestimmten Daseins". Freudige Gestimmtheit ist ja in ihrer zeitlichen Struktur immer schon hoffnungsvoll erschlossene Zukunft. L. BINSWANGER zitiert beispielsweise Goethes „Marienbader Elegie": „Die Welt erschlossen, die Erde weit, der Himmel hehr und groß" als Aussage über die Räumlichkeit „unbekümmert froher Stimmung".

[2] Die anthropologische Thematik der Hoffnung hat H. PLÜGGE in seiner Studie „Über suicidale Kranke", Psyche (Stgt.) 5, 433 (1951) eingehender untersucht. Dort findet sich auch die wichtige Unterscheidung zwischen „fundamentalen", d. h. die Geschichtlichkeit des Daseins umgreifenden, und „gemeinen", d. h. vorläufigen, am Bevorstand des Todes zerschellenden Hoffnungen.

durch die Entmutigung aus. Es scheint, als müßte in großer Hast alles darangesetzt werden, um das Glücken des Daseins noch einzuholen.

Tatsächlich zeigt sich, daß die Vorhabe Peters aus der Bedrängnis unerfüllter eigener Anliegen bestimmt ist. Für die christliche Liebesordnung als Widerpart zur zerstörten Ordnung der Kindheitswelt haben wir dies bereits verstanden. Es findet ebenso Ausdruck in Peters Absicht der Seelsorge für „gefährdete Christenfamilien und ihre Kinder". Nun gewährt aber das Leben in der religiösen Jugendgemeinschaft Peter kaum eine konkrete Erfüllung seiner Anliegen. Der ganze Aufschwung der Vorhabe scheint mehr in der Gemeinsamkeit illusionärer Hoffnungen, als in der Verwirklichung überantworteter Möglichkeiten geborgen zu sein. Peter aber war aus seiner Welt heraus notwendig auf die Erfüllung seiner Anliegen angewiesen, wenn nicht seine Hoffnungen wieder der Entmutigung verfallen sollten. Als der erste bescheidene Versuch, die Hoffnungen auf die Erfüllung der verheißenen Liebe konkret zu verwirklichen — im vergeblichen Mühen, beim Gruppenältesten Gehör für persönliche Sorgen zu finden — scheiterte, fiel Peter wieder zurück in einen Abgrund von Gedrücktheit und Hoffnungslosigkeit. Dabei hatte ihn die Entmutigung längst bedrängt und umlauert.

In diesen Feststellungen ist jedoch nur ein äußerer Aspekt der scheiternden Hoffnungen aufgezeigt. Der zugrundeliegende Strukturzusammenhang ruht im Vermessen am Maß der „anthropologischen Proportion". Die unbegrenzten Hoffnungen Peters sind im Überschreiten der vorgegebenen Grenzen ihrer Verwirklichung und im Unterschlagen der Aufgabensituation von der Faktizität des Scheiterns vorweg eingeholt. Das erweist sich nicht zuletzt an der realen Unkenntnis Peters über seine tatsächlichen Möglichkeiten, Grenzen und den konkreten Weg ihrer Verwirklichung.

Nun beschränkt sich Peters Illusion einer heilen Liebeswelt keineswegs auf die „spirituelle" Liebe. Vielmehr pendelt er lange Zeit zwischen zwei Alternativen, dem geplanten Theologiestudium und einer sinnlichen Geschlechtsliebe hin und her. In seinem Begehren, das Peter als einen „überstarken Geschlechtstrieb" erlebt, fühlt er sein mönchisch-asketisches Liebesideal bedroht. Von dorther bricht auch immer wieder ein lähmendes „Nicht-können" in den illusionären Vollkommenheitsaspekt seiner „christlichen" Liebe ein und erweist damit schon im grob-empirischen Aspekt die faktische Unvollkommenheit. Im umgekehrten Sinne ist natürlich auch das sinnliche Liebesverlangen bedroht vom Anspruch einer spirituell-asketischen Liebesordnung her. Peter fühlt sich in seinem Begehren schuldig und meint — abgesehen von kurzen Unterbrechungen — die irdische Liebe aufopfern zu müssen.

Frägt man erst einmal nach den früheren, lebensgeschichtlichen Erfahrungen, so trifft man auf die Feststellung, daß Peter das geschlechtliche Begehren im Denken und Erleben sofort mit dem Vater verknüpft. Er spricht mit Interesse und Abscheu zugleich von der mächtigen Sexualität des Vaters der Mutter und den Dienstmädchen gegenüber und von ähnlichen Versuchen des Bruders, sich der Schwester zu bemächtigen. In seiner Ablehnung der männlichen Gewaltsamkeit des Vaters, im Schutz der Schwester gegen die Zudringlichkeiten des Bruders schien er mit der väterlichen Welt von Druck und Härte auch die Geschlechtlichkeit abzuweisen. Doch steht dem einiges entgegen: Peter machte selbst Annäherungsversuche bei einzelnen Dienstmädchen, und seine Träume und Erinnerungen deckten schließlich intensive sexuelle Phantasien gegenüber Mutter und Schwester auf. Psychoanalytisch gesprochen war also durchaus eine starke ödipale Sexualität in der Identifizierung mit dem Vater hinter einer Decke von Abwehr vorhanden.

Auf einer psychologisch-empirischen Ebene zeigt sich die Alternative von spiritueller und sinnlicher Liebeswelt in einer früheren Gestalt: Das sinnliche Begehren der Mutter und der Schwester ist nicht nur vom Sich-versagen der Begehrten und der relativen eigenen Ohnmacht bedroht, sondern auch von der übermächtigen Verbotswelt des Vaters. Damit läßt das sexuelle Schuldgefühl Peters wenigstens teilweise den gleichen Charakter erkennen wie sein kindliches Sich-schuldig-fühlen überhaupt: es hat mit der vergeblichen Auflehnung gegen die von Druck und Härte bestimmte „väterliche" Weltauslegung zu tun. Psychodynamisch könnte man also die Alternative in Richtung auf den Widerstreit von ödipaler Sexualität und Überich hin interpretieren, was jedoch nicht unser Anliegen ist.

Abgesehen von ihren anderen Verweisungsbezügen nimmt also die Sinnlichkeit schon in Peters Jugend eine eigenartige Stellung zwischen der „mütterlichen" Schutzwelt und der „gewalttätigen" Anspruchswelt des Vaters ein. Das ziemlich intensive Begehren — Peter gewährt ihm zumeist nur die illusionäre Verwirklichung in seinen Phantasien — hat nun selbst wiederum mit dem umfassenderen Anspruch auf ein gewährendes Mitsein und dessen spezifische Bedrohung in Peters Kindheitswelt zu tun. Selbst in der zeitweiligen Befreiung vom Druck der bedrängenden Ansprüche, in der mütterlichen Fürsorge für den „erkälteten" Leib, ist Peter in seinem eigentlichen Anliegen gerade nicht aufgenommen. Ein „liebendes" Mitsein wird ihm hier nur gewährt unter dem radikalen „Opfer" eigener Ansprüche: In der Selbsteinschränkung und Zukunftslosigkeit der Krankheitsrolle. Dem gegenüber wird das sinnliche Verlangen Peters als ein radikaler, gewalttätiger Anspruch erfahren, der sich des anderen zu bemächtigen sucht.

Dieses eigenmächtige, scheinbar jede Beschränkung oder Versagung abwerfende Verlangen nach dem Partner bricht im Erwachsenenalter häufig gerade dann mit voller Stärke herein, wenn Peter die Verwirklichung seines illusionären „aszetischen" Liebesideals entgleitet. Damit scheitert, genau wie in der Kindheitswelt, Peters Versuch, das liebende Angenommensein im „Aufopfern" der eigenen Ansprüche, in der unangemessenen Selbsteinschränkung zu erwirken. In diesem Entschwinden der mitweltlichen Verwirklichung seiner Anliegen erfährt nun Peter das starke Verlangen, die leibhaftige Wirklichkeit der Liebe zu ergreifen. So spielt das gewaltsame „Ergreifen" und Festhalten des weiblichen Leibes in Peters Phantasien und in seinen spärlichen Liebeserfahrungen eine große Rolle. Scheinbar ist dieser eigenmächtige Umgang mit dem Partner frei von jeglichem Verzicht; Peter beansprucht seine Partnerinnen „ganz" für sich; er kann nicht ertragen, daß sie sich noch mit etwas oder jemand anderem beschäftigen und bricht andernfalls selbst die Beziehung ab.

In seiner Eigenmächtigkeit weist Peter die Ansprüche des Partners ab, die für ihn aus der Kindheitswelt heraus als liebeszerstörender Druck und Härte ausgelegt sind. So vermag er sich weder auf das Seinlassenkönnen des anderen, noch auf die Überantwortung der eigensten Möglichkeiten im Mitsein einzulassen. Vielmehr kommt es zu einem „fieberhaften Verlangen", zu einem hektischen Aufschwung der Hoffnungen auf eine „vollkommene" Erfüllung des eigenen Liebesanspruchs hin. Dies geschieht jedoch aus der Bedrängnis von Bedrückung, Versagung und drohender Enttäuschung heraus.

Wenn auch die „sinnliche" und die „aszetische" Liebe Peters äußerlich gesehen unvereinbare Gegensätze zu sein schienen, so zeigte sich doch im Fortgang des Daseinsgeschehens ihre strukturelle Artikulation. Vollziehen wir jedoch einen weiteren Schritt der phänomenologischen Reduktion, so zeigt sich, daß sie beide dem gleichen Zeitigungsmodus zugehören. Sowohl im „christlichen" als auch im sinnlichen Liebesideal geht es Peter um den Aufschwung in die Illusion einer vollkommenen Erfüllung eigener Anliegen im Mitsein. Diese Vorhabe ist aber in ihrer eigenmächtigen Abwandlung des ursprünglichen Anliegens und im Unterschlagen der überantworteten Seinsmöglichkeiten vom faktischen Mißglücken immer schon eingeholt. Verschlossen gegenüber dem Fortgang der Geschichtlichkeit, bewegt sich die Zukunft einer solchen illusionären Vorhabe zwangsläufig in die Faktizität einer mißglückten Gegenwart. Die Scheinbewegung des hektischen Aufschwungs der Hoffnungen als ein Modus des Stillstands fällt zurück in Scheitern und Entmutigung.

So unterliegt Peter im konkreten Daseinsgeschehen immer wieder der Bedrückung, der Hoffnungslosigkeit und Weltangst. Das „Auf" und „Ab" von Hoffnung und Entmutigung, das seine Lebensgeschichte bis zum (vielleicht) endgültigen Rückzug in die Krankheitswelt charakterisiert, läßt sich aus dieser Zeitigungsweise verstehen. Keiner der eingeschlagenen Wege vermag in seinem Verfehlen der Geschichtlichkeit in eine Zukunft der Verwirklichung zu führen. Die ausweglose Verirrung, in der Peter deshalb steckt, hat er in einem solchen Zustand einmal in ein Gleichnis gefaßt: Er befinde sich in einem Labyrinth und wisse den Ausgang nicht zu finden.

Der weitere Lebensweg Peters vollzieht sich in der Konsequenz der illusionären Vorhabe. Auch die Episode im aszetischen Orden der Karthäuser ist aus der Hoffnung auf eine „vollkommene" Liebeswirklichkeit über den Aufgabencharakter des Daseins hinweg entsprungen. Die Opfer, die Peter zu bringen bereit war, stellten nicht einen Verzicht auf Verwirklichtes um einer reicheren Wirklichkeit willen dar. Peters Aszese war durch den Versuch bestimmt, die Bedrängnis mitweltlichen In-Anspruchgenommenseins und die Last des überantworteten Selbstseins dranzugeben, um das Geschenk einer grenzenlosen Erfüllung seiner Anliegen in einer mystischen Gottesliebe zu gewinnen. Er scheiterte deshalb auch an der Notwendigkeit, die Last einer strengen Regel auf sich zu nehmen, hinter der sich der echte Verzicht auf eine leichtfertig-illusionäre Erfüllung verbirgt.

In diesem erneuten Zusammenstoß mit dem Aufgabencharakter des Daseins und der faktischen Unerfülltheit seiner Ansprüche verfiel Peter wieder der „Erschöpfung".

Dieses leibliche Versagen haben wir von der Kindheitswelt her als Peters besondere Weise der Absage an die bedrückenden Ansprüche der Mitwelt kennengelernt. Es ereignete sich natürlich auch, als er zur Musterung kam oder die Einberufung zum Arbeitseinsatz im Kriege drohte. Von solcher Bedrängnis „erschöpft", brachte Peter zunächst einmal die Kriegsjahre vorwiegend im Bett zu.

Von seinem Aufenthalt in der Karthause an lebte Peter als „aszetischer" Mönch eigener Art. Fern von Ordenskommunität oder kirchlicher Gemeinschaft hatte er sich von mitweltlichen Ansprüchen weitgehend gelöst. Die Illusion einer mystischen Erlösungs- und Erfüllungshoffnung trug ihn allmählich über die Faktizität seines Scheiterns hinaus in die Un-Endlichkeit des Jenseits. Die zunehmende Bedrängnis im Mißglücken des endlichen Daseins sprach sich nun immer ausschließlicher im Leib, in der „Qual" der Bedrückung und im Verfallen aus. Gerade weil das eigen- und mitweltliche In-Anspruch-genommensein in der Erschöpfung des Leibes auf abgewandelte

Weise erscheint und zugleich abgewiesen wird, muß jedoch mit dem wachsenden Abgrund des Unverwirklichten auch die Schwere der Krankheit zunehmen. Der „Geist" dagegen, der nun als existenzieller Aufenthalt grenzenloser, illusionärer Erfüllung den Fesseln des Leibes alternativ gegenübersteht, ist nur scheinbar aus der Bedrängnis entlassen. In Wirklichkeit unterliegt er in seiner, der Endlichkeit und Geschichtlichkeit des Daseinsganges verschlossenen Zeitigung gerade der wachsenden Erschöpfung und Bedrückung im Leibe.

Diesen Geschehnischarakter der Alternative von Druck und Härte (des mitweltlichen und eigenweltlichen In-Anspruchgenommenseins) einerseits und illusionärer Liebeswelt andererseits, der sich als starre Konsequenz in die Gegensätzlichkeit von Leib und Geist hinein fortsetzte, illustriert eine eigenartige Klage Peters: Das bloße Augenöffnen sei für sein Gehirn eine große Anstrengung, deshalb habe er auch tagsüber die Augen meist geschlossen. Für seinen Geist sei dies aber geradezu lebenstötend. Was dem Geist Erholung gewähre, strapaziere den Körper unerträglich.

Der Leib

Um zu einem wesensgerechten Verständnis dieser Fragen über die eigenartige Rolle der Leiblichkeit in Peters Daseinsgang vordringen zu können, müssen wir zunächst die mit unserem Dasein konstituierten Strukturen freilegen, in denen jede wirkliche Gegebenheitsweise des Leibes gründet. Eine umfassende Ausbreitung dieses Themas würde uns jedoch zwingen, einem neuen, umfassenden Problemzusammenhang nachzugehen, der den Fortgang unserer Untersuchungen sprengen würde. So müssen wir uns auf die Vorarbeit von E. MINKOWSKI [151], E. STRAUS [152], L. BINSWANGER [153], V. v. GEBSATTEL [154], H. PLESSNER [155], F. J. BUYTENDIJK [156] und J. ZUTT [157] berufen. In besonderem Maße hat sich auch die französische „Phénoménologie existencielle", verbunden mit den Namen G. MARCEL [158], J. P, SARTRE [159], M. MERLAU-PONTY [160] und P. RICOEUR [161] mit der Anthropologie der Leiblichkeit beschäftigt. Im Zusammenhang mit der Problematik der Hypochondrie haben sich in jüngster Zeit PLÜGGE [162], RUFFIN [163, 164], WULFF [165] und wir selbst [166] mit der Phänomenologie des Leibseins, insbesondere mit den Auffassungen und Ergebnissen der „Phénoménologie existencielle" auseinandergesetzt. Auf diese eingehenderen Erörterungen müssen wir verweisen, wenn wir hier nur einen knappen Abriß des Nötigsten ohne phänomenale Analyse und Begründung geben.

In der historischen Entwicklung der Phänomenologie des Leibes, die schon mit SCHELLING und HUSSERL beginnt, treffen wir frühzeitig auf die inzwischen zur Tradition gewordene Feststellung, daß Leib und Körper unterschieden werden müsse. H. PLESSNER [167] hat dies in den Satz gefaßt: „Ein Mensch ist immer zugleich Leib und hat diesen Leib auch als Körper". Im selbstverständlichen Umgang mit der Welt ist unser Leib nicht reflektiert gegenwärtig. Vielmehr weilen wir als leiblich Anwesende bei den Dingen, so daß PLÜGGE und KOHN [168] metaphorisch vom Leib als einem Transparenzbereich sprechen, durch den hindurch wir in der Welt sind. *Die Leiblichkeit unseres Daseins ist eingefügt in die Erschlossenheit der Welt.*

In der Reflektion auf ihn scheint nun der Leib seine „Transparenz" einzubüßen. Jedenfalls meint SARTRE [159], daß in der Welt des anderen mein Leib zum Werkzeug oder zum Gegenstand werde. Soweit ich selbst, etwa im Schmerz oder in der

Schüchternheit, meinen Leib immer schon vom Erblicktsein durch die Mitwelt her sehe, soll auch mir mein Leib zum vergegenständlichten Körper werden. Nun geht, wie schon M. Boss [*169*] aufgewiesen hat, diese Auslegung von einer verfehlten Interpretation des Mitseins aus. Doch darüber hinaus ist die fundamentale Tatsache, daß ich in allem, was an meinem „Körper" geschieht, immer auch auf irgendeine Weise selbst betroffen bin, faktisch unaufhebbar. Der „Körper" als vorhandener, neutraler Gegenstand ist keiner uneingeschränkten phänomenalen Erfahrungsweise gegeben und kann deshalb auch nicht im strengen Sinne als fundamentaler Seinsmodus gelten. M. Scheler [*170*] hat bereits die Identitätseinheit zwischen dem „inneren Leibbewußtsein" und dem „lebendigen Körper" aufgewiesen. Wenn auf solche Weise der Körper hineingenommen wird in den umfassenden phänomenalen Bereich des Leibes, so scheint dies zunächst dem naturwissenschaftlich-medizinischen Denken zu widersprechen. Doch ist hier eine Klärung vom Methodenverständnis her möglich. In unseren methodischen Vorbemerkungen haben wir schon darzulegen versucht, daß ein naturwissenschaftlich-experimentelles Vorgehen aus der vollen Breite der Phänomene einen engen Bereich herausgreift und in der Einstellung auf einzelne Daten oder Relationen die Fülle gegebener Bewandtniszusammenhänge abschatten muß. Hinter diesem Vorgehen steht wohl die Konzeption eines „Körpers" als eines regulierenden und selbstregelnden Funktionssystems, das die einzelnen Daten und Relationen zu einem geschlossenen Ganzen verbindet. Wollte man in radikaler, methodischer Konsequenz vorgehen, so wäre der „Organismus" der experimentell-naturwissenschaftlichen Medizin ein Relationssystem — ähnlich den kybernetischen Systemen — aus Zusammenschau und Inbeziehungsetzung aller bekannten Einzelergebnisse und Funktionen heraus entworfen. Diese Feststellung gilt jedoch nur idealiter. Tatsächlich gehen wir in der Medizin meist mit einem Körperbegriff um, der sich in einer relativen Unbestimmtheit zwischen phänomenaler Leiblichkeit und einer methodisch reinen Konstruktion des naturwissenschaftlichen Funktionssystems aufhält. Wie notwendig eine Unterscheidung beider Methoden und Bereiche ist, hat v. Baeyer [1] kürzlich am Wesensunterschied leiblicher und körperlicher Behandlung aufgewiesen.

Unser Leibsein als Ganzes umfaßt die Gesamtheit der im leiblichen Existieren konkretisierten Weltbezüge. So entfaltet es sich auch erst im Umgang mit Welt, in der Verwirklichung seiner Möglichkeiten [*171*]. Diese Bestimmung des Leibseins, die eigentlich aus seiner ontologischen Einfügung in die Erschlossenheit der Welt und die Geschichtlichkeit des Daseins folgt, begründet eine weitere, sehr bedeutsame Tatsache: Der Leib ist zugleich in seiner Vergegenwärtigung Ordnung und Zusammenhang der ganzen Existenzweisen. So sagt Buytendijk [*172*] „... dieses Leibbewußtsein enthält ein Schema, nicht nur ein Körperschema von räumlicher Ausbreitung und räumlichen Verhältnissen, von vorne und hinten, oben und unten, rechts und links, sondern ebenso eine schematische Einteilung in Kopf, Brust, Bauch, Arme und Beine, und zwar entsprechend der besonderen Funktion, welche diese Teile im ganzen erfüllen" [2].

---

[1] v. Baeyer („Über Prinzipien der körperlichen Behandlung seelischer Störungen". Der Nervenarzt **30**, 1 [1959]) weist auch darauf hin, daß in phänomenologischer Betrachtung der Körper als Gegenstand der Anatomie oder Physiologie eine „Reduktion des Daseins auf pure Vorhandenheit hin" ist.

[2] Daß er mit seinen etwas funktionell-mechanisch klingenden Formulierungen durchaus in unserem Sinne an den Zusammenhang der Existenzweisen im „Schema" des Leibes denkt, wird deutlich, wenn er fortfährt: „Das Herz ... ist nicht objektiv, sondern auch kraft existen-

In der Hypochondrie treten nun häufig bestimmte Leibbereiche aus dem Zusammenhang des Ganzen hervor, sie werden auffällig, wie etwa der „Druck aufs Gehirn" bei Peter oder auch eine Herzhypochondrie, wie sie WULFF [*165*] beschrieben hat. Dabei kann sich der entsprechende Leibbereich im Extremfall durchaus der Gegebenheitsweise eines Gegenstandes annähern, er kann sich „entfremden". Mit dem Heraustreten aus der Eingefügtheit in die Einheit des ganzen Leibes wird zunächst einmal die volle Wirklichkeit der leiblichen Existenz *„abgeschattet"*. Dieser Vorgang, der jedem Akt der „Vergegenständlichung" unseres Leibes zugrunde liegt, zeigt, daß unser Leibsein immer vom Ganzen der Existenz umfangen ist. Ein „Organ" des lebendigen Leibes kann uns nur durch die Abschattung einer Fülle von Existenzweisen, denen es jedoch immer schon zugehört, als Einzelbereich gegeben sein. Selbstverständlich ist das bewußte Herausblenden von Teilbereichen aus dem Ganzen der Existenz für die naturwissenschaftliche Forschung am Menschen eine ebenso legale wie erfolgreiche Methode, um partikulare und vergleichbare Erkenntnisse zu gewinnen. Doch darf darüber nicht vergessen werden, daß wir faktisch in unserem Leibe vor aller Abschattungsmöglichkeit jeweils selbst als Dasein ganz betroffen sind.

Weil unser Leib als ganzer fundamental in die Erschlossenheit von Welt eingefügt ist, muß jede einschränkende Reflexion auf einen Teilbezirk auch jene Weltregionen abschatten, die den verdeckten Leibbereichen zugehören. Das bedeutet, daß zugleich eine Fülle von Existenzweisen verdeckt wird. Diesen existenziellen Tatbestand formulierte WILHELM BUSCH im Vers vom zahnwehkranken Dichter auf seine Weise:

„Einzig in der engen Höhle
des Backenzahnes wohnt die Seele."

Es läßt sich also vorweg schon sagen, daß ein hypochondrisches Festklammern an einen krankgeglaubten, aus der Einheit des ganzen Leibes herausgehobenen Teilbereich auch eine Einschränkung des eigenen Seinkönnens mit sich bringt, denn „um in der Weise eigentlicher Existenz existieren zu können, muß ich nicht nur völlig ‚Herr meines Leibes' sein, sondern meinen Leib als völlig mir zugehörig (nicht als Gegenstand oder obstacle), erleben; muß ich mit anderen Worten zwischen meinem Leib und mir selbst keinerlei Trennung erleben, sondern beides in ungeschiedener Totalität sein" (L. BINSWANGER [*153*]).

Mit dem als krank oder untauglich aus der Einheit des ganzen Leibes herausgehobenen Bezirk kann es nun in der Hypochondrie eine besondere Bewandtnis haben. Dahinter verbirgt sich nämlich zuweilen ein aus irgendwelchen Gründen unverwirklichter Existenzbereich, der sich auf leibsprachlich verhüllte Weise aufdrängt. In dem scheinbar entfremdeten Leibbereich, der den Hypochonder so aufdringlich beschäftigt, kann also etwas ursprünglich Eigenes anwesend sein. So spricht beispielsweise RUFFIN [*163, 164*] von Sorge, Angst oder Peinlichkeit erregenden Konflikten, die sich in einer hypochondrischen Herz- oder Magenstörung verbergen, und WULFF [*165*] sagt von seinen Fällen, hier seien die hypochondrischen Anflüge „nichts anderes als ein legitimer Ruf unseres existenziellen, in unserem Leib verwurzelten Gewissens".

---

zieller Erfahrung mit unserer ganzen Aktivität verbunden... Bei allen Formen von Ohnmacht, bei Angst, unerfüllten Wünschen, sittlicher Verletzung, im Schuldgefühl, erlebt der Mensch, auf sich selbst zurückgeworfen in seiner Ohnmacht, die veränderte Herzwirkung als ihren Ausdruck."

Mit dem Aufweis dieser Möglichkeiten und einigen ihrer ontologischen Ermöglichungsgründe haben wir vorerst einmal die notwendigsten Voraussetzungen für das Verständnis der hypochondrischen Krankheitswelt Peters gewonnen. In der Interpretation wollen wir uns jedoch auf die zwei wichtigsten, auch das Leibsprachliche beherrschenden Phänomene beschränken, nämlich auf „Druck" und „Wärme".

Bedrückung und Druck im Leibe

Vom allmählichen Beginn in der Kindheit an bis zur extremen Steigerung in der Gegenwart klagt Peter über „drückende" Beschwerden im Leibe. Anfangs ist es der beständige Druck im Magen, der kaum weggeht, ein schwerer lastender Druck auf der Brust, ein Druck im Rücken usf. Später hat sich der Druck ausgebreitet; Peter empfindet nun auch einen „peinvollen Druck auf's Gehirn", eine „unerträglich qualvolle Verdrückung des ganzen Körpers". Dieser ganze leiblich erlebte Druck war verschwunden, wenn Peter im Aufschwung seiner Hoffnungen sich befreit fühlte für eine ihm erschlossene Zukunft. Allein aus dieser Feststellung liegt schon nahe, daß das „Druckgefühl" im Leibe mit dem Unterliegen der ganzen Existenz unter eine als Bedrückung, Enge, Weglosigkeit ausgelegte Mitwelt zu tun hat.

Das Erlebnis des „Drückenden und Lastenden" im Leib ist unter den verschiedensten Bedingungen, in Klinik und Alltag, anzutreffen. PLÜGGE [162] ging beispielsweise bei inneren Krankheiten derartigen Leiberlebnissen nach. Das Eindringen in die phänomenalen Zusammenhänge zeigte ihm, daß mit der Anwesenheit des Drucks der „innere Raum" des Leibes als eingeschränkt erfahren wird. Seine Feststellung, „es ist die Beschränkung einer räumlichen Freiheit in mir, die das Gefühl des Krankseins hervorruft", führt ihn zu der Konsequenz, daß dem Erlebnis der Binnenraumschmälerung grundsätzlich auch eine „Reduktion des Außenraumes", eine Einschränkung der freien Verfügbarkeit über die eigenen Seinsmöglichkeiten entspricht. Darin spricht sich wiederum die fundamentale Bestimmung des Leibseins als In-der-Welt-Sein aus [1].

Das Erlebnis einer drückenden Last oder Schwere auf der Brust, das mit dem Atmen in Zusammenhang steht, ist immer wieder untersucht worden [173]. Die Atmung steht in „unmittelbarer, unaufhörlicher Kommunikation mit der Welt", sagt E. STRAUS [174] und weist auf das uralte Wissen der Menschheit um den lebendigen kommunikativen Sinn des Atmens hin [2].

---

[1] Allerdings darf nicht übersehen werden, daß es wesentliche Daseinsmöglichkeiten gibt, die vom Leibe „relativ" unabhängig sind, indem sie, die Begrenztheit des Leibes annehmend, sie zugleich übersteigen. Darin liegt die Möglichkeit des Krüppels oder des Kranken, sich eine neue Fülle der Welt zu erschließen und auch die Entfaltung des reifen Alters in eine Welt der Innerlichkeit, die den Leib nur noch als jene Hülle erfährt, die gegeben und wieder genommen wird.

[2] GOETHE faßt den Weltbezug des Atmens als unmittelbare Aussage von Bedrängnis und Befreiung der Existenz in die Verse:

„Im Atemholen sind zweierlei Gnaden
Die Luft einziehen, sich ihrer entladen.
Jenes bedrängt, dieses erfrischt,
so wunderbar ist das Leben gemischt.
Du danke Gott, wenn er dich preßt
und dank' ihm, wenn er dich wieder entläßt".

— Westöstlicher Diwan —

In diesem „Luftaustausch", der „gleichzeitig Begegnung von Mensch und Natur, von Mensch und Mensch" ist (W. KRETSCHMER [*175*]), kann sich die Weise unseres In-der-Welt-Seins unmittelbar aussprechen. GOETHE hat vor allem auf das Grundverhältnis von Bedrängnis und Freiheit hingewiesen, das sich im Erlebnis unseres Atmens spiegelt, und E. STRAUS meint drei Aspekte des existenziellen Weltbezugs darin anzutreffen: Teilhabe und Austausch, Macht und Ohnmacht, Anziehung und Abstoßung. In seiner Studie über den Seufzer zeigt er, wie in einem bestimmten Modus des Leiberlebens auch eine Weise des Existierens anwesend ist: „Der Seufzer tritt auf, wenn das Gleichgewicht zwischen Individuum und Gesellschaft gestört wird, wenn Druck und Gegendruck sich verstärken ... Der Seufzer scheint eine vergebliche Anstrengung zu sein, die Last von sich zu werfen ... Seufzen führt jedoch nicht von einem Beginnen zu einem Ziel: Scheitern ist darin von Anfang an enthalten ... Seufzen drückt eine unerträgliche Situation aus; es strebt nicht, sie zu ändern". P. CHRISTIAN findet bei seinen Kranken mit Engegefühl, Druck auf der Brust, die er noch in psychologische Untergruppen aufteilt, ganz allgemein Bedrängnis durch die Ansprüche der Mitwelt, umfassende, sich über das ganze Dasein ausbreitende Bedrängnis oder auch nur Gehemmtheit, Zurückhaltung und die Tendenz des Sichverschließens. Dem freien, nicht beengten Atmen entspricht das Erlebnis von „Teilhabe und Austausch" in der Welt, „der fugenlose Bezug von Innen und Außen (E. STRAUS [*174*]).

Kehren wir wieder zum konkreten Fall zurück: In dem Erlebnis von Druck und Beengung, im Unvermögen, die „freie Brust" zu heben, die Offenheit des Lebens einzuatmen, spricht sich bei Peter Bedrücktsein und Bedrängnis aus. Dort, wo er dem Druck im Leibe ausgeliefert ist, dort ist ihm auch die Welt, die Weite eigenen Seinkönnens beengt und eingeschränkt. Sobald sich aber in seiner „Brust" die Hoffnung regt, sobald sich die Räume der Zukunft wieder weiten, weicht auch der Druck und das Beengtsein im Leibe [1]. Im Verlaufe allerdings nimmt Druck und Ängstigung immer mehr zu, sie bekommen vor allem einen wachsenden Leidenscharakter. „Der peinvolle Druck aufs Gehirn" spricht nicht mehr allein die mitweltliche Bedrängnis aus. Im „Gehirn", im Bereich von Wissen und Einsicht meldet sich nun die leidvolle und bedrängende Ahnung eines verfehlten Lebens. Die merkwürdige Spaltung von „Körper" und „Geist", wobei die verselbständigten Ansprüche des Körpers den „Geist" zu entmachten drohten, zeigt bereits, daß nun im Leibe ein weiter Bereich der Existenz verborgen ist.

Zunächst entspricht die Ausbreitung des Druckgefühls, der „Verdruckung" über den ganzen Leib auch dem umfassenderen Unterliegen des Daseins unter Druck und Bedrängnis. Die ganze Welt ist in der Spätzeit für Peter als „Druck und Ängstigung", als ein „überaus drückender Kampf" ausgelegt. Zugleich wird aber dieser Druck kaum mehr offen von dorther interpretiert, wo er eigentlich herkommt, vom ohnmächtigen Ausgeliefertsein im Mitmenschlichen, vom Leid der unerfüllten Anliegen, von der existenziellen Schuld der Seinsverfehlung. Vielmehr hat Peter nur noch die gefährdete Gesundheit, das Leid der Kranken und Schwachen im Sinn. Ihm ist die Welt eine einzige Bedrückung des Leibes durch das Aufgegebensein des Lebens geworden, und die Bedrängnis der Seele ist dem Leibe überlassen. Das eigentliche Grundverhältnis

---

[1] L. BINSWANGER weist auf GOETHEs Satz „Herz mache mir Raum in meiner engen Brust" hin (Briefe aus der Schweiz) („Das Raumproblem in der Psychopathologie", a.a.O.).

der Bedrückung, das Unterliegen unter den Lastcharakter des Daseins, ist verdeckt. Hinter den „auf uns einstürzenden, uns bedrängenden Ansprüchen des täglichen Lebens" (L. BINSWANGER [176]) verbirgt sich die Überantwortung des eigentlichen Seinkönnens. Weil sich jeder Anspruch, auch der Anruf des existenziellen Gewissens, in dieser Welt der Bedrängnis zum leiblich erfahrenen, leidvollen Druck gewandelt hat, ist auch die Befreiung immer schon verfehlt.

„Leibsprache" ist in gewissem Sinne ein alltägliches und notwendiges Sichaussprechen unserer Existenz. Doch kann sich unser Dasein nicht allein im „unwillkürlich" sich Mitteilenden aufhalten. Es ist notwendig angewiesen auf die kommunikative Entfaltung der freien Verfügbarkeit seines Seinkönnens, die erst in der „Wortsprache" möglich wird. Leibsprache wird zum Notbehelf, wenn in einer sich verschließenden Mitwelt die offene „wörtliche" Mitteilung der eigensten Anliegen nicht mehr aufgenommen oder gar unter„drückt" wird. „Bei Verstummen der Wortsprache als Mittel der Kommunikation spricht der Mensch besonders vernehmlich in der Leibsprache", sagt L. BINSWANGER. Gerade bei den autistisch-psychopathischen Hypochondern scheint die mangelhafte Entfaltung wesentlicher Anliegen in eine kommunikative Sprachwelt eine sehr wesentliche Rolle zu spielen (L. A. BINSWANGER [177]). Die Konkretisierung des Anliegens im leibsprachlichen Bereich bedeutet dann zumeist, daß weder der Kranke selbst noch seine Umwelt versteht, worum es eigentlich geht. Was dann geschieht ist, daß der Anspruch entweder überhaupt nicht oder auf eine pervertierte Weise erfüllt wird, die das Dasein eher in seiner Verstrickung festhält als zu seiner Befreiung beiträgt.

Wärme und Kälte

Das zeigt sich nun bei Peter deutlich, wenn wir auch noch die Alternative Wärme-Kälte hinzunehmen. Lebensgeschichtlich betrachtet könnte man die ganze Problematik des extremen Wärmebedürfnisses und der schließlich ununterbrochenen „Erkältungen" bei Peter aus der „Mutterbeziehung" herleiten. Dort hat die Erkältung begonnen Zuflucht vor einer Welt der Bedrängnis zu werden. Aber der phänomenale Sinn liegt tiefer, und es ist nicht ausgeschlossen, daß er hier sogar das eigenartige Verhalten der Mutter umgreift. „Wärme" und „Kälte" sind, wie L. BINSWANGER sagt „Bedeutungsrichtungen des Daseins". Wärme ist die bergende Heimat, der lebensspendende Grund, aus dem wir existieren. Bei RILKE heißt es:

„Mein Gott ist dunkel wie ein Gewebe
von hundert Wurzeln, welche schweigsam trinken,
nur daß ich mich aus seiner *Wärme* hebe."

— Stundenbuch —

In der „Wärme des Herzens" wissen wir uns aufgenommen in einem unser eigenstes Seinkönnen im Innersten behütenden Raum des Mitseins [1]. Kälte aber hat mit Ver-

---

[1] Der leider oft recht bedenkenlos gebrauchte Begriff der „Nestwärme" birgt die Gefahr einer „simplification terrible" in sich. Die Nestpflege der Tiere vermag uns keinen ausreichenden Horizont der existenziellen Bedeutung von Wärme zu erschließen. Das zeigen nicht nur die Verse von RILKE, sondern auch der Fortgang unserer Fallinterpretation. Ein konkreter Beitrag zum Thema „Wärme und Kälte" im Leibsprachlichen findet sich übrigens in unserer kleinen Studie „Der daseinsanalytische Aspekt in der Psychosomatik", Vorträge Allg. Ärztl. Gesellsch. Psychoth., Stuttgart: Thieme 1956, S. 63.

sagung einer bergenden, die eigensten Anliegen erfüllenden Heimat zu tun. In der Kälte erstarrt das Dasein, verschließt sich die Offenheit seines Seinkönnens. In der Kälte gibt es keinen Aufenthalt für das Lebendige[1].

Für Peter ist, vor allem am Schluß, die ganze Welt „rauh und kalt". Sie hat sein Anliegen, ihm „Wärme" zu gewähren, kaum je erfüllt. Solcher Kälte — der Lieblosigkeit, der Versagung — ausgesetzt „erkältet" sich Peter fortwährend, obwohl er im medizinischen Sinne meist gar nicht erkältet ist. Allerdings, wenn Peter die Zukunft erschlossen war, wenn sich die Welt seinen Hoffnungen öffnete, dann war nicht nur der Druck, sondern auch die Kälte verschwunden. Eine Welt, die der Hoffnung auf die Erfüllung der eigenen Anliegen Aufenthalt gewährt — selbst wenn sie es nur in der Illusion tut — wird nicht als abweisende Kälte erfahren. Vielmehr war jeder Aufschwung, jedes Verlangen, wenn es überhaupt durchbrach, besonders „hitzig". In den Zeiten gesteigerten Lebens strahlte Peter gewissermaßen selbst die Hitze aus, die ihn erwärmte.

Die hypochondrische Krankheitswelt

Im leibsprachlichen Bereich scheint nun die einzige Möglichkeit beständiger Erfüllung der eigenen Anliegen offenzustehen: die liebevolle Pflege des „erkälteten" Leibes. Schon darin ist aber das eigentliche Anliegen abgewandelt. Die mütterliche „Wärme", die Bedrücktsein, Schwäche, Hilflosigkeit nur noch als Anliegen des Leibes annimmt, versagt gerade das Wesentliche menschlicher Wärme: den behütenden Aufenthalt des eigentlichen Seinkönnens. Dieses „Leben in der Leiblichkeit" ist ein „Rückzug vom eigentlichen Leben" (L. BINSWANGER).

Vollends unmöglich wird jede echte Erfüllung des Anliegens, jede Entfaltung des eigenen Seinkönnens, wenn sie bei der physikalischen Wärme Zuflucht sucht. In den ständigen „Erkältungen" Peters, in den zahlreichen Heizvorrichtungen, in der winterlichen Kleidung unter fünf oder mehr warmen Decken bei hoher Raumtemperatur

---

[1] Kaum etwas vermag dies deutlicher auszudrücken als einige Strophen aus einem Gedicht von NIETZSCHE:

„... Die Welt — ein Tor
zu tausend Wüsten, stumm und kalt.
Wer das verlor,
was du verlorst, macht nirgends Halt.

Nun stehst du bleich,
zur Winter-Wanderschaft verflucht,
dem Rauche gleich
der stets nach kältern Himmeln sucht.

Flieg Vogel, schnarr
dein Lied im Wüstenvogel-Ton! —
Versteck, Du Narr,
dein blutend Herz in Eis und Hohn!

Die Krähen schrei'n, —
und ziehen schwirren Flug's zur Stadt:
bald wird es schnei'n, —
weh dem, der keine Heimat hat!"

— Vereinsamt —

spricht sich das extreme Ausmaß des unerfüllten Anspruchs auf Wärme im Mitsein aus. Dieser Abgrund der Unerfülltheit ist mit jedem Scheitern der Hoffnungen, mit der zunehmenden Entmutigung und dem Wachsen des versäumten Selbstseinkönnens immer größer, immer drängender geworden. Aber das, was ihn eigentlich ausfüllen könnte, wird in der physikalischen Erwärmung des Leibes ebenso verdeckt wie verfehlt.

In solcher „Verleiblichung" der eigensten Anliegen und in ihrer „verweltlichten" Scheinerfüllung ist ein weiter Bereich von Welt und Selbstsein verhüllt. Das Dasein existiert nur noch in jenen Weltbezügen, die in seinem Leibsein ausgelegt und zugleich verborgen sind. So ist der Leib nun nicht mehr „Transparenzbereich", durch den hindurch die Welt offensteht. Er selbst ist nur noch in jener extrem eingeschränkten Bedeutungsrichtung anwesend, in der sich das Dasein noch auszuzeugen vermag, als Anspruch auf Wärme, als Gedrücktsein, als Schmerz und Tod. Der Leib ist auf solche Weise Zuflucht des Existierenkönnens und Mittler der Ansprüche geworden, die nur noch in einer „Krankheitswelt" [1] ausgetragen werden können. In seinen Anliegen und Beschwerden ist nicht nur die Bedrängnis einer ursprünglich bedrückenden Welt, die Kälte oder Leere einer versagenden Mitwelt gegenwärtig, hinter ihnen verbirgt sich die ganze Fülle des überantworteten und verfehlten Seinkönnens. Das „unerhört Schmerzliche und Quälende", das in Peters Lebensgeschichte immer mehr überhand nimmt, und ihn zu Superlativen in der Formulierung, zu ungewöhnlichen Ausdrücken treibt, liegt in der Bedrängnis eines verlorenen Lebens, in der wachsenden existenziellen Schuld. Der Ruf des existenziellen Gewissens auf das verantwortliche Ergreifen des Selbstseinkönnens hin bleibt in der schmerzlichen Aufdringlichkeit des Leibes verborgen und überhört.

Die Verfehlung des Aufgabencharakters, das Abweisen jedes In-Anspruch-genommen-seins ist schließlich in Peters Krankheitswelt zum beherrschenden Prinzip geworden. Entbindet ihn schon das bettlägerige Kranksein von den Ansprüchen der Mitwelt, so geschieht es noch umfassender in der Versagung mitmenschlicher Kommunikation. Weil die Entfaltung des Mitseins die Selbstverbergung aufdecken, die schmerzliche Wahrheit der Überantwortung ans Licht bringen würde, deshalb vermag sich Peter ihr nicht mehr zu überlassen. Wo sich der andere Peters „Weltanschauung" nicht ganz unterwirft, droht die Bedrängnis. So verweigert Peter das freie Gespräch, er möchte den anderen „abschalten" oder „weglegen" können, wie es am Tonbandgerät oder im Schriftverkehr möglich ist. Die äußerste Steigerung aber stellt seine Umkehr des Schlaf-Wachrhythmus dar. Der Tag, der für uns andere Anspruch auf Aktivität in Welt und Mitwelt, auf Erfüllung der Pflicht ist, wird von Peter schlafend versäumt. Am Abend und zur Nacht, in der Zeit der Entlastung, der Stille, des von Aufgaben befreiten, ruhenden Daseins, ist Peter wach.

Im Mitsein ist Peter also extrem eigenmächtig. Er verhindert mit äußerster Konsequenz, daß der Partner ihm anders begegnet als er ihn haben will. Dieses Gesetz — seine „Weltanschauung" — das er allen aufzwingt, mit denen er überhaupt noch umgeht, nennt er die „christliche Liebe". Doch ist diese „Liebe" seltsam pervertiert. Wohl stellt Peter an seine Mitwelt einen radikalen Anspruch auf „Liebe". Er verweigert aber gerade jedes liebende Behüten seines wirklichen Seinkönnens und will

---

[1] Vgl. unsere Ausführungen zu diesem Thema in „Hypochondrische Entwicklungen", Nervenarzt **30**, 529 (1959).

nur eine vollkommene Pflege des krankgeglaubten Leibes, einen Verzicht auf alle Forderungen an ihn und die Anerkennung seiner „vollkommenen Liebe". Weil damit die Möglichkeit wirklicher Erfüllung von vornherein verstellt ist, greift der Liebesanspruch Peters darüber hinaus in eine Illusion, die aber wiederum nur eine Steigerung seines pervertierten Anliegens ins Maßlose ist:

„Überhaupt die unerträglich Leidenden, die müßten ganz herausgenommen werden aus allen üblichen Verhältnissen. Nur allerbeste, ganz und gar gütige und wirklich geschickte Menschen dürften diesen helfen. Die besten aus allen, auch den weltabgeschiedenen Orden und von der Welt müßten für diesen außerordentlichen Einsatz ausgewählt werden. Solche, ... die den Nächsten so lieben wie Gott selbst! Denen das Muß der wahren Nächstenliebe wirklich gleich ist der Notwendigkeit der Gottesliebe. Da müßte noch vieles erfunden werden und Altes verbessert werden, immerzu, ohne Pause ... Man sollte wünschen können, daß die Heiligen sich um die unerträglich Gequälten bemühten, dann würde ihnen geholfen."

Diese Hoffnung — Peter schrieb uns den Brief kurz nach seiner Entlassung aus der Klinik — kann sich nicht erfüllen, denn selbst die „Liebe der Besten", der Heiligen, würde sein eigentliches Anliegen verfehlen, wenn sie sich seiner Eigenmächtigkeit unterwerfen würde. Auch die „vollkommenste Liebe", die Peter selbst zu geben glaubt, indem er den anderen Barmherzigkeit abfordert, ist eine extreme Verkehrung des Wesens von Liebe. Sie verdeckt die Leere der eigenen Existenz mit dem Schein der Fülle und verwandelt den Bettler, als der sich Peter einst geträumt hatte, in die Illusion des Reichen.

Selbst im Verschicken von geistlichen Sprüchen, Bildern, Kleinschriften und Zeitungsausschnitten als letztes mitmenschliches Handeln spricht sich seine Daseinseinschränkung aus. Nicht nur, daß Peter den Auftrag eigenen christlichen Handelns verfehlt und mit den Gedanken anderer wirbt; er geht auch an dem, den er anspricht, hoffnungslos vorbei, weil sein Anruf von keiner mitmenschlichen Situation her erschlossen ist. Schließlich sind die Texte im wesentlichen auf Peters Anliegen selbst, auf „Barmherzigkeit", „Erbarmen", Pflege der Kranken bezogen und bleiben so ein einsames Aussagen seines eigenen unerfüllten Anliegens.

So ist es eine natürliche Folge, daß alle unvoreingenommenen Besucher Peters Gerede von Liebe als unecht erfahren. In allem, was Peter tut und sagt, in seinem salbungsvoll-heuchlerischen Ton, spricht sich die Tatsache aus, daß er das Extrem von lieblosem Liebesanspruch verkörpert. Dahinter aber verbirgt sich die Verfehlung des eigensten Seinkönnens, ein Abgrund an Existenzschuld, während sich Peter in der Illusion vollkommener Schuldlosigkeit, erreichter Erfüllung und Heiligkeit aufhält. Wenn es so etwas wie einen existenziellen Tatbestand der „Scheinheiligkeit" gibt, so hat ihn Peter auf wahrhaft vollkommene Weise verwirklicht. Im Auseinandertreten von „Geist" und „Körper", wobei der Leib die schmerzliche Wahrheit eines verfehlten Daseins birgt, der „Geist" aber in der Illusion der Erfüllung verharrt, ist das Dasein an ein vorläufiges Ende geraten.

Geschichtlichkeit und Verlaufsstruktur

Wenn es nun gilt zur Verlaufsstruktur vorzudringen, dann müssen wir von der Kindheitswelt ausgehen: Hier standen sich zunächst zwei Alternativen gegenüber. Einmal eine Welt von Druck, Stoß, Härte, Kälte und Bedrängnis, zum anderen die

„Wärme", die in der Pflege des kranken Leibes gewährt wurde. Während Peter der feindselig-bedrückenden Welt unterlag, gewährte ihm die auf solch einseitige Weise erfahrene Wärme keine freundlich-sorgende, die Entfaltung seines Selbstseinkönnens bergende Heimat. Im „liebenden" Annehmen ausschließlich des kranken Leibes wird ja bevorzugt das „Nichtseinkönnen", das Unvermögen zum Ergreifen der eigensten Möglichkeiten behütet [1].

In dieser Welt von Bedrängnis und Druck ist ebenso wie in der Zuflucht der Krankheit keine Zukunft erschlossen. Das Dasein, der Möglichkeit seiner Entfaltung im Mitsein beraubt, verharrt in angstvoller Selbstentmächtigung. Der einzige Weg, der zu einer konkreten Vorhabe weisen würde, ist als Anspruch der Mitwelt von vornherein als Preisgabe an die Bedrückung und als Versagung der eigenen Anliegen ausgelegt. So gelingt es Peter auch kaum, diesen Weg zu beschreiten, sich der Schwere, dem Druck weiter auszuliefern. In der „Erschöpfung" des Leibes spricht sich sein Unterliegen unter die Last, sein Nicht-weiter-können, selbst wenn er den auferlegten Weg gehen wollte, aus.

Damit ist Peters Dasein bereits in der Jugend von der „Ausweglosigkeit" bestimmt. Welt und Zukunft sind weitgehend verschlossen, das Dasein bleibt in Enge und Bedrängnis verstrickt. Weltangst und Todessehnsucht bestimmen die kindliche Existenz Peters und lassen ihr Nicht-eintreten-können in den Fortgang der eigenen Geschichtlichkeit und in die wachsende Weite eigenen Seinkönnens deutlich werden. Schon in dieser frühen Zeit scheint es, als könnte Peters Dasein aus der endlichen Welt heraus nicht glücken.

Der kindliche Wunsch zu sterben, um die Erfüllung seiner Ansprüche in einem — von der Mutter geschilderten — paradiesischen Jenseits gewährt zu bekommen, steht mit dieser Tatsache in engem Zusammenhang.

Während sich Peter seine Kindheit hindurch weitgehend in dieser Ausweglosigkeit aufhielt, schien er im Übergang zum Erwachsenenalter doch noch in eine sich erschließende Zukunft einzutreten. Die aus seiner kindlichen Erlösungssehnsucht vorbereitete Begegnung mit der „christlichen Liebe" brachte die Verheißung einer Erfüllung der eigenen Anliegen im Mitsein. Das kindliche Paradies schien auf solche Weise in die Endlichkeit hineinzuragen und einen wirklichen Ausweg aus der Bedrängnis zu ermöglichen.

Hinter der Alternative von Kälte, Druck und Bedrängnis einerseits und der illusionären Liebeshoffnung andererseits steht der Bruch zwischen individueller und sozialer Haltung. Peter erfährt alle Ansprüche der Mitwelt immer schon als fordernden, das Selbstseinkönnen unterdrückenden Zwang. Diesem Druck und damit auch dem Aufgabencharakter seines Daseins sucht Peter in seinem ganzen Existieren zu entkommen, und nur dann scheint ihm die Erfüllung der eigenen Anliegen möglich.

---

[1] K. SCHNEIDER (Psychopathische Persönlichkeiten, 9. Aufl. Wien: Deuticke 1950, S. 134) hat in ähnlichem Zusammenhang auf die *psychogenetische* Wirksamkeit solcher, das Maß übersteigender Entlastung oder Verzärtelung in der Kindererziehung hingewiesen: „Überängstliche Mütter sind hierbei von großer Bedeutung. Durch ihre übertriebene Beachtung jedes kleinen Unbehagens, durch dauerndes Danachfragen und Temperaturmessungen, durch Verzärtelung und ständige Ermahnung, durch Anordnung von Schulversäumnis und Bettruhe beim geringsten Anlaß, können asthenische Neigungen gezüchtet werden. Manche Kinder lernen es früh, aus der Ängstlichkeit ihrer Mütter Kapital zu schlagen." Auch E. KAHN („Die psychopathischen Persönlichkeiten", a.a.O., S. 439) stellt fest: „‚Hypochondrie' wird von unverständigen, psychopathischen Eltern und Erziehern vielfach geradezu gezüchtet."

Die Weisen seiner Hoffnung, alle in die Zukunft weisenden Wege, sind auf eine bestimmte Weise aus der Vergangenheit gezeitigt. Das spricht sich in den konkreten Plänen, die „christliche Liebe" im Priester- oder Ordensberuf zum beherrschenden Lebensmedium zu machen, ebenso aus, wie in den damit so unvereinbar erscheinenden Ansätzen einer eigenmächtigen Geschlechtsliebe. Peters Bereitschaft zur Askese ist, wie sich zeigte, vorwiegend ein Verzichtenwollen auf die Last und Schwere des endlichen Daseins. In dieser Verkehrung des eigentlichen Wesens von Askese, in der es ihm alleine um die Erfüllung seines eigenen Liebesverlangens und um die Entlastung vom Aufgabencharakter des Daseins ging, mußte er an der Faktizität des Mitseins scheitern. Nach mehreren vergeblichen Anläufen löste er sich schließlich konsequent immer mehr aus der mitmenschlichen Gemeinsamkeit und noch radikaler aus jeder konkreten Inanspruchnahme durch die anderen. Als Privat-Mönch konnte er dann seine eigenmächtige Askese verwirklichen, in der er nur noch „Liebe" forderte und nicht mehr gab.

In den Episoden der „sinnlichen Liebe" sprach sich die Dissoziation zwischen eigenen und fremden Anliegen in Peters verzweifelten Bemühungen aus, sich der Freiheit des anderen ganz zu bemächtigen. Er brach die Beziehung in der drohenden Bedrängnis „fremder" Forderungen ab, wenn er über seine Partnerin nicht mehr vollständig und eigenmächtig verfügen zu können glaubte.

Den Zeitigungsmodus dieser — meist als hektischer, bald wieder zusammenbrechender Aufschwung verlaufenden — Versuche, das eigene Dasein in der gemeinsamen Welt zum Glücken zu bringen, haben wir bereits kennengelernt: Die Vorhabe als eine uneigentliche, aus der Bedrängnis der Vergangenheit gezeitigte Zukunft vermag im Verfehlen der Überantwortung und im Vermessen am Maß der „anthropologischen Proportion" kaum in die Wirklichkeit der Gegenwart einzutreten. So trägt sie das Dasein auch nur eine kleine Weile auf den Flügeln der Illusion, um es alsbald wieder in den Abgrund der Leere und der Bedrängnis zurückgleiten zu lassen.

Dennoch führt diese wiederholt und schließlich endgültig scheiternde Bewegung — ungleich mehr als die erstarrte Krankheitswelt — Peter immer wieder an die mitmenschliche Wirklichkeit heran. Es bleibt damit die Möglichkeit, daß Peter in einer liebenden Begegnung u. U. auch einen ersten, die Erfüllung seiner Anliegen gewährenden Aufenthalt gefunden hätte. Aus der allmählichen Erschließung des liebenden Mitseins hätte vielleicht eine wachsende Befreiung aus der Bedrängnis mitweltlicher Ansprüche hervorgehen können. Auf solche Weise hätte Peter dann möglicherweise den Aufgabencharakter des Daseins ertragen und die ihm überantworteten eigensten Möglichkeiten wachsend wieder verwirklichen können. Das mag alles wie eine idealistische Spielerei klingen. Zu denken gibt jedoch, daß Peter 1939 während einer Mädchenfreundschaft in seiner Verliebtheit sagen konnte, nun nehme das Leben einen neuen Aufschwung und jetzt habe er seine Krankheit als eine „seelische Sache" erkannt. Auch die Tatsache, daß er 1948 nach mehr als 8jähriger Bettruhe noch einmal aufstand und den letzten großen Versuch zur Rückkehr ins tätige Leben unternahm, legt die Vermutung nahe, es sei selbst zu diesem Zeitpunkt noch nicht alle Freiheit verschüttet gewesen.

Zur Antwort auf die Frage, weshalb alle Versuche mißlangen, können wir nur den faktischen Gang der Lebensgeschichte anführen, aber das ist keine volle Antwort. Wahrscheinlich liegt selbst in einem derart eingeschränkten Daseinsgeschehen noch ein wenn auch bescheidenes Moment existenzieller Entscheidung. Wir können nur konstatieren was geschah und, daß es unter „Druck und Bedrängnis" oder in der Versuchungssituation einer schutzgewährenden Krankheitswelt geschah.

Mit dem Scheitern jedes neuen Aufschwungs wuchs Peters Entmutigung, denn jedes menschliche Hoffen ist auf irgend eine Weise aus der Erfahrung erfüllter Anliegen ermächtigt und getragen. Mit dem Maß der unverwirklichten Möglichkeiten und der zunehmenden Verfehlung des eigenen Seinkönnens wuchs zugleich die Bedrängnis des gelebten Entwurfs in der existenziellen Schuld. Dieses „Auf und Ab" des Daseinsvollzugs haben wir bei Daniel Fürst in Gestalt des Kreisens um das leichtfertig erspielte Glücken des Lebens angetroffen. Dort wurde die Ängstigung durch den wachsenden Abgrund der Leere in dem verzweifelt sich durchhaltenden, illusionsgetragenen Optimismus verdeckt. Bei Peter geschah das Verbergen des Abgrunds vornehmlich auf eine andere Weise. Schon in der Kindheit war ihm der „erkältete" oder krankgeglaubte Leib und dessen besorgte Pflege Zuflucht vor den bedrängenden Ansprüchen der Mitwelt geworden. Mit zunehmendem Alter verdeckte der „erschöpfte", leistungsunfähige Leib immer mehr auch das überantwortete und versäumte eigenste Seinkönnen. Zugleich aber hatte er von Kindheit an die verhüllte Aussage eigener Ansprüche an die Mitwelt übernommen. Was in der offenen, wortsprachlichen Kommunikation nicht aufgenommen und gewährt worden war, wurde auf abgewandelte Weise leibsprachlich agiert.

Die existenzielle Alternative von eigenen Anliegen und bedrängenden Ansprüchen der Mitwelt — die uns sowohl im „christlichen" Liebesideal als auch in der sinnlichen Liebe Peters begegnete — spricht sich im Leibe als Druck, Kälte und extremes Wärmebedürfnis aus. Die Verwandlung der „Kälte" einer versagenden Mitwelt in klimatische Kälte und ihre Bekämpfung in Gestalt verweltlichter Wärme stellt eine der hypochondrischen Krankheitswelt eigene, tiefgreifende leibsprachliche Perversion des ursprünglichen Anliegens und seiner Erfüllung dar. Die existenzielle Bewegung eines solchen Vollzugs scheint herausgenommen aus dem Fortgang der eigentlichen Geschichtlichkeit. Peter tritt gleichsam an der Stelle in ständig wiederkehrender Scheinerfüllung eines Scheinanliegens. Allerdings verweist das Geschehen wiederum auf seine Zeitigung aus der Vergangenheit und damit auf die umfassende Zeitlichkeit des Daseinsganges, in das es eingefügt ist.

Im fortwährenden Verfehlen der überantworteten eigentlichen Möglichkeiten in Welt und Mitwelt verfällt Peter dem wachsenden Abgrund seiner unerfüllten Vergangenheit. Das spricht sich in der zunehmenden „Erkältung" und dem ins Abstruse auswachsenden Wärmebedürfnis und Pflegeanspruch ebenso aus wie in der Vereinsamung, in der steigenden Bedrängnis und „Verdrückung". Das Dasein verfällt also gerade der Kälte — als radikaler Versagung seines Liebesanspruchs — und dem „fremden" Zwang, denen es von Anbeginn ständig zu entgehen suchte. Mit der totalen Verstrickung in die Krankheitswelt ist die Alternative zur „starren Konsequenz" geworden, die praktisch den gesamten Daseinsvollzug als zwangsläufiges Geschehen beherrscht.

Die ursprüngliche Dissoziation zwischen Eigenem und Fremdem — um diese knappe Formel für einen komplizierten existenziellen Tatbestand zu gebrauchen — hat sich im Fortgang des Geschehens auf die Alternative Körper-Geist ausgedehnt. Der Leib scheint nun nahezu vollständig dem „Fremden" anheimgefallen zu sein; er wird als Hort von Kälte und Druck, als quälende Fessel des Geistes an die „unsäglichen Leiden" der endlichen Existenz erfahren. Der „Geist" aber, als illusionsgetragener Aufenthalt der Existenz ist scheinbar über alle Endlichkeit, Überantwortung und Schuld schon hinausgehoben in die Wunschwirklichkeit eines geglückten Daseins. In dieser Abwandlung der ursprünglichen Anliegen und in ihrer verweltlichten oder illusionären Scheinerfüllung besteht die „Fassade". Sie trägt bei Peter die Gestalt der Krankheitswelt mit ihrer eigenmächtigen Einverleibung eines christlichen Barmherzigkeits- und Erlösungsideals. Indem sie jeden „fremden" Anspruch radikal abweist und nur noch dem eigenen — abgewandelten — dient, verstellt die Fassade immer schon in der angemaßten Heiligkeit die faktische Selbstverwirklichung und im pervertierten Liebesanspruch die Möglichkeit eines liebenden Mitseins. Die Ent-„fremdung" des Leibes spricht die extreme Einschränkung und Selbstentmächtigung des Daseins aus. Hinter der „unerträglichen Pein" des Leibes verbirgt sich nämlich auch das ursprünglich Eigenste, das Peter in verdeckter und zugleich schmerzlich-aufdringlicher Weise in Anspruch nimmt: das ganze Ausmaß der unerfüllten Anliegen, des verfehlten Seinkönnens, der Abgrund der existenziellen Schuld. Im Stehenbleiben, so könnte man jetzt noch einmal in der Interpretation des oben mitgeteilten Traumes sagen, ist Peter vom Fortgang der Geschichtlichkeit überholt und damit von der Faktizität der Katastrophe eingeholt worden.

Die Zeitigungsweisen der Fassade, als Stillstand und als Scheinbewegung des hektischen Aufschwungs in eine uneigentliche Zukunft der Illusion einer irdischen Unendlichkeit, sind letztlich aus dem bedrängenden Abgrund der Vergangenheit gezeitigt. Sie sind umgriffen von der Geschichtlichkeit des Daseinsganges, die sich hier als fortschreitende Einschränkung und wachsendes Verfallen an eben diesen Abgrund ereignet.

Dieses Geschehen spricht sich nicht nur im Fortgang der faktischen Lebensgeschichte, sondern auch in Peters eindrucksvoller Metapher vom wachsenden Tode aus, den er ausdrücklich in den Leib, in den entfremdeten, verhüllten Bezirk seines eigentlichen Seinkönnens lokalisiert. Dieser Tod ist nicht jener, von dem RILKE [1] sagt, daß er wie eine „reife Frucht" geerntet werden soll. Der wachsende Tod ist hier vielmehr in jenem Sinne zu verstehen, in dem v. GEBSATTEL [178] von „Toteninseln des natürlichen Lebens" spricht, „die dadurch entstehen, daß sich der Mensch dem Vollzug des Daseinsaktes triebmäßig widersetzt". Der wachsende Tod ist nicht einfach der nutzlose Verfall eines Körpers, der nicht mehr gebraucht wird, sondern der Niedergang des Daseins selbst in die zunehmende Leere versäumten Selbstseinkönnens, in den Abgrund wachsender Selbsteinschränkung, Selbstverbergung und Selbstentmächtigung. Tatsächlich ist Peter im beständigen Durchstehen der Fassade fortschreitend der starren Konsequenz dessen verfallen, dem er gerade in der Fassade verzweifelt zu entgehen suchte: der Ohnmacht, dem Zwang (Druck und Bedrängnis), der Einsamkeit (Kälte) und der Leere.

---

[1] „O Herr, gib jedem seinen eignen Tod,
das Sterben, das aus jenem Leben geht,
darin er Liebe hatte, Sinn und Not..."

— Stundenbuch —

VI. Ein „stimmungslabiler" Psychopath [1]
(Lebensgeschichte des Emil Barth) [2]

Mit den beiden vorhergehenden Fällen kamen psychopathische Verlaufsgestalten zur Darstellung, die mit einer zunehmenden Schrumpfung des Daseinsvollzugs auf die starre Konsequenz einer „Fassade" einhergingen. Nun soll mit dem dritten Fall eine besonders „leichte" Form von Psychopathie am Übergang zur Neurose oder auch zur Cyclothymie analysiert werden. Damit wird sich nicht mehr in erster Linie die Frage nach der Verlaufsstruktur des Niedergangs stellen, sondern diesmal wird uns die geschichtliche Gestalt eines schwankenden Verlaufs, einer „periodischen Psychopathie" (E. Kahn [179]) zum Thema werden. Das psychopathische Daseinsgeschehen rückt so — zumal es sich um einen alltäglichen Fall handelt, der auch außerhalb der Klinik häufig vorkommt — in die Nähe des „normalen", nicht zur unerbittlichen Konsequenz eines eingeschränkten Entwurfs erstarrten Daseinsganges.

Emil Barth ist 1909 in einem kleinen pfälzischen Weinort geboren. Der Vater war selbständiger Küfermeister und betrieb außerdem eine kleine Landwirtschaft. Die Mutter arbeitete als Hebamme und fand deshalb nicht immer genug Zeit für die Kinder. Psychische Auffälligkeiten gröberer Art oder Psychosen sollen in der Familie nicht vorgekommen sein. Der Vater ist mit 84 Jahren heute noch ein rüstiger und aufrechter Mann, dem der Sohn ausgesprochen ehrfürchtig begegnet. Emil ist das zweitjüngste von sieben Geschwistern, die im Alter nicht sehr weit auseinander sind. Die anderen Geschwister sind, ebenso wie Emil, sozial im wesentlichen eingeordnet. Der älteste Bruder hat die Küferei und Landwirtschaft der Eltern übernommen und soll ein fleißiger, tatkräftiger Mann sein. Von der jüngeren, verheirateten Schwester allerdings ist bekannt, daß sie zeitweise etwas kränkelt und dann nicht voll leistungsfähig ist.

Von Emil wissen wir, daß er ein meist stilles, folgsames Kind war. Auch bestätigt der Vater, Emil sei stets sehr gewissenhaft und fleißig gewesen, so daß er schon frühzeitig im elterlichen Betrieb mithelfen konnte. Allerdings habe er manches schwerer genommen als seine älteren Geschwister und sei dann — auch in der Kinderzeit — oft bedrückt und verschlossen gewesen. Doch habe Emil andererseits sehr gefühlvoll und andächtig sein können. Er habe stets ein „weiches Herz" gehabt; so konnte er beispielsweise kein Blut sehen oder wollte nicht mitessen, wenn es ein Brathuhn gab,

---

[1] Die Bezeichnung „stimmungslabil", die nach K. Schneider („Psychopathische Persönlichkeiten" a.a.O., S. 112) erstmals von Siefert auf einen bestimmten Psychopathentyp angewandt wurde, ist nicht immer gleichsinnig gebraucht worden. Während beispielsweise E. Kahn („Die psychopathischen Persönlichkeiten" a.a.O., S. 337) darunter diejenigen psychopathischen Temperamentstypen versteht, deren typische Besonderheit *im Wechsel der Grundstimmung, der Erregbarkeit, der psychischen Entäußerungen* und, bis zu einem gewissen Grad, auch der gemütlichen Ansprechbarkeit liegt, beschränkt K. Schneider den Bedeutungsgehalt dieses Begriffs. Er bezeichnet als „Stimmungslabile" eine Psychopathenform von nicht depressiver Dauerstimmung, die ganz wesentlich durch Stimmungslabilität, durch unvermutet auftretende und wieder verschwindende depressive Launen ausgezeichnet ist. Dem entspricht auch unser Fall. E. Kahn faßt unter der Gruppe der „Poikilothymiker", „autochthon" und „reaktiv" Stimmungslabile zusammen, während K. Schneider — mit dem wir hierin übereinstimmen — meint, die Frage nach dem Ursprung sei zwar „theoretisch stellbar, aber an der Hand von lebendigen Erfahrungen nicht einwandfrei zu entscheiden".

[2] Deckname

das er noch als lebendes Tier gesehen hatte. Im übrigen meint der Vater, seine Frau und er hätten die Kinder „streng und gerecht" erzogen und „ordentliche Leute" aus ihnen gemacht.

Die Mutter wird von Emil als streng, energisch und nüchtern geschildert. Beide Eltern genossen Ansehen im Ort, zumal die Mutter als Hebamme bekannt und geschätzt war. Die Kinder wurden oft ermahnt, sich dem Ansehen der Familie würdig zu zeigen und in der Öffentlichkeit anständig aufzutreten. Alle Verletzungen dieses Gebots wurden streng bestraft.

Emil entbehrte als Kind die Zärtlichkeit seiner etwas kühlen Mutter. Er erinnert sich noch, daß er sich oft an die Mutter anzuhängen, sich anzuschmiegen versuchte und dann meist recht energisch abgewiesen wurde. Der Vater hatte nicht viel Zeit für die Kinder und verlangte früh ihre Mitarbeit. Dann allerdings, wenn sie fleißig waren, spendete der Vater auch Lob und freundliche Worte. Auch die Mutter erkannte die Hilfe oder die Arbeit der Kinder durchaus an. In der Schule lernte Emil „sehr gerne und gut". Die Eltern kontrollierten seine Zeugnisse und kritisierten ihn, wenn er einmal eine etwas schlechtere Note brachte. Es wurde ihm dabei meist vor Augen gehalten, daß die Leute und der Herr Lehrer darauf sehen würden, was der kleine Barth leiste. Emil war auch ziemlich ehrgeizig und jedesmal sehr bedrückt, wenn er seine Eltern nicht ganz zufriedengestellt hatte.

Emil war, wie er sagte, als Kind sehr schüchtern und ängstlich. Er fürchtete sich vor seinen älteren Geschwistern, die ihn recht gewaltsam behandelten. Weil die Eltern oft beschäftigt waren, wurde einer der älteren Brüder als Wächter über die übrigen aufgestellt. Der gebärdete sich dann häufig wie ein kleiner Tyrann. Emil wurde beispielsweise nicht selten gezwungen, Arbeiten für seine älteren Brüder zu verrichten. Wenn er sich weigerte, bezog er Prügel, weil er schwächer war. Er wurde sehr furchtsam und versuchte jeden Streit zu vermeiden: „Ich habe dann lieber nachgegeben, als Kämpfe auszufechten". Doch fand Emil in der Schule und auch später viele Freunde, bei denen er — wie er meint — auch wegen seiner Friedfertigkeit und Nachgiebigkeit geschätzt war.

Die Einschüchterung durch die größeren Geschwister bedrückte Emil zeitweise recht erheblich. Er zog sich dann gerne in ein einsames Winzerhäuschen zurück, das in den Weinbergen lag. Dort phantasierte er viele Jahre seiner Jugendzeit hindurch immer wieder eigene Märchenwelten aus. Er sah sich als König einer fernen Insel; alle Menschen waren ihm untertan. Er brauchte nur zu winken und schon kam ein Diener, um ihm jeden Wunsch zu erfüllen. Er war aber seinen Untergebenen in dieser erträumten Welt stets ein milder und gütiger Herrscher, verschenkte Schätze an treue Diener oder befreite gnädig jemanden aus Not und Leid. Auch hatte er in seiner Phantasie eine Prinzessin zur Frau, die von großer Schönheit, aber auch von besonderer Zärtlichkeit und Liebe ihm gegenüber war. Zuweilen verteidigte er mit tapferen Getreuen seine befestigte Residenz, die er als Bergschloß sah, gegen die Überfälle feindlicher Heere, und er blieb immer siegreich. In solche Wachträume versunken, war Emil von einem glücklichen oder sogar stolzen Gefühl ergriffen, das er in seiner Intensität zuweilen „körperlich" empfand. Manchmal sollen ihm sogar die Tränen heruntergerollt sein, wenn er sich die Dankbarkeit eines beschenkten Dieners oder den Jubel seiner Getreuen nach dem Siege erphantasierte.

Nun hat Emil keineswegs den größten Teil seiner Freizeit in dieser Einsamkeit seiner Wachträume zugebracht. Abgesehen davon, daß die längste Zeit des Tages mit

Schulbesuch und Arbeit angefüllt war, gab es in der Familie zuweilen gemeinsame Abende. Auch an Festtagen saßen die Kinder öfters mit den Eltern zusammen und dann wurden Volkslieder und auch religiöse Lieder gesungen. Die feierliche Stimmung, die dabei jeweils herrschte, ergriff Emil wieder tief. In solchen Momenten fühlte er sich in der Familie ganz geborgen; er weiß uns zu berichten, daß ihm bei manchen gefühlvollen Liedern wiederum die Tränen herunterliefen. Ähnlich erging es ihm, wenn der Vater abends gelegentlich den Arm um seine Schultern legte und sagte, „sein Emil" werde sicher einmal ein tüchtiger Mann. Dabei erlebte Emil das glückliche Ergriffensein durchaus nicht nur als heitere oder freudige Stimmung, sondern auch melancholische Lieder, die ihn wehmütig oder traurig stimmten, konnten ihn zugleich wie ein glücklicher Schauer durchrieseln.

Den Vater verehrte Emil. Er war in Emils Augen „idealgesinnt", ein angesehener Mann, der nicht nur eine strenge Autorität vor den Kindern repräsentierte, sondern sehr viel von Gerechtigkeit, Pflichterfüllung, Anstand, Tüchtigkeit und christlicher Lebensführung sprach. Wohl hatte Emil das Gefühl, daß der Vater sehr viel von ihm verlangte, er zweifelte auch stets ängstlich daran, ob er den Vater zufriedenstellen könnte, war aber dann umso glücklicher, wenn er schließlich Lob und Anerkennung erreicht hatte. Tatsächlich appellierte Emil manchmal erfolgreich an die Gerechtigkeit des Vaters, wenn die älteren Geschwister ihn allzu sehr drangsaliert hatten. Er hatte Erfolg insoferne, als die Brüder dann vom Vater zur Rede gestellt und bestraft wurden. Allerdings war die Folge davon, daß Emil hernach von den Brüdern als „Verpetzer" noch mehr gequält und auch verächtlich behandelt wurde. Er war infolgedessen oft sehr gedrückt und furchtsam, wobei er alles zu vermeiden suchte, was die Geschwister gegen ihn aufbringen konnte. Um so mehr klammerte er sich an die Vorstellung von der unbedingten Gerechtigkeit des Vaters, selbst wenn er kaum erfolgreich davon Gebrauch machen konnte. Er wollte auch ein „tüchtiger und anständiger Mann" werden, wie er es sich vom Vater vorgezeichnet glaubte.

Nun waren die Eltern durchaus nicht immer so ideal, wie Emil sie sah. Es gab beispielsweise gelegentlich heftige Auseinandersetzungen zwischen den Eltern, wobei sich die Mutter recht energisch zeigte, und der Vater, wenn er ein wenig getrunken hatte, sogar handgreiflich wurde. Emil wurde durch solche Szenen sehr geängstigt, er lief sogar einmal aus dem Hause weg, um nicht weiter Zeuge zu sein. „Für mich waren diese Streitigkeiten etwas Furchtbares — sagte er — ich konnte die Eltern nicht begreifen." Emil hatte ein starkes Familien-Zusammengehörigkeitsgefühl und meinte, die Eltern seien gerade an den gemeinsamen Sing- oder Feierabenden so einträchtig gewesen, daß er ihre Zwietracht nicht fassen konnte. So meinte er auch in der Kindheit eine Zeitlang, der Teufel bringe seine Eltern so gegeneinander auf.

Es gab aber noch eine Reihe ähnlicher Situationen in Emils Kindheit, die für ihn mindestens ebenso schwer zu fassen waren. Wir greifen nur eine Begebenheit heraus: Als Emil sieben oder acht Jahre alt war, beklagte sich ein angesehener Mann aus Emils Heimatort bei den Eltern über irgendeine schlimme Lausbubentat Emils. Es ist bezeichnend, daß Emil nicht einmal mehr genau weiß, wessen er eigentlich bezichtigt worden war. Er meint, es sei eine große Scheibe eingeworfen oder jemand durch einen Steinwurf verletzt worden. Der Vater geriet darob in großen Zorn und bestrafte Emil sehr hart, ohne lange nach seiner Täterschaft zu fragen. Emil war aber überzeugt, die Tat gar nicht begangen zu haben. Diese Strafe empfand er als eine „Katastrophe". Er machte kaum Anstalt, seine Unschuld zu beteuern, als der Vater so erregt über ihn herfiel. Nachdem er einen Tag und eine Nacht nicht nur tief bedrückt, sondern auch in unbestimmter Angst zugebracht hatte, verspürte er am nächsten Morgen das Bedürfnis, den Vater zu entschuldigen, weil dieser im Irrtum gehandelt habe. Er ging deshalb furchtsam zum Vater und stotterte heraus, daß er die Tat sicher nicht begangen habe. Der Vater konnte aber offenbar nicht mehr zurück, jedenfalls machte er Emil erneut heftige Vorwürfe und drohte schließlich noch einmal mit Strafe, wenn Emil fortfahre zu leugnen.

Diese neue Ungerechtigkeit nahm Emil schweigend auf und verzichtete auf jeden weiteren Versuch einer Rechtfertigung. Er fühlte sich aber weniger gekränkt als „verstört, weil ich es nicht begreifen konnte". Er hatte in dieser Zeit Angstträume, nächtliche Angstzustände und war längere Zeit sehr bedrückt und verschlossen. Erst allmählich fand er sich wieder in einträchtiger Stimmung mit den Eltern, glaubte auch wieder an die Gerechtigkeit und ideale Gesinnung des Vaters. Das Vorgefallene vergaß er zwar nicht endgültig, machte sich aber keinerlei Erklärung dazu. Es scheint ihm heute noch, wenn er davon erzählt, ein Fremdes, Unverständliches zu sein, das ihn immer noch bedrückt, sobald er es erinnert.

Im Gegensatz zu der verhältnismäßig starken, gemeinsamen Gefühlswelt zwischen Emil und seinen Eltern kam die Gesprächswelt ziemlich zu kurz. Mit der Mutter konnte Emil kaum viel sprechen, sie fand die Fragen der Kinder an Erwachsene überhaupt ungezogen und meinte, Kinder hätten nur zu reden, wenn sie gefragt würden. Der Vater sprach wohl manches über seine Arbeitswelt, über die Leistungen, die Zukunft der Kinder, aber ihm wagte Emil kaum persönliche Fragen zu stellen. So ereignete sich das meiste Reden unter den Geschwistern, aber auch hier blieb Emil in seiner Furchtsamkeit vor den älteren Brüdern ziemlich verschlossen, zumal er ständig meinte, Anlässe zu Feindseligkeiten der Stärkeren vermeiden zu müssen.

Emil blieb nach der Schulentlassung auf Wunsch des Vaters im elterlichen Betrieb. Er arbeitete dort sehr fleißig und gewissenhaft, war aber bei der leisesten Kritik des Vaters meist längere Zeit bedrückt. Überhaupt war seine Stimmung gewissen Schwankungen unterworfen. Wenn er viel Arbeit hatte, war er rasch entmutigt und sah dann die Aufgaben, die er zu erledigen hatte, wie einen unbesteigbaren Berg vor sich. Er verehrte aber seinen Vater nach wie vor und gab sich große Mühe, ihm alles recht zu machen. Im übrigen war Emil ein Naturschwärmer geworden, der lange Zeit draußen in den Wäldern verbringen konnte, erfüllt von einem „erhabenen Gefühl über die Schönheit der Natur". Immer noch suchte er sein stilles Häuschen im Weinberg auf, um dort seinen Wachträumen nachzuspinnen. Jetzt bewegte ihn mehr der Wunsch nach einem eigenen Grund, einem Besitz, den er als sein Eigentum und seine Heimat betrachten konnte. Er schrieb auch stimmungsvolle, allerdings ziemlich holperige Gedichte. An festlichen Veranstaltungen nahm er gerne teil, war dann auch oft in heiterer Stimmung, nur überkam ihn meist Traurigkeit, wenn er etwas Alkohol getrunken hatte. Er verliebte sich oft, wagte sich aber nicht so recht an die Mädchen heran.

Als schließlich klar wurde, daß der älteste Bruder einmal die Landwirtschaft und Küferei des Vaters übernehmen würde, überfiel Emil eine länger anhaltende Traurigkeit. Er litt unter Druckgefühl auf der Brust, im Halse und im Kopf, fühlte sich niedergeschlagen und erschöpft, so daß er auch seine Arbeit nicht mehr in vollem Umfang verrichten konnte. Er hatte wieder das Gefühl vor einem unbesteigbaren Berge zu stehen. Aus einem geringfügigen Anlaß kam es zu einer Auseinandersetzung mit dem Vater, die Ängstlichkeit und verstärkte Bedrücktheit hinterließ. Allmählich kam Emil die Überzeugung, er müsse seinem inzwischen verheirateten Bruder Platz machen, und er entschloß sich mit 28 Jahren von den Eltern wegzuziehen.

Er fand zunächst Arbeit beim Autobahnbau. Nach einer ersten Heimwehdepression schrieb er bald wieder verehrungsvolle Briefe an die Eltern. In Oberbayern lernte er dann ein gemütvolles Bauernmädchen kennen, das großen Eindruck auf ihn machte. Mit ihr unternahm er viele Bergwanderungen, wobei er ihr „die erhabene Schönheit der Natur" nahebrachte. Der „unvergeßlichste Augenblick" seines Lebens ist, als er unterwegs ein Edelweiß fand und es ihr am Gipfel überreichte: „Ich habe ihr gesagt, diese edelste der Blumen schenke ich Dir, weil Du für mich die edelste der Frauen bist." Als er dort oben Arm in Arm mit dem Mädchen saß, fühlte er sich „unendlich glücklich". „Wir waren ein Herz und eine Seele und die ganze Welt gehörte uns."

Nach Abschluß der Bauarbeiten mußte Emil den Ort wieder verlassen und damit auch das Mädchen, bei dessen Eltern er sich wegen ihrer „herzlich-gefühlvollen Art" wohler als zu Hause gefühlt hatte. Die Freundin selbst hatte aber neben ihrem gemütvollen Herzen einen recht realistischen Sinn. Sie hatte Emil schon mehrfach als einen Träumer bezeichnet, dem erst einmal „die Augen aufgehen" müßten. So wies sie schließlich auch seinen Antrag zurück und meinte, er hänge doch sehr an seiner Heimat und sie an der ihrigen, da sei es besser, jeder bliebe wo er hingehöre. Emil war erst sehr bedrückt, fand sich aber bald wieder, so daß ihm ein „würdiger Abschied" glückte. Er berichtete uns, er habe ihr gesagt: „Du holdes und reines Mädchen, Du hast zwar meine Hand zurückgewiesen, aber mein Herz kannst Du nicht abweisen. Ich muß nun von Dir scheiden, aber vergessen kann ich Dich nie." Er bekennt, daß er noch heute oft an jene Zeit zurückdenke, denn es sei seine große Liebe gewesen.

Einige Jahre später heiratete Emil. Seine Frau, nur geringfügig jünger als er, ist auch ein „ideal denkender Mensch". Sie ist sehr besorgt um ihn, pflegt ihn in kranken Tagen mit rührender Sorgfalt. Die Ehe blieb kinderlos, was Emil bedauert. Dennoch beteuern beide, daß sie eine ideale Ehe führten und es zwischen ihnen nicht die geringsten Streitigkeiten gäbe. Sie singen gern miteinander, sind beide Naturschwärmer, und Emil betont, daß sie in allem die gleichen Ansichten und den gleichen Geschmack hätten. Um so auffallender ist, daß er gesteht, seine Frau habe er ursprünglich nicht aus Liebe sondern aus Pflicht geheiratet. Sie habe ihre Eltern früh verloren und sei ganz alleine in einer feindseligen Welt gewesen. Er habe ihr helfen, ihr eine Heimat geben wollen, und das habe sie bei ihm gefunden. Inzwischen hätten sie sich sehr lieb gewonnen, aber es sei halt doch nicht die große Liebe von damals.

Emil war dann bis 1940 Chemiearbeiter. Er fühlte sich in diesem Beruf sehr unwohl. Der anonyme Betrieb, das Arbeitstempo behagten ihm nicht. Vor allem sehnte er sich in die Natur. Morgens, wenn er zur Arbeit kam, spürte er einen lastenden Druck auf der Brust, der im Laufe des Tages langsam von ihm wich. Zwischendurch war er auch monatelang davon frei, bis wieder von neuem alles wie ein Berg vor ihm stand und die Stimmung gedrückt wurde.

Während des Krieges wurde er eingezogen. Er fühlte sich als Soldat sehr unglücklich, war ängstlich, gedrückt und fürchtete sich vor strengen Vorgesetzten. An der Front, als er in einen Nahkampf verwickelt wurde und dabei eine Oberschenkelverwundung erlitt, fiel er in Ohnmacht [1], weil er mit ansehen mußte, daß seine Kameraden niedergeschlagen wurden. In der Folgezeit litt er an Dunkelangst, nächtlichen Angstzuständen, Schlafstörungen, Appetitlosigkeit und depressiver Verstimmung. Er meinte, „das rauhe Kriegshandwerk" sei für seine „zartbesaitete Seele" nicht gut gewesen. Im Laufe einiger Wochen wurde dann sein Zustand von selbst wieder besser.

Seit 1946 bis zur Gegenwart ist Emil Verwaltungsangestellter in der Registratur einer Versicherungsanstalt. Er gilt als ein sehr fleißiger und gewissenhafter Arbeiter. Emil meint selbst auch, er mache seine Arbeit mit besonderem Fleiß und Ehrgeiz, denn er wolle keinesfalls, daß man über ihn klagen könne; er sei für Kritik und Beanstandungen sehr empfindlich. Im wesentlichen hat Emil seine Arbeit bis 1952 ohne Unterbrechungen geleistet. Es gab zwar Tage, an denen er sich seinen Aufgaben nicht mehr gewachsen fühlte und glaubte, er werde nun bald versagen. Er empfinde überhaupt die Arbeit als eine schwere Bürde, die ihn manchmal einfach niederdrücke.

1952 fühlte er sich dann allmählich immer müder und erschöpfter. Er hatte etwas mehr Arbeit zugeteilt bekommen und sah wieder den großen Berg des Unbewältigten vor sich. Jeden Morgen beim Gang zum Büro hatte er ein drückendes Gefühl auf der Brust, das allmählich den ganzen Körper niederdrückte, als hätte er eine schwere Last zu schleppen. Die Glieder fühlte er müde und schwach, und trotz seiner Anstrengung weiterzuarbeiten, versagte er immer mehr. Seine Frau behielt ihn zu Hause und pflegte ihn. Er wurde schließlich auf ärztlichen Rat für vier Wochen in ein Heilbad geschickt, wo er mit medizinischen Bädern behandelt wurde. Anfangs war er noch bedrückt, allmählich hellte sich seine Stimmung aber wieder auf. Er machte lange Waldspaziergänge, saß stundenlang träumend auf einem Hügel und blickte ins Tal. Ihn hatte — nach seiner Meinung — die Liebe zur Natur wieder geheilt. In der „erhabenen Schönheit der Wälder" habe er sich von der Last seiner Pflichten und von seiner Erschöpfung erholt und wieder „neues Leben" gewonnen. Nach knapp acht Wochen — bei nur vierwöchiger Kur — nahm Emil seine Arbeit wieder auf.

Nun ging es fünf Jahre gut, allerdings fühlte sich Emil schon lange vor seinem Urlaub immer sehr erschöpft, so daß er „gerade noch durchhalten" konnte. Als dann 1957 wieder eine vorübergehende, leichte Vermehrung seiner Arbeit auf ihn zukam, begann eine neue Erschöpfung. Auf seinem Schreibtisch lagen etwas mehr unerledigte Akten als sonst. Emil konnte Unerledigtes kaum ertragen. Er war oft abends über die Dienststunden hinaus im Amt geblieben, um nicht am nächsten Morgen noch mit der unerledigten Arbeit des Vortages belastet zu sein. Die Häufung unabgeschlossener Arbeiten bedrückte Emil immer mehr. Er konnte abends kaum noch einschlafen, weil immer wieder die Menge dessen, was er noch zu schaffen hatte, vor ihm stand. Zugleich quälte ihn der Gedanke, „ich schaffe es doch nie". Wieder kam allmählich die Bedrücktheit, das Druckgefühl im Leibe, die Entmutigung, die wachsende Müdigkeit und Erschöpfung.

Emil erhielt ein Heilverfahren von vierwöchiger Dauer in einem anderen Kurort genehmigt. Man behandelte ihn mit medizinischen Bädern, zusätzlich mit Medikamenten und strengen Verhaltensvorschriften. Emil bekam wenig Ausgang. Nach 14 Tagen brach er die Kur ab, weil sich sein Zustand verschlechterte. Als Grund seines Abbruchs gab er den Zwang an. Man habe ihm die Freiheit und die heilende Kraft der

---

[1] Allerdings ist Emils eigene Deutung dieser Ohnmacht nicht ganz verläßlich, denn der Blutverlust durch die Verwundung dürfte nicht ohne Bedeutung gewesen sein.

Natur versagt, dafür aber eine Reihe von Medikamenten „aufgezwungen", die ihm nicht helfen konnten. Außerdem sei der Stationsarzt zu „militärisch" im Umgangston mit ihm gewesen.

Emil wurde noch 14 Tage lang von seiner Frau umsorgt. Er ließ sich tatsächlich pflegen wie ein krankes Kind. Dazu unternahm er, mit ihr gemeinsam oder alleine, weite Spaziergänge und kam dabei allmählich wieder in seine schwärmerisch-glücklichen Naturbetrachtungen. Seine Phantasie eroberte ihm neue Räume und zudem schrieb er ein paar ungelenke Verse. Dann kam langsam eine unbestimmte innere Unruhe über ihn, und bald darauf verspürte er von sich aus den Wunsch wieder zu arbeiten. Es ging gut bis zum Mai 1958.

In dieser Zeit mußte Emil einen Vorgesetzten vertreten. Es war keine extreme Mehrbelastung an Arbeit, dennoch blieb manches unerledigt auf Emils Schreibtisch liegen. Solange er seinen Chef vertrat, war er stolz auf seine Position und fühlte sich noch durchaus leistungsfähig, wenn auch ein wenig durch den Vorrat an Arbeit auf seinem Schreibtisch beunruhigt. Sobald er auf seine Stelle zurücktreten mußte, weil der Vorgesetzte wieder eintraf, begann auch die Verstimmung. Emil hatte das Gefühl, er sei seinen Aufgaben nicht mehr gewachsen. Alle Lust zur Arbeit verließ ihn, er fühlte sich wieder erschöpft und müde, unfähig die Last des Unerledigten zu tragen, das vor seinen Augen immer mehr anwuchs. Er klagte über Einschlafstörungen, Kopfdruck, über ein Gefühl auf der Brust, als müßte er „gegen eine Last ausatmen". Die Stimmung war gedrückt, morgens mehr als am Abend. Die kleinsten Arbeiten, so meinte Emil, seien eine große Aufgabe für ihn, vor der ihn jeder Mut und Auftrieb verlasse. Doch habe er durchaus nicht jeden Lebensmut verloren; er wisse sogar mit Bestimmtheit, daß dieser Zustand nach einiger Zeit wieder abzuklingen pflege.

Nachdem sich Emils Befinden durch eine sechswöchige ambulante Behandlung kaum gebessert hatte, wurde er in unsere Klinik eingewiesen. Nach seiner Ankunft wollte er sofort wieder weggehen, weil er sich durch die Gitter an den Fenstern bedrückt fühle. Er brauche Freiheit, dann allein könne er gesunden, sagte er. Als ihm in sehr freundlichem Ton freier Ausgang zugesagt und die Gitter an den Fenstern als Residuum eines älteren Baustils Psychiatrischer Kliniken deklariert worden waren, blieb Emil und betonte in auffallender Wendung seiner Haltung, er wisse schon, daß in alten Gebäuden oft die besten Kliniken versteckt seien, während in den modernsten Bauten manchmal sehr schlechte Krankenhäuser untergebracht seien.

Die körperliche und neurologische Untersuchung ergab keinen wesentlichen krankhaften Befund. In Emils Verhalten fiel uns auf, daß er kaum depressiv wirkte. Er war stets freundlich und bemühte sich offensichtlich, auf seinen Partner einzugehen, sich anzupassen, soweit es überhaupt möglich war. Seine Bedrücktheit äußerte er nie bei der Visite, sondern nur wenn man unter vier Augen mit ihm sprach. Von seinen persönlichen Verhältnissen und von der Vorgeschichte gab er nur wenig preis. Er betonte sein gutes Verhältnis zum Vater, zur Frau, seine glücklichen Lebensumstände überhaupt und meinte, er habe einen Erschöpfungszustand, der allein von Überarbeitung komme.

Unter der Diagnose eines depressiven Versagenszustandes bei einer stimmungslabilen Persönlichkeit wurden eine medizinische Bäderkur und verschiedene roborierende und antidepressiv wirksame Medikamente verordnet. Außer der täglichen Visite kümmerte man sich vorerst ärztlich nicht mehr besonders um Emil. Nach etwa 10 Tagen wurde seine Teilnahme bei der Beschäftigungstherapie — vorwiegend leichte

Bastelarbeiten — angeordnet. Schon zwei Tage später verweigerte Emil nicht nur die Arbeitstherapie, sondern jede weitere ärztliche Behandlung. Er bestand auf seiner Entlassung.

In einer langen Aussprache beklagte er sich dann, daß er hier nur kränker werde. Er sei schließlich wegen Überlastung mit Arbeit krank geworden, und nun verlange man von ihm, daß er auch im Krankenhaus noch arbeite. Er beklagte sich über den militanten Ton eines Pflegers, der ihm die Medikamente „aufzwinge". Dieser Pfleger bleibe stets neben ihm stehen, um zu kontrollieren, ob er die Tabletten auch einnehme und werde manchmal ärgerlich, wenn es nicht schnell genug gehe. Bei ihm habe dies zu einem beinahe körperlichen Ekel vor den Medikamenten geführt, er könne die Tabletten kaum noch schlucken. Er könne halt, wenn er krank sei, gar keinen Zwang ertragen. Die Arbeitstherapie und der auf ihn ausgeübte Druck hätten dazu geführt, daß er noch mutloser und bedrückter sei als vor der Aufnahme.

In einem langen Gespräch gelang es dann Emil einmal zu einem offenen Bericht über sich selbst zu bewegen. Als ihm am Ende der Unterredung der Ref. erklärte, er habe jetzt verstanden, daß Emil eine gewisse Befreiung vom Zwang und die Möglichkeit zu seinen einsamen Wanderungen brauche, um sich aus seiner Niedergedrücktheit wieder erheben zu können, liefen Emil Tränen der Rührung über die Wangen. Er erhob sich und sprach in erhaben-schwärmerischem Ton, er habe von Anfang an gespürt, daß er beim Ref. Wärme und Verständnis finden könnte. Er betonte, daß er den Ref. sehr verehre.

Fortan hatte Emil täglich mehrere Stunden Ausgang, die er zu langen, einsamen Spaziergängen in die Wälder der Umgebung nützte. In den therapeutischen Besprechungen schloß er sich zunehmend auf, wobei sein Aufgehen in Stimmungen immer deutlicher zutage trat. Er berichtete nun, daß er wohl traurig sei, und diese Melancholie ihn zur Einsamkeit dränge und ihm die Aufgaben des Alltags wie eine überschwere, nie zu bewältigende Last erscheinen lasse. Doch wenn er alleine in der „schönen Natur" sitze, dann sei er in seiner Traurigkeit glücklich. Er verweile dann in schönen Erinnerungen an seine Vergangenheit, seine große Liebe und denke sich aus, was alles daraus hätte werden können. Überhaupt sei er ein „Wenn-Mensch", er hänge den Gedanken nach, „was alles sein könnte wenn ...". Er habe auch eine große Sehnsucht danach, einmal ein eigenes Stück Grund und ein kleines Häuschen zu besitzen. Oft male er sich aus, wie schön es sein müßte, wenn er als alter Mann vor der Türe sitzend gemütlich seine Pfeife rauchen und die Natur genießen könne. Bei solchen Gedanken liefen oft „Schauer der Rührung" durch seinen Leib. Wohl sei dies alles von einem melancholischen Gefühl durchzogen, aber es sei eine „süße Traurigkeit".

Allmählich wich das Druckgefühl und die Müdigkeit im Leibe. Emil schloß sich auch gegenüber den anderen Kranken etwas auf und nahm zuweilen Gleichgesinnte auf seinen langen Spazierwegen mit. Schließlich erklärte er eines Tages, er sei schon längere Zeit etwas unruhig, er habe das Gefühl, daß er nun wieder an die Arbeit gehen müsse. Obwohl wir ihn aus therapeutischen Gründen gerne noch dabehalten hätten — die Kurzpsychotherapie konnte an der Charakterhaltung natürlich gar nichts ändern — verließ Emil kurz entschlossen die Klinik. Er fühlte sich wiederhergestellt und dankte mit rührungsvoll-erhabenen Worten, daß er soviel Verständnis gefunden habe. Bei seinem Weggang hinterließ er ein Gedicht, in dem er den Ref. etwas schwülstig verehrte und verherrlichte.

Daseinsanalyse

Während wir bei Daniel Fürst und Peter Krumm versucht haben, die Fülle der wesentlichsten Weltbezüge in ihrer Entfaltung und in ihrer Einschränkung einigermaßen einzufangen, werden wir uns bei Emil Barth — wie es schon in der Darstellung der Lebensgeschichte geschehen ist — auf einige Grundlinien beschränken: die Welt der „Pflicht" und die Welt der Stimmung und Phantasie in ihren gegenseitigen Verweisungen und in ihrer faktischen Artikulation. Mit diesen Bezeichnungen, die hier nur vorläufig sind und ihren Sinngehalt erst ausweisen müssen, werden wir auf eine allgemeine Problematik menschlichen Daseins verwiesen, die uns auch in den vorausgegangenen Fällen schon beschäftigt hat. Doch beginnen wir zunächst mit der Erhellung einiger besonderer Weisen der Entfaltung von Erfahrung und Seinsmöglichkeiten in Emils Kindheitswelt:

„Charakterbildung" und Kindheitswelt

Die Frage, die uns hier in der Buntheit des Geschehens leiten soll, lautet: was ist Emil in seiner Kindheitswelt erschlossen, und wo ist ihm selbst die Welt als unzugänglich verstellt, so daß seine Erfahrung dort keinen bergenden, ihre Entfaltung ermöglichenden Aufenthalt finden konnte? Gehen wir zunächst davon aus, was wir von Emils Lebensgeschichte her wissen. Emil beklagte, daß die Eltern, vor allem die Mutter, wenig Zeit für ihn hatten. Er vermißte die Herzlichkeit und Wärme, das liebevolle Aufnehmen seiner Anliegen bei der Mutter. Die Versagung einer Antwort auf seine Fragen, ja die Verurteilung des Fragens selbst empfand Emil ebenso als Unzugänglichkeit seiner Mitwelt wie die Zurückweisung seines Anspruchs auf bergende Liebe, wenn er sich äußerlich an die Mutter anklammern wollte. Dieses Bedürfnis „sich auszusprechen" hat Emil in seiner Kindheit immer wieder beschäftigt, doch hat es sich nie in ausreichendem Maße erfüllt. Die Geschwister waren keine Gesprächspartner, die verständnisvoll auf Emils Anliegen eingegangen wären, sondern sie setzten eher ihre eigenen Ansprüche eigenmächtig gegen Emil durch. So war Emil ein stilles, verschlossenes Kind, das eingeschüchtert und furchtsam jede Auseinandersetzung, jedes gewaltsame Geltendmachen seiner Ansprüche vermied.

Fragen wir uns also, was dieser vorläufigen Charakterisierung existenziell entspricht, so stoßen wir zunächst auf die Feststellung, daß Emils Kindheitswelt — von ihm selbst her gesehen — nur eine mangelhafte Entfaltung der eigensten Anliegen im Mitsein gewährte. Gerade die weitgehende Versagung einer welterschließenden Antwort auf sein Fragen, seine Anliegen, hat die Erfahrung in der Fülle liebender Kommunikation nicht recht Wurzel fassen lassen. An Stelle der Offenheit und Weite einer gewährenlassenden Mitwelt traten Druck, Enge und Unzulänglichkeit. Doch erst im enttäuschten Resignieren, im Versinken der immer erfolglos vorgebrachten Ansprüche unterliegt das Dasein diesen verschlossenen Teilbereichen seiner Mitwelt [1].

---

[1] Das „Tränenmeer" (vgl. S. 162) beengte die Weite seiner Brust und drückte sein Herz. Druck und Enge hatten sich also von „außen" nach „innen" gewendet. Aus der Unterdrückung seiner Anliegen in der Mitwelt war der Druck auf dem Herzen, die Bedrücktheit Emils hervorgegangen. Diese, mit dem Unterliegen unter den mitweltlichen Druck vollzogene Wende — wir haben sie bei Peter Krumm eingehend dargestellt — kann auf vielfältige Weise inhaltlich gedeutet werden. Man kann sie im Sinne der Psychoanalyse als Verdrängung der ursprüng-

Damit tritt ein existenzieller Stillstand in den entsprechenden Teilbereichen des Daseins ein; die zugehörigen eigensten Seinsmöglichkeiten können vorerst nicht mehr weiter in Welt und Mitsein entfaltet werden. *Die unerfüllten Anliegen und die besondere Form ihres Unterliegens unter die Erfahrung einer versagenden oder eigenmächtigen Mitwelt erstarren in diesem existenziellen Stillstand zu bestimmten — fixierten — Weisen des Welt- und Selbstbezugs: diese lassen sich dann als Charakterzüge verabstrahieren und vergegenständlichen*[1].

Damit wird auf der existenziellen Ebene formuliert, was als empirischer Tatbestand keineswegs neu, sondern von vielen Seiten her längst erforscht ist. Die psychoanalytische Charakterlehre leitet beispielsweise die Charakterzüge aus frühkindlich erfahrenen Versagungen von Triebbedürfnissen und ihren Sublimierungen oder Reaktionsbildungen ab, worauf wir schon ausführlicher eingegangen sind. Die soziologische Forschung kommt von der empirischen Untersuchung der Gruppen und ihrer Wechselwirkung mit dem Einzelnen ebenfalls zur Feststellung „prägender" Einflüsse einer abweisenden oder unterdrückenden Mitwelt auf die seelische Entwicklung des Individuums. Aus der Vielzahl einschlägiger Untersuchungen wollen wir nur eine hier anführen, die engere Beziehungen zur Thematik unseres Falles aufweist: In seiner lesenswerten Studie über „Formen der Vereinsamung" führt Th. GEIGER [*180*] unter anderem aus: „Die Verschüchterung ist ‚Antwort' auf umgängliche Benachteiligung durch die Mitmenschen" ... „... die Gefährdung ist im Kindesalter besonders groß, einmal wegen der bekannten kindlich-naiven Brutalität, die ohne Bedenken tief verletzt, dann aber aus einem eminent soziologischen Grund: im Kindschulalter vollzieht sich die Ausdehnung des sozialen Aktionsradius über die familial-nachbarschaftliche Intimsphäre in den Bereich distanzierter (öffentlicher) Sozialbezüge. Ein Trauma gerade an dieser entscheidenden Schwelle empfangen, kann das soziale Lebensschicksal

---

lichen Bedürfnisse ins Unbewußte und ihre Verwandlung in aufgestaute Triebenergien oder Symptome verstehen. Auch einer solchen Partialdeutung liegt der ontologische Tatbestand zugrunde, daß im In-der-Welt-Sein zugleich Welt und Selbst erschlossen sind. „Die Analyse der Erschlossenheit des Daseins zeigte ferner, daß mit dieser das Dasein gemäß seiner Grundverfassung des In-der-Welt-Seins gleich ursprünglich hinsichtlich der Welt des In-seins und des Selbst enthüllt ist" sagt HEIDEGGER („Sein und Zeit" a.a.O., S. 200). Wo sich in einem begrenzten Bereich Welt verschließt, dort vermag sich auch das Selbst als eigenstes Sein-können nicht mehr zu entfalten. Freilich steht ihm mitunter eine Fülle anderer Seinsmöglichkeiten offen. Wenn aber das Dasein um seiner selbst willen, vielleicht weil es die ihm noch erschlossenen mitweltlichen Möglichkeiten nicht drangeben kann, einer Bedrängnis oder Versagung unterliegt, dann wird gerade diese mitweltliche Weise der Verschlossenheit des Seinkönnens auch zur eigenweltlichen. So kann es geschehen, daß die im Mitsein „unterdrückten" Anliegen Emils, verwandelt in die „anonyme Schwermut", in das Gefühl des „abgedrückten Herzens" oder als Druck in der Brust usw. sich leibsprachlich aussagen.

[1] Lediglich um Mißverständnissen vorzubeugen, möchten wir betonen, daß wir keineswegs des Glaubens sind, alles, was man vom jeweils gelebten Weltentwurf eines Menschen als Beständiges im Sinne des „Charakters" zu Gesicht bekommt, wäre auf solche Weise entstanden. Vielmehr sind nur die „abnormen Charakterzüge", die den existenziellen Tatbestand einer zugrundeliegenden starren Konsequenz aussprechen, aus einem existenziellen Stillstand in Teilbereichen des Daseins hervorgegangen. Die eigentliche Beständigkeit des Daseins, die uns sehr wohl ebenfalls als „Charakter" imponiert, wurzelt dagegen in der Geschichtlichkeit des Daseins selbst als vorlaufende Entschlossenheit zum eigensten Seinkönnen. So liegt dem Charakter, soweit er „Selb-Ständigkeit" im Daseinsgang ist, letztlich das existenzielle Gewissen zugrunde; denn nur im Ergreifen seines eigensten, ihm aufgetragenen Selbstseinkönnens vermag das Dasein die Entfaltung dessen zu vollziehen und *durchzuhalten,* wozu es eigentlich gerufen ist.

nachhaltig bestimmen, den Verschüchterten dauernd in wesentlich intime Bezüge zurückverweisen."

Kehren wir nun wieder zum Fall zurück: Wir haben vorerst ganz allgemein die Verschlossenheit und Verschüchterung aus der Entmutigung, dem Unterliegen unter die versagte Erfüllung wesentlicher eigener Anliegen, der Mitwelt verstanden. In diesen „Charaktereigenschaften" spricht sich nun keineswegs nur eine mitweltliche, sondern auch eine eminent eigenweltliche Verfassung des Daseins aus, die wir zunächst als einen existenziellen Stillstand bestimmter Daseinsweisen gekennzeichnet haben. Diese Tatsache wurzelt ontologisch in der fundamentalen Bestimmung des Daseins als Mitsein und ontisch im Angewiesensein der kindlichen Existenz auf einen bergenden Aufenthalt in einer liebenden Kommunikation, in dem überhaupt erst die Entfaltung seines Seinkönnens möglich ist. Wenn diese „Antwort des Mitdaseins" ausbleibt, wenn das Dasein nicht im Mitsein „die Ichheit darangeben kann, um sich als eigentliches Selbst zu gewinnen" (H. HEIDEGGER [126]), bleibt auch der Weg in die eigene Zukunft als Selbstseinkönnen verstellt. „Wer nicht einmal ein vollkommenes Kind war, der wird schwerlich ein vollkommener Mann, sagt HÖLDERLIN (Hyperion I, 2). Fragen wir uns nun, wie sich für Emil selbst diese Entmutigung darstellte, und was vom Daseinsganzen her gesehen überhaupt weiter mit ihr geschah?

Entmutigung und Schwermut

In den therapeutischen Besprechungen sagte uns Emil über jene Zeit seiner Kindheit: „Ich habe ein *Meer von Tränen in meiner Brust,* das ich niemals leerweinen konnte..., oft habe ich gemeint, es *drückt mir das Herz ab.*" In dieser von der Leibsprache getragenen Metapher spricht Emil etwas aus, was er in der reinen Wortsprache offenbar nicht mehr sagen konnte und auch vorerst nicht anders sagen kann. Wie es zu einer solchen Verschiebung eines existenziellen Sachverhalts aus der Offenheit verbaler Kommunikation in die Verhüllung der Leibsprache kommen kann, hat L. A. BINSWANGER [118] aufgewiesen. Wenn im Mitsein ein bestimmter Bereich von Seinsmöglichkeiten — den man beispielsweise als Innerlichkeit, als Herzensraum bezeichnen mag — nicht zur Entfaltung kommen konnte, dann ist er auch in Sprache und Einsicht nicht voll erschlossen. In solcher Einschränkung des Mitseins kann sogar die alltägliche Sprache als kommunikatives Medium nur einseitig, beispielsweise — wie in L. A. BINSWANGERs Fällen — in die technisch rationale Welt entfaltet sein. Die Offenbarung der persönlichen Anliegen vollzieht sich dann außerhalb der alltäglich sprachlichen Verständigung in der zugleich verhüllenden und entbergenden Leibsprache oder Metapher. In dieser Verhüllung ist allerdings auch ein, in der Resignation begründeter Schutz vor dem Schmerz neuer, unverhüllter Enttäuschung gewährleistet[1].

---

[1] Aus dem gleichen Grunde sind wahrscheinlich — worauf G. BENEDETTI („Grundzüge der Psychotherapie bei Schizophrenen", Internat. Symposium über die Psychoth. der Schizophrenie, Basel-New York: Karger 1960) hinwies — Metapher und Symbol ein schonendes und behütendes Medium der Verständigung in der Psychotherapie Schizophrener, das uns erlaubt, gefährliche Themen oder verdeckte Anliegen frühzeitig anzugehen. Der zugleich verhüllende und entbehrende Sinnbereich der Metapher ist Mittler zwischen zwei Sprachwelten, deren wesentliche Kommunikation nur möglich ist, wenn wenigstens der Eine vorerst alles nur so verstehen darf, wie er es in seiner Welt aufzunehmen vermag.

In seinem „Tränenmeer", das er niemals leerweinen kann, spricht Emil auf eigene Weise aus, daß er in wesentlichen Anliegen keinen Zugang, keine Aufnahme in der Mitwelt fand. Worum es im einzelnen geht, ist dabei nicht formuliert, zumal sich in der Überzeugung des verbotenen Fragens und der Unzugänglichkeit der anderen die entsprechenden Daseinsbereiche gar nicht in die wortsprachliche Kommunikation hinein entfaltet haben. Dennoch ist mehr geschehen. Solange Emil noch zu fragen versuchte, solange er noch die Mutter am Rockzipfel faßte und festhalten wollte, war noch gegenwärtig, worum es eigentlich ging. Im Status der Entmutigung aber ist das konkrete Anliegen im „Tränenmeer" untergegangen. Damit ist eine Feststellung getroffen, die für die psychopathische Daseinsverfassung — möglicherweise auch für einzelne Nachbarbereiche des neurotischen Daseins — bezeichnend zu sein scheint: Das, worum es eigentlich geht, das konkrete, nicht entfaltete Anliegen ist verschüttet. An seine Stelle tritt bei Emil Barth das „Tränenmeer" als Metapher einer anonymen Schwermut. Bei Peter Krumm ist es die „Kälte" der Welt, der „Druck" im Leibe, bei Daniel Fürst die namenlose Bedrängnis der Enge, des Abgrunds.

Nun liegt in all diesen Weisen der Verdeckung des eigentlichen Anliegens immer noch ein, wenn auch abgewandelter Anspruch an die Mitwelt, der im psychopathischen Dasein grundsätzlich irgendwie ausgetragen wird. Daniel Fürst fand die im Mitspiel der anderen getragene Weite seiner spielerisch-leichtfertigen Lebensform. Peter Krumm ertrotzte sich im extremen „Barmherzigkeits"-Anspruch seiner Krankheitswelt scheinbar Befreiung vom äußeren Druck und die anonyme Sorge der Mitwelt um sein im Leib inkarniertes Gedrückt- und Gequältsein. Emil Barth hat, in Abwandlung des ursprünglichen Anspruchs auf liebende Aufnahme, das Anliegen sich „ausweinen" zu dürfen. Er möchte — in seiner Metapher gesprochen — das Meer von Tränen, das ihn beengt, das zuweilen sein Herz abzudrücken droht, entleeren, um wieder frei zu sein in der „Brust" für die Weite von Hoffnung und Zuversicht. Damit weist er uns auch auf einen konkreten Weg der Befreiung hin (denn er steht dem „normalen", nicht ausschließlich von starren Konsequenzen beherrschten Leben näher). Hätte er das Tränenmeer bei der Mutter „ausweinen" können, oder wäre es später in einer therapeutischen Kommunikation möglich geworden, auf den Grund des anonymen Leids zu stoßen, so wäre dort vielleicht wieder das eigentliche mitmenschliche Anliegen zum Vorschein gekommen. Damit wäre zugleich die Möglichkeit zu neuer Entfaltung des Selbstseinkönnens, zum Wiedereintritt aus dem existenziellen Stillstand in die Geschichtlichkeit des Daseinsganges aufgebrochen.

Emil hat sein Tränenmeer nicht leergeweint. Statt dessen blieb er verschlossen und bedrückt. Darin kommt noch etwas zum Vorschein, das eigentlich mit der Entmutigung, mit dem resignierenden Verzicht schon ausgesprochen ist: In der „Enttäuschung" an der Mitwelt sind die Hoffnungen auf ein Verwirklichenkönnen der nicht entfalteten Seinsmöglichkeiten zerstört; im existenziellen Stillstand wesentlicher Daseinsanliegen ist eine partielle Hoffnungslosigkeit eingeschlossen. Hoffnungslosigkeit hat nun eine enge Beziehung zur Schwermut [181], und nicht umsonst verbinden wir mit „Druck" und „Bedrücktheit" auch den Sinn von Depression. Dem Druck unterliegend ist das Dasein auch der „Schwere" ausgeliefert. Von jenem Teilbereich der Hoffnungslosigkeit kann sich die Schwermut auf die Fragwürdigkeit aller Hoffnungen ausbreiten. Das „Tränenmeer" als anonyme, dem partiellen Scheitern der Hoffnung entspringende Schwermut droht die ganze „Brust", den Raum der Innerlichkeit auszufüllen und auch das „Herz", den Hort der Hoffnungen „abzudrücken".

So erwächst dem Dasein aus dem existenziellen Stillstand einzelner wesentlicher Anliegen immer wieder die Gefahr, ganz der Schwere und der Fragwürdigkeit alles Hoffens zu unterliegen. Das „Tränenmeer", oder die kindliche Entmutigung, ist gleichsam ein Reservoir an Schwermut, das auch später unter bestimmten Bedingungen immer wieder über die Ufer treten kann. Psychopathologisch müßte man von einer „depressiven Reaktionsneigung" sprechen.

Tatsächlich war die Schwermut in Emils Kindheitswelt wohl ständig anwesend, doch hat sie nie auf längere Zeit den ganzen Raum seiner Hoffnungen zu überfluten vermocht. Das liegt zweifellos daran, daß Emil seine Anliegen, wenn auch in abgewandelter Weise, im Mitsein noch zu entfalten vermochte. Während wir bisher unser Augenmerk nur auf jenen Weltbereich gerichtet hatten, in dem Emil keinen „Aufenthalt", keinen bergenden Hort der freien Entfaltung seiner Möglichkeiten fand, müssen wir uns jetzt also fragen, in welcher Weltregion er denn eigentlich lebte?

Da stoßen wir zunächst auf seine Phantasie, in der sich Emil, weitgehend losgelöst aus der Wirklichkeit des Mitseins, eine eigene Welt entworfen hat. In seinen einsamen Wachträumereien, die sicher nicht zufällig in dem stillen, über alltägliches Besorgen hinausgehobenen Weinberghäuschen ihren weltlichen Ort gefunden haben [1], war Emil auch über Enge und Bedrängtheit hinausgehoben. Wenn er, der sonst der Unterliegende und Unterdrückte war, sich in seiner Phantasiewelt als König erlebt, so läßt das eine einfache „psychologische" Deutung zu, etwa im Sinne der Überkompensation (A. ADLER [182]) oder der autistischen Wunscherfüllung (E. KRETSCHMER [183]). Aber damit wollen wir uns noch nicht zufriedengeben. Als Herrscher in seinem Phantasiereich vermag Emil die Ordnung des Mitseins zu bestimmen; wenn alle ihm untertan sind, so ist er nicht mehr der Eigenmächtigkeit der anderen preisgegeben. Die Ordnung, um die es Emil dabei offenbar geht, ist die Liebe; in seiner Phantasiewelt ist er ein gütiger König, der nicht nur den Untertanen viel Gutes gewährt, sondern selbst die Liebe einer Prinzessin oder Königin besitzt. Diese Liebeswelt wird auch verteidigt gegen die „Feinde", und das glückliche oder stolze Gefühl solcher Siege erlebt Emil zuweilen leibhaftig, so daß ihm beim Wachträumen manchmal die Tränen herunterrollen. Es scheint so, als wäre die Stimmung eine Brücke oder ein vermittelndes Medium zwischen Phantasiewelt und gemeinsamer Welt, denn nicht umsonst kommt Emil „getröstet" oder oft sogar in „glücklicher Stimmung" aus seiner Traumresidenz zurück in die mitweltliche Wirklichkeit.

In der Welt, die Emil phantasierend entwirft, bringt sich also sein Dasein „vorläufig" zum Glücken, weil ihm die Ordnung des Mitseins — nun ebenfalls eigenmächtig — von den eigenen Anliegen her erträumt, ihre illusionäre Erfüllung gewährt. Selbstverständlich enthält diese Ordnung viele Elemente einer allgemeinen Ordnung liebenden Mitseins, dennoch ist sie schon von sich selbst her als weglose ausgewiesen. Nicht nur, daß im Königsein die große Ferne zur Daseinswirklichkeit herauskäme, sondern gerade darin spricht sich auch die extreme Eigenmächtigkeit aus, die alle versagenden Momente der Welt unterschlägt. Als Vorentwurf eigener Möglichkeiten verstanden, vermag diese erphantasierte Welt nicht in den wirklichen Gang der Geschichtlichkeit einzutreten, denn sie ergreift gerade nicht die Last und Schwere der

---

[1] Unmittelbar zugehörig ist die Tatsache, daß Emil in seiner Phantasiewelt auch in einem Bergschloß wohnt. Hier spricht sich im weltlichen und phantasieweltlichen Ort die Räumlichkeit des Daseinsentwurfs aus, auf die wir noch eingehen werden.

eigen- und mitweltlichen Wirklichkeit, um sie allmählich abzutragen. Indem sie über die Faktizität des In-der-Welt-Seins immer schon hinweggeht, wird sie zur — „glücklichen" — Eigenwelt, die sich neben oder über der „unglücklichen" — Wirklichkeit Emils entfaltet. Die Bedeutung eines solchen Nebeneinander von lastender Wirklichkeit und scheinbar erlösender Phantasiewelt hat ZUTT [109] bereits 1930 in seiner Studie über das Wachträumen aufgewiesen [1].

Stimmung als „Aufenthalt"

Nicht nur über den Bruch von Phantasiewelt und Wirklichkeit hinweg, sondern auch zwischen den verborgenen, unerfüllten Anliegen und der Mitwelt schien für Emil die Gestimmtheit ein vermittelndes Medium zu sein. Wir hörten, daß er mit „Begeisterung" und besonderer Andacht an den Singabenden und an der Feststimmung der Familie teilnahm. Auch wenn der sonst so rauhe Vater seinen Arm um Emil legte und meinte, sein Junge werde einmal ein tüchtiger Mann, da ging Emil „das Herz auf". Emil selbst berichtete uns, daß diese gemeinsamen Abende der Familie die Höhepunkte seiner Kindheit waren: „Ich war so ergriffen von dem Gefühl, daß wir alle zusammengehörten und uns liebhatten. Es gab dann nichts mehr, was uns trennen konnte", und weiter: „Wenn mein Vater so herzlich zu mir war, dann waren wir beide ein Herz und eine Seele."

Emil hat damit im Stimmungshaften einen bergenden Hort gefunden. Während er sonst unter der Unnahbarkeit, der Ferne und Verschlossenheit seiner Mitwelt litt, war in der Stimmung diese Kluft überbrückt. Stimmung wurde so zunächst erfahren als „Übereinstimmung", als Nähe ohne Distanz. Wenn Emil das Gefühl hatte, mit dem Vater „ein Herz und eine Seele" zu sein, dann spricht er damit die verbindende Einheitlichkeit dieser Übereinstimmung aus, die zugleich das Eigensein aufzuheben scheint. Diese Gestimmtheit als Übereinstimmung im Gefühl von „Aufgehobensein" in der Gemeinsamkeit der Familie wurde für Emil zum Medium, in dem er auf abgewandelte Weise seine Anliegen doch noch auszutragen vermochte. Das zeigt sich zunächst in der Einseitigkeit, mit der sich Emils Aufschwung zur beglückenden Nähe der anderen fast ausschließlich in der Stimmung vollzieht. Emil scheint kaum noch anders als in dieser ungeschiedenen „Übereinstimmung" ein liebendes Mitsein zu erfahren.

Doch kommt noch ein weiteres Moment hinzu. Emil sagte uns in den therapeutischen Besprechungen darüber: „Manchmal waren es gerade traurige Lieder, die mich

---

[1] In der Möglichkeit des Nebeneinanderexistierens zweier Welten kommt jedoch eine fundamentale Eigentümlichkeit des Daseins zum Vorschein, die HEIDEGGER [184] und noch eingehender L. BINSWANGER [185] in ihrer HERAKLIT-Interpretation freigelegt haben. „Den Wachen gehört eine und daher gemeinsame Welt, jeder Schlafende wendet sich seiner eigenen Welt zu" sagt HEIDEGGER in der Übertragung eines Satzes von HERAKLIT. Doch nicht nur im Schlaf „ist die Welt des Seienden eine ausschließlich auf das jeweilige Dasein vereinzelte" (HEIDEGGER), sondern auch im Wachträumen eröffnet sich die Möglichkeit der Vereinzelung — wie L. BINSWANGER zeigte — dem „idios kosmos" zu verfallen. Das Dasein vermag sich aber nur in der Kommunikation von Mensch zu Mensch, im Teilhabenkönnen an der gemeinsamen Welt, dem „Koinos Kosmos" wirklich auszutragen. Das Eintreten in die „Koinonia" (L. BINSWANGER), der „Überstieg" zur Welt ist die fundamentale Möglichkeit des faktischen Sein-könnens, in der sich erst die Selbstheit zeitigt (HEIDEGGER [186]).

so glücklich machten. Es gibt so viele Volkslieder, die von einer unglücklichen Liebe handeln, ... von großer Not und Herzeleid ..., dann sind mir die Tränen heruntergelaufen ... Ich habe geweint und war trotzdem so glücklich, daß es mich wie ein Schauer überlief." Dieser, so seltsam klingende Bericht wird verständlicher, wenn wir uns daran erinnern, daß die unerfüllten Anliegen Emils im „Tränenmeer", in einem Stück Schwermut untergegangen sind. Ihr unsprünglicher Anspruch hatte sich verwandelt in das Verlangen, das Tränenmeer leerweinen zu dürfen. Gerade dies aber schien sich in der seltsam traurig-glücklichen Stimmung beim gemeinsamen Singen schwermütiger Lieder anzubahnen. Hier erfuhr Emil die beglückende Möglichkeit, seine Traurigkeit, seine Tränen, aufgenommen in der bergenden „Übereinstimmung" ausweinen zu können. Das Wesen solcher „süßen Melancholie" — wie Werther einmal sagt [1] — liegt also in der Tatsache, daß entweder in der Phantasie oder im Einklang der Stimmung, die in der Schwermut verborgenen Anliegen auf abgewandelte Weise ausgetragen und erfüllt werden.

Die Tränen, die Emil beim Singen schwermütiger Lieder weint, enthüllen jedoch weder ihm noch der Mitwelt seine wirklichen Anliegen. Lediglich im Weinen, in der Traurigkeit selbst ist Emil anwesend. Das Thema, worin sich seine Traurigkeit ausspricht — das „Herzeleid" eines verlassenen Mädchens im Liede vielleicht — und die „Übereinstimmung" selbst verdecken eher das, worum es Emil eigentlich geht. So bleibt auch den Eltern der wesentliche Sinn in Emils „süßer Melancholie" verhüllt. Sie nehmen sein Anliegen in der abgewandelten Weise auf, in der er es offenbart. Ihnen ist Emil der gefühlvolle Junge mit dem weichen Herzen, der sich nach stimmungsvollen Festen oder nach der Feierlichkeit gemeinsamen Singens sehnt [2]. *Wenn aber von vornherein die Entbergung der eigensten Anliegen dem Selbst und der Mitwelt gegenüber verfehlt wird, dann kann weder das „Tränenmeer" leergeweint, noch das auf seinem Grunde verborgene Seinkönnen entfaltet werden. Der stimmungsgetragene Aufschwung zur scheinbaren Erfüllung der eigensten Anliegen führt nicht hinein in die faktische Geschichtlichkeit des Daseins. Die Stimmung, als Aufenthalt eines „vollkommenen" Einklangs und einer illusionären Erfüllung, vermag ebensowenig den partiellen existenziellen Stillstand zu überwinden wie die Phantasiewelt. Nur den Abgrund der Einsamkeit, der Bedrücktheit und Enge vermögen beide in ihrer scheinbar grenzenlosen Weite und Leichtigkeit als illusionäre Nähe im Mitsein zu verdecken* [3].

Der Bruch zwischen Emils unerfüllten, mitmenschlichen Anliegen, zwischen der Bedrücktheit seines faktischen In-der-Welt-seins und der „erfüllten" Weite und Höhe

---

[1] GOETHE, „Die Leiden des jungen Werther" I, Brief vom 13. Mai an Wilhelm.

[2] „Diese sanften, frommen Lieder lassen Unglück nicht heran", heißt es bezeichnenderweise in dem Lied des kleinen Jungen, der den ausgebrochenen Zirkuslöwen fangen soll —, in GOETHES „Novelle".

[3] Das „Nebeneinander" einer engen, bedrängenden, feindselig gestimmten Wirklichkeit und der Leichtigkeit und Weite der Phantasie läßt Schiller seinen Wallenstein aussprechen:

„Eng ist die Welt, doch das Gehirn ist weit,
Leicht beieinander wohnen die Gedanken,
Doch hart im Raume stoßen sich die Sachen,
Wo eines Platz nimmt muß das andre rücken,
Wer nicht vertrieben sein will, muß vertreiben,
Da herrscht der Streit und nur die Stärke siegt."

— Wallensteins Tod II, 2 —

seiner Phantasiewelt wird also in der Stimmung überbrückt. Die Weite des Mitseins, in der sich Emil aufhält, ist damit vorwiegend gekennzeichnet durch Übereinstimmung. Ähnlich wie bei Daniel Fürst bleiben damit alle Seinsmöglichkeiten unterschlagen, die jenes bergende Medium gefährden würden, in dem sich das Dasein austrägt. Emil vermeidet Streit und Auflehnung, er ist nachgiebig und „friedfertig", um die Kluft nicht aufbrechen zu lassen. Er bleibt ängstlich besorgt, die Eltern zufrieden zu stellen, um nicht aus der Übereinstimmung herauszufallen und versäumt so seine Selbständigkeit zu verwirklichen. Selbst in seiner „Empfindlichkeit" — er kann kein Blut sehen, keine Härte dulden, er kann das „rauhe Kriegshandwerk" nicht ertragen — spricht sich das ängstliche Behüten seiner Stimmungs- und Phantasiewelt vor der Bedrängnis einer gefährdeten, feindseligen Wirklichkeit aus.

Nun wird verständlich, weshalb Emil die Streitigkeiten der Eltern nicht „begreifen" kann. Sie finden keinen Ort in der „Konsequenz seiner Erfahrung" (SZILASI [187]). Ähnlich ist es im ohnmächtigen Ausgeliefertsein an die kompromißlose Härte des Krieges. Hier bricht der verborgene Abgrund angstvoll durch die verhüllende Welt der Stimmung, in der Emils Dasein alleine bergenden Aufenthalt fand. Auf die, als „Katastrophe" empfundene, ungerechte Bestrafung durch den Vater, lohnt es sich kurz noch näher einzugehen. Die „Gerechtigkeit" des Vaters bedeutete für Emil sehr viel, weil er sie als schützende Ordnung in einer bedrückenden Mitwelt erlebte. Wenn auch der wirkliche Schutz durch den Vater bescheiden war, denn die älteren Geschwister ließen Emil meist wieder für die Strafen büßen, die sie seinetwegen vom Vater erhalten hatten, so war er in der Illusion doch ausschlaggebend.

In Gestalt seiner Überzeugung, den Vater als Hüter einer gerechten Ordnung jederzeit anrufen zu können, hatte Emil einen mitweltlichen Halt gefunden, der auch Phantasiewelt und Übereinstimmung teilweise mittrug.

Die „Katastrophe", die mit der handfesten Ungerechtigkeit des Vaters über Emil hereinbrach, bestand im schutzlosen Ausgeliefertsein an die Eigenmächtigkeit und Härte der anderen. Deshalb war Emil auch „verstört" und bedrückt und litt zudem einige Zeit unter Angstzuständen. Er konnte nicht fassen, daß der stets die Gerechtigkeit und die Zuflucht einer schützenden, mitweltlichen Ordnung repräsentierende Vater gerade diese Ordnung zerstören sollte. In der Enttäuschung am Vater trat der Bruch zwischen dem Unterliegen unter die Wirklichkeit des Drucks und dem Aufschwung in die Welt von Phantasie und Stimmung offen zutage. Emil vermochte auch nicht die aufgebrochene Bedrängnis auf sich zu nehmen und sich selbst aus der illusionären Erfüllung in Stimmung und Phantasie zurückholen zu lassen auf sein mitweltliches Ausgesetztsein.

Eine Weile verharrte er angstvoll und fassungslos vor der Zerrissenheit seiner Welt, dann vollzog sich allmählich die Wiederverdeckung der Kluft im neuen Aufschwung. Wie die Dissonanzen der Eltern — vorübergehend dem Teufel zugeschoben, weil sie sich nicht in den gelebten Weltentwurf fügten — schließlich hinter der bergenden Übereinstimmung verschwanden, so verhüllte die Stimmung auch wieder den Abgrund von Bedrängnis und Ungerechtigkeit. Über den Bruch zwischen Phantasiewelt und bedrückender Wirklichkeit hinweg blieb als einzig einheitliches Moment die „sentimentale" Gestimmtheit, die zugleich den mitweltlichen Konflikt wieder verbarg.

Damit zeigt sich in aller Deutlichkeit, welche außergewöhnliche Rolle das Stimmungselement in Emils Dasein spielt. Wenn wir über ihn hören, er sei „gefühlvoll",

„weich", „schwernehmend", oder wie alle Bezeichnungen des Aufgehens im Stimmungshaften lauten mögen, so entspricht dies einem existenziellen Tatbestand. Emils Dasein hat über Bedrängnis, Bedrückung und Versagung hinweg im Element der Stimmung einen „Aufenthalt" gefunden, der ihm sogar ein, wenn auch abgewandeltes und unzureichendes Austragen eigener Anliegen im Mitsein ermöglicht.

Die Welt der „Pflicht"

In seiner Gestimmtheit und in der Phantasie ist Emil die gemeinsame Welt, der „koinós kosmos", in bestimmter und begrenzter Weise erschlossen. Sie zeigt sich ihm wohl als Weite unbestimmter Möglichkeiten, als Leichtigkeit des Glückenkönnens und als bewältigte Nähe des Mitseins in der Übereinstimmung. Wenn sich aber Emils Dasein ausschließlich in diesem stimmungsgetragenen Aufschwung vorweggenommener Erfüllung des Unverwirklichten aufgehalten hätte, so wäre er nicht nur einem partiellen, sondern einem totalen existenziellen Stillstand verfallen. In einer solchen Verfehlung der Überantwortung des eigensten Seinkönnens vermag sich das Dasein nicht zu entfalten. Emil war jedoch von früher Zeit an „neben" Phantasiewelt und Gestimmtheit auch eine Welt von „Arbeit", „Tüchtigkeit" und „Anständigkeit" erschlossen, in der ihm der Aufgabencharakter des Daseins unmittelbar gegenwärtig war. Wie bei Peter Krumm erlebte Emil vom Vater her die Forderung auf Fleiß und „Pflichterfüllung" und die Erwartung, ein „tüchtiger" und „anständiger" Mann zu werden. Dennoch war Emils Situation zwischen Bedrücktheit und Anspruch der Mitwelt wesentlich anders als diejenige von Peter Krumm. Während Peter Krumm den Vater nahezu ausschließlich als eigenmächtig und bedrängend erfuhr und die zukunftsverheißende Ordnung eines liebenden Mitseins nur jenseits der Kindheitswelt zu sehen glaubte, verkörperte für Emil gerade der Vater noch eine gewisse, wenn auch beschränkte Ordnung. Emils Unterliegen unter Eigenmächtigkeit und Bedrückung war deshalb begrenzter; es umfaßte nicht alle Daseinsbereiche. Zudem ermöglichte ihm seine Erfahrung der elterlichen Mitwelt auch den Bedrängnis-verdeckenden Aufschwung in die illusionsgetragene „liebevolle Verbundenheit" der Übereinstimmung.

Tatsächlich hat Emil sich in diesen, vom Vater her vorgezeichneten Entwurf hinein entfaltet und die Überantwortung bestimmter Daseinsmöglichkeiten ergriffen. Als fleißiger Schüler, tüchtiger Mitarbeiter des Vaters, als folgsames Kind und „anständiger", sehr „gewissenhafter" Mann hat er sie auch verwirklicht. So vollzog sich Emils Daseinsgang bis zur Gegenwart unter anderem in der Konsequenz dieser Vorhabe „ein anständiger und tüchtiger Mann" zu werden.

Emil hatte damit, im Sinne der Psychoanalyse gesprochen, eine „Identifikation" mit dem Vater vollzogen. Diesem Vollzug liegt existenziell zugrunde, daß Emil sich selbst genau so angenommen hat, wie er sich vom Vater angenommen erfuhr. Das Kind geht ursprünglich, worauf uns L. A. Binswanger [188] hinwies, mit sich selbst um, wie die anderen mit ihm umgehen. Je eingeschränkter ein solcher, von den Eltern übernommener Vorentwurf ist, um so mehr wird er als „Identifikation" erscheinen, denn in gleichem Maße beschränkt er den Raum der Entfaltung eigenen Seinkönnens zugunsten einer tradierten, uneigentlichen Daseinsform. In ähnlichem Zusammenhang sagte v. Gebsattel [189] einmal: „Oft werden diese Möglichkeiten im sehr früh gelegenen Zeitpunkt des Aufbrechenwollens geknickt, zerbrochen oder verschüttet ...

über diese, in ihrer reinen Potentialität abgedrängten Möglichkeiten des Aufgehens und Sichdarlebens wird dann, so drücken Patienten selbst den Sachverhalt aus, eine Persönlichkeit ‚gestülpt', die der Norm dessen entspricht, was man von einem ‚artigen Kind', einem ‚fleißigen und tüchtigen Jungen oder Mädchen erwartet'."

Wir haben weder die Absicht noch die Möglichkeit zu klären, in welchem Umfang sich das eigenste Seinkönnen Emils in diesem, vom Vater übernommenen Entwurf auszeugen konnte. Doch sprechen einige Momente eindeutig dafür, daß es nur in engem, begrenztem Maße glückte. Am besten gehen wir von zwei Traumfragmenten aus, die Emil uns berichtete. Das erste, ein Stereotyptraum, soll in den Jahren aufgetreten sein, die Emil als Erwachsener noch im Betrieb des Vaters zubrachte:

„Ich hatte einen Acker zu pflügen, und als ich fertig war, bemerkte ich, daß ich meinen Acker gar nicht bestellt hatte. Ich hatte den falschen Acker gepflügt."

Das erste was uns Emil zu diesem Traumbild brachte, waren Lobreden auf den Vater. Erst auf weiteres Fragen erfuhren wir: „Danach hat es mir wehgetan, daß der Bruder alles erben sollte und ich immer für die anderen gearbeitet habe. Ich dachte mir manchmal ‚ich werde ausgenützt', deshalb bin ich weggegangen. Ich wollte eine eigene Familie gründen und wissen, daß meiner Hände Arbeit für mich und meine Kinder nützt."

Emil erfährt also, daß seiner Hände Arbeit „für die anderen" geschieht, daß er einen fremden Acker bestellt und sein eigenes Feld brach liegen bleibt. Darin spricht sich zunächst einmal aus, daß ihm die „Pflicht", die er erfüllt, nicht nur als Dienst an seiner Mitwelt, sondern auch als Versäumnis der Erfüllung eigener Anliegen erscheint. Mit dem Ergreifen des Aufgegebenseins, im Sinne der vom Vater übernommenen Vorhabe, scheint ein eigener Acker Emils unbestellt zu bleiben. Ein wesentlicher Bereich ihm überantworteten eigensten Seinkönnens wird offenbar verfehlt. Diese Zusammenhänge treten auch in einem zweiten Traum deutlich zutage:

„... beim Militär. Wir waren auf einem Gepäckmarsch im Gelände und sollten einen Berg besteigen. Die anderen waren nicht da, ich fürchtete, sie könnten schon weit voraus sein, wußte es aber nicht genau. Der Rucksack war sehr schwer, ich hatte noch fremdes Gepäck aufgeladen bekommen. Ich hätte gerne gewartet und das Gepäck für kurze Zeit abgestellt. Ich sah überall Leute und die durften keinesfalls sehen, daß ich schlapp mache. Ziemlich erschöpft ging ich weiter, der Berg wurde immer größer je näher ich kam, und selbst das Gepäck schien schwerer zu werden."

Dieser Traum, der auch andeutungsweise Aufschluß über Emils Weg in die Depressionsphasen gibt, wird uns später noch einmal beschäftigen. Hier bewegt uns die Aussage, das Emil „fremdes Gepäck" trägt und, der Zuschauer wegen, nicht rasten darf, obgleich ihn die Last bereits erheblich drückt. Emil meint selbst dazu: „Ich habe mich immer sehr bemüht die anderen zufriedenzustellen ... Ein Tadel meiner Vorgesetzten wäre mir schrecklich gewesen."

In dieser Erfahrung, er trage die Last des anderen, bestelle einen fremden Acker und dürfe unter den Augen der Mitwelt nicht rasten, spricht sich nun eine bestimmte Abwandlung der Gewissensstruktur aus. Der Aufgabencharakter des Daseins erschließt sich Emil nicht unverstellt als Überantwortung eigensten Selbstseinkönnens in der Antwort eines liebenden Mitseins. Vielmehr steht Emil in seiner Erfahrung der „Pflicht" vor dem unabdingbaren Anspruch des Vaters, der Autoritäten, der Mitwelt überhaupt, der ihn an der Erfüllung eigener Anliegen — dem Bestellen des eigenen

Ackers — offensichtlich hindert. Damit unterliegt das Dasein der Herrschaft des „autoritären" Gewissens, das die Entfaltung des Selbstseinkönnens einschränkt [*190, 191*]. Ähnlich wie bei Peter Krumm verstellt das autoritäre Gewissen — hier allerdings unvollständig — den Ruf des existenziellen Gewissens. In der „gewissenhaften" Verwirklichung der vom Vater übernommenen Vorhabe, steht Emils Daseinsgang teilweise unter einem „fremden" Anspruch, der ihm den Ruf des existenziellen Gewissens in bestimmten Bereichen verstellt. Dabei besteht auch wieder, wie bei Peter Krumm, eine Dissoziation von *sozialer und individueller Haltung*, nur daß Emil in der Erfüllung der „Pflicht" auch gewisse eigene Anliegen verwirklicht und sich so immerhin vom Mitmenschlichen noch weitgehend in Anspruch nehmen läßt. Im Traumbild vom Bestellen des fremden Ackers, während der eigene liegen bleibt, spricht sich diese Dissoziation unmittelbar aus.

Im autoritären Gewissen ist für Emil der Ruf auf Überantwortung hin in eigenartiger Weise abgewandelt. An Stelle des entschlossenen Ergreifens der eigensten Möglichkeiten geht es ihm darum, den Vater oder die mitweltliche Autorität überhaupt zufriedenzustellen, ihr Zu-„Stimmung" zu finden [1]. In der auf solche Weise ängstlich „erarbeiteten" „Übereinstimmung" wird scheinbar eine bergende Heimat im Mitsein gewährt und zugleich der Abgrund unverwirklichter Mitseinsmöglichkeiten des Mitseins verdeckt.

Die „Überhöhung" der Wirklichkeit in Stimmung und Phantasie

Die Arbeitswelt gewährt nur in engen Grenzen eine Entfaltung des eigenen Seinkönnens. Die Enge, als Bestimmung der Räumlichkeit dieses Entwurfs, spricht sich nicht nur im Zwang des autoritären Gewissens, in der Beschränkung der Daseinsmöglichkeiten, sondern auch in zahlreichen Träumen aus. Emil sieht sich träumend oft in kleinen umzäunten Gärten, in alten Häusern mit engen, niedrigen Räumen oder gar eingeklemmt zwischen schweren Blöcken. Schließlich ist Emils Entwurf aus seinem Unterliegen unter Bedrückung und Versagung der Kindheitswelt hervorgegangen. So ist auch die Schwere und der Druck gegenwärtig, wenn Emil sagt: „ich werde ausgenützt". Deutlicher aber offenbart dies der Traum vom Gepäckmarsch, in Gestalt der drückenden Last des Rucksacks mit fremdem Gepäck, den Emil gerade noch zu tragen vermag.

Über Bedrängnis, Bedrückung und Versagung hinweg hatte Emil ursprünglich seinen Aufenthalt in der sentimentalen Gestimmtheit und in der Phantasie gefunden. Mit dem Eintreten in das Erwachsenenalter traten auch Emils phantasiegeborgene Hoffnungen zunehmend in den Anspruch der Verwirklichung. Damit vollzog sich

---

[1] Die Verdeckung des existenziellen Gewissens, als Vorruf auf das entschlossene Ergreifen der eigensten Seinsmöglichkeiten, durch eine „parasitäre" Entwicklung des „sozialen Gewissens" — die hier nur in bescheidenem Umfang besteht — spielt beim „sensitiven Charakter" eine ausschlaggebende Rolle. Dort tritt das ängstliche Besorgen der Ansprüche und Erwartungen der Mitwelt ganz an die Stelle der Erfahrung eigensten Schuldigseins in der Verfehlung des Selbstseinkönnens. Das Mitsein kann auf solche Weise nicht mehr befreiende Daseinspartnerschaft sein, in der das Dasein sich erschließend zu sich selber kommt. Es wird vielmehr zur beengenden, das Selbstseinkönnen vergewaltigenden Verstrickung (vgl. H. HÄFNER „Über sensitive Charakterentwicklung" in „Mehrdimensionale Diagnostik und Therapie", Stuttgart: Thieme 1958, S. 101).

eine Annäherung der im Element der Stimmung verbundenen Bereiche von Mitwelt und Phantasie. Sie läßt sich in zwei wesentlichen Leitlinien durch Emils Daseinsgang verfolgen, nämlich an der „Pflicht" [1] und an den besonderen Weisen liebenden Mitseins.

Schon in der Kindheit beginnt Emils „Verherrlichung" des Vaters. Er spricht vom „idealgesinnten" Vater und findet seinen Halt an einem Idol väterlicher Gerechtigkeit, wobei er sein Ausgeliefertsein an die ungerechte Eigenmächtigkeit des Vaters unterschlägt. Dieses Ereignis erschließt im Keim schon die weitere Entwicklung. In seiner phantasie- und stimmungsgetragenen „Idealisierung" überhöht Emil die unzureichende Wirklichkeit der anderen zu einem „Halt", der ihn vor dem Abgrund des Unterliegens unter die Bedrängnis bewahrt. Damit vollzieht er im wesentlichen das gleiche wie im Entwerfen seiner Phantasiewelt. Sie trug ihn, als erträumten König, der alle Feinde erfolgreich abwehrt, hinaus über eine bedrückende, eigenmächtige Mitwelt in die Illusion eines erfüllten Mitseins.

In solcher phantasiegetragenen Verherrlichung wird die Mitwelt für Emil erst zum bergenden, den Abgrund der Bedrängnis verbergenden Aufenthalt. Autoritäten und Vorgesetzte sind für ihn nicht nur Repräsentanten eines Amtes, die ihm seine Aufgaben zuteilen und ihre Erledigung überwachen, sondern „ein großartiger, warmherziger Mensch" oder ein „ungewöhnlich gescheiter und liebenswürdiger Chef". Damit gewinnt Emils Arbeit, ähnlich wie ursprünglich dem Vater gegenüber, den Charakter einer persönlichen Leistung für den Vorgesetzten. Dessen Zustimmung ist nicht einfach eine befriedigende Feststellung, daß die Arbeit genügt, sondern ein reiches Geschenk illusionsgetragener „Übereinstimmung". Allerdings ist Emil so in ganz besonderem Maße einer Versagung dieser Zustimmung ausgesetzt, und darin könnte der Abgrund von Bedrängnis und Versagung, der Bruch in seiner Daseinsverfassung möglicherweise wieder aufbrechen. Um so ängstlicher bemüht er sich, seine Vorgesetzten zufriedenzustellen.

Die sentimentale Gestimmtheit, in der sich Emil aufhält, ist also eine besondere, keineswegs unechte Weise des Stimmungshaften überhaupt. Werther [2] sagt einmal, „daß alle Beruhigung über gewisse Punkte des Nachforschens nur eine träumende Resignation ist, da man sich die Wände, zwischen denen man gefangen sitzt, mit bunten Gestalten und lichten Aussichten bemalt". In ähnlichem Sinne ist die „Überhöhung" und „Ausschmückung" für Emil eine Erhebung seiner Welt aus Enge, Schwere und Druck in die lichte Weite und Leichtigkeit von Stimmung und Phantasie. Deshalb ist Emil, wie er sagt, ein „Wenn-Mensch", der sich von seinen Phantasien forttragen läßt: „was alles hätte sein können wenn..."! Dennoch verfehlt er nicht die Wirklichkeit der Dinge, nicht einmal die Notwendigkeit, in seiner Arbeitswelt die Last des Aufgetragenseins auf sich zu nehmen. Er hat keinen „Realitätsdefekt" im Sinne des Verkennens alltäglicher Bewandtniszusammenhänge. Was er an „Wirklichkeit", wie Werther sagt, „in träumender Resignation" verfehlt, sind verschüttete Möglichkeiten eigener Entfaltung im Mitsein. Kaum etwas zeigt deutlicher die Versäumnis, seine faktischen Möglichkeiten in vorlaufender Entschlossenheit zu ergreifen, als die Vorläufigkeit wachträumenden Spielens: „Was wäre, wenn"! Auf diese Fragen

---

[1] Wenn fortan von „Pflicht" die Rede ist, so meinen wir damit ausschließlich im Rahmen dieses Falles jene Abwandlung des Mitseins, die das mitmenschliche In-Anspruch-genommen-sein als lastende Forderung der anderen und Beschränkung des eigenen Seinkönnens erfahren läßt.

[2] GOETHE, „Die Leiden des jungen Werther" I. Brief an Wilhelm vom 22. Mai.

werden wir im Zusammenhang der Räumlichkeit des Daseins gleich noch einmal zurückkommen müssen.

Im lebensgeschichtlichen Verlauf der Liebesbeziehungen ist die „Überhöhung" noch eindeutiger zu verfolgen. Zunächst findet Emil überhaupt keinen konkreten Weg zu jenen Partnerinnen, die er in seiner Phantasie hoch über jede menschliche Unzulänglichkeit hinausgehoben hat. Die erste intensivere Liebesbeziehung glückt ihm erst im Alter von 28 Jahren, nachdem er sich von den Eltern getrennt hat. Doch wird diese „Liebe" gleich zum Mittelpunkt seines ganzen Lebens. Obwohl die Freundin sich schließlich von ihm trennt, bleibt sie für Emil ein in der Erinnerung immer wieder aufgesuchter Hort vollkommener Erfüllung. Weshalb das so ist, läßt sich nur teilweise aus dem damaligen Geschehen selbst verstehen. Immerhin hatte Emil sein Vaterhaus verlassen, weil er dort den Ansprüchen der anderen ausgeliefert zu sein glaubte; mit dem Entschluß, endlich für sich und für die Anliegen seiner eigenen zukünftigen Familie zu leben, kam er nach Oberbayern. In dieser Situation gelang es ihm zum erstenmal, die Liebe eines Mädchens „für sich" zu gewinnen. Was darin exstenziell geschah, erschließt am besten jener „Höhepunkt" der Begegnung, der auch in Emils Erinnerung diese Liebe krönt.

Nicht zufällig war der Ort dieses Ereignisses ein Berggipfel. Berge spielen überhaupt in der Realität und in der Metaphorik von Emils Daseinsgang eine bedeutsame Rolle. Wenn Emil von Last und Schwere niedergedrückt ist, steht die Fülle seiner Aufgaben wie ein großer, unübersteigbarer Berg vor ihm. Im Traum hat er, beladen mit schwerem Gepäck, einen Berg zu besteigen, der im Näherkommen immer größer zu werden scheint. Selbst wenn die alltägliche Arbeit anwächst und liegenbleiben muß, spricht Emil von Akten-Bergen, die er nicht mehr bewältigen zu können glaubt. Wenn er also vor der Überantwortung des Daseins steht, vor der Last und Fülle aufgetragener Möglichkeiten, dann weiß sich Emil entmutigt am Fuße eines Berges, den es zu besteigen gälte. Anders in der Phantasie: Das Königsschloß seiner Phantasiewelt liegt auf dem Berge; selbst der innerweltliche Ort seines Phantasierens, das Weinberghäuschen, ist über die Tiefe der Alltagswirklichkeit hinausgehoben. In seiner Schwermut wandert Emil auf die Berge, um sich dort freier von Druck und Schwere zu fühlen, und schließlich der „Höhe"punkt seines Lebens, die eben erwähnte Liebesbegegnung, ereignete sich auf einem Gipfel. Im Erreichen des Gipfels, der Höhe, spricht sich also, wie wir schon bei Daniel Fürst erfuhren, der Augenblick glückenden Lebens, das Geschenk einer Erfüllung des Seinkönnens aus. Doch jene Höhe der Phantasie, die Emil das Glücken seines Daseins zu bescheren scheint, steht nicht im Maß der „anthropologischen Proportion", ist nicht geborgen in der Weite der Erfahrung und der Fülle verwirklichter Möglichkeiten [1].

---

[1] Den Unterschied einer gereiften, im Maß der anthropologischen Proportion stehenden Höhe zur angemaßten, der Kommunikation entfremdeten Höhe der Verstiegenheit kann nichts eindrucksvoller erweisen als die Gegenüberstellung zweier Gedichte von NIETZSCHE und HÖLDERLIN:

„Hoch wuchs ich über Mensch und Tier;
und sprech ich — niemand spricht mit mir.
Zu einsam wuchs ich und zu hoch —
ich warte: worauf wart' ich doch?
Zu nah ist mir der Wolke Sitz, —
ich warte auf den ersten Blitz."

— NIETZSCHE, „Pinie und Blitz" —

Damit erweist sich, daß die „Überhöhung" der Wirklichkeit in der Phantasie, von der wir gesprochen haben, einen existenziellen, in der Räumlichkeit des Daseins wurzelnden Sinn hat. Indem Emil die Wirklichkeit von Welt und Mitwelt „schwärmerisch-sentimental" überhöht, hebt er zugleich sich selbst aus der Tiefe des Unverwirklichten, Unerfüllten in die Höhe eines scheinbar glückenden Daseins. In der Ängstigung vor dem Abgrund wird die Stimmungswelt als wesentliches Strukturglied der Fassade fixiert. Emil vermag sich auch nicht mehr auf „sein Recht", seine eigentlichsten Ansprüche einzulassen, denn damit bräche die Kluft zwischen der illusionär-sentimentalen Fülle und der Leere unerfüllter Daseinsanliegen auf. Psychoanalytisch gesprochen wird die Stimmungswelt zum Abwehrmechanismus. Emil aber bleibt abhängig von der Zu-stimmung der Mitwelt zu allem, was er tut.

Dieses Existieren in einer phantasiegetragenen Überhöhung der von Enge, Schwere und Versagung bedrängten Welt spricht sich auch im ganzen Sprach- und Gebarensstil aus. Emil spricht häufig in einer „erhabenen", rührseligen Weise. Er gebraucht nicht nur oft „hohe" Worte, die in ihrer „unangemessenen Überhöhung" der kommunikativen Wirklichkeit „gestelzt" oder auch „schwülstig" wirken[1]. Er „erhebt", auch in seinen etwas formschwachen, lyrischen Produktionen, die ganze Natur zum „großartigen Tempel ewiger Schönheit" oder zur „lieblichen Heimat der trauernden Herzen". Dennoch erlaubt ihm gerade die stimmungsgetragene Überhöhung der Welt im Verdecken des Abgrunds von Unerfülltheit und Bedrängnis sich auf die „Niederungen" der Wirklichkeit in gewisser Weise einzulassen: *Die Gestimmtheit ist*, wie wir schon sahen, *das Medium, durch das die erfüllunggewährende Phantasie und die „enttäuschende" Wirklichkeit in eine einheitliche Weise des In-der-Welt-seins eingehen — eben in die „überhöhte" Welt*.

Der gemeinsame Augenblick mit der Freundin auf dem Gipfel des Berges war für Emil, wie wir jetzt verstehen, ein Moment erfüllten, geglückten Daseins. In der phantasiegetragenen Erhöhung der kommunikativen Wirklichkeit zur „vollkommenen" Übereinstimmung schienen die immer unerfüllten Anliegen Emils im Mitsein

>„... und einsam, o Fürstin! ist
>Das Herz des Freigebornen wohl nicht
>Länger im eignen Glück; denn würdig
>Gesellt im Lorbeer ihm der Heroe sich,
>Der schöngereift, der echte; die Weisen auch,
>Die unsern sind es wert; sie blicken
>Still aus der Höhe des Lebens, die ernsten Alten."
>
>— HÖLDERLIN, „An die Prinzessin Auguste von Homburg" —

---

[1] In dem „Gestelzten und Schwülstigen", kurz in der Überhöhung des Selbstseins durch eine „Manier" kommt ein Element von Manieriertheit zum Ausdruck. L. BINSWANGER („Verstiegenheit, Verschrobenheit, Manieriertheit" a.a.O., S. 173) hat aufgewiesen, daß das Dasein im Sich-emporwinden zur Manier „krampfhaft einen Boden sucht, auf dem es stehen und an dem es Halt finden zu können sich vermißt". Manieriertheit ist im Grunde ein verzweifeltes Fliehen vor der Unheimlichkeit und Bodenlosigkeit, der das Dasein wirklich ausgesetzt ist. Doch ist bei Emil nur ein Ansatz zur Manieriertheit vorhanden, keineswegs ist sein Daseinsgang in der Manier schon „an ein Ende geraten". Abgesehen von der Tatsache, daß er noch in einem Bereich ergriffener Überantwortung steht, ist es vor allem die Stimmung, die Emils Entwurf nicht in den Fesseln der Manieriertheit erstarren läßt. Als verbindendes Medium — etwa in der „Übereinstimmung" — erschließt sie ihm immerhin noch einen begrenzten Bezirk von Kommunikation, der stets die Möglichkeit offenläßt, in ihm auch das Selbstseinkönnen weiter zu ergreifen.

unbeschränkt verwirklicht zu sein. So war er hinausgehoben über Schwere und Druck; die ganze Welt, die ihm zu Füßen lag, schien ihm in ihrer lichten, unbegrenzten Weite zu „gehören". Seine „Überhöhung" des keineswegs ganz erschlossenen, liebenden Miteinanderseins sprach sich aus, wenn er sagte: „Wir waren ein Herz und eine Seele"; deutlicher noch zeigte sie sich in der Überreichung des Edelweiß', mit der Emil die „edelste der Blumen" der „edelsten der Frauen" übergab. Wohl besagt solche Metaphorik, daß er das „Beste" seiner selbst dem Menschen schenken möchte, der auch ihm den „Gipfel" der Erfüllung zu gewähren schien. Doch kann dieses Geschenk höchstens eine Verheißung sein, deren Verwirklichung dem liebenden Behüten des sich entfaltenden Seinkönnens in der Gemeinsamkeit überantwortet ist. Gerade dies vermag Emil nur in engen Grenzen zu vollziehen. Er hat mit der „Überhöhung" zugleich die volle Wirklichkeit des Partners unterschlagen, hat, die Bedrängnis von Versagung und Enttäuschung verdeckend, seinen Aufenthalt in den Höhen vorweggenommener Erfüllung gefunden. Damit tritt seine Liebe zumindest nur sehr begrenzt und unvollständig in die Geschichtlichkeit der wachsenden Entfaltung und Erschlossenheit des Mitseins ein.

Die Begründung, weshalb sich die Freundin bald von ihm trennt, ragt wie eine Mahnung in seinen ganzen Daseinsgang hinein: „Du bist ein Träumer", ... „Dir müßten erst die Augen aufgehen". Erst wenn er „sehend" werden könnte, wenn er sich aus den erträumten Höhen seiner Eigenwelt — dem „idios kosmos" — herablassen könnte auf die unverhüllte Wirklichkeit des Mitseins — den „koinós kosmos" —, dann würde Emil auch die wirkliche Fülle der Liebe „aufgehen". Denn nur im entschlossenen Ergreifen der überantworteten eigensten Möglichkeiten, die sich wachsend in der Gemeinsamkeit des Mitseins erschließen, gründet Selbständigkeit und Beständigkeit von Liebe zugleich.

Erst in seiner Ehe gelingt es Emil eine Liebe zu gewinnen, die Bestand hat. Wohl lebt er auch mit seiner Frau gemeinsam in einer phantasieüberhöhten, stimmungsgetragenen Wirklichkeit. Sie teilt mit ihm die „schwärmerische Naturliebe", die Freude am gefühlstrunkenen Singen und Feiern; sie hat sogar „den gleichen Geschmack", die gleichen Ansichten und dokumentiert darin die tiefe „Übereinstimmung", in der sie und Emil leben. Wohl behütet sie damit seinen Weltentwurf des Enge, Schwere, Druck und Versagung verdeckenden Aufschwungs in die lichte Weite von Stimmung und Phantasie. Doch gelingt es Emil nicht mehr, die vollkommene Erfüllung der Anliegen, das Glücken der Liebe zu „erträumen" wie in jener Liebesszene auf dem Berggipfel. Seine Ehe vermag sich nicht mehr im Rausch des Augenblicks unbegrenzter Übereinstimmung aufzuhalten. Sie ist eingetreten in die Notwendigkeit des geschichtlichen Fortgangs, in der auch die Wahrheit des Unverwirklichten auf irgendeine Weise an den Tag kommt. Sie ist eingetreten auch in die faktische Überantwortung des Füreinandersorgens. Damit hat die „Pflicht", der Aufgabencharakter des Lebens, zwangsläufig in Emils Ehe Eingang gefunden. Emil spricht dies aus, wenn er sagt, seine Frau habe er auch aus „Pflicht" geheiratet, er habe *für sie* viel Gutes getan.

Mit dem Zwang, auch die Ansprüche des Partners zu erfüllen, ist für Emil jedoch die Vollkommenheit illusionsgetragener Übereinstimmung und Erfüllung gestört. Die Schwere, die drückende Last des Unerfüllten ist bereits in der Pflicht, allerdings noch nicht unverhüllt, anwesend. Im Bruch zwischen existenziellem und autoritärem Gewissen, zwischen individueller und sozialer Haltung ist jedes In-Anspruch-genommen-sein von Mitwelt ursprünglich belastet mit Enge, Schwere und Druck. Die Erfüllung der eigensten Anliegen scheint nur dort offen zu stehen, wo der Partner sich ganz auf Emils Ansprüche einzulassen vermag und ihn nicht nötigt, aus der lichten Weite und Höhe der Stimmung und Phantasie in die faktische Überantwortung des alltäglichen Lebens einzutreten. So vermochte die „Liebe" seiner Frau, obwohl — oder gerade weil — sie ihren Aufenthalt in der „Schwebe" stimmungsgetragener Überhöhung der Wirklichkeit fand, Emil nicht ganz zu „erfüllen". Sie trat weder in die Offenheit der Überantwortung als wachsende Erschließung der Kommunikation noch in die unbegrenzte Übereinstimmung als Illusion ihres Geglücktseins ein. Aus diesem bedrängenden Mangel, der die verfehlte Verwirklichung seines Seinkönnens entbergen konnte, erhob sich Emil in seine Eigenwelt der Phantasie. Er träumte von der Vergangenheit, die ihm scheinbar einen Moment vollkommenen Glückens der Liebe geschenkt hatte, und von der Zukunft als Hoffnung, im Alter einmal von aller Pflicht befreit zu werden.

Die „Phasen" depressiver Verstimmung

Es wäre verfehlt, wollte man die depressiven Stimmungsschwankungen als abgegrenzte Phasen aus dem Zusammenhang des Daseinsganges herausnehmen. Von der Kindheitswelt an zeitigt sich Emils Dasein weitgehend im Medium der jeweiligen Gestimmtheit. Dabei kam auch der schwermütigen Stimmung eine besondere existenzielle Bedeutung zu. Hinter ihr — dargestellt im Tränenmeer — verbargen sich die unerfüllten Anliegen und verschütteten Hoffnungen. In den späteren „Phasen" von depressiver Verstimmung scheint das Dasein vorübergehend von dorther überflutet zu werden. Wie kann es nun dazu kommen?

Emils Dasein ist ausgespannt zwischen „Unterdrückung", Enge und versagter Erfüllung eigener Anliegen einerseits und der phantasiegetragenen Weite und Höhe vorweggenommener Erfüllung andererseits. Über diesen Bruch hinweg findet Emil seinen Aufenthalt in der stimmungsgetragenen Überhöhung der Welt. Sie verhüllt ihm Druck und Bedrängnis, lichtet die „Wände" seines Gefängnisses und birgt ihn dennoch auf einem schmalen Boden der Überantwortung und Wirklichkeit, ausgelegt als „Pflicht". In diesem engen Bereich vermag Emil den Aufgabencharakter des Daseins, allerdings auf modifizierte Weise, anzunehmen: Überantwortung ist hier immer schon ausgelegt als Anruf des autoritären Gewissens, als Anspruch der anderen und Versagung eigener Anliegen. „Ich werde ausgenützt" ist Emils kürzeste Formulierung dieses Tatbestandes. Das autoritäre Gewissen überdeckt also in einem bestimmten Bereich den Ruf des existenziellen Gewissens oder belastet ihn zumindest mit ungewöhnlicher Schwere und Last.

Was daraus hervorgeht, zeigt sich wiederum am Traumbild vom Gepäckmarsch. Beladen mit eigener und zusätzlich fremder Last steht Emil unter dem Zwang der Mitwelt, das Aufgetragene, ohne „schlapp zu machen", zu erfüllen. Dieser Anspruch fordert von ihm nicht nur bedingungslose Erfüllung — um nicht aus der „Übereinstimmung" in den Abgrund der Bedrängnis herauszufallen — sondern auch eine Versagung wesentlicher eigener Anliegen. Deshalb gelangt Emil im Traum vom Gepäckmarsch trotz seines Mühens nicht zum Ziel. Der Berg des unverwirklichten eigenen Seinkönnens scheint sogar noch zu wachsen, während Emil sein schweres Gepäck näherschleppt. In vermindertem Maße steht er damit in einer ähnlichen Situation wie Peter Krumm, der mit jedem Schritt in der vom Vater auferlegten Vorhabe ein Unterliegen unter den Druck des Fremden und ein Versäumen der eigenen Anliegen erfuhr.

Peter Krumm versagte unter einer solchen Last völlig; er vermochte sich nur dort in die Zukunft zu entwerfen, wo ihm eine illusionsgetragene, bergende Ordnung die Erfüllung seiner Anliegen schwerelos zu gewähren schien. Emil Barth aber war in der Vorhabe der Pflicht durchaus noch ein gewisser Bereich der Verheißung erschlossen, der ihm beispielsweise in der Zu-Stimmung der anderen eine Erfüllung abgewandelter eigener Ansprüche versprach.

Emil war wohl ein „fleißiger" Arbeiter — unter dem Zwang stets die Zufriedenheit, die Zustimmung des Vaters und der Vorgesetzten zu erreichen —, aber er stand oft an der Grenze des Leistenkönnens. Darin kommt die übermäßige Schwere, die „fremde" Bürde und die Unterdrückung des „Eigenen" in dieser eigenartigen Weise der Pflichterfüllung zum Vorschein. Uns scheint, daß diese, durch die Besonderheit ihrer Gewissensstruktur gekennzeichnete Daseinsverfassung bei manchen Depressiven von ausschlaggebender Bedeutung ist.

Emil konnte — in der Sprache des Träumers gesprochen — nicht einfach mit den anderen marschieren, sondern er mußte vornedran sein, obwohl ihn die Last fast niederdrückte, oder gänzlich zurückbleiben. Längst vor den Phasen von Depression hatte er das Gefühl, gerade noch durchhalten zu können. Auch im „Druck" auf der Brust, den Emil viele Jahre hindurch morgens vor der Arbeit verspürte, oder in der „Erschöpfung" kurz vor dem Urlaub, kommt sein drohendes Unterliegen unter die Last des In-Anspruch-genommen-seins zum Vorschein. In diesem Zusammenhang spricht der Volksmund gerne von „Überarbeitung", wobei allerdings nur der allgemeine und nicht der je eigene existenzielle Bezug von „Pflicht" und „Leistung" gesehen wird.

Nun hat das Leisten von Arbeit, die Erfüllung von Ansprüchen der Mitwelt gemeinhin einen Charakter von Last und Schwere. Geborgen in der vorlaufenden Entschlossenheit zum eigensten Sein-können, sollte allerdings die Verwirklichung mitweltlicher Ansprüche in einem rechten Maß zu den zugleich erfüllten eigensten Anliegen stehen. Dennoch bleibt aus der Endlichkeit des Daseins[1] notwendig ein „Überhang" an Last und Schwere. So steht unser Dasein nicht alleine von der Leistung und Erschöpfung des Leibes her, sondern als Ganzes im Wechsel von Arbeit und Muße, von Überantwortung und Entlastung, von Schwere der Pflicht und Leichtigkeit der Feste. „Es leben die Sterblichen von Lohn und Arbeit, wechselnd in Müh' und Ruh" sagt HÖLDERLIN („Abendphantasie") und bei GOETHE lesen wir beispielsweise: „Tages Arbeit abends Gäste / Saure Wochen, frohe Feste / sei dein künftig Zauberwort" („Schatzgräber")[2].

---

[1] Ganz abgesehen von der Tatsache, daß Arbeit im allgemeinen weitgehend in der Selbstvergessenheit und Zerstreuung mitweltlichen Besorgens aufgeht, in der das Dasein nicht zu sich selbst kommen kann. In diesen Verweisungsbezügen kann Arbeit auch zur „Seinsentlastung" pervertieren, die den Abgrund verfehlten Selbstseinkönnens verdeckt. Zu sich selbst, zum Glücken seines Daseinsganges, kann jedenfalls das Dasein nur kommen, wenn es sich aus dem Aufgehen in der Zerstreutheit alltäglicher Besorgnisse auf sein eigenstes Seinkönnen zurückrufen läßt.

[2] Im alltäglichen Brauch ist das zeitliche Moment dieses Wechsels in eine Periodik gegliedert. Sie hält sich keineswegs alleine an den Rhythmus von Tag und Nacht, von Wachen

Von solchem Wissen um die Zeitlichkeit der Schwere und Last her müßte man sich fragen, wie lange vermag Emil eigentlich durchzuhalten, wenn er sich, von der Schwere niedergedrückt, schon am Rande seines Leistenkönnens glaubte? Wir werden darauf keine Antwort geben können. Die Last ist immer auch vom Tragenkönnen dessen bestimmt, der sie trägt. Der Zeitpunkt, in dem sich jemand als krank erklärt, wird in unterschiedlichem Ausmaß auch von ihm selbst her mitentschieden. Die Frage ist dennoch legitim gestellt und läßt uns an die Möglichkeit denken, daß auch ohne zusätzliche Be-„lastung" bei derartigen Fällen in unbestimmten zeitlichen Abständen ein zeitweiliges Unterliegen unter die Schwere eintreten könnte. Welche Konsequenzen für das Verständnis gewisser phasischer Depressionen daraus folgen, läßt sich vorerst nur erahnen.

Unser Interesse gilt jedoch jenen Verstimmungsphasen bei Emil, deren Beginn und Ende uns aus seinem Bericht und teilweise aus der Beobachtung bekannt sind. Da erfahren wir, daß nicht alleine die vermehrte Arbeit, sondern auch das Anwachsen des Unerledigten Emil be-„lastete". Er kann — wie er sagt — „Unerledigtes kaum ertragen". Im Beginn seiner Depression stand die Menge dessen, was er noch schaffen sollte, „wie ein unbesteigbarer Berg" vor ihm, und zugleich quälte ihn der Gedanke „ich schaffe es doch nie". Es geht also offensichtlich gar nicht alleine um „Erschöpfung", sondern auch um das Aufbrechen der Last und Schwere bevorstehender Aufgaben. Wenn Emil sonst danach trachtete „gewissenhaft" alles zu erledigen, möglichst jeden Abend seine Arbeit abzuschließen, so spricht sich auch darin aus, daß mit dem „Berg" der unerledigten Arbeit eine tiefere Bedrängnis droht.

Worum es dabei eigentlich geht, kommt im Beginn der Verstimmung selbst deutlicher zum Vorschein. Emil ist nämlich nicht einfach nur erschöpft oder müde. Er klagt auch über „Bedrücktheit", quälende Unfähigkeit die kleinsten Arbeiten zu verrichten, über Kopfdruck, Druck auf der Brust, über ein Gefühl als müßte er „gegen eine Last ausatmen". Im Gegensatz zu dieser radikalen Entmutigung vor jeder Aufgabe war Emil keineswegs ganz ohne Hoffnung. Er versicherte uns sogar, daß der Zustand bestimmt in einiger Zeit wieder abklingen werde. In dieser merkwürdigen Melancholie, die sich auf eine tiefe Entmutigung gegenüber der Aufgabensituation des Lebens zu beschränken scheint, bricht das alte Thema „Druck und Schwere" wieder auf. Wie in der Kindheitswelt unterliegt das Dasein der Last und Bedrückung, die sich auf verborgene Weise im Leiblichen und nicht einfach offen in der mitmenschlichen Kommunikation zeigt.

Für Emil war In-Anspruch-Genommensein durch Mitwelt immer schon ein Tragen fremder Last und eine Versagung eigener Anliegen. Sein vollständiges Erledigen, sein Abschließenwollen des Aufgetragenen, kommt nicht nur aus dem Zwang, Zustimmung zu erlangen, sondern ist zugleich ein Versuch der Befreiung von fremdem „Druck"

---

und Schlafen. Gott ruhte nach der „Genesis" am siebten Tage seiner Schöpfung. Die zeitliche Gliederung des Tages mit den Mahl- und Ruhezeiten, der Woche, mit ihren festgesetzten Tagen der Erholung oder der religiösen Einkehr, wird im Brauch unserer Gegenwart von Festtagen, Urlaub usw. noch ergänzt. Schließlich steht das ganze Leben in einer solchen Abfolge von „Pflicht" und Entlastung. Dem Kinde und dem Greis wird relative Freiheit von der Last des Sorgens für sich und andere gewährt; worin sie vielleicht beide allererst und endlich zu sich selber kommen sollten. Wenn Emil für sein Alter schon sehnsüchtig die „Befreiung" von seiner „Pflicht" erhofft, so spricht sich darin allerdings sein ganz besonderes Verlangen nach der Entlastung vom fremden Druck und nach dem Hegen alleine der eigenen Anliegen aus.

für das eigene Seinkönnen. Deshalb erträumt Emil auch in vielfältigen Gestalten seine eigene Welt stets als Ent"lastung" von der Aufgabensituation, sei es in der Sehnsucht nach der Muße des Alters, sei es in der Vielfalt seiner phantastisch entworfenen Wunschwelten. Wenn aber der „Berg" des Unerledigten anwächst, dann gelingt das alltägliche Bewältigen oder Verdecken des Aufgegebenen im Abschließen der Arbeit nicht mehr. Mit dem Aufbrechen der Schwere, des Drucks, im Bevorstand der unerledigten Aufgaben, ist zugleich die eigene Unerfülltheit, die versagte Entfaltung der eigenen Anliegen im Mitsein anwesend. In der Verstimmung öffnet sich wieder das „Tränenmeer" aus Emils Kindheit, der Abgrund an Schwermut, in dem die unerfüllten eigenen Anliegen verborgen sind.

Damit ist schon deutlich, daß sich — aufgebrochen an den unbewältigten alltäglichen Aufgaben — in der Verstimmung letztlich das existenzielle Gewissen als Ruf zum entschlossenen Ergreifen des eigensten Seinkönnens ausspricht. Aber dieser Ruf bleibt verdeckt. *Das autoritäre Gewissen verstellt und be-"lastet" die Verwirklichung des eigensten Seinkönnens mit dem „Druck" des fremden, versagenden Anspruchs und er-"schwert" so die Erschließung des wesentlich Eigenen im existenziellen Gewissen*[1].

Es gibt zu denken, daß der Berg in Emils Metaphorik zugleich die Fülle unbewältigter Aufgaben und das Ziel des eigenen Weges ist. In dem eigenartigen Verlauf der Schwermut kommt der zugrundeliegende Strukturzusammenhang zum Vorschein. Emil wird zunächst im „Nicht-mehr-können" seiner Depression, meist unter Verantwortungsübernahme durch seine Frau, vom Berg der unerledigten Arbeit entlastet. Doch bleibt es nicht beim bloßen Versagen vor jeder Aufgabe. Jede Erfahrung von Einschränkung, jeder Zwang oder Anspruch, die auf ihn zukommen, sind ihm Bedrängnis, gegen die er sich konsequent und verzweifelt zur Wehr setzt. Er stößt sich an den Fenstergittern, am militanten Ton eines Pflegers, an der Ausgangsbeschränkung. Der Zwang zur Tabletteneinnahme führt zur Schluckhemmung. Die Abordnung zur Arbeitstherapie verschlimmert die Verstimmung und ist für Emil beinahe Anlaß den Klinikaufenthalt abzubrechen.

Die Verstimmung umhüllt also Emil wie ein Schutz gegen jegliche Erfahrung von äußerem Druck, von Zwang oder Forderungen. Sie entrückt ihn aber auch der Überantwortung seines eigensten Seinkönnens, die gerade in der „Bedrücktheit" näher zu kommen schien. Wohl bricht in Emils Schwermut die tiefe Unerfülltheit der eigenen Anliegen auf, ja sie wird nahezu zum ausschließlichen Thema seiner Verstimmung. Aber die Weise, in der sie sich ausspricht und austrägt, verstellt den konkreten Weg ihrer Erfüllung: Emil kann Welt und Mitwelt nicht mehr in ihrem Eigensein annehmen; er vermag sich in keine Ordnung zu fügen, die ihn in Anspruch nimmt. Statt dessen beansprucht er seine Mitwelt in Gestalt der Bäder- und Massagebehandlung oder in der Pflege durch seine Frau. Seine Anliegen erfahren, in der entstellten Form des eigenen Anspruchs auf passives Umsorgtsein und auf Zustimmung der anderen, wieder eine verstümmelte, aber in ihrer Befreiung von „fremden" Ansprüchen vollkommen erscheinende Erfüllung, ähnlich wie in der Kindheit. Zudem tragen ihn Stimmung und Phantasie bei seinen Bergwanderungen, abspringend von der verweltlichten Höhe, wieder hinauf in die Schwebe der Stimmungswelt.

---

[1] Die Klärung dieser Zusammenhänge verdanken wir in besonderem Maße unseren Gesprächen mit L. A. BINSWANGER, was wir an dieser Stelle ausdrücklich hervorheben möchten.

Noch einmal wird deutlich, was uns schon in der Kindheitswelt Emils begegnete. Solche Schwermut ist, wie Emil uns selbst sagt, eine „süße Traurigkeit". Sie umgibt ihn wie eine schützende Hülle und behütet ihn vor den Ansprüchen der Mitwelt [1]. So verdeckt sie ihm zugleich den Abgrund der Unerfülltheit des eigenen Daseins und öffnet ihm eine illusionsgetragene Erfüllung der eigenen Anliegen in Phantasie und Übereinstimmung. „Auch halt' ich mein Herzchen wie ein krankes Kind; jeder Wille wird ihm gestattet" sagt Werther [2] treffend im Zusammenhang mit seiner „süßen Melancholie". Auf solche Weise gelingt der Aufschwung aus der Überwältigung durch Last und Enge in die „phantasieüberhöhte Wirklichkeit" neu. Im Folgezusammenhang dieser Schwermut selbst, deren Strukturgefüge schon im „Tränenmeer" erkennbar ist, geschieht also die Überwindung der Depression. Schließlich kann Emil auch wieder zurückkehren an die Arbeit. Er kann den Aufgabencharakter des alltäglichen Lebens auf sich nehmen, weil die Unerfülltheit seines eigensten Seinkönnens wieder verborgen ist. Last und Schwere sind erneut „tragbar" geworden, wobei allerdings die phantasiegetragene Überhöhung der Wirklichkeit weiter mit „trägt". Die Rückkehr in den eingeschränkten Bereich von Aufgegebensein geschieht im Grunde wiederum aus dem verborgenen Anstoß des existenziellen Gewissens. In der Schwebe des stimmungs- und illusionsgetragenen Existierens, ausschließlich um der eigenen — abgewandelten — Anliegen willen, kann nämlich die wirkliche Erfüllung nicht eintreten. Emil fühlt sich selbst nach einiger Zeit unbehaglich in seiner „süßen Traurigkeit", er erfährt das Nahen einer neuen Bedrängnis von Unerfülltheit. So kehrt er zurück auf jene andere Seite der Alternative, auf der ihm ein höchst begrenztes Glückenkönnen des konkreten Lebens erschlossen ist, in die Welt der „Pflicht".

Das ganze Geschehen in seinem Wechsel offenbart also — wenn auch auf abgewandelte Weise — den Ruf des existenziellen Gewissens. Dennoch geschieht sowohl in der Schwermut, als auch in der Rückkehr zum Erledigen der alltäglichen Aufgaben, genauso wie im leiblichen Bedrücktsein oder in der phantasie- und stimmungsgetragenen Überhöhung der Wirklichkeit, die Verdeckung des existenziellen Gewissens. Damit geht der Aufbruch der Unerfülltheit in der Depression vorüber, ohne daß Emil aus dem existenziellen Stillstand wesentlicher Daseinsweisen heraustreten könnte, in die Verwirklichung dieser ihm überantworteten Möglichkeiten als Fortgang der eigenen Geschichtlichkeit. Wenn RILKE sagt

„Ich liebe meines Wesens Dunkelstunden
in welcher meine Sinne sich vertiefen" — ‚Stundenbuch' —

so meint er damit den seinserschließenden Sinn einer Schwermut, — die „Gravitation der Seele nach der großen Mitte" (GUARDINI [*192*]) — auf deren Grund sich die Unerfülltheit und Überantwortung des eigensten Seinkönnens enthüllt. Emil aber sind, wie seine Freundin vor langer Zeit zu ihm sagte, die Augen nicht aufgegangen. So bleibt er auch weiterhin von der Wiederkehr seiner Verstimmungsphasen bedroht.

---

[1] Wir wollen hier die KIERKEGAARDsche Unterscheidung von „guter" und „böser" Schwermut, wie wir es in anderem Zusammenhang getan haben („Zur Daseinsanalyse der Schwermut"; Zschr. Psychoth. **8**, 223 [1959]) ausdrücklich nicht anwenden. Sie beinhaltet einen anderen Sinn, nämlich den der Trennung einer zerstörerischen Schwermut, in der alle Hoffnungen geschwunden sind, von jener, in der die „Sinne sich vertiefen", auf deren Grunde der Mensch auf sein eigentliches Sein gewiesen wird. Dagegen läßt sich die psychoanalytische Hypothese vom „narzißtischen" Charakter einer solchen Schwermut von den dargestellten Strukturzusammenhängen her gut begründen.

[2] a.a.O. I. Brief an Wilhelm vom 13. Mai.

Zusammenfassung und Verlaufsgestalt

Bei Emil Barth scheint es zunächst unmöglich, die zugrundeliegende Verlaufsstruktur in ihren wesentlichen Verweisungen zu erhellen. Abgesehen davon, daß wir den Horizont des Geschehens nicht so umfassend freigelegt und dargestellt haben wie in den vorhergehenden Fällen, stellt uns die Unabgeschlossenheit dieses Daseinsganges vor ungleich größere Schwierigkeiten. Zudem scheint die Zeitigung des Daseinsgeschehens nur teilweise von der „starren Konsequenz" einer bestimmten Alternative beherrscht zu sein. So wollen wir uns darauf beschränken, die Verlaufsstruktur von dorther aufzuweisen, wo die Entfaltung der Erfahrung eingeschränkt ist, und ein wesentlicher Daseinsbereich nicht in den Fortgang der Geschichtlichkeit eintritt.

Die Alternative von Pflicht- und Phantasiewelt — wie wir sie vorläufig einmal benannt haben — ließ sich in ihrem Folgezusammenhang bei Emil bis in die Kindheit zurückverfolgen. In der Aufdeckung dieser Geschehensstruktur verweist sie auf die „Entmutigung", als eine Weise des Unterliegens unter eine Mitwelt, die keinen bergenden Aufenthalt für die Entfaltung bestimmter, wesentlicher Seinsmöglichkeiten zu gewähren schien [1]. Die mitweltlichen Anliegen und Seinsmöglichkeiten Emils, die der Entmutigung zum Opfer fallen, haben ein eigenes Schicksal, das sich offenbar schon früh vollzieht: Sie versinken in einer anonymen Schwermut — dem „Tränenmeer" — in der von ihrem Sinn und ihrer Herkunft nur das Verlangen übrigbleibt, „sich auszuweinen". Die Schwermut selbst, die sich beispielsweise auch als Bedrücktheit, Druck im Leibe, als begrenzte Hoffnungslosigkeit oder auch als Verschlossenheit äußert, weist die Anliegen, um die es ursprünglich ging, nicht mehr aus. So bleibt sie als eine fremde Klippe im Strom des sich entfaltenden Daseins unveränderlich stehen.

Stimmungen und Affekte, die scheinbar zusammenhanglos aus unserem alltäglichen Lebensgeschehen herausragen, gibt es zweifellos nicht nur bei Psychopathen. Sieht man von den rein biologisch-körperlich aufgeworfenen Schwankungen ab, so bleiben beispielsweise ähnliche Erscheinungen bei Neurosen übrig, die dort im Abwehrmechanismus der Affektverschiebung oder -isolierung nach ihrer Herkunft psychologisch interpretiert werden. Uns scheint jedoch der Bruch zwischen Befindlichkeit (Stimmung) und Thematik, dem wir schon bei Daniel Fürst begegnet sind, bei manchen Psychopathen und bei phasischen Stimmungspsychosen eine gewichtigere Rolle zu spielen als in den Neurosen. Die äußere Ähnlichkeit Daniels mit dem manischen Syndrom und Emils Nähe zur phasischen Depression entsprechen — wie wir vorerst nur andeuten können — gewisse Gemeinsamkeiten im Wesen, d. h. im zugrundeliegenden Strukturgefüge. Vielleicht ist sogar schon das Versinken wesentlicher Daseinsanliegen in einer anonymen Schwermut bei Emil — und bei den entsprechenden Psychopathien überhaupt — umfassender als in den vergleichbaren Neurosen. Der Wesensunterschied findet sich allerdings — soweit wir sehen — erst in der spezifischen Weise des Existierens selbst — beispielsweise in der „Fassade".

---

[1] Wir wollen nicht versäumen, auch an dieser Stelle wieder zu betonen, daß mit solchen Aussagen keine objektive Charakteristik der Mitwelt, etwa der Eltern Emils gegeben ist. Vielmehr treffen diese Feststellungen ausschließlich auf den inneren Geschehenszusammenhang und die besonderen Mitseinsweisen zu, worin sich Emils Dasein entfaltete. Wenn auch die Mitwelt, wie sie Emil widerfuhr, darin eingeschlossen ist, so ist sie doch auch immer schon auf jene spezifische Weise ausgelegt, in der sie in den Verweisungszusammenhang dieses einen, individuellen Daseinsgeschehens eingegangen ist.

Denjenigen eigensten Seinsmöglichkeiten, die im „Tränenmeer" versunken sind, ist der Weg einer Verwirklichung verstellt. In diesem existenziellen Stillstand bestimmter Daseinsmöglichkeiten, in ihrer Verschlossenheit gegen den Fortgang der Geschichtlichkeit, wurzelt bereits die „starre Konsequenz" der anonymen Schwermut. Druck, Enge und Entmutigung bleiben als drohender Abgrund der Unerfülltheit — als „Tränenmeer, das nie leergeweint werden konnte" — im Daseinsgeschehen stets „gegenwärtig". Die Entfaltung der Erfahrungen vollzieht sich deshalb dort, wo sie gelingt, höchst einseitig. Die Bedrängnis des Abgrunds und damit auch die unerfüllten eigenen Anliegen werden gemieden, verdeckt. Emil vermag so vor allem nicht in die Verwirklichung des Selbstseinkönnens im Mitsein einzutreten. Das spricht sich beispielsweise in seiner Verschlossenheit gegenüber einer unmittelbaren Kommunikation, im Unvermögen zur Selbstpreisgabe aber auch zur offenen In-Anspruchnahme der anderen im Mitsein aus.

Eine begrenzte Verwirklichung der eigenen Anliegen im Mitsein und damit auch ein konkreter Weg des Glückens schien Emil in der „Pflichterfüllung" erschlossen zu sein. Wenn er damit der Aufgabensituation des Daseins, im Gegensatz zu unseren ersten beiden Fällen, besonders gerecht zu werden schien, so zeigte sich doch darin eine eigenartige Abwandlung: „Pflicht" ist nämlich für Emil immer schon ausgelegt als Druck der fremden Ansprüche und versagte Erfüllung wesentlicher eigener Anliegen. Damit trägt die Verwirklichung eigenster Möglichkeiten in der Pflichtwelt, soweit sie überhaupt gelingt, den Charakter einer drückenden Last und Schwere. Das Maß zwischen der Verwirklichung eigener und der Erfüllung fremder Anliegen im Mitsein überhaupt scheint — was sich wiederum in Bedrücktheit, im Erschöpftsein und schließlich in der Depression ausspricht — verzerrt zu sein. Diesem „Unmaß" liegt eine Besonderheit der Gewissensstruktur zugrunde: Der Ruf des existenziellen Gewissens auf das eigenste Seinkönnen hin ist immer schon weitgehend als Anspruch eines autoritären Pseudogewissens — der Pflicht — ausgelegt.

Da der Aufgabencharakter des Daseins letztlich im existenziellen Gewissen wurzelt, wird auch seine Abwandlung deutlich: Emil verfehlt in seiner Pflichtwelt die Verwirklichung eines wesentlichen Bereichs überantworteter eigenster Möglichkeiten. Seine „Gewissenhaftigkeit", die ihn besonders auszeichnet, das beinahe zwanghafte Erledigen und Abschließen alltäglicher Aufgaben, ist zugleich ein Abtragenwollen der drückenden mitweltlichen Ansprüche und ein Verdecken der Unerfülltheit des eigenen Seinkönnens. In einer solchen Abwandlung des Aufgabencharakters zur einseitigen Pflichtwelt unterliegt das Dasein einer „fremden" Last, die das „Eigene" nicht recht zum Glücken bringen läßt.

Ähnlich wie bei den vorangegangenen Fällen, finden jedoch die verschütteten eigenen Anliegen einen Hort, der ihre Erfüllung leichthin zu gewähren scheint, die Phantasiewelt. Allerdings ist Emils Vorhabe hier auf eine eigenmächtige Ordnung, einen „idios kosmos" hin entworfen, worin Aufgabensituation und mitweltliches In-Anspruch-genommen-Sein unterschlagen sind. Die Alternative von Pflicht- und Phantasiewelt zeigt sich also fundiert durch die Dissoziation des „Eigenen" und „Fremden", die selbst wiederum in der eigenartigen Verstellung des existenziellen Gewissens durch ein autoritäres Scheingewissen begründet ist. In der illusionären Vorwegnahme der Erfüllung eigener Anliegen in der Phantasiewelt vollzieht sich, was uns nun schon mehrfach begegnete, die Scheinbewegung einer bedrängten Vergangenheit in eine uneigentliche Zukunft. Ihr Zeitigungsmodus entspricht dem existenziellen Stillstand, worin die „unterdrückten" eigenen Anliegen faktisch verharren.

Der Bruch zwischen der phantasiegetragenen Eigenwelt und dem, als Pflichtwelt ausgelegten „koinós kosmos" wird auch bei Emil — schon Daniel Fürst zeigte eine ähnliche Struktur — in der Einheitlichkeit einer Stimmungswelt verdeckt. Die ursprünglichen Anliegen werden abgewandelt, als Anspruch auf Zustimmung und Übereinstimmung, im Mitsein ausgetragen. Die besondere Weise der Gestimmtheit weitet die lastende und einschränkende Pflichtwelt zur *stimmungs- und phantasiegetragenen Überhöhung der Wirklichkeit*. *Diese „Fassade" ermöglicht Emil sein Dasein in der Enge der Pflicht zu vollziehen und zugleich in der illusionären Weite einer erfüllenden Gegenwart oder verheißenden Zukunft zu weilen.* So gelingt in der Fassade schließlich ein, wenn auch illusionsgetragenes Gleichgewicht zwischen eigenen und fremden Anliegen.

Die Fassade ermöglicht Emil also die Verwirklichung begrenzter Seinsmöglichkeiten in der Aufgabensituation, und zwar durch Überhöhung der enttäuschenden Wirklichkeit zu einer Zustimmung und Übereinstimmung gewährenden Mitwelt. Damit wird der bedrängende Abgrund von Druck und Versagen wenigstens streckenweise verhüllt. Das Schwelgen in gefühlvollen Erinnerungen an eine scheinbar geglückte Vergangenheit und die Illusion einer von Druck und Schwere befreiten, „erfüllten Zukunft" (Pensionierung) verdeckt beispielsweise die Faktizität einer unerfüllten Gegenwart.

Dieser Aufschwung über Enge und Schwere hinaus ist aus der Bedrängnis des Abgrundes gezeitigt. Er verfehlt in seiner Scheinerfüllung gerade die Verwirklichung derjenigen Möglichkeiten, um die es eigentlich ginge. Soweit Emil in dieser Scheinbewegung existiert, ist er dem Fortgang der Geschichtlichkeit verschlossen. Er steht soweit auch in der starren Konsequenz der Alternative von „eigen" und „fremd" und der hinter ihr verborgenen Entmutigung. Doch hält sich das Dasein mit seinem Existieren als Fassade nicht einfach in der Schwebe der Unentschiedenheit. Vielmehr ist dieser Stillstand, der nur einige wesentliche Daseinsweisen umfaßt, aus der eigenartigen Abwandlung des ganzen Daseinsgeschehens heraus von einem umfassenderen Zeitigungsmodus umgriffen: Dem Verfallen an die zunehmende Unerfülltheit oder Leere und seiner spezifischen Konsequenz. Wenn auch im Vollzug gerade dieser Konsequenz, die Überhöhung einer sehr begrenzten Selbstverwirklichung zur illusionsgetragenen Fülle der Stimmungswelt vorläufig unbegrenzt zu gelingen scheint, so droht doch der Abgrund von Leere und Entmutigung sich hinter der Fassade weiter auszubreiten.

Mit dem Aufweis der *stimmungs- und phantasiegetragenen Überhöhung der Wirklichkeit als spezifische Lebensform* Emils und ihrer Zeitigung, erscheint das „dauerpsychopathische" Erscheinungsbild zunächst begründet. Es äußert sich beispielsweise im sentimentalen Gefühlsüberschwang, im erhaben-gestelzten Stil, im Stimmungscharakter der Mitseinsweisen, aber auch in der besonderen Gewissenhaftigkeit und „Pflichterfüllung" und der geringen Be-„last"-barkeit.

Aus diesem Dauerzustand, der sich als ein höchst labiles Gleichgewicht erwies, treten nun die Verstimmungsphasen ohne einen besonders einschneidenden Anlaß hervor. Sie sind deshalb auch keine reaktiven Depressionen, wie sie K. Jaspers versteht, sondern in der klinischen Terminologie einfache „psychopathische" Verstimmungsphasen. Den Anstoß geben höchst alltägliche Ereignisse. Emil wird beispielsweise aus irgendeinem Grunde mit seiner Arbeit nicht mehr fertig. Mit dem angewachsenen Berg unerfüllter Aufgaben ist plötzlich der Druck der fremden Ansprüche wieder übergewichtig geworden. Damit tritt ins Licht, was im Grunde immer gegenwärtig war: die Unerfülltheit wesentlicher eigener Anliegen. In der Enthüllung der stets überdeckten Enttäuschung, in der schier untragbaren Last fremder Ansprüche, schlägt die Stimmung wieder um in Bedrücktheit und Schwermut. Die Entmutigung, das „Tränenmeer" überflutet eine Weile jede Vorhabe und Hoffnung [1].

Gerade in dieser anonymen Schwermut, die ihren Sinn und Ursprung nicht mehr ausweist, fängt sich jedoch das Dasein wieder. Die ursprünglichen Anliegen und damit auch der konkrete Weg einer möglichen Befreiung vom „Tränenmeer" bleiben verdeckt. Die Stimmung verhüllt als „süße Melancholie" den drohenden Abgrund des Unverwirklichten, indem sie jede Bedrängnis von Druck und fremden Ansprüchen abweist. In solcher Ent-„Lastung" gelingt dann auch die Verwirklichung der abgewandelten eigenen Ansprüche im Mitsein wieder und schließlich der neue Aufschwung in die stimmungsgetragene Überhöhung der Wirklichkeit. Mit dem Aufholen der eigenen Ansprüche im Schutz der Verstimmung wird endlich auch ein Annehmen „fremder" Ansprüche, ein Wiedereintreten in die Aufgabensituation möglich. In ihrem Strukturzusammenhang verstanden ist damit die Verstimmungsphase kein Einbruch einer existenzfremden Macht. Sie geht vielmehr unter einer spezifisch veränderten mitweltlichen Situation aus der starren Konsequenz der Fassade und ihres Strukturzusammenhangs hervor. Es ist sogar ohne weiteres denkbar, daß sie einmal im Wachsen der eigenen Unerfülltheit, bei unveränderter Last der „Fremdansprüche", gleichsam aus einer „inneren" Gefährdung des Gleichgewichts entspränge. Solange aber das Abklingen der Verstimmung sich in der neu ausgreifenden Verdeckung vollzieht — solange also das Dasein in der Fassade existiert — bleibt die drohende Klippe der anonymen Schwermut im Strom des Lebens bestehen. In ihrer Konsequenz werden die Verstimmungen wiederkehren, wenn die Last der fremden Ansprüche und die Bedrängnis der eigenen Leere das labile Gleichgewicht von „fremd und eigen" stören.

---

[1] Welch wichtige Ausblicke sich hier auch für die Problematik der phasischen Depressionen auftun, mag man daran ermessen, wenn F. MAUZ („Die Prognostik der endogenen Psychosen", Leipzig: Thieme 1930, S. 88) als häufigen Anlaß für die Auslösung einer Depression „das Gefühl bis an die Grenze des Möglichen mit Arbeit und Aufgaben belastet zu sein" findet.

VII. Psychopathie als klinische „Einheit"

Der Schritt von einer phänomenologischen Analyse einzelner Biographien zur Verallgemeinerung der Ergebnisse auf eine ganze Gruppe von Menschen, die ein ähnliches Schicksal und Verhalten zeigen, kann nicht mehr innerhalb der Daseinsanalyse vollzogen werden. Streng genommen ist er überhaupt nur möglich, wenn Identität oder Ähnlichkeit auf der gleichen methodischen Ebene, durch eine Aufdeckung der jeweiligen Daseinsweisen belegt werden könnte. Es ist müßig festzustellen, daß die empirische Psychopathologie einen solchen methodischen Rigorismus wohl als Ideal anstreben, aber vorerst kaum verwirklichen kann. Damit bleibt für unsere Fragestellung nur ein empirisch-induktiver Weg, der eine Rückwendung der phänomenologischen Strukturen in den empirisch-anthropologischen Bereich verlangt, in dem sie sich faktisch auszeugen.

Auf dieser Ebene wird ein Vergleichen eher möglich, denn soweit lassen sich die Alltagsfälle auch heranziehen und durchdringen, mit denen verglichen werden soll. Wir müssen uns deshalb in unseren folgenden Ausführungen methodisch auf einer Stufenleiter bewegen, die von den transzendentalen Gefügestrukturen bis zu einigen ontisch-empirischen Verhaltensweisen reicht, in denen sie sich unmittelbar aussprechen. Wir können uns dabei allerdings auf die paradigmatische Rolle unserer Fälle stützen, die wir aus einer etwas größeren Zahl daseinsanalytisch erhellter — deren Strukturähnlichkeit sich also erweisen ließ — ausgewählt haben.

Das schwierigste, vorläufig gar nicht eindeutig klärbare Problem ist nun der Schluß auf die Psychopathie allgemein. Wir müssen uns nämlich ernsthaft fragen, ob den vielfältigen Psychopathien überhaupt etwas Einheitliches zugrunde liegt. Solange man sich auf die Hypothese einer „Anlage" und ihrer Manifestation in Gestalt bestimmter seelischer Eigenschaften stützen kann, hat man ein Kriterium, das einen einheitlichen Kern und eine gewisse Abgrenzung gegen andere Bereiche seelischer Krankheit oder Abnormität zu gewährleisten scheint. Selbst K. SCHNEIDER [*193*] hielt bei all seiner wissenschaftlichen Vorsicht an dieser Nominaldefinition fest: „Wir sprechen von Psychopathie, wenn wir meinen, daß hier mitbekommene, vorgegebene, anlagemäßige (aber keineswegs stets erblich-anlagemäßige) Eigenschaften eine entscheidende Rolle spielen." Es ist jedoch vorläufig unmöglich, dieses Kriterium mit einem belegbaren Sachgehalt zu füllen [1]. Verzichtet man auf diese rein hypothetische Festlegung, die sich durch keine empirischen Merkmale begründen läßt, so bietet sich zunächst die zweite Definition K. SCHNEIDERs an: „Psychopathische Persönlichkeiten

---

[1] Sorgfältige Familienuntersuchungen zwischen 1930 und 1940 kamen großenteils zu Ergebnissen, die man vorerst sowohl im Sinne der Erbbiologie als auch soziologisch-psychogenetisch interpretieren könnte. v. BAEYER (Zur Genealogie psychopathischer Schwindler und Lügner, a.a.O., S. 111) fand beispielsweise, daß sich Züge von „Ungebundenheit" als Merkmal einer Charakterverfassung, sowohl mit negativer als auch mit positiver Eigenschaftsausprägung, in gewissen Familien häufen. In dieser Feststellung liegt keine verläßliche Grundlage einer genetischen Interpretation. RIEDEL (Zur empirischen Erbprognose der Psychopathie, Zschr. Neurol. 159, 597 [1937]) stellte fest, daß die klinischen Psychopathentypen K. SCHNEIDERs keine einheitlichen erbbiologischen Radikale sind. STUMPFL formuliert die Situation in seiner Besprechung der sozialpsychologischen, tiefenpsychologischen und erbbiologischen Forschungsergebnisse (Heredität und Neurose, a.a.O., S. 3) in dem Satz: „Psychopathie ist, wie ich glaube, weder angeboren noch als solche, das heißt als Abnormität des Fühlens, Strebens, Wertens und Wollens vererbt".

sind solche abnorme Persönlichkeiten, die an ihrer Abnormität leiden oder unter deren Abnormität die Gesellschaft leidet" [*194*]. Das „genus proximum" dieser Definition ist die „Abnorme Persönlichkeit". Damit taucht das unglückliche Thema der Anlage wieder auf. Die „differentia specifica" ist das soziale oder individuelle Leidensmoment; es dient zur Unterscheidung von Oberbegriff und vermag keineswegs — was leider oft mißverstanden wird — die Definition alleine zu tragen. Die Frage nach der empirischen Bestimmung einer einheitlichen Charakteristik der Psychopathien bleibt also vorerst unbeantwortet.

K. SCHNEIDER hat jedoch — wenn man vom Anlagemoment absieht — die abnormen Persönlichkeiten auch empirisch, nämlich als Abweichungen von der Durchschnittsnorm zu bestimmen versucht. Geht man von einem solchen normativen Bezugssystem aus, so lassen sich immerhin graduelle Unterscheidungen treffen. MÜLLER-SUUR danken wir eine methodische Präzisierung und Vertiefung dieses Weges [*195*]. Schon der Krankheitswert, den MÜLLER-SUUR als einen „durch abzuwägendes Ermessen zu bestimmenden Gradwert" definiert, „der eine mehr oder weniger starke Beschränkung existenzieller Möglichkeiten ausdrückt" [*196*], läßt zwar Neurosen und Psychopathien nicht verläßlich trennen, aber er gibt eine erste Skala der Einteilung ab. Von einem differenzierten Normbegriff her gesehen zeigt sich weiter, daß ein Verfehlen der „Individualnorm" nicht identisch ist mit der Nichterfüllung der „eigentlichen Kollektivnorm". „Der kollektive Krankheitswert, der dem Nichterfüllenkönnen der individuellen Mindestforderungen entspricht, setzt also eine höhere Seinsgradminderung [1] voraus als der individuelle Krankheitswert, der nur der Unmöglichkeit entspricht, die eigene Individualnorm zu erfüllen", sagt MÜLLER-SUUR. Ein Existieren in der Kollektivnorm ist also, selbst bei einer weitgehenden Verfehlung des eigensten Seinkönnens, der Individualnorm", noch möglich. Doch ist dieser Satz nicht umkehrbar.

Sieht man von den Psychosen ab, so werden wir damit rechnen können, daß sich im Bereich der nichterfüllten Individualnorm die Neurosen und in der verfehlten Kollektivnorm die Psychopathien häufen. Diese Feststellung hat allerdings für eine Diagnostik des Einzelfalles wenig Wert; denn abgesehen davon, daß es leichte Psychopathien und schwere Neurosen geben dürfte, die einer solchen Skala Schwierigkeiten bereiten, fallen auch eine Vielzahl ganz andersartiger Abnormitäten aus dieser fließenden Reihe nicht heraus. HOFF [*197*] hat beispielsweise versucht, die quantitative Unterscheidung von psychoanalytischen Hypothesen her zu begründen. Er meint, Neurosen und Psychopathien würden aus den gleichen frühkindlichen Traumen und Umweltschäden hervorwachsen, wobei in der Neurose nur ein Teil, in der Psychopathie jedoch das Ganze der Persönlichkeit den Konflikten zum Opfer falle. Damit ist zwar eine quantitativ noch aufteilbare Einheit auf der Basis gemeinsamer hypothetischer Herkunft gewonnen; aber man kann dagegen fast ebensoviel Einwände bringen als gegen die „Anlage".

Die Klinik besteht darauf, den Psychopathiebegriff als eine „dem Leben sine ira et studio abgelauschte Faktizität" — wie K. SCHNEIDER sagt — beizubehalten. Die Psychopathien werden weitgehend als eine einheitliche Gruppe zwischen Neurosen

---

[1] Unter „Seinsgradminderung" versteht MÜLLER-SUUR eine „Beschränkung der individuellen Entfaltungsmöglichkeiten", vgl. „Abgrenzung der neurotischen Einschränkungen gegenüber der Norm", a.a.O., S. 258.

und Psychosen verstanden, die — wenn auch Grenzfälle und Übergänge zugegeben werden — nicht nur quantitativ verschiedene Merkmale aufweisen. KRANZ [198] betont beispielsweise, daß alle drei „Tatbestände des abnormen Seelenlebens bezeichnen, die sich effektiv voneinander unterscheiden lassen".

Wir stehen damit vor der Frage, ob sich in einer grundsätzlichen Wendung der Betrachtungsweise eine Klärung anbahnen könnte. Unsere Analysen einiger sehr verschiedener psychopathischer Lebensläufe und Erscheinungsbilder haben tatsächlich einzelne gemeinsame Struktureigentümlichkeiten erkennen lassen. Es könnte sein, daß sich daraus nicht nur eine zufällige Übereinstimmung, sondern eine allgemein kennzeichnende „psychopathische Daseinsverfassung" begründen ließe, die von der Struktur typischer Neurosen oder Psychosen unterschieden ist. Allerdings wird dieser Nachweis auf große Schwierigkeiten stoßen, weil nicht nur die Begriffe Neurose und endogene Psychose selbst sehr unscharf sind, sondern bisher auch nur Anfänge einer phänomenologischen Klärung zugrundeliegender Strukturzusammenhänge vorliegen. Was aber vorerst schon einmal möglich ist, wären Ansätze zu einem Strukturvergleich typischer Kerngruppen. Es könnte sich dabei zeigen, daß eine Kerngruppe klassischer Psychopathen existiert, die durch bestimmte Struktureigentümlichkeiten gekennzeichnet ist. Das besagt jedoch keineswegs, daß alle, nach der klinischen Meinung als Psychopathen bezeichneten Fälle auch damit identisch sein müßten. Auch sind, dem Wesen phänomenologischer Verweisungszusammenhänge gemäß, offene Grenzzonen zu erwarten, die sicher in Gestalt gemeinsamer Strukturglieder — also beispielsweise neurotischer Momente bei Psychopathen oder psychopathischer Wesensmerkmale bei Psychosen — und wahrscheinlich auch in Form lebensgeschichtlicher Übergänge — beispielsweise vom psychopathischen zum schizophrenen Prozeß — vorkommen. Es scheint uns wichtig, hier noch einmal zu sagen, daß mit der Feststellung eines gemeinsamen phänomenologischen Folgezusammenhangs oder einer Strukturidentität keine Aussage über eine etwaige Einheitlichkeit von Ursachen gemacht ist.

„Maß" und „Ordnung"

Jede Unterscheidung oder Abgrenzung geschieht auf einen Bezugshorizont hin, vor dem sie Unterschiedliches abzuheben vermag. Im einfachsten Fall ist dies für die Psychopathien eine Norm, die ein Bemessen des Abnormitätsgrades erlaubt. Nun hat bereits MÜLLER-SUUR die Notwendigkeit erkannt, den Maßstab nicht aus einer Errechnung des rohen Durchschnitts zu gewinnen, worin schon eine Vielzahl von Abweichungen enthalten sind, sondern ihn wesentlicher zu begründen. Er fand diese Begründung in den Möglichkeiten des Individuums und ihrer Verwirklichung in der Gemeinschaft. Damit wird die Norm zurückgeführt letztlich auf eine Ordnung von Seinsmöglichkeiten, die ihren Niederschlag in den individuellen oder kollektiven Seins- und Werdensnormen findet. Es ist leicht einsehbar, daß die Abweichung von dieser Ordnung, im Gegensatz zu einer Differenz gegenüber dem statistischen Mittelwert, einen objektiven Aussagegehalt über das Individuum besitzt.

Der Ordnungsbegriff hat in der jüngsten Entwicklung der Psychopathologie, wegen seiner ungleich größeren Differenziertheit gegenüber rein quantitativen Normen oder Maßstäben, wieder Beachtung gefunden. Sieht man von der Übernahme verhaltenspsychologischer oder soziologischer Ordnungsvorstellungen — etwa der „Hackordnung" — ab, so sind es vor allem die „Daseinsordnungen" ZUTTS [*199*], die, als Bestandteil einer noch unvollständigen Anthropologie, einen Bezugshorizont für das Verständnis und die Untersuchung einzelner psychopathologischer Syndrome abgeben. Von einem anderen methodischen Ansatz — nämlich von LEWIN — her kommt KISKER [*200*] zu einem dynamisch-strukturellen Ordnungsbegriff, der ihm wesentliche Zugänge zum Verständnis des schizophrenen Geschehens erschließt. Die eigentliche Schwierigkeit liegt jedoch in der objektiven Begründung einer umfassenden Ordnung, die in ihrer Allgemeinheit und Objektivität auch die vielfältigen, nur in Teilbereichen gültigen Ordnungsprinzipien fundiert.

SZILASI [*197*] hat die psychiatrische Daseinsanalyse als einen „Vorstoß in die Richtung der allgemein verbindenden und verbindlichen, transzendentalen Objektivität" bezeichnet. Dem liegt auch zugrunde, daß die Daseinserhellung letzten Endes nicht auf reine Zufälligkeit und chaotische Willkür stößt, sondern auf eine transzendentale Gefügeordnung, die in strenger Konsequenz alles am Dasein Erscheinende fundiert. Am Leitfaden des existenziellen Gewissens enthüllen sich beispielsweise die überantworteten Seinsmöglichkeiten im Strukturzusammenhang dieser transzendentalen Gefügeordnung. Unsere Fallanalysen haben nichts anderes im Sinn gehabt, als eine Erhellung der konkreten Daseinsweisen in ihrem Strukturzusammenhang und in ihrer Erfüllung oder Verfehlung dieser fundamentalen Ordnung des Seinkönnens. Sie ist also der letzte objektive Hintergrund, vor dem Unterscheidungen und Vergleiche bestimmter Daseinsweisen erst ihre Berechtigung erfahren.

Welche Konsequenzen aus einem Sich-Verschließen gegenüber der transzendentalen Gefügestruktur hervorgehen, haben die Verlaufsstudien eindrücklich gezeigt. Das Dasein kann sich jedoch seiner fundamentalen Ordnung nicht entziehen und ihr Verfehlen hat allenfalls ein Verfallen an uneigentliche Weisen des Existierens, an Leere und Niedergang zur Folge. Glieder dieser fundamentalen Ordnung sind beispielsweise die Geschichtlichkeit als vorlaufende Entschlossenheit zum eigensten Seinkönnen, die „anthropologische Proportion" als Maß von Höhe und Weite, und schließlich das Anerkennen der Wirklichkeit als Behüten des Eigenseins von Welt und Mitwelt. Sie sind zwar keine Bestandteile eines empirischen Verhaltensschemas, das sich in konkreten Maßstäben oder Regeln inhaltlich bestimmen läßt. Aber diese tragenden, mitweltlichen Ordnungen, in denen das eigene und das gemeinsame menschliche Leben gelingen und zu der jeweils möglichen Erfüllung gelangen kann, gründen in dieser transzendentalen Gefügestruktur. Das Dasein vermag sich faktisch nur im Bewahren oder Wiederfinden dieser Ordnung, die sich in der Verwirklichung der überantworteten Möglichkeiten selbst in wachsendem Maße in die Faktizität mit entfaltet, zum Glücken zu bringen [1].

Die empirischen Ordnungsschemata, in denen sich unser Leben vollzieht, sind zumeist mitweltliche, die uns einen Schutz gegen die ungehemmte Expansion des anderen gewähren und die anderen gegen die unmäßige Ausdehnung unserer eigenen An-

---

[1] Der existenzielle Vollzug wurzelt also einmal in der existenzialen Verfassung der Ordnung. Er wird aber faktisch nur mit der wachsenden Verwirklichung des überantworteten Seinkönnens möglich, worin sich die Ordnung fortschreitend enthüllt. ARISTOTELES hat diesen Tatbestand auf der ontisch-empirischen Ebene als eine Aporie der Ethik formuliert: Die Erkenntnis der sittlichen Gebote ist nötig, um ein sittliches Leben führen zu können; ein sittliches Leben, also eine Verwirklichung der Gebote, ist aber die Voraussetzung der Einsicht in die sittlichen Gebote.

sprüche bewahren sollen. Selbstverständlich sind sie fundiert in der Allgemeinheit der transzendentalen Gefügestruktur des Daseins als Mitsein, in der auch die Möglichkeit der Liebe gründet. In unseren Fallanalysen haben wir versucht die Verfehlungen der empirischen oder mitweltlichen Ordnung auf ihren transzendentalen Ermöglichungsgrund hin zu überschreiten und zu begründen. Wir sind damit zur Feststellung „allgemein menschlicher Daseinswandlungen und Daseinsweisen" gelangt, wie sie L. BINSWANGER [201] fordert. Der entscheidende Vorteil dieses methodischen Vorgehens ist, daß man die Subjektivität mitmenschlicher Regeln oder Wertsysteme zugunsten einer wertfreien Allgemeinheit verläßt[1].

In der Frage einer spezifisch „psychopathischen Daseinsverfassung" allerdings müssen wir uns, durch die Notwendigkeit des Vergleichens gezwungen, wieder zurückwenden in den Bereich ontisch empirischer Ordnungen. Dennoch brauchen wir uns dabei der Subjektivität nicht wahllos auszuliefern. Ein zentrales Kriterium der Beurteilung, ob eine konkrete mitweltliche Ordnung daseinsgemäß ist, liegt in der Frage, ob sich in ihr das Dasein — notwendigerweise auch das Mitsein der anderen — zum Glücken zu bringen vermag. Die enge Verknüpfung zwischen dem fortschreitenden Mißlingen eines Lebens und seinem Fehlstehen in der mitweltlichen Ordnung ist schon im ontisch-empirischen Bereich aufzeigbar. Wenn es beispielsweise gelingt, die Subjektivität mitweltlicher Regeln auf die Allgemeinheit einiger anthropologischer Prinzipien hin zu übersteigen, so wird die Feststellung ihrer Verfehlung oder Abwandlung schon auf der empirischen Ebene zur Aussage über Selbstverfehlung und Mißglücken. Von dieser Einsicht her sind beispielsweise die Untersuchungen v. GEBSATTELs [130] und H. KUNZ' [202] über die sexuellen Perversionen oder die Süchtigkeit begründet: Als Verfehlungen des „normgemäßen Existierens", als „Maßlosigkeiten" eignet ihnen ein „destruktives Element", das sich in der wachsenden Verstrickung und Leere des Daseinsgeschehens zeigt.

Wenn wir uns also mit den Abwandlungen der mitmenschlichen Ordnung im ontisch-empirischen Bereich beschäftigen, so geht es dabei stets um die faktische Auszeugung eines Verfehlens der fundamentalen Gefügeordnung des Daseins. In der spezifischen Abwandlung der mitweltlichen Ordnung spricht sich jene spezifische Weise aus, in der sich das Dasein als Selbstsein und Mitsein zeitigt. Hinter der sentimental-schwärmerischen Verzerrung der Mitwelt steht beispielsweise die stimmungs- und phantasiegetragene Überhöhung der Welt, und hinter dem hochstaplerisch-phantastischen Überspringen der Grenzen steht die spielerisch-leichtfertige Lebensform. Diese Rückwendung unserer Ergebnisse in die Empirie ermöglicht wohl eine bessere Verständlichkeit in den Maßstäben der Psychopathologie. Sie büßt jedoch an Verläßlich-

---

[1] Kasuistik als Exemplifikation der allgemeinen Regel, und Biographik als Ausfaltung des Einmaligen sind in einer Fundamentalmethode, wie sie die Daseinsanalyse darstellt, keine kontradiktorischen Verfahrensweisen. Das Allgemeine als fundamentale Gefügeordnung erschließt sich nämlich durch die Jemeinigkeit des faktischen Daseinsganges hindurch. Wenn allerdings eine Kasuistik — wie JASPERS sagt („Allgemeine Psychopathologie", a.a.O., S. 566) — nur einen Gesichtspunkt aus dem Ganzen auswählt, um allgemeine und vergleichbare Erkenntnisse zu gewinnen, dann hat sie in der Abschattung der übrigen Verweisungszusammenhänge auch den Horizont transzendentaler Begründungsmöglichkeiten preisgegeben. Solche Allgemeinheit ist nur eine bedingte, aspekthafte. Das antinomische Ausschließungsverhältnis von Kasus und Norm bei G. HOFER („Kasus und Norm". Confin. psychiatr. II, 95 [1959]) ist im Rahmen der von HOFER gegebenen Begriffsdefinition zutreffend; es stößt damit aber auch nicht auf den Grund der Problematik vor.

keit ihrer Aussagen ein, je mehr sie sich von der transzendentalen Begründung entfernt und in die Vielfalt und Subjektivität empirischer Auszeugungen begibt.

Wir werden uns deshalb bis zur Zwischenstufe eines anthropologisch-empirischen Ordnungsbegriffes vorwagen. Auf dieser Ebene scheinen bestimmte Abwandlungen, etwa das Verfehlen des Aufgabencharakters, die Eigenmächtigkeit im mitweltlichen Umgang oder das illusionäre Überspielen der Begrenztheit und Endlichkeit, noch deutlich auf ihren transzendentalen Grund hin durch. Wir suchen damit die Subjektivität wertender oder aspekthafter Maßstäbe so weit als möglich zu vermeiden.

Die „psychopathische Daseinsverfassung"

Überblicken wir nun aus einigem Abstand die drei dargestellten, paradigmatischen Fälle, so sind uns zunächst die „psychologischen" Inhalte und Konflikte, um die es bei diesen Menschen geht, durchwegs nicht unvertraut. Die Suche nach dem verlorenen Paradies, vom Spielen um das Glücken des Lebens bis zur Erfüllung im Augenblick festlicher Daseinsfreude, ist ebenso eine allgemeine Problematik des menschlichen Seins wie die drückende Last „fremder" Ansprüche und ihre Ent-Lastung in Phantasie, Gestimmtheit oder Krankheitswelt. Dennoch läßt schon die oberflächliche Betrachtung eine erste Besonderheit erkennen: So ausschließlich und konsequent wie unsere Psychopathen im leichtfertigen Spiel, in der Phantasie-, Stimmungs- oder Krankheitswelt verweilen, sind wir es vom „normalen" Leben her nicht gewohnt. Dessen Normalität liegt gerade darin begründet, daß es aus Verirrungen oder extremen Einseitigkeiten wieder zurückkehrt, oder wenigstens zurückkehren kann, auf ein „normgemäßes" Existieren. So deutet sich schon im empirischen Aspekt an, daß hinter dem quantitativen Unterschied — dem Ausmaß der „Einseitigkeiten" — noch eine tiefere Kluft verborgen ist, die uns äußerlich als ein Nicht-zurück-Können begegnet. Dem liegt, wie sich gezeigt hat, die starre Konsequenz des „einseitigen" Entwurfs zugrunde.

Damit sind wir selbst von der empirischen Fragestellung nach der Begründung der Abnormität auf das Wesen jener Daseinsgestalten verwiesen worden, die wir klinisch als „Psychopathen" bezeichnen. Versuchen wir einige übereinstimmende Strukturglieder aus unseren drei Fallanalysen herauszugreifen, so läßt sich bereits am Übergang zur anthropologisch-empirischen Ebene wenigstens eine vorläufige Charakteristik der gemeinsamen Daseinsverfassungen geben. Im Kern — man kann auch in lebensgeschichtlicher Betrachtung vom Anfang sprechen — steht ein Unterliegen wesentlicher eigener Anliegen unter eine als versagend erfahrene Mitwelt. Die Erfahrung entfaltet sich deshalb in diesem Bereich nicht oder nur unzureichend in Welt und Mitwelt; es kommt zum existenziellen Stillstand bestimmter Daseinsweisen. Die verschütteten Anliegen selbst weisen sich im allgemeinen nicht mittelbar — etwa im Ausdrucksfeld neurotischer Symptome oder in der ohnmächtigen Einsicht des Schizophrenen — aus. Sie sind vielmehr in der Überwältigung durch die erfahrene (bedeutet nicht auch „objektive") Eigenmächtigkeit oder Weglosigkeit der Mitwelt verdeckt. Sie sind versunken in einer anonymen Entmutigung, die als Abgrund von Schwermut, Enge, Druck u. dgl. auf vielfältige Weise in Erscheinung tritt.

Das Dasein ist aber keineswegs in der Entmutigung wesentlicher Anliegen unfähig zum konkreten Lebensvollzug. Es findet zunächst eine alternative, uneigentliche

Welt — beispielsweise in leichtfertig erspielter Weite und Zukunftsillusionen — in der ihm die Erfüllung der versagten Ansprüche erschlossen zu sein scheint. Frägt man sich, weshalb die Kluft in dieser starren Alternative nicht geschlossen, nicht überschritten werden kann, so sind wir wieder bei der „starren Konsequenz" angelangt. Zurückgehen auf die eigentlichen Anliegen, als Voraussetzung ihrer Verwirklichung, hieße nämlich sich der Bedrängnis des Abgrunds auszuliefern. Tatsächlich ließ sich aufweisen, daß im drohenden Aufbrechen des Abgrunds stets ein Einbruch von Angst, Druck oder Schwermut und Entmutigung geschieht.

Im weiteren Verlauf wird dann der Abgrund immer mehr zum Hort des unverwirklichten eigensten Seinkönnens. Mit der wachsenden Bedrängnis der faktischen Leere wächst auch die Angst. In ihrer fortwährenden Verdeckung wird der getriebene, verzweifelte Aufschwung in die Scheinerfüllung einer uneigentlichen Existenz allmählich zur starren Konsequenz.

Geht man von dieser Aussage noch einen Schritt weiter in die empirisch-psychologische Interpretation, so kann man feststellen, daß sich in der Umgebung des Abgrunds Angst und andere negativ getönte Affekte kristallisieren. Selbstverständlich liegt die Hypothese nahe, daß ein Überschreiten der Kluft, ein Zurückgehen auf die verschütteten eigentlichen Anliegen, wegen der Stärke dieser Affekte nicht gelingt. Damit wird eine Verwandtschaft zum Aufbau der Neurosen deutlich. Wenn wir auch auf Grund psychotherapeutischer Erfahrungen glauben, daß bei den Psychopathen das Maß dieser meist vollständig verborgenen Angst und die Tiefe des Abgrunds größer ist als bei den typischen Neurosen, so halten wir doch die Hypothese in ihrer Verallgemeinerung für fragwürdig. In der Loslösung vom Fundament existenzialer Verweisungszusammenhänge bekommt die psychologische Interpretation nur die Erscheinungsweisen einzelner Strukturglieder in den Griff, die dann zur allgemeinen Regel erhoben, eine einseitige Begründung des Geschehens abgeben.

Kehren wir nun zur existenzialen Auslegung zurück, so erinnern wir uns, daß in allen drei Fällen der Bruch in der starren Alternative überdeckt wurde durch die Einheitlichkeit einer Fassade. Mit dem Verweisungsgefüge dieser Fassade glauben wir nun spezifische Strukturglieder der „psychopathischen" Daseinsverfassung in der Hand zu haben. Die Fassade, so rekapitulieren wir kurz, ist das Fundament der jeweils gelebten Daseinsweise. Als Fassade ist ein einheitlicher, aber im Grunde höchst einseitiger Lebensvollzug bei unseren Psychopathen überhaupt erst möglich. Dennoch vermag sich das Dasein in der Konsequenz dieses Vollzugs nicht zum Glücken zu bringen, denn die Überantwortung des eigensten Seinkönnens ist verstellt, und die ursprünglich verschütteten Anliegen werden auf eine eigenartig abgewandelte Weise ausgetragen. Die Zeitigung dieser Scheinerfüllung — als ein Modus des Sich-Verschließens gegen den Fortgang der Geschichtlichkeit — ist überholt von der umfassenden Zeitigung des Daseinsganges, — als wachsende Selbstverfehlung und zunehmendes Verfallen an Einschränkung und Leere. So sind in der Fassade die jeweilige Daseinsweise, als einheitliches Fundament des psychopathischen Erlebens und Verhaltens, und ihre spezifische Verlaufsgestalt strukturell verknüpft.

Die besondere Weise der Selbstverfehlung spricht sich natürlich auch im mitmenschlichen Bereich aus, zumal die Fassade ihrem Wesen nach ebenso ein spezifischer Modus des Mitseins ist. Da die Psychopathie der klinischen Erfahrung weitgehend als mitweltlicher Tatbestand begegnet, wird unser Verständnis der Zusammenhänge und der Unterscheidungen durch die Aufdeckung der jeweiligen Mitseinsstruktur gefördert. Wir wollen jedoch, aus den oben diskutierten Gründen, zunächst einen vordergründig empirischen Weg einschlagen, und die auftauchenden Fragen und Einsichten erst später an den Ergebnissen unserer phänomenologischen Analysen vertiefen.

Allen von uns analysierten Psychopathen eignet ein gemeinsames Merkmal; sie vermögen sich in den Grenzen der mitweltlichen Ordnung nicht zur Verwirklichung ihres überantworteten Seinkönnens zu entfalten. Man könnte hierzu grob pragmatisch konstatieren, daß diese Psychopathen durchwegs eine schlechte soziale Anpassung, ein „maladjustment" aufweisen. Tatsächlich zeigen auch soziologische Untersuchungen einen Zusammenhang zwischen der früh erfahrenen Beschränkung der eigenen Entfaltung in der Mitwelt und einer späteren Entfremdung aus der Konformität [180]. Aber diese Feststellungen sind schon auf der Ebene alltäglicher Erfahrung problematisch. So zeigen beispielsweise Daniel Fürst und Emil Barth auf unterschiedliche Weise ein überdurchschnittliches Anpassungsvermögen in begrenzten Bereichen des alltäglichen Lebens, zumal dort, wo die mitmenschliche Kommunikation die Scheinerfüllung ihrer Anliegen trägt. In einem wesentlich verminderten Maße eignet dieser Grundzug auch Peter Krumm, beispielsweise in der pervertierten „christlichen" Liebes- und Barmherzigkeitswelt.

Sprechen wir ganz vorläufig einmal von einer Einschränkung der eigenen Entfaltung im Mitsein, so ist sofort hinzuzufügen, daß es bei unseren Psychopathen keineswegs zu einem Ausscheiden aus der Gemeinsamkeit des Alltäglichen kommt. Anders als es v. BAEYER [203] an der Begegnungsstruktur der Schizophrenen aufgewiesen hat, bleibt eine — wenn auch veränderte — Gegenseitigkeit bei den Psychopathen stets erhalten: sie trägt sogar die spezifische Daseinsweise und damit auch den faktischen Lebensvollzug wesentlich mit. Wir brauchen hier nur an das „Mitspielen" der anderen in Daniels leichtfertiger Spielwelt zu erinnern. So kann es beispielsweise auch zu „abnormen" Bindungen kommen, etwa zur extremen Abhängigkeit vom Partner, oder zum eigenmächtig-gewaltsamen Umgehen mit den anderen (Bindungslosigkeit) — was überdies meist eine gemeinsame Wurzel hat.

Unsere Psychopathen haben keinen „Realitätsdefekt" im Sinne des Verfehlens der Dinge und ihrer Bewandtniszusammenhänge. Was verfehlt wird sind vielmehr wesentliche, überantwortete Seinsmöglichkeiten, in die nun allerdings auch das alltäglichbesorgende Miteinander eingefügt ist.

Die Besonderheit „psychopathischer" Mitseinsweisen tritt deutlicher hervor, wenn wir uns weiter am Beispiel orientieren. Daniel Fürst etwa hatte eine Vielzahl von „Liebes"-Beziehungen aufgenommen, in denen es ihm nicht um das Behüten des anderen in seinem Eigensein, sondern um das erspielte Glücken des eigenen Daseins als Illusion vollkommener Übereinstimmung ging. Peter Krumm beanspruchte, in eigenmächtiger Abwandlung der christlichen Barmherzigkeitsidee, die „Liebe" der anderen in der Pflege seines krank geglaubten Leibes. Emil Barth wiederum schwang sich aus dem Augenblick der Übereinstimmung auf in die Illusion erfüllter Gemeinsamkeit.

Das Charakteristikum solcher Mitseinsweisen ist zunächst einmal die Eigenmächtigkeit. Das Selbstseinkönnen des anderen wird nicht aufgenommen und behütet in der Überantwortung des eigenen Seinkönnens im Mitsein. Überhaupt geht es unseren Psychopathen nicht eigentlich um die Verwirklichung der Verheißungen, worin sie den anderen gewonnen oder gefesselt haben. Der Partner steht nicht selten nach einiger

Zeit enttäuscht mit leeren Händen da. An solchem faktischen Zerfall der Kommunikation im Fortgang ihrer Zeitigung erweist sich schon das ursprüngliche Verfehlen des eigentlichen Mitseins.

Was also in diesen spezifischen Kommunikationsweisen geschieht, vollzieht sich auf dem Hintergrund eines veränderten Strukturgefüges. Das Wesen dieser Veränderung liegt in der Fassade begründet. Das eigentliche Seinkönnen ist auch und gerade in dieser besonderen Mitseinsweise immer schon verstellt. An seine Stelle tritt die Verwirklichung abgewandelter Anliegen in der Mitwelt, die eine Scheinerfüllung, ein leichtfertig spielerisches Glücken des Daseins im Mitsein zu gewähren scheint. Darin wurzelt eine *abgewandelte Ordnung des Mitseins*, in der sich die konkrete mitmenschliche Begegnung bei unseren Psychopathen immer schon ereignet. Weil es nicht mehr um das überantwortete Seinkönnen — des eigenen und des anderen Daseins —, sondern um die Scheinerfüllung in der Verwirklichung abgewandelter Anliegen geht, kann sich das Dasein faktisch selbst nicht mehr zum Glücken bringen. Daniels leichtfertiges Spiel um ein Zufallen der Daseinserfüllung in der Illusion vollkommener Übereinstimmung und in der festlichen Freude mag als Beispiel dienen.

Das Fehlstehen in den konkreten, mitweltlichen Regeln zeigt sich bei unseren Psychopathen begründet in dieser abgewandelten Ordnung des Mitseins. Sogar das Übertreten der Rechtsnormen findet darin seinen spezifischen Ermöglichungsgrund. Wir haben deshalb bei Daniel Fürst vom „existenziellen Betrug" als Fundament der einzelnen Betrügereien gesprochen. Aus diesen Zusammenhängen wird auch deutlich, weshalb Psychopathen so häufig eine „asoziale" Gefährdung bei voller Kenntnis der Gesetze aufweisen. Dazu trägt jedoch noch ein weiterer Grund bei: Unsere Psychopathen sind mit ihrer Fassade — psychologisch gesprochen mit ihrer Fehlhaltung — identisch. Ihre ursprünglich verschütteten Anliegen werden ja beständig als abgewandelte Ansprüche ausgetragen. Im Gegensatz dazu scheint uns der klassische Neurotiker mit seiner „Fehlhaltung" oder mit den sich ständig meldenden unerfüllten Ansprüchen im Konflikt zu liegen. Er sucht sie zu verdrängen, um sich „anpassen" zu können. Im Vergleich dazu zeigen die Psychopathen oft viel weniger offene Dissonanzen, Spannungen oder innere Konflikte. In der Fassade sind nämlich die erschlossenen Mitseinsmöglichkeiten und die abgewandelten Anliegen, um die es dem Dasein nun noch geht, weitgehend identisch. Das allerdings ist nur um den Preis einer verfehlten Verwirklichung des eigensten Seinkönnens möglich.

Damit scheint uns ein weiterer Wesensunterschied deutlich zu werden, der vielleicht mit der klinischen Unterscheidung von typischen Neurosen und Psychopathen zusammenfällt. Auch in einer klassischen Neurose wird durchwegs das mitweltliche In-Anspruch-genommen-Sein in begrenzten Daseinsbereichen als lastende, die Erfüllung der eigenen Anliegen verstellende Einengung erfahren [204]. Die unverwirklichten eigenen Anliegen verfallen der Verdrängung, sie bilden im Kompromiß mit der gelebten Ordnung das Symptom, oder sie führen zur Sublimierung [205][1]. Der Daseinsvollzug geschieht jedoch in jenem eingeschränkten Bereich, worin die Neurose

---

[1] Das Wesen der Sublimierung kennzeichnet S. FREUD (Gesamtausgabe, London: Imago, Bd. XI, S. 357) mit den Worten: „Unter diesen gegen die Erkrankung durch Entbehrung schützenden Prozessen hat einer eine besondere kulturelle Bedeutung gewonnen. Er besteht darin, daß die Sexualbestrebung ihr auf Partiallust oder Fortpflanzungslust gerichtetes Ziel aufgibt und ein anderes annimmt, welches genetisch mit dem anderen zusammenhängt, aber selbst nicht mehr sexuell sondern sozial genannt werden muß."

noch Entfaltung ermöglicht und — so scheint es uns jedenfalls — in den Grenzen mitweltlicher Ordnung. Es kommt hier unter dem Druck des Unverwirklichten typischerweise weder zur Bildung einer Fassade noch zum Austrag pervertierter Anliegen in einer abgewandelten Mitseinsordnung. Wir müssen allerdings diese Aussage sofort wieder einschränken, wenn wir an die schon kurz erwähnte Problematik der Süchte und Perversionen denken. Im kreisenden Verdecken der Leere und im Erfüllen abgewandelter Ansprüche fällt hier das Dasein zunehmend der „Maßlosigkeit" und dem fortschreitenden Mißglücken anheim. So stehen sie, und das allerdings entspricht auch der klinischen Erfahrung, wesensmäßig den Psychopathen nahe.

Unsere Psychopathen existieren also in einer eigenartigen Mitseinsweise, in der es nicht mehr um die Verwirklichung der überantworteten eigensten Möglichkeiten geht. Das Maß ihres Handelns sind deshalb auch nicht mehr der „koinós kosmos" oder das existenzielle Gewissen, sondern die abgewandelten Anliegen und ihre Verwirklichung in der Mitwelt als Illusion eines glückenden Daseins [1]. Die Konsequenz ist eine einseitige Entfaltung der mitmenschlichen Gemeinsamkeit, wobei nicht nur wesentliche Bereiche des Mitseins verschlossen bleiben, sondern das jeweils Verwirklichte auch in eigenmächtigen Verweisungen steht.

Von daher gesehen ist die Kommunikation mit den Psychopathen grundsätzlich einseitig und eingeschränkt. Der Partner tritt nicht selten als Mitspieler in ihre Welt ein, ohne die Eigenmächtigkeit, der er unterworfen ist, überhaupt zu durchschauen. Von den gleichen Voraussetzungen her ist auch zu verstehen, daß manche Menschen von den Psychopathen in die Illusion einer Verwirklichung eigener, unerfüllter Anliegen eingesponnen werden, so lange, bis die enttäuschende Wahrheit im Fortgang des Geschehens zutage tritt. Das bedeutet, daß viele Psychopathen im alltäglichen Umgang einer außerordentlich unterschiedlichen Einschätzung unterliegen, je nachdem der Partner eine Versagung oder Verheißung der Erfüllung eigener Ansprüche erfährt. Das zeigten unsere Fälle sehr eindringlich. Selbst bei Peter Krumm trat dies in Gestalt einer besonders sorgfältigen Pflege durch die Ordensschwestern zutage, die in ihrem Verdacht, Peter könnte vielleicht doch ein Heiliger sein, auf seine Fürbitte im Himmel hofften.

Diese kurzen und allgemeinen Folgerungen haben uns noch einmal bestätigt, daß Psychopathie ein wesenhaft mitweltlicher Tatbestand ist, der sich nur ganz ergreifen läßt, wenn man ihn auch vom Horizont des Mitseins her versteht. Daran ändert auch die Tatsache nichts, daß der relativ einheitlichen Begegnungsstruktur von Arzt und

---

[1] Wir haben in unserer ersten Studie über eine psychopathische Daseinsverfassung („Daseinsanalytik und Gewissen" a.a.O.) ausgeführt, daß in der Neurose das Miteinandersein, die mitweltliche Ordnung nur noch in einem eingeschränkten Entwurf vertraut ist und gelebt wird. Der Grund dafür ist, daß aus der lebensgeschichtlichen Erfahrung heraus bestimmte Seinsmöglichkeiten als angstvoll und bedrohlich für den gelebten Entwurf verdeckt und somit unverwirklicht bleiben. Demgemäß bleibt auch der Anruf des existenziellen Gewissens in einzelnen Daseinsbereichen verstellt, während er sonst offen vernommen werden könnte. Im Gegensatz dazu scheint in der psychopathischen Daseinsverfassung der Ruf des existenziellen Gewissens in bestimmter Weise abgewandelt. In jenem Fall, auf den wir unsere damalige Studie gründeten, kommt diese Abwandlung der mitweltlichen Ordnung im gelebten Entwurf offen in Gestalt empirischer Maximen oder Wertsetzungen zum Vorschein, weil der Patient selbst seine Vorhabe in Leitsätzen zu formulieren suchte, z. B.: „Ich werde von einem beispiellosen Drang nach Aufstieg besessen sein, ich werde alles was ich will mit allen Mitteln durchzusetzen verstehen, ich werde immer im Hintergrund handeln. Traue nicht deinem eigenen Bruder, habe keinen Freund, schaffe dir keine Vertrauten" usw.

Patient in der Klinik vergleichsweise einheitliche Erscheinungsformen „psychopathischen" Daseins widerfahren können. Man muß vielmehr befürchten, daß in solcher Einseitigkeit und Begrenztheit der Kommunikation wesentliche Momente der psychopathischen Daseinsverfassung überhaupt nicht in Erscheinung treten. So mag uns nicht selten ein Psychopath verschlossen, „autistisch", nicht recht anwesend in der mitmenschlichen Wirklichkeit erscheinen, während die spezifischen Auszeugungen seiner Mitseinsstruktur hinter solchem Nicht-Eintreten in die Kommunikation verborgen bleiben. Eine Erhellung der Lebensgeschichte und der konkreten Mitseinsweisen kann deshalb selbst von einer empirisch-psychopathologischen Untersuchung nicht umgangen werden, soferne sie Wert auf Gründlichkeit und Sachangemessenheit legt.

Psychopathische Durchbruchshandlung und neurotische Ausdruckshandlung [1]

Sowohl im Verlauf des psychopathischen als auch des neurotischen Daseins kommt es zuweilen zu ungewöhnlichen Handlungen, die auf den ersten Blick aus der „sozialen Rolle", aus dem alltäglichen Gang des Daseins herauszufallen scheinen. Wenden wir uns erst der psychopathischen Seite zu, so ist zunächst zu betonen, daß damit nicht jedes „psychopathische Agieren" generell gemeint ist. Wenn BROWN und MENNINGER als Repräsentanten einer „Dynamic Psychiatry" [36] meinen, bei den „character disorders" werde, im Gegensatz zu Neurose und Psychose, der Konflikt zwischen Ich und Überich mehr in der Umgebung als im Selbst ausgetragen, so scheint uns dies begrenzt richtig zu sein. Wohl bedingt die Einheitlichkeit der Fassade scheinbar eine Verminderung oder gar einen Fortfall der inneren Auseinandersetzungen. Das wesentliche ist aber, daß alles, was hier mitweltlich geschieht, immer schon in einer abgewandelten Ordnung des Mitseins steht, in der das Dasein seinen Aufenthalt gefunden hat. Die äußeren Konflikte des Psychopathen und sein zugrundeliegendes „soziales Agieren" erschließen deshalb kaum unmittelbar die verschütteten Anliegen und Seinsmöglichkeiten, um die es eigentlich geht.

Das typisch „neurotische" Handeln ereignet sich, auf dieser allgemeinen Ebene betrachtet, noch in der mitweltlichen Ordnung. Wenn es die Konflikte im Mitmenschlichen austrägt — was im Gegensatz zur Auffassung von BROWN und MENNINGER recht häufig erfolgt —, so geschieht dies innerhalb der Ordnung oder im Kompromiß mit ihr.

Nun wollen wir uns nicht bei diesem ersten Wesensunterschied aufhalten, der natürlich auch für das Verständnis des Folgenden von Bedeutung ist, sondern zu den außergewöhnlichen, oft unverständlich scheinenden Handlungen übergehen, die aus der Alltäglichkeit einer Neurose oder Psychopathie herausragen. Das Modell einer solchen neurotischen Ausdruckshandlung ist die „Fehlleistung". Als Beispiel wählen wir am besten einen von S. FREUD selbst mitgeteilten Fall: Ein Festredner schloß seine Ansprache mit den Worten: „Ich fordere Sie auf, auf das Wohl unseres Chefs

---

[1] Die Ausführungen zu diesem Thema gründen wesentlich auf Anregungen, die wir im Gespräch mit L. A. BINSWANGER erfahren haben.

aufzustoßen". FREUD sagt dazu: „Hier wird eine feierliche Stimmung unerwarteterweise durch das Eindringen eines Wortes gestört, das eine unappetitliche Vorstellung erweckt, und wir können nach dem Vorbild gewisser Schimpf- und Trutzreden kaum anderes vermuten, als daß sich eine Tendenz zum Ausdruck bringen will, die der vorgeschobenen Verehrung energisch widerspricht" [206]. Die Tatsache, daß solches „Versprechen" gar nicht alleine für den klinischen Begriff der Neurose bezeichnend ist, sondern der „Psychopathologie des Alltagslebens" zugehört, sagt nichts über sein Wesen aus. Die Neurose steht eben in den Ordnungen des „normalen" Lebens. So bringt die „Fehlhandlung" einen verborgenen oder unterdrückten Anspruch zum Vorschein, der eigentlich in dem jeweils gelebten Entwurf des Mitseins nicht Platz gefunden hätte. Selbst wenn in der neurotischen Handlung eine mitweltliche Grenze überschritten wurde — was ja auch im alltäglichen Leben ständig geschieht — ist keine Rede davon, daß die ganze Existenz dadurch einer abgewandelten Form des Mitseins verfiele. Das neurotische Dasein bleibt in den Grenzen mitweltlicher Ordnung und versucht den ausbrechenden Anspruch wieder zu unterdrücken oder einen Kompromiß mit ihm einzugehen.

Die gleiche Struktur zeigen nun auch neurotische Handlungen, die der Psychopathie näherzustehen scheinen, beispielsweise weil sie formale Gesetzesübertretungen darstellen oder ihnen vergleichbar sind, etwa die symbolischen Diebstähle bei Jugendlichen (ZULLIGER [207]). Ein Junge leidet wegen der häufigen Abwesenheit seiner Mutter unter der Entbehrung ihrer sorgenden und zärtlichen Liebe. Wenn er ihr dann häufig kleine Gegenstände wegnimmt und diesen Besitz zärtlich hütet, so spricht sich darin ein eigenes Anliegen aus. Sein Anspruch, den ihm die Mitwelt weitgehend versagt, erzwingt sich in der „Ausdruckshandlung" eine wenn auch eingeschränkte Erfüllung. In den gestohlenen Gegenständen ist — mag man sie Symbole nennen oder schon in Nähe zum Fetisch stellen — das, worum es eigentlich geht, irgendwie anwesend. Gestohlen wird in diesem Sinne nicht eigentlich das Taschentuch oder der Handschuh der Mutter, sondern ihre sonst versagte Zuneigung wird auf solche „symbolische" Weise angeeignet. Es liegt deshalb in der natürlichen Konsequenz dieser Handlungen, daß sie — wie ZULLIGER auch zeigte — oft den Sinn haben Aufmerksamkeit, ja selbst Strafe auf sich zu ziehen, um wieder in die Möglichkeit offener, uneingeschränkter Erfüllung des mitmenschlichen Anspruchs hineinzuführen.

Allerdings ist auch ein anderer Verlauf denkbar: Wenn auch anfangs nur die Ausdruckshandlung aus den alltäglich-mitmenschlichen Grenzen ausbricht, so vermag sie doch, im Falle der versagten Verwirklichung ihres eigentlichen Anliegens, durch beständige Wiederholung zur Verdeckung der wachsenden Unerfülltheit und des existenziellen Gewissens zu führen. Auf diesem Wege kann der ursprüngliche Anspruch verstellt oder verschüttet werden und an seine Stelle der Austrag eines abgewandelten Anliegens treten. Schließlich kann das Dasein in der fortgesetzten Verfehlung des Maßes soweit in die Macht der Maßlosigkeit geraten, daß auch der jeweils gelebte Weltentwurf zunehmend einer abgewandelten Ordnung des Mitseins verfällt. Ein solches Geschehen vollzieht sich, wie vor allem von v. GEBSATTEL [130] und H. KUNZ [202] zeigten, in der universellen Süchtigkeit bzw. in den sexuellen Perversionen. Darin liegt die schon einmal erwähnte *Übergangsstellung der Süchte und Perversionen zwischen Neurose und Psychopathie* mitbegründet. Je nachdem wie weit das Dasein in einer abgewandelten Ordnung des Mitseins existiert, stehen sie näher zur einen oder zur anderen Seite.

Versuchen wir das Letzte noch einmal zusammenzufassen, so ergibt sich, daß in der *neurotischen Ausdruckshandlung ein Anliegen, das in der jeweils gelebten Kommunikationsweise unerfüllt bleibt, auf offene oder verhüllte Weise zum „Ausdruck" kommt*. Wenn es sich auch kaum eine uneingeschränkte Erfüllung erzwingen kann, so gelingt ihm zuweilen ein Kompromiß in Gestalt einer „symbolischen" oder „sublimierten" Befriedigung (der Ersatzbefriedigung im psychoanalytischen Sinne).

Nun wenden wir uns der psychopathischen „Durchbruchshandlung" zu. Vorweg ist festzustellen, daß sich das Vorkommen von Ausdruckshandlungen keineswegs auf die Neurosen oder das „normale" Leben beschränkt. Sie sind, selbst wenn sie strukturell für das neurotische Geschehen bezeichnend bleiben, in der Psychopathie wahrscheinlich häufiger als die eigentlichen Durchbruchshandlungen anzutreffen. Wir haben zusammen mit WIESER [208] einmal aufzuweisen versucht, in welch erstaunlichem Umfang neurotische Elemente selbst in die schizophrene Psychose hineinreichen.

Die Durchbruchshandlungen ereignen sich meist erst, wenn das psychopathische Dasein mit seiner „sozialen Rolle" in eine gewisse Bedrängnis oder gar eine drohende Ausweglosigkeit gerät. Zwei Beispiele sind dafür paradigmatisch: Die Brandstiftung von Daniel Fürst und der Diebstahl von Mänteln und Familienschmuck durch Peter Krumm. Die beiden Taten scheinen auf den ersten Blick aus der Kontinuität der Lebensgeschichte herauszufallen, und dennoch stehen sie in der Konsequenz des zugrundeliegenden Strukturzusammenhangs.

Peter Krumm hatte sich aus dem unerträglichen Druck und der Enge der Kindheitswelt in gewissem Sinne befreit, indem er sich der Anwesenheit und den Ansprüchen des Vaters einfach entzog. Er führte zu dieser Zeit, ermöglicht durch die finanziellen Zuschüsse, ein von der Last des Aufgegebenseins weitgehend entbundenes Leben. Die Einstellung der finanziellen Unterstützung zwang ihn zur Rückkehr nach Hause und brachte ihn zunehmend tiefer in die angstvolle Bedrängnis des Unterliegens unter den Druck der väterlichen Forderungen. Da stahl er zu Hause die genannten Wertgegenstände, versetzte sie im Leihhaus, um neue Mittel zur Fortführung seiner Lebensweise zu erhalten.

Diese Tat ist kein unmittelbarer Ausdruck eines verborgenen Anliegens. Peter eignet sich mit dem Schmuck oder den Mänteln keineswegs symbolisch die Zuneigung seiner Mutter oder des Vaters an. In diesen Gegenständen ist für ihn nicht etwas anderes, Mitmenschliches anwesend. Es geht alleine um ihren reinen Gebrauchswert, den sie in einem, auf nüchternes Verrechnen eingeschränkten Bewandtniszusammenhang besitzen. Man wäre fast geneigt zu sagen, die neurotische Ausdruckshandlung zeigt gegenüber solchem „Realismus" einen relativen Realitätsdefekt, wenn nicht in der Durchbruchshandlung gerade die tiefgreifende Verfehlung wesentlicher Bereiche des Mitseins zum Vorschein käme. Wollte man in gewagter Deutung sagen, mit dem gestohlenen Besitz der Eltern eignet sich Peter doch die vorenthaltene Liebe an, so wäre zumindest festzustellen, daß hier die Liebe nur noch in extremer Abwandlung auf den finanziellen Anspruch „genommen" wird. Es geht nicht einmal mehr darum, mit einer solchen Tat die Aufmerksamkeit auf die eigene Not zu lenken und damit die verlorene Liebe wiederzugewinnen.

Ganz Ähnliches geschieht bei Daniel Fürst. Er ist im Laufe seiner späten Ehe als Verkäufer im Schreibwarenladen seiner Frau, als Kleinbürger in einer winkeligen Altstadt, der Bedrängnis von Enge und dem Aufbrechen der Wahrheit eines verfehlten Lebens ausgesetzt. Die Brandstiftung unternimmt er, um sich aus dieser unerträglichen Enge zu befreien und zugleich mit der erhofften Versicherungssumme das Glücken seines Daseins weiter zu erspielen. Wiederum ist keine Spur vom Aufbruch eines verborgenen eigenen Anliegens zu finden, das sich in der eingeschränkten Ordnung des Mitseins nicht erfüllen konnte. Es geht um den „realen Sachwert", um den erhofften Gewinn für die Änderung der äußeren Lebensverhältnisse, nicht etwa um den Ausdrucksgehalt des Feuers.

Die Durchbruchshandlung geht also nicht aus dem Aufbrechen verborgener eigener Anliegen hervor, sondern aus der Konsequenz des gelebten Entwurfs und damit aus der psychopathischen Daseinsverfassung selbst[1]. Von ihr kann man nicht einschränkungslos behaupten, was A. MITSCHERLICH [209] beispielsweise von einer neurotischen Sucht sagt: „Das Symptom wird geradezu zur Kulisse, hinter der sich die Wahrheit seiner seelischen, seiner spezifisch menschlichen Existenz verbirgt." In der „Fassade", aus der die Durchbruchshandlung hervorwächst, ist die „Wahrheit" der Existenz viel ursprünglicher verborgen. Das eigentliche Anliegen, um das es geht — bei Peter Krumm etwa der Anspruch auf einen bergenden, die Entfaltung des eigenen Seinkönnens gewährenden Aufenthalts im Mitsein — ist nämlich im Unterliegen unter Druck und Enge schon an seiner Wurzel verschüttet. In der abgewandelten Weise, in der es sich noch ausspricht, ist es nicht nur ihm selbst und der Mitwelt unzugänglich, sondern steht auch der Verwirklichung des eigentlichen Seinkönnens im Wege. So geschieht es beispielsweise im anonymen, verweltlichten Wärmebedürfnis bei Peter Krumm. Die psychopathische Lebensform als „Fassade" verschließt jedenfalls, gerade in ihrer eigenmächtigen Abwandlung der mitweltlichen Ordnung, denjenigen Bereich des Mitseins, in dem sich das eigentliche Anliegen erschließen könnte. Hervorgehend aus dieser Verdeckung, die sich gerade in ihr konsequent durchhält, erscheint die Durchbruchshandlung, trotz ihres „Realismus", als eine tiefgreifende Verfehlung mitweltlicher und eigenweltlicher Seinsmöglichkeiten, die dem Dasein überantwortet sind.

Fassen wir wieder kurz zusammen, so ergibt sich: *Die psychopathische Durchbruchshandlung ereignet sich in der Bedrängnis des gelebten Entwurfs. Sie geschieht aber in der Konsequenz der besonderen psychopathischen Lebensform — der Fassade —, um diese über den Abgrund des unerfüllten Seinkönnens hinweg durchzuhalten. Sie entbirgt weder symbolisch noch offen das eigentliche Daseinsanliegen. Ihre gelegentliche „Unverständlichkeit" — begründet im Herausfallen aus der „sozialen Rolle" — verschwindet, wenn die zugrundeliegende psychopathische Daseinsform erhellt ist. Durch diesen Entwurf und sein lebensgeschichtliches Gewordensein hindurch — und nicht aus der Durchbruchshandlung direkt heraus — erschließt sich dann allerdings auch das verborgene, unverwirklichte Selbstseinkönnen.*

---

[1] L. A. BINSWANGER verdanken wir den Hinweis, daß es außer den Durchbruchshandlungen bei Psychopathen auch *„Impulshandlungen"* gibt. Ihr Wesen liegt im unvermittelten Aufbrechen verschütteter ursprünglicher Anliegen, die sich gegen die „fremde" Macht der Fassade durchsetzen. Sie fallen deshalb meist aus der vordergründigen Kontinuität des alltäglichen Daseinsvollzugs heraus und stehen, vom Strukturzusammenhang her gesehen, zwischen Ausdrucks- und Durchbruchshandlung.

Die „soziale Rolle"

Wir haben von einer „sozialen Rolle" gesprochen, aus der die Durchbruchshandlung herausfällt. Damit soll die konkrete Auszeugung jener abgewandelten Weise des Mitseins umgriffen werden, in der sich das psychopathische Dasein noch zu verwirklichen vermag. Die Durchbruchshandlung gefährdet zuweilen selbst wieder diese soziale Rolle, dann nämlich, wenn sie aus der Bedrängnis des gelebten Entwurfs eine weitere Grenze — beispielsweise durch die Gesetzesübertretung eines bisher Unbescholtenen — verletzt. Das zeigen Peters Diebstahl und Daniels Brandstiftung eindrücklich. Dennoch ist diese Übertretung einer mitweltlichen Grenze nicht ohne weiteres identisch mit einer gleichartigen Grenzverletzung eines „Normalen". Aus der Abwandlung der Mitseinsordnung heraus ist dem psychopathischen Dasein die Grenze selbst als mitweltlicher Tatbestand immer schon abgewandelt. Das besagt durchaus nicht, daß die „Einsicht in das Unerlaubte der Tat" verändert wäre; nur die Verwurzelung des Gesetzes — wenn es um eine Gesetzesverletzung geht — im Mitsein ist abgewandelt. Deshalb ist auch die Brandstiftung für Daniel Fürst, von seiner eigenen, „spielerisch-leichtfertigen Lebensform" her gesehen, gar kein übermäßig bedeutsamer, mitmenschlicher Schritt, obwohl sie zu schwerwiegenden Folgen führte und in unseren Augen eine menschlich verwerfliche Tat darstellen mag. Weil die Ordnung des Mitseins schon ursprünglich abgewandelt ist, deshalb setzt sich manche psychopathische Lebensform überaus konsequent gegen die als Gesetze ausformulierten Elemente der Ordnung durch.

Schließlich folgt aber daraus noch ein Weiteres: In einer allgemein abgewandelten Ordnung des Mitseins ist die Rückkehr hinter eine bereits überschrittene Grenze sehr erschwert. Wenn aus einer das Dasein in seinem Seinkönnen bergenden Ordnung heraus eine Grenze verletzt wird, besteht die Möglichkeit und das Verlangen, wieder in die verlorene Geborgenheit zurückzukehren. Das ontologische Fundament dieses Geschehens liegt im existenziellen Gewissen. Im eigensten Schuldigsein wird die verlorene Ordnung erfahren und im Ergreifen der überantworteten oder verfehlten Möglichkeiten neu verwirklicht. Auf der ontisch-empirischen Ebene der „sozialen Rolle" geschieht dies in Form der tätigen Reue, der Sühne und Vergebung, als Wiederherstellung der verletzten mitmenschlichen Ordnung oder der verlorenen Gemeinsamkeit.

Für den Psychopathen gibt es nur in sehr begrenztem Sinne eine Rückkehr in die bergende Ordnung des Mitseins. Wohl gewährt seine „soziale Rolle" einen Rest von bergendem Aufenthalt im Mitsein; wenn aber diese soziale Rolle bereits in Bedrängnis geriet und die Durchbruchshandlung vielleicht — im Sinne der durchgehaltenen Fassade — erfolgreich war, dann bleibt die Grenzüberschreitung nicht selten bestehen, d. h. sie wird laufend wiederholt. Der wesentlichste Grund dazu ist, daß in einer solchen psychopathischen Daseinsverfassung das existenzielle Gewissen weitgehend verdeckt ist. So werden die psychopathischen Durchbruchshandlungen, unter den genannten Bedingungen, durch eine Vertiefung der Abwandlung mitweltlicher Ordnung zum Auftakt einer Veränderung der sozialen Rolle, die wir klinisch als „sozialen Abstieg" bezeichnen.

Die psychopathische Abwandlung der mitweltlichen Ordnung als Verfehlung des „Aufgabencharakters"

Halten wir noch einmal fest, daß *die mitweltliche Ordnung nur dann im rechten Maß steht, wenn sie die Verwirklichung des eigenen und des gemeinsamen Seinkönnens im Mitsein ermöglicht.* Der transzendentale Ermöglichungsgrund dieses Maßes liegt im Dasein selbst, das ursprünglich Mitsein ist und sich nur im Mitdasein zeitigen kann.

Vor diesem Horizont muß nun die spezifisch psychopathische Verfehlung der mitweltlichen Ordnung gesehen werden. Wir haben von einer „eigenmächtigen" Abwandlung der Ordnung gesprochen und ihr Wesen bei unseren Fällen aufzuweisen versucht. Erinnern wir uns beispielsweise nochmals an Daniel Fürst. Er hat im „Einseifen" des Partners mit seinen leichtfertigen Versprechungen und mit falscher Freundlichkeit den Rausch einer vollkommenen Übereinstimmung, die Illusion einer geglückten Liebe erreicht. Freilich gelang es nur damit, daß sich der Partner, getragen von falschen Verheißungen, in der Illusion spielerisch leichter Erfüllung seiner eigenen Anliegen verfing. Daniel selbst trat aber nicht über den scheinbar erfüllten Augenblick hinaus in den geschichtlichen Fortgang einer Liebe, in die wachsende Offenbarung der Wahrheit und die Entfaltung des Selbstseinkönnens ein.

In dieser Begegnung, soweit sie für die gesamten Mitseinsweisen eines Daseins paradigmatisch ist, spricht sich die psychopathische Abwandlung oder Verfehlung der mitweltlichen Ordnung aus. Daniels Weise des Mitseins ist „eigenmächtig". Sie bezieht den Partner ein in den eigenen Mitseinsentwurf, ohne das Eigensein des anderen und das eigene Seinkönnen zu behüten. Der Partner verfällt „im Augenblick" dieser abgewandelten Ordnung, weil sie ihn der Last und Schwere seiner Überantwortung zu entheben und ein leichtfertiges Glücken des Daseins zu gewähren scheint. Doch kann auch der andere seine eigensten Möglichkeiten in dieser Verstellung des eigentlichen Mit- und Selbstseins nicht entfalten. Er fällt deshalb im Fortgang der Geschichtlichkeit wieder heraus aus der Illusion geglückter Liebe in die Ernüchterung seiner Überantwortung. Daniel aber bleibt in der abgewandelten Ordnung des Mitseins; er läßt sich von dem Rausch des liebenden Einklangs hinauftragen in die Illusion eines spielerisch glückenden Daseins. Das Aufbrechen des Abgrunds enttäuschender Wahrheit, in dem sich zugleich einzig die Möglichkeit einer wirklich glückenden Liebe und einer Verwirklichung des eigenen Seinkönnens öffnen könnte, verdeckt er in der Konsequenz seiner spielerisch-leichtfertigen Lebensform.

Es geht also bei dieser „eigenmächtigen Abwandlung des Mitseins" nicht um eine Verfehlung der Faktizität des Mitdaseins. Verfehlt wird nur die Möglichkeit der Entfaltung des eigenen und des anderen Seinkönnens in der Mitwelt. Das Mitdasein wird faktisch im Rahmen des eigenen Entwurfs, der „Fassade", angenommen, die von vornherein auch die Seinsmöglichkeiten des anderen einschränkt. Das solcherweise faktisch verwirklichte, abgewandelte Mitsein — der andere ist dabei oft in jenem Sinne „verführt", wie wir es bei Daniel Fürst zeigen konnten — gewährt in der Eigenwelt des psychopathischen Daseins immer schon etwas anderes, als es in der Gemeinsamkeit eigentlich ist. Zuweilen scheint es die Erfüllung des ganzen Daseins zu verheißen. Jedenfalls bleibt es in der psychopathischen Lebensform die einzige Weise möglicher Verwirklichung der eigenen Anliegen, der das Mitdasein eigenmächtig unterworfen wird. Ihr liegt zugrunde, daß — wie wir sahen — wesentliche mitweltliche Ansprüche schon an ihrem Ursprung verschüttet sind, und die Erfüllung auf andere, eben abgewandelte Weise gesucht wird. Das Bild vom Tränenmeer bei Emil Barth, in dem die eigentlichen Anliegen versunken sind, und die „süße Melancholie" in der illusionsgetragenen Übereinstimmung mögen dies nochmals verdeutlichen.

H. Kunz [210] sagte einmal, die „Weltlosigkeit" sei „das Korrelat der im Menschsein anwesenden radikalen Nichtigkeit", und die Auflösung der partnerisch-mitweltlichen Wirklichkeit bei den sexuellen Perversionen resultiere „aus der sie nährenden Destruktivität". In der psychopathischen Daseinsverfassung geht es um eine ursprüngliche oder früh Wirklichkeit gewordene, partielle „Weltlosigkeit" im Mitsein, nur daß wir unter „Welt" nicht faktisch Vorhandenes, sondern den Horizont der Seinsmöglichkeiten und ihrer „transzendental-objektiven" Ordnung im Mitsein verstehen müssen. Mit Recht sagt H. Kunz dazu, daß es sich hier um einen „Grundzug des menschlichen In-der-Welt-seins" handelt, der sich beispielsweise auch im „Phantasieüberschuß" des Verliebtseins ausspricht. Nur steht hier im Ergreifen der überantworteten Möglichkeiten der Weg zur wachsenden Verwirklichung des Mitseins offen.

Versuchen wir also das Wesentliche herauszuheben: In der psychopathischen Daseinsverfassung stehen die konkreten Mitseinsweisen unter der Konsequenz des seinsverdeckenden Entwurfs, der Fassade. Damit ist sein Horizont, das, worum es dem Dasein in der Mitwelt eigentlich geht, immer schon in der Weise dieses Entwurfs abgewandelt. Der Anruf des existenziellen Gewissens, die Überantwortung des eigenen Seinkönnens ist verdeckt. Das bedeutet zugleich, daß der „Aufgabencharakter" des Mitseins verfehlt ist. Über dem Verfehlen wesentlicher, im Mitsein geborgener Seinsmöglichkeiten findet das Dasein in einer von der eingeschränkten, mitweltlichen Faktizität getragenen Fassade eine illusionäre, „eigenweltliche" Erfüllung abgewandelter Anliegen. Mit dem Unterliegen des Daseins unter die einseitige Konsequenz der Fassade erstarrt auch die abgewandelte, mitweltliche Ordnung zum ausweglosen Mißglücken.

Um dies besser verstehen zu können, erinnern wir uns, daß in allen dargestellten Fällen eine eigenartige und recht ausgeprägte Störung in der Gegenseitigkeit der Ansprüche bestand. Es gelang unseren Psychopathen nicht, in der Erfüllung mitweltlicher Ansprüche auch die Verwirklichung wesentlicher eigener Anliegen zu erfahren. So kam es stets zu einer das eigenste Seinkönnen extrem bedrängenden oder einschränkenden Abwandlung des mitweltlichen In-Anspruch-genommen-seins als Druck, Enge, unerträgliche Last oder Schwere. In Gestalt der Fassade vollzieht sich eine mehr oder weniger weitgehende Schein-Befreiung von den „fremden" Ansprüchen, nicht etwa im Gewinnen von Selbständigkeit und Unabhängigkeit, sondern im Verfehlen des In-Anspruch-genommen-seins selbst, im Verdecken des Aufgabencharakters [1]. Die konkreten Mitseinsweisen und die ihnen zugrundeliegende Ordnung gerät damit unter die Macht abgewandelter, vorläufiger Seinsmöglichkeiten, die von der Faktizität des mißglückenden Mitseins immer schon überholt sind.

---

[1] The hedonic level (Lustprinzip, d. Ref.) is dominant over the emotional and intellectuel levels", sagt S. Rado („The Border Region between the Normal and the Anormal Four Typs" in „Psychoanalysis of Behavior", New York: Grune & Stratton, 1956) aus der Einseitigkeit seiner psychoanalytischen Anthropologie heraus, wobei er wohl auch so etwas ähnliches wie die Verfehlung des Aufgabencharakters meint.

Die lebensgeschichtliche Ausformung der „psychopathischen Daseinsverfassung"

Was im folgenden ausgeführt werden soll, ist nur eine knappe Zusammenfassung dessen, was wir an den Fällen im einzelnen herauszuheben und zu belegen versuchten. Die Rückwendung in den empirisch-psychopathologischen Bereich und der Ausblick auf psychodynamische Hypothesen soll uns den Brückenschlag zur klinischen Thematik erleichtern.

Greifen wir zunächst auf die lebensgeschichtliche Entfaltung der psychopathischen Daseinsverfassung zurück, so zeigt sich, daß unsere Fälle ein verhältnismäßig einheitliches Schema aufweisen. Das eigentliche psychopathische Element wächst — ganz unabhängig von jeder Entscheidung über seine Genese — aus kindlichen Mitseinsweisen hervor. Am Anfang, wenn man so sagen darf, steht ein Nichtaufnehmen wesentlicher eigener Ansprüche in der Mitwelt. Durchwegs scheint auch das Ausgeliefertsein an eigenmächtige Ansprüche der anderen, beispielsweise in der Welt von Druck und Enge bei Emil Barth und Peter Krumm, eine wesentliche Rolle zu spielen. Jedenfalls vermag die kindliche Existenz zunächst keinen, die Entfaltung des Selbstseinkönnens wirklich bergenden Aufenthalt im Mitsein zu finden. Es ist dabei prinzipiell nicht zu klären, ob aus einer „Anlage" heraus wesentliche eigene Ansprüche nicht mit der nötigen Intensität durchgesetzt werden können, oder ob sich alleine die Mitwelt ihrer Verwirklichung verschließt. Wir halten es immerhin für möglich — und das ist nun eine „genetische" Vermutung —, daß es gelegentlich solche Ausmaße der Überwältigung der kindlichen Existenz mit einem „eigenmächtigen", kindheitsfremden Entwurf gibt, daß sie den Daseinsgang zwangsläufig in eine einseitige Entfaltung der kommunikativen Erfahrung drängen und die Verwirklichung des Selbstseinkönnens verstellen. Dies könnte vielleicht bei Peter Krumm zutreffen.

Dieser Ausschluß von Seinsbereichen aus dem Mitsein und aus der Entfaltung des Selbstseinkönnens wird, wohl ganz allgemein gesagt — damit stützen unsere Einsichten ein Element der psychoanalytischen Entwicklungstheorie —, um so umfassender sein, je früher er beginnt. Je weiter die Erfahrung und die eigensten Seinsmöglichkeiten schon in Welt und Mitwelt entfaltet sind, desto begrenzter sind die Seinsbereiche, die von einer sich versagenden Mitwelt noch verstellt werden können. Es wäre jedoch ein großer Fehler, wollte man aus dem Zeitpunkt der eingetretenen Entfaltungshemmung eine bleibende Struktur erschließen oder umgekehrt. Das geschieht zuweilen noch in einer unvorsichtigen Interpretation der psychoanalytischen Lehre von den Reifungsphasen der Libidoentwicklung und den, aus ihrer Nichtbewältigung hervorgehenden, spezifischen Verhaltensmustern. A. M. BECKER [15] meint beispielsweise vom Vollpsychopathen, der durch eine „extreme Herrschaft des Lustprinzips" gekennzeichnet sei, er gehe aus einer „Fixierung auf der oralen Stufe der Trieborganisation und Persönlichkeitsentwicklung" hervor. Bei solcher Reduktion der Daseinsthematik auf die eingeschränkte Ebene hypostasierter Triebe und Triebentwicklungsgesetze bleibt die Frage nach dem vollen Wesen dieser Daseinsweise unbeantwortet. Es könnte sehr wohl sein, daß die „Triebformel" vieldeutig, daß der ihr zugrundeliegende, existenzielle Tatbestand uneinheitlich ist.

Wenn man den Erwachsenen vor sich hat, ist es nicht möglich, den Zeitpunkt in der Kindheit zu bestimmen, an dem ein solcher Stillstand in der Entfaltung bestimmter Seinsmöglichkeiten eingetreten ist. Zudem spricht wenig für einen genau umschriebenen Termin. Von der Geschehensstruktur des Daseins her hat man eher zu erwarten, daß eine bestimmte Weise von Verschlossenheit der Mitwelt für ein wesentliches Anliegen des Kindes über lange Zeit durchgehalten werden muß, um zu einer unterbliebenen Entfaltung wesentlicher Mitseinsbereiche ausreichenden Anlaß zu geben. Die wesentlichste Kritik einer solchen Betrachtungsweise formuliert ERIKSON [211], als Sprecher einer soziologisch orientierten Psychoanalyse, auf seine Weise: „Die Erwachsenen immer nur als ehemalige Kinder anzusehen und ihre Institutionen als Notbehelfe für versagte Kindheitsträume, erweist sich als ungenügende soziale Theorie. Der Erwachsene hat nicht nur eine lange Kindheit mit ausgeprägten Stufen hinter sich, er durchschreitet auch eine stufenweise Erwachsenheit mit weiteren Umwandlungen der Libido, mit neuen Modi und neuen Modalitäten, mit neuen Ich-Nöten und neuen psycho-sozialen Krisen".

Nach diesem kurzen Abstecher in die Psychoanalyse, der schließlich von der Nachbarschaft unserer Feststellungen zur psychoanalytischen Theorie der Charakterentstehung ausgelöst wurde, kehren wir zurück zur lebensgeschichtlichen Entfaltung der psychopathischen Daseinsverfassung. Den verschlossenen, mitweltlichen Seinsbereichen unterliegt das Dasein erst im endgültigen Resignieren, im hoffnungslosen Versinken der unerfüllten Ansprüche. Damit tritt zunächst ein existenzieller Stillstand in den entsprechenden Teilbereichen des Daseins ein; die Erfahrung und die eigensten Seinsmöglichkeiten können sich vorerst nicht mehr weiter in jenen mitweltlichen Bereichen entfalten.

Damit ist das Glücken des Daseins durchaus noch nicht endgültig verfehlt. Jede „Phase der Entwicklung", jedes neue weltliche oder mitweltliche In-Anspruch-genommen-sein des Daseins steht von neuem unter den Möglichkeiten des Glückens oder Mißglückens. Ergreift das Dasein in der Aufgabensituation die ihm als überantwortet erschlossenen Möglichkeiten, so erschließt sich ihm zugleich ein Horizont neuer Erfahrung, neuer Entfaltungsmöglichkeiten. *Auf solche Weise dem Anruf einer Lebenssituation gerecht zu werden* — wir wagen nicht recht, von „vorlaufender Entschlossenheit" zu sprechen, weil das Anruferfüllen auch für die kindliche Existenz irgendwie, aber nicht von vornherein im existenzialen Modus der Sorgestruktur zuzutreffen scheint — *heißt, die ihr angemessene Reife erreicht zu haben.* Wird aber der Anruf verfehlt, so mißglückt die Entfaltung von Erfahrung und Seinkönnen, es bleibt beim existenziellen Stillstand.

Über die Möglichkeit des Glückens entscheidet nun sehr wesentlich das existenzielle Gewissen. In seinem Anruf erfährt das Dasein überhaupt erst den „Aufgabencharakter", die Überantwortung des eigensten Seinkönnens und das In-Anspruch-genommen-sein von Welt und Mitwelt. Damit aber hat es in der psychopathischen Daseinsverfassung eine besondere Bewandtnis: Das existenzielle Gewissen vermag sich, wie wir schon von mehreren Seiten her aufzeigten, nicht zu entfalten, es bleibt verdeckt.

Bevor wir die Konsequenzen dieser Feststellung weiterverfolgen, wenden wir uns dem Schicksal der verschütteten Anliegen und dem weiteren Gang der Entfaltung des Mitseins zu. Wir haben gesehen, daß die eigensten Ansprüche im Mitsein, um die es eigentlich ging, in der Hoffnungslosigkeit versanken. An ihre Stelle trat in allen Fällen eine sinnverschließende Metapher, etwa das „Tränenmeer", oder die grundlose Schwermut bei Emil Barth, Druck und Kälte im Leibe bei Peter Krumm und die Bedrängnis der Enge bei Daniel Fürst. In dieser Anonymisierung als „autistischer

Konkretion" ist das eigentliche Anliegen dem eigenen und mitweltlichen Verständnis weitgehend entzogen. Allerdings ist es nicht absolut verborgen, wie die Möglichkeit unserer daseinsanalytischen Erhellung beweist.

Über diese verborgenen Anliegen hinweg entfaltet sich das Dasein in eingeschränkten Seinsbereichen, die wesentlich von den, ihm faktisch im Mitsein offenstehenden Möglichkeiten bestimmt werden. Dabei spielt nicht selten die Überwältigung mit einem „kindheitsfremden Entwurf" — am deutlichsten ausgeprägt in unserem Fall Pfau [212] — eine entscheidende Rolle. Das Kind nimmt sich dann, was wir bei Emil Barth sahen, selbst so an, wie es von seiner Mitwelt genommen wird. Damit entsteht ein Bruch [1] zwischen dem verschütteten Selbstseinkönnen — verborgen in seiner anonymen Konkretisierung, beispielsweise als Druck, Enge oder Schwermut — und den mitweltlich gelebten Daseinsweisen.

Im fortschreitenden Mißlingen, die eigenen Anliegen im Mitsein zu verwirklichen, mißlingt auch fortwährend die wirkliche Überwindung der Dissoziation, das Vereinen der auseinandergebrochenen Welten in einem wirklich einheitlichen Entwurf. Zugleich mißlingt der Anruf des existenziellen Gewissens, in dem die eigentliche Einheit des Selbstseins, die fundamentale Ordnung des Ganzseinkönnens geborgen ist. Im wiederkehrenden Verfehlen und in der wachsenden Resignation vollzieht sich etwas, das im Untergehen des eigentlichen Anliegens in einer anonymen Stimmung oder in einem grundlos erscheinenden Phantasma — etwa in Enge, Druck oder Schwermut — bereits Wirklichkeit geworden ist: Der ursprüngliche Anruf des existenziellen Gewissens wird abgewandelt, sein eigentlicher Anspruch verdeckt. Dieser Prozeß einer Abwandlung oder Verbildung des existenziellen Gewissens [2] ermöglicht nun dem Dasein über die existenzielle Dissoziation hinweg Aufenthalt zu finden in einer ganz anderen, uneigentlichen Einheitlichkeit des Existierens, in der „Fassade".

L. BINSWANGER [213] hat in seinen Schizophreniestudien das Auseinanderbrechen der Konsequenz der natürlichen Erfahrung in starre Alternativen als wesentliche Merkmale schizophrener Daseinsverfassungen aufgewiesen, die sich durch eine lange Lebensgeschichte bis in den schizophrenen Wahn hinein durchhielten. Eine gewisse Ähnlichkeit mit unseren Fällen ist hier unverkennbar, sie hat uns vor allem bei der Besprechung der Verlaufsstrukturen bereits beschäftigt. Mit dem Begriff der „existenziellen Dissoziation" soll auch gesagt werden, daß die Einheitlichkeit der Erfahrung in unvereinbare Alternativen zerfällt. Doch kennzeichnet es die psychopathische Daseinsverfassung, daß sie sich im Gang ihrer Entfaltung gerade nicht in den „antinomischen Spannungen", nicht in der „Aufspaltung in ein starres Entweder-Oder" aufhält. Das „psychopathische" Dasein trägt sich in jener, den „Bruch" verdeckenden Pseudo-Einheitlichkeit aus, die seine Welt kennzeichnet, etwa im Medium des Stimmungshaften und der phantasiegetragenen Überhöhung der Welt bei Emil Barth oder in der spielerisch-leichtfertigen Lebensform des Daniel Fürst.

Die „Fassade" ermöglicht, in der Verdeckung des unverwirklichten Seinkönnens und im Anschein einer Daseinserfüllung, ein wenn auch vorläufiges und eingeschränktes Existieren. Jedenfalls kommt es typischerweise nicht zu dem, was L. BINSWANGER [214] das „Kulminieren der antinomischen Spannungen" bis zum „Aufgerieben-

---

[1] Der Begriff „Bruch in der Daseinsverfassung" geht auf A. STORCH zurück („Beiträge zum Verständnis des schizophrenen Wahnkranken", Nervenarzt 30, 49 [1959]).

[2] Abgewandelt ist selbstverständlich nur die ontisch-empirische Gewissensverfassung, nicht das existenzielle Gewissen als ihr ontologischer Ermöglichungsgrund.

werden des Daseins", zum „Rückzug des Daseinsvollzugs" nennt. Jener „anthropologische Prozeß" des fortschreitenden Verfallens an die Faktizität des Unverwirklichten, der Leere, den wir bei Daniel Fürst und Peter Krumm so eindringlich erfahren haben, ist etwas anderes als der schizophrene Abwandlungsprozeß des Daseins. In der psychopathischen Verlaufsstruktur hält sich der gelebte Entwurf bis zum Ende durch. Hier kommt es nicht zum Auseinanderbrechen der Alternativen und damit auch nicht zur Unterbrechung, zum Bruch [1] im Daseinsgang.

Im Gegensatz zu solch „abnormer" Beständigkeit unterliegt das schizophrene Dasein einem „Abwandlungsprozeß", der schon im Auseinanderbrechen der Alternativen mit einer Abwandlung der gelebten Daseinsweise und ihrer Zeitigung beginnt. Sie spricht sich beispielsweise im Auftauchen eines Wahns oder in der Abwandlung alltäglicher Daseinsordnungen aus, wie etwa ZUTT [199] und KULENKAMPFF [215, 216] aufweisen konnten. Dennoch möchten wir keineswegs die Möglichkeit leugnen — und es gäbe auch keine methodische Berechtigung dafür —, daß es Übergänge — was hier nicht „genetisch" gemeint ist — aus der psychopathischen Daseinsverfassung in die schizophrene gibt. Die „verstiegenen Idealbildungen" (L. BINSWANGER) des präschizophrenen Daseins stehen jedenfalls der psychopathischen „Fassade" in gewisser Beziehung nahe.

Im Scheitern der „sozialen Rolle" scheint es allerdings auch bei typischen Psychopathen zu tiefgreifenden Wandlungen zu kommen. REISS [217] hat übrigens schon 1921 einen wahrscheinlich hierhergehörenden Fall beschrieben: Ein „geltungssüchtiger" Psychopath hielt sich über viele Jahrzehnte als flotter Lebemann, bis die Veränderung seiner mitweltlichen Situation ihn zum fanatischen Wander- und Bußprediger werden ließ. Dazu betont REISS ausdrücklich, daß die eigentliche „Charakterstruktur" unverändert blieb. Auch v. BAEYER [218] beschreibt in seiner Monographie einen äußerst ehrgeizigen Beamten, der in der Gefährdung seiner sozialen Rolle durch die Entdeckung einer früheren Straftat für viele Jahre zum hochstaplerischen Betrüger wurde. Als ihm, nach einer längeren Strafverbüßung, die Rückkehr in den Staatsdienst gelang, lebte er wieder wie vordem als stiller, ehrgeiziger Beamter. Solche Verläufe würden sich vermutlich, wenn man sich an ihre daseinsanalytische Erhellung machte, noch vom Schema der Durchbruchshandlung, von der Überschreitung mitweltlicher Grenzen in der Gefährdung der „sozialen Rolle" her verstehen lassen. Doch gibt es zweifellos, über die von uns bisher dargestellten Verlaufsgestalten hinaus, ein Geschehen, bei dem der gelebte Entwurf in der Unmöglichkeit seines Glückenkönnens viel früher in Bedrängnis und Auswegslosigkeit gerät. Dann mag nicht nur eine Veränderung der sozialen Rolle, sondern auch eine Abwandlung der psychopathischen Daseinsverfassung selbst daraus hervorgehen [2].

---

[1] An dieser Stelle bezeichnet das Wort „Bruch" nicht eine existenzielle Dissoziation in der Daseinsverfassung, sondern den zuweilen aus ihr hervorgehenden „Abbruch" der lebensgeschichtlichen Kontinuität, die „Unterbrechung der Sinngesetzlichkeit", wie K. SCHNEIDER sagt (Klinische Psychopathologie, a.a.O., S. 8).

[2] Wir besitzen unter den Fällen, die wir hier nicht mehr zum Abdruck bringen konnten, einen, der eine fast schrittweise sich vollziehende Abwandlung seiner psychopathischen Daseinsverfassung zeigt. Allerdings steht er in der Struktur den Schizophreniefällen L. BINSWANGERs wesentlich näher als alle, die wir bisher referiert haben. Der Möglichkeit, daß sich darin die Übergänge zu einer „schizoiden" Psychopathie zeigen, wagen wir vorerst noch nicht zu folgen. Die Erhellung dieses „Abwandlungsprozesses" haben wir bewußt in unsere Untersuchungen nicht einbezogen, zumal sich L. A. BINSWANGER seit langem mit diesem Thema befaßt.

Die existenziellen Voraussetzungen „psychopathischer Charaktertypen"

Glücklicherweise sehen wir uns nicht genötigt, den psychologischen Begriff des Charakters zu definieren, denn das, was wir hier abhandeln wollen, ist nur ein begrenzter, aber klar umschreibbarer Sachverhalt aus dem Gebiet der Charakterologie. Wenn man als eine wesentliche existenzielle Bestimmung des Charakters die Beständigkeit im Daseinsgang heraushebt[1], so kommt man, wie wir bereits zeigten, auf zwei Wurzeln dieser Ständigkeit. Die eine liegt in der Sorgestruktur als vorlaufender Entschlossenheit zum eigensten Seinkönnen begründet. In ihr gewinnt das Dasein, aus dem Ergreifen der im existenziellen Gewissen sich erschließenden Seinsmöglichkeiten, Selbständigkeit und Eigentlichkeit. Diese Weise der Beständigkeit ist die einer in der Geschichtlichkeit des Daseins sich entfaltenden „natürlichen Konsequenz" (SZILASI [187]). Die andere Wurzel von Beständigkeit im Daseinsgang hat ihren Ursprung im „Abbruch der Konsequenz natürlicher Erfahrung". Ihre zeitliche Struktur liegt im existenziellen Stillstand eines Daseinsbereichs, im Verfehlen der Entfaltung wesentlicher Seinsmöglichkeiten begründet. Diese Form der Beständigkeit, die sich übrigens bruchstückweise in jedem „normalen Dasein", etwa im Modus der Verfallenheit wiederfindet, ist eine andere als die sich in der Entfaltung durchhaltende Selbständigkeit. In ihr hat sich das Dasein uneigentlichen Seinsweisen überantwortet; es ist partiell erstarrt.

In der psychopathischen Daseinsverfassung findet sich nun ein solcher existenzieller Stillstand beispielsweise im Untergehen wesentlicher Mitseinsmöglichkeiten. Es kommt dann nicht mehr zur Entfaltung der Erfahrung in die entsprechenden mitweltlichen Bereiche. Dieser existenzielle Tatbestand imponiert von der Mitwelt her gesehen als Verschlossenheit; unter ähnlichen Voraussetzungen mag es, beispielsweise wie bei Peter Krumm, zur Bedrücktheit oder zur Schüchternheit kommen. Auf dieser Ebene entspricht ein „Charakterzug" der mitweltlichen Erscheinungsweise eines existenziellen Stillstands wesentlicher Seinsmöglichkeiten. Wenn die Psychoanalyse ein ähnliches Geschehen als Fixierung oder Wiederholungszwang interpretiert, so spricht sich auch darin sein existenzieller Gehalt als Stillstand einer Daseinsweise, als Erstarrung im Unterliegen unter die Versagung und Eigenmächtigkeit der Mitwelt aus.

Gegenüber diesem auch für das „normale" Dasein und die Neurosen geltenden Schema, hat es mit der psychopathischen Daseinsverfassung noch eine besondere Bewandtnis. Es bleibt nämlich nicht beim resignierenden Versinken des eigenen Anliegens und der daraus hervorgehenden spezifischen Einschränkung des Mitseins. Das unerfüllte Seinkönnen zeitigt, wie wir sahen, den gelebten Entwurf; er geht auf abgewandelte Weise in die „Fassade" ein, und von ihm her bestimmt sich der Horizont der Vorhabe. So findet sich beispielsweise der im „Tränenmeer" verborgene Anspruch auf eine bergende Liebe bei Emil Barth im Medium der Stimmung wieder. Die phantasiegetragene Übereinstimmung wird bei ihm zum einzigen mitweltlichen Austragsbereich seines abgewandelten Anliegens. Auf solche Weise zeitigt das ursprüng-

---

[1] Diese „Beständigkeit" im Wandel der Situation und im Fortgang des Daseinsgeschehens liegt beispielsweise auch zugrunde, wenn A. KRONFELD („Die Psychologie in der Psychiatrie", Berlin: Springer, 1927, S. 87) folgende Definition gibt: „Die Gesetze der Reaktivität eines Menschen, insofern sie sein Wesen bestimmen, werden als Charakter zusammengefaßt."

lich unverwirklichte Seinkönnen eine Daseinsweise, die selbst immer schon eine Abwandlung dessen ist, worum es eigentlich ginge.

An der eigenartigen Kontinuität dieser spezifischen Daseinsweise — der Fassade — an ihrer „starren Konsequenz" liegt nun der existenzielle Grund für jene „pathologische" Beständigkeit im Daseinsgang, die wir bei vielen Psychopathen antreffen. Was sich dabei im Wechsel des Geschehens durchhält, sind nicht äußere Merkmale oder Verhaltensweisen. Die können sogar einen bunten Wechsel aufweisen. Worum es geht, zeigt beispielsweise Daniel Fürst, der zum Brandstifter wurde und dennoch auch darin konsequent seine „spielerisch-leichtfertige Lebensform" austrägt und durchhält.

Grundsätzliche Möglichkeiten und Grenzen der Typenbildung

In dem Erstarren des Daseins unter der einseitigen, „eigenweltlichen" und nicht weltoffenen Konsequenz der Fassade, liegt auch die existenzielle Voraussetzung für die oft geübte Möglichkeit, Psychopathen durch einen einzigen hervorstechenden „Charakterzug" einigermaßen verläßlich als Typ bezeichnen zu können [1]. Es gibt tatsächlich Menschen, die von ihrer Jugend bis zum Tode „Hyperthyme" oder „Querulanten" bleiben, und die jeder erfahrene Psychiater intuitiv unter diese Bezeichnung einreihen wird. Das „normale", frei sich entfaltende Dasein in der Selbständigkeit seiner geschichtlichen Existenz, widersetzt sich einer solchen Einengung auf ein einseitiges Merkmal. Allerdings gibt es eine Anzahl von Übergängen nach allen Seiten hin.

Die Problematik der Typenbildung schon auf der rein empirisch-pragmatischen Ebene hat kaum jemand deutlicher gesehen als S. SCHNEIDER [5] selbst. Allerdings mag eine rein pragmatische, ohne einheitliches Fundament entworfene Typenbildung — deren Vorzug vor spekulativ begründeten Systemen wir noch hervorheben werden — einzelne Nachteile in sich bergen. In starrer, die transzendentale Objektivität der Welt teilweise verfehlender Konsequenz hält sich nämlich nicht ursprünglich die „soziale Rolle", nicht einmal unbedingt das „pattern" als gleichbleibendes Verhaltensschema durch, sondern einzig die spezifische Daseinsform. Soweit also eine Typenbezeichnung keine im Entwurf wurzelnden, sondern nur die „soziale Rolle" bezeichnenden Merkmale anzielt, kann sie gelegentlich einmal Veränderung oder Verwandlung registrieren, wo doch im Grunde Ständigkeit herrscht.

Wenn wir festgestellt haben, daß jede mögliche Verläßlichkeit einer Unterscheidung oder Einteilung psychopathischer Persönlichkeiten in der starren Konsequenz der Fassade gründet, so ergeben sich daraus auch wichtige Folgerungen für die Klinik. Es ist vor diesem Horizont durchaus möglich, daß eine vorurteilsfrei entworfene Typisierung intuitiv ein wesentliches, das Daseinsthema kennzeichnendes Merkmal trifft. Eine solche systemlose Typenbildung, wie sie K. SCHNEIDER [219] immer wieder verteidigte, gewinnt an Verläßlichkeit, wenn sie von langen Verlaufsbeobachtungen ausgeht und das Beständige, das sich im Wechsel des Daseinsgeschehens durchhält, in den Griff zu bekommen sucht.

---

[1] F. KÜNKEL hat beispielsweise das Wesen des Charakters nur von der „Erstarrung" her gesehen. So spricht er, was für unsere Psychopathen durchaus zutrifft, von „Charakterpanzerung" oder „Psychosklerose" („Einführung in die Charakterkunde auf individualpsychologischer Grundlage", Leipzig: Hirzel, 1959).

Systematische Typenlehren, die von einem vorentworfenen Modell des „Charakters" ausgehen, laufen Gefahr, in ihrem Auslegungshorizont fehl zu verstehen, was sich nur der Unvoreingenommenheit öffnen könnte. Prinzipiell betrachtet besteht wenig Hoffnung, die möglichen psychopathischen Entwürfe aus einem einfachen psychologischen Schema ableiten zu können. Zumindest die bisher gebräuchlichen Schemata, ob sie nun von einer Schichttheorie seelischen Seins (HOMBURGER [220]; KAHN [179]) oder von einzelnen seelischen Vermögen wie Aktivität, Affektivität, Wille, Selbstgefühl usw. (GRUHLE [221]) ausgehen, fördern durchaus nicht die Offenheit der Erfahrung. Es scheint uns, daß wir schon am Fall hinlänglich zeigen konnten, daß derartige psychologische Radikale mit existenziellen Tatbeständen inkommensurabel sind. Wenn unsere Untersuchung kein anderes Ergebnis hätte, als die Einwände K. SCHNEIDERS gegen derartige spekulative Systeme zu unterstützen, so wäre sie damit schon gerechtfertigt.

Es ist also durch die psychopathische Daseinsverfassung in gewissem Umfang gerechtfertigt, im Hervorheben beständiger und charakteristischer Wesenszüge „Typen" zu unterscheiden. Allerdings darf man hinsichtlich der Leistungsfähigkeit solcher intuitiv oder aus der klinischen Verlaufsbeobachtung gewonnener Typen nicht allzu optimistisch sein. Diese „Benennung hervorgehobener Eigenschaften" kann eben, wie KRANZ [198] in seiner Interpretation der Auffassung K. SCHNEIDERS sagt, „nicht immer ‚das Gleiche', das ‚absolut Wesentliche' und niemals ‚das Ganze' treffen". Das wesentlich Beständige und für die jeweilige psychopathische Daseinsverfassung Bezeichnende sind eben nicht psychologische Radikale, sondern existenzielle, mitweltliche Tatbestände, die zwar nicht allzu selten nach außen hin als „Eigenschaften" in Erscheinung treten. Um ihr Wesen aufdecken zu können und damit ein neues Fundament unseres Verstehens von Psychopathie und unserer Unterscheidung von Psychopathen-„Typen" zu finden, müssen wir die jeweiligen Entwürfe und ihre Verlaufsgestalt erhellen. Dann mag es gelingen, spezifisch psychopathische Verfehlungsformen des Daseins aufzuweisen, die in ihrer transzendentalen Objektivität beispielsweise mit den von L. BINSWANGER [201] herausgestellten Daseinsformen „Verstiegenheit", „Verschrobenheit" und „Manieriertheit" zu vergleichen sind. Man kann sich unschwer vorstellen, welcher Fortschritt damit gegenüber den pragmatischen Typologien erzielt wäre, wenn man sich ein paar ihrer Typenbezeichnungen kritisch vornimmt, etwa die Willensschwachen, die Asthenischen oder die Explosiblen.

Der Beitrag, den wir mit unseren drei Fällen in dieser Richtung geleistet haben, ist bescheiden. Seine geringe Bedeutung wird erschreckend deutlich, wenn man ihn vor dem Horizont der Fülle möglicher und wirklicher Auszeugungen „psychopathischen" Daseins sieht. Zudem wagen wir vorerst noch nicht, die „spielerisch-leichtfertige Daseinsform" oder die „phantasie- und stimmungsgetragene Überhöhung der Wirklichkeit" schon als einheitliche Ausprägungen psychopathischen Daseins in eine Fundamentierung der klinischen Psychopathendiagnostik einzuführen. Dennoch glauben wir, daß eine zukünftige Bearbeitung des Psychopathenproblems den eingeschlagenen Weg einer methodisch verläßlichen Begründung ihrer Unterscheidungen und Einteilungen beschreiten sollte. Schließlich wird es auch einmal möglich werden, die aufgedeckten Lebensformen und Verlaufsgestalten — um mit KRANZ zu sprechen — als „Abbreviatur für eine langwierige und präzise Beschreibung einer Persönlichkeit" so in den Griff zu bekommen, daß sie einen eindeutigen, klar umrissenen Sinn haben und eine Verständigung in der Klinik erlauben.

Das Ziel, das wir damit anstreben, ist also die methodische und existenzielle Fundierung der klinischen Psychopathiediagnostik in Gestalt objektiver Entwurfs- und Verlaufscharaktere. Dazu werden, wenn einige Vorarbeit geleistet ist, keine solchen Mammutkrankengeschichten mehr erforderlich sein, wie sie noch unseren Fällen zugrunde liegen. Allerdings ist mit dem anderen Extrem, der raschen diagnostischen Abstempelung, als „Psychopath", das Wesen einer solchen Daseinsverfassung sicher verfehlt. Ohne sich mit einiger Geduld, Aufmerksamkeit und Unvoreingenommenheit der Lebensgeschichte des „Psychopathen", seinen mitweltlichen Bezügen und seiner Selbstinterpretation zu widmen, wird sich der spezifische Entwurf und seine Verlaufsgestalt nicht erhellen lassen.

Psychopathische Daseinsverfassung und „Anlage"

Bevor wir zum Schluß noch auf mögliche Verschiedenheiten der Verlaufsgestalt eingehen, lohnt es sich, eine kurze Besinnung zur Frage der psychopathischen „Anlage" einzuschalten. Wir haben gesehen, daß die kennzeichnenden Merkmale psychopathischer Persönlichkeiten nicht einfache oder gar quantifizierbare Merkmale besonderer „Seelenkräfte" sind. Das eigentlich Beständige, was sich im Wechsel der Lebensgeschichte durchhält und eine verläßliche Charakterisierung ermöglicht, sind vielmehr existenzielle Tatbestände. Sie sind in ihrem lebensgeschichtlichen Gewordensein aus bestimmten Verfassungen des Mitseins hervorgegangen. Es ist dabei zweifellos möglich, in vielen Fällen sogar wahrscheinlich, daß erbliche oder Anlagemomente irgendwie in die Weise hineinwirkten, in der das Dasein als ein bestimmtes „Wer" Mitwelt erfuhr und sich im Mitsein entfaltete. Es wäre nicht nur unsinnig, sondern methodisch nicht vertretbar zu leugnen, daß der Mensch ein vorgegebenes Wesen mit zur Welt bringt.

Dennoch hat die Annahme, die gekennzeichneten Merkmale psychopathischer Persönlichkeiten könnten Erbradikale sein oder reine Anlagefaktoren erkennen lassen, wenig Aussicht auf Richtigkeit. STUMPFL [13] bezeichnet in einer etwas pointierten Formulierung „dauernde Eigenschaften des Gemütes und Willens" als „mythische Wesen". Wenn man das Gemeinte richtig versteht, als Feststellung, daß keinerlei von der mitmenschlichen Erfahrung und der eigenen Entscheidung unabhängige, beständige Merkmale beweisbar sind, dann kann man kaum widersprechen. Die Auffassung, die beispielsweise BINDER [21] noch vor kurzem vertrat, der Psychopathie liege eine quantitative Über- oder Unterentwicklung genetisch einheitlicher Grundeigenschaften (Radikale) der Triebe und Affektivität — vergleichbar der intellektuellen Über- und Unterbegabung — zugrunde, wird sich schwerlich beweisen lassen.

Diejenigen abgewandelten Mitseinsweisen eines Erwachsenen, die seine besondere psychopathische Lebensform in Erscheinung bringen, haben eine lange mitweltliche Geschichte hinter sich. Wir können methodisch verläßlich aufdecken, daß einige lebensgeschichtliche Fakten an ihrem Gewordensein mitgewirkt haben. Aber in diese „Erlebnisse" oder Erfahrungen ist mit dem Wer des Daseins die mögliche Anlage immer schon auf schwer faßbare Weise eingegangen. Wir sehen keinen Weg, vom Dasein her — und damit auch von jeder abkünftigen Psychologie her — zur klaren Umgrenzung des „Angelegten" in einem menschlichen Leben vorzudringen. Die psychopathische Lebensform in ihrer endgültigen Auszeugung wird kaum das Bild einer möglichen Anlage geben.

Wir halten es deshalb mit K. SCHNEIDER [5], der in nüchterner methodischer Besinnung die Unterscheidung des „Anlagemäßigen" und des „Erlebnisreaktiven" als eine „*Idee*" bezeichnet, „die empirisch niemals verifizierbar ist". Allerdings möchten wir im Gegensatz zu ihm vorschlagen, den praktischen Umgang mit solchen nicht verifizierbaren Postulaten in Klinik und Psychopathologie auf jene Tatbestände zu beschränken, von denen sie zwingend gefordert sind. Für die Psychopathie scheint es uns vorerst zu genügen, die phänomenologische — jetzt nicht im Sinne von JASPERS oder K. SCHNEIDER, sondern im HUSSERLschen Sinne verstandene — Forschung voranzutreiben. Eine Klärung dessen, was noch geklärt werden kann, wird auch die Genetik und Zwillingsforschung eher fördern, als ihr Abbruch tun.

„Psychopathische" Verlaufsgestalten

Wenn wir zum Schluß noch einmal auf die psychopathischen Verlaufsgestalten eingehen, so soll es nur skizzenhaft und in Hinblick auf klinische Fragen erfolgen. Die Geschehnisstruktur derjenigen Verlaufsgestalten, die wir dargestellt haben, wurde im Anschluß an die einzelnen Fälle erhellt. Auch die psychopathologischen Bezüge, etwa die Unterscheidung vom schizophrenen Abwandlungsprozeß, haben wir bereits behandelt. So gibt es nur noch einige Fragen zu streifen:

Jeder Weise des In-der-Welt-seins eignet ein bestimmter Geschehenscharakter [222], der in der fundamentalen Geschichtlichkeit des Daseins wurzelt. An unseren Psychopathen ließ sich beispielsweise zeigen, daß wesentliche Daseinsweisen einem existenziellen Stillstand unterliegen. In den zugehörigen Seinsbereichen tritt das Dasein nicht in den Fortgang seiner Geschichtlichkeit ein. Das besagt selbstverständlich nicht, daß sich das ganze Dasein von Beginn an nicht entfalten würde. Das ist streng genommen nicht möglich, denn das Dasein ist von seinem Geschehenscharakter her entweder Fortgang und Entfaltung oder fortschreitendes Verfallen und Einschränkung. Dies hat v. GEBSATTEL [223] auf der anthropologischen Ebene eindrucksvoll aufgewiesen.

Die Konsequenz des Verschlossenseins gegen die faktische Zeitigung des Daseins ist also eine beständige Bedrohung durch Einschränkung und Niedergang. Soweit ein, wenn auch eingeschränktes Existieren in der Überantwortung noch vollzogen wird, geschieht Entfaltung; solange noch überantwortete Seinsmöglichkeiten, wenn auch unter der Last und Schwere des „fremden" Anspruchs, verwirklicht werden, steht das Dasein begrenzt noch im Fortgang seiner Geschichtlichkeit. Dort, wo es über den Aufgabencharakter hinweg in der Uneigentlichkeit der Fassade lebt, hat das Dasein allerdings sein Glückenkönnen immer schon verfehlt. Im Grunde stehen sich jedoch auch in der psychopathischen Daseinsverfassung, solange überhaupt noch Entfaltung geschieht, und ein kleiner Raum der freien Verfügbarkeit über das eigenste Seinkönnen offensteht, beide Möglichkeiten gegenüber. Wir haben an der Lebensgeschichte von Emil Barth das Existieren in der Vorläufigkeit aufzeigen können, das uns keine Entscheidung über ein endgültiges Mißglücken des Daseins ermöglichte.

Daraus ist eine bedeutsame Lehre zu entnehmen. Die gesamte Verlaufsgestalt einer Psychopathie ist erst endgültig entschieden, wenn das Leben zu Ende ist. Es gibt wohl, in Gestalt der Fassade und ihrer starren Konsequenz, relativ beständige Momente im psychopathischen Daseinsgeschehen. Aber wie sich die Geschichtlichkeit des ganzen Daseinsganges als Verlaufsstruktur endlich entscheiden oder verfestigen wird, läßt sich kaum vorher, sondern immer nur rückblickend sagen. Schließlich ist die psychopathische Daseinsverfassung, was wir immer wieder hervorgehoben haben, ein eminent mitweltlicher Tatbestand. Die Faktizität der Mitwelt, die ein „Psychopath" im Laufe seiner Lebensgeschichte erfährt, ist von großer Bedeutung für sein „Schicksal". Sie entscheidet nicht nur über die Form, das Gelingen und Mißlingen der „sozialen Rolle", sie kann auch zum Scheitern des ganzen Entwurfs — was mitunter auch zum Selbstmord Anlaß geben kann — oder vielleicht einmal zur wachsenden Aufdeckung der Fassade und zur Verwirklichung verschütteter Seinsmöglichkeiten beitragen. Diese Feststellung wird auch durch Verlaufsbeobachtungen nahegelegt, die beispielsweise KAHN [224] [1] an Psychopathenschicksalen oder FUCHS-KAMP [225] an den Lebensläufen ehemaliger Fürsorgezöglinge machten.

Allerdings schließt diese zurückhaltende Stellungnahme nicht aus, verschiedene empirische Verlaufsformen von Psychopathien zu unterscheiden, was etwa KAHN [224] mit dem Herausstellen der „episodischen", „periodischen", der „Dauerpsychopathien" und der „psychopathischen Entwicklungen" unternimmt. Man muß sich nur im klaren darüber sein, daß die verschiedenartigen Verlaufsformen u. U. nur für die soziale Rolle gelten und existenziell eine einheitliche Verlaufsstruktur aufweisen könnten.

Im Fall Emil Barth zeigte sich beispielsweise, daß schon eine kleine Anhäufung des „Unerledigten" die „Fassade" in eine spezifische Bedrängnis brachte und so eine „psychopathische Episode" auslöste. Der zugrundeliegende Folgezusammenhang dieser Episode, der sich klinisch als eigenartiger Verstimmungs- und Versagenszustand äußerte, war lediglich eine Zuspitzung des Daseinsgeschehens und der ihm innewohnenden starren Konsequenz. Man wird aus diesem Fall lernen müssen, im Verständnis psychopathischer Perioden und Episoden nicht bei dem stehen zu bleiben, was sich aktuell ereignet hat oder den Vordergrund einnimmt. *Der psychopathischen Episode geht, ähnlich wie es L. BINSWANGER am schizophrenen Wahn zeigen konnte, die lange Lebensgeschichte einer bestimmten psychopathischen Daseinsverfassung voraus.* Wenn es gelingt, sie und mit ihr die spezifische Daseinsform und ihre Konsequenz zu erhellen, so erschließt sich auch das Wesen und vielleicht sogar das „hic et nunc" der Episode.

Wenn wir bisher die Unentschiedenheit des Ausgangs psychopathischer Verläufe sehr betont haben, so geschah es, um einem Mißverständnis unseres Begriffs der „starren Konsequenz" vorzubeugen. Freilich kommt in der psychopathischen Daseinsverfassung der Konsequenz der Fassade eine mehr oder weniger große Macht über den Fortgang des Geschehens zu, die wir schon als eine Gefahr des Niedergangs bezeichnet haben. Sie liegt in der Abwandlung der Mitseinsordnung und des Horizonts überantworteter Seinsmöglichkeiten begründet. In dieser eigenmächtigen Verfügung über Mitsein und Selbstseinkönnen kann sich das Dasein in seinen verborgenen Anliegen nicht zum Glücken bringen. Die „vorläufige", uneigentliche Erfüllung, die es

---

[1] KAHN sagt u. a.: „Viele Psychopathen werden um die Wende des dritten zum vierten Lebensjahrzehnt ausgeglichener, sie ‚fangen' sich. Manche scheint das fortschreitende Alter milder und umgänglicher zu machen, während andere unter dem endgültigen Scheitern ihrer Lebenshoffnungen noch unausgeglichener und schwieriger werden."

sich erspielt, in der Phantasie oder in „verweltlichter" Weise erzwingt, verfehlt mit der mitweltlichen Ordnung auch das eigenste Seinkönnen. Diese „Maßlosigkeiten" uneigentlicher Erfüllung tragen nun, anthropologisch betrachtet, den destruktiven Charakter im Sinne der universellen Süchtigkeit (v. GEBSATTEL [130]). In fortschreitender Selbstverfehlung können sie, wie die Fälle Daniel Fürst und Peter Krumm erwiesen haben, das Dasein immer mehr in die starre Konsequenz der Fassade zwingen.

Diese „destruktive" Tendenz, die wir daseinsanalytisch mit L. BINSWANGER [142] als fortschreitende Selbstverdeckung, wachsendes Verfallen an die Faktizität der Leere und des Mißglückens, Schrumpfen der freien Verfügbarkeit und langsame Erstarrung des Existierens im zwangsläufigen Geschehen verstehen, eignet jedem Dasein als ursprüngliche Möglichkeit. Sie findet bildhaften Ausdruck im Schneeballgleichnis von Daniel Fürst, worin sich überdies die destruktive Möglichkeit einer alltäglichen Versuchung, des Sichaufspielens in Täuschung und Illusion ausspricht. Wenn dieses Spiel einmal angefangen ist, birgt es die Gefahr des Weiterspielens, beispielsweise weil die Wahrheit eine peinliche Bloßstellung wäre, die Lüge aber in der Konsequenz der Wahrheitsverdeckung ständig neue Lügen fordert. Ähnlich kann auch die Maßlosigkeit, die einem verbrecherischen Handeln zugrunde liegt, in ihrer Verfolgung zur daseinseinschränkenden Macht werden, was SHAKESPEARE beispielsweise in „Macbeth" eindrucksvoll gestaltet hat und seinen Helden in dem erschreckenden Satz aussprechen läßt: „... ich bin durch's Blut so tief gewatet, kann nicht stille stehn, und Umkehr wär' so schwer wie weitergehen". Schließlich läßt sich in allen menschlichen Maßlosigkeiten, wie H. KUNZ [202] zeigte, das „destruktive Element" auch auf einem anthropologischen Vorgang gründen: „sie führen zu Schuldgefühlen und Gewissensbissen, zu deren Betäubung die Maßlosigkeiten noch gesteigert werden und so zum bekannten circulus vitiosus". In der psychopathischen Daseinsverfassung hat es allerdings mit der „destruktiven Tendenz" eine besondere Bewandtnis. Während das „normale" Dasein in seiner Selbstverfehlung oder Verfallenheit vom Ruf des existenziellen Gewissens getroffen wird, ist in der „Fassade" das existenzielle Gewissen immer schon verdeckt. Sein Ruf ist sogar abgewandelt, so daß er teilweise auf Selbstverdeckung hinruft. Zudem nehmen wir schon vom „normalen" Dasein an, daß es sich in der Begebung seines freien Verfügenkönnens den Maßlosigkeiten überlassen kann. Das psychopathische Dasein ist ihnen — sei es aus „überwältigenden Momenten im Daseinsgeschehen" oder auch aus der Mitwirkung der „Anlage" heraus — immer schon überlassen, wenn es überhaupt als psychopathisches in der „Fassade" existiert. Deshalb steht es viel weniger in der Spannung von Maßlosigkeit und Schuldgefühl wie das „normale", sondern in der Antinomik von Mißglücken wesentlicher Daseinsanliegen und eigenmächtiger Abwandlung der Ordnung, um so ein uneigentliches Glücken zu erzwingen. Darin liegt von vornherein ein ungleich größeres Maß an Unfreiheit, an zwangsläufigem Geschehen, als in den Maßlosigkeiten eines „normalen" Daseins.

Damit sind wir schließlich bei jenen psychopathischen Verlaufsgestalten angelangt, die wir als „anthropologischen Prozeß" oder als maligne Psychopathie bezeichnet haben. Hier erstarrt tatsächlich der gesamte Daseinsvollzug zur unabänderlichen Konsequenz der Fassade. In solcher Abwandlung des existenziellen Vollzugs zum zwangsläufigen Geschehen — die Zwangsläufigkeit als erstarrte Weise der Beständigkeit charakterisiert selbstverständlich den gelebten Entwurf, nicht jedoch die einzelne Handlung — geschieht die Einschränkung von Welt und Selbsteinkönnen mit all den Äußerungsweisen, die wir am Fall dargestellt haben. Nun ist jeder eigen- oder mitweltliche Tatbestand, an dem sich das wachsende Mißglücken des Daseins, der Abgrund an Selbstverfehlung auftun könnte, nur noch ein Anlaß zu neuem, verzweifelten Aufschwung in die Konsequenz der Fassade.

Mit dieser Verlaufsgestalt einer „prozeßähnlichen" Psychopathie — um keine Mißverständnisse gegenüber der gebräuchlichen psychiatrischen Verwendung des Prozeßbegriffs aufkommen zu lassen — haben wir die einzige, relativ festlegbare Verlaufsform einer psychopathischen Lebensgeschichte vor uns. Man könnte vermuten, vor allem in Hinblick auf unsere Fälle, derartige Verlaufsgestalten seien so äußerst selten, daß sie in der Klinik keine Rolle spielen. Wir können diese Frage nicht entscheiden. Manches spricht jedoch dafür, daß wir nicht mit allzu großer Seltenheit zu rechnen haben. So entspricht z. B. die subtile Schilderung, die BÜRGER-PRINZ [227] von den „Endzuständen hyperthymer Persönlichkeiten" gibt, so sehr dem äußeren Bild der Daseinseinschränkung und des Verfallens an die Faktizität der Leere bei unseren Fällen, daß wir sie hier auszugsweise wiedergeben wollen:

„Es hat eine Verfehlung und Verzettelung, eine zunehmende Starrheit Platz gegriffen, die diese ursprünglich lebenswarmen, kontaktreichen Menschen uneinfühlbar macht. Ihre Produktionen werden immer abgedroschener, dürrer. In den Vordergrund tritt das Klischeehafte ihres Lebens und Tuns. Deutlicher wird die Schalheit und Einfallslosigkeit ihres Geredes, das Wiederkäuen derselben Inhalte. Gewohnheiten und Situationsreaktionen werden bis zu Automatismen abgeschliffen. Da die affektive Kraft hinter und in den Inhalten nachläßt, wird die „Nivellierung" immer deutlicher, die WERNICKE schon als charakteristischen Zug der Manie beschrieb. Bei den hier gemeinten Persönlichkeiten ist es aber nicht die Intensitätszunahme einer manischen Verstimmung, aus der die Nivellierung resultiert, sondern die Isolierung, der Leerlauf, die öde Gleichmacherei, die diesen Zug so deutlich werden läßt."

Freilich können wir nicht behaupten, daß die „Verengerung der Welt", die Nivellierung, die BÜRGER-PRINZ auf ein „Nachlassen der Vitalkraft" zurückführt, speziell in diesen Fällen aus dem Unterliegen des Daseins unter die starre Konsequenz einer Fassade hervorgegangen ist. Der existenzielle Tatbestand, der in der Beschreibung dieser Endzustände durch BÜRGER-PRINZ zum Vorschein kommt, weist jedoch einige bemerkenswerte Gemeinsamkeiten mit der Erstarrung und Daseinseinschränkung in den Endphasen unserer „prozeßähnlichen" Psychopathien auf.

Schließlich wäre noch zu sagen, daß im Unterliegen des Daseins unter die Macht der starren Konsequenz einer spezifischen Daseinsform, das verläßlichste Fundament einer Typenbezeichnung wurzelt. Wenn es gelingt, die jeweilige Erscheinungsweise der Fassade mit einem treffenden Begriff intuitiv zu bezeichnen, so mag damit schon auf der empirischen Ebene eine relativ beständige Benennung und Vorstellung der „Persönlichkeit" möglich sein. Das zeigt sich von der existenziellen Seite her, wenn wir an die „spielerisch-leichtfertige Lebensform" bei Daniel Fürst denken. Zuverlässiger als Intuition und klinische Beobachtung, die beide im Unwesentlichen oder in der sozialen Rolle stecken bleiben können, ist allerdings die Erhellung der besonderen Daseinsverfassung und ihrer Verlaufsgestalt, auf die sich wohl objektive „Typen" in Gestalt besonderer Daseinsformen gründen ließen.

Wir sehen jedoch in den Fragen der Einteilung und möglichen Typenbildung psychopathischer Verläufe und Lebensformen nicht das wesentlichste Anliegen unserer

Arbeit. „Die Stärke der Daseinsanalyse liegt nicht in ihren formelhaften Endergebnissen, sondern im sinnerschließenden Gang der Untersuchung", sagt v. BAEYER [*228*]. Vom eigentlichen Ziel, die psychopathische Daseinsverfassung — nicht zu reden von der Fülle ihrer Erscheinungsweisen — umfassend zu erhellen, sind wir noch weit entfernt. Unser Bemühen galt dem Freilegen einiger Zugangswege zum Verständnis der Psychopathen. Wenn es Anlaß sein könnte zu einer aufmerksameren und intensiveren Beschäftigung mit diesen Menschen, so hätte es einem wesentlichen Anliegen gedient, das nicht nur ein psychopathologisches, sondern auch ein ärztliches und wesentlich menschliches ist.

Nachwort

Am Ende dieser Untersuchungen, die den Leser einen oft verzweigten, zuweilen auch in die Peripherie des Themas weisenden Weg geführt haben, scheint es uns ratsam, sich noch einmal auf den Anfang zurückzuwenden. Die Absicht, unter der wir begonnen hatten, war ein Versuch, einige wichtige Fragen des Psychopathieproblems auf möglichst sachangemessene Weise einer Klärung näher zu bringen. Der greifbare Ertrag dieses Anliegens mag im Verhältnis zum Aufwand gering erscheinen. Wenn überhaupt die weitere Erfahrung bestätigen sollte, daß jene Struktur, die wir „Fassade" nannten, das Wesensmerkmal einer „psychopathischen Daseinsverfassung" ist, so kommt diesem Sachverhalt erst mittelbar klinische Bedeutung zu. Als phänomenologische Struktur muß nämlich Fassade als eine transzendental-objektive menschliche Seinsmöglichkeit verstanden werden, die allerdings in denjenigen konkreten Daseinsgestalten, die wir klinisch Psychopathen nennen, am deutlichsten und am reinsten verwirklicht zu sein scheint. Das Strukturglied der Fassade kann jedoch mit seiner ihm eigenen Verlaufsgestalt in mehr oder weniger unvollständiger Ausprägung auch in einer Neurose oder Psychose, ja selbst im normalen Leben realisiert sein. Diese Tatsache tut der Möglichkeit einer phänomenologischen Fundierung der klinischen Systematik keinen Abbruch. Wir glauben sogar, daß bereits in der alltäglich-klinischen Erfahrung, mit ihrer Feststellung zahlreicher Übergänge und Verbindungen zwischen Neurosen und Psychopathien und mit der Auffindung psychopathischer Elemente in manchen Psychosen, die Sachangemessenheit einer solchen Sichtweise durchscheint.

Woran uns aber ganz besonders lag, das war die Präzisierung dieser „empirischen" Sichtweise, deren Möglichkeiten im Hinblick auf unser Thema wir wohl aufreißen, aber nicht annähernd ausschöpfen konnten. Diese Frage „wie kann man in der Psychopathologie zu einigermaßen verläßlichen Aussagen über das Wesen eines abnormen oder krankhaften Geschehens und über den Menschen kommen, den es betrifft", führte uns in die Methoden- oder Grundlagendiskussion. Die Berechtigung des Psychopathologen zu solchem „Philosophieren", ausschließlich im Sinne der methodischen Vorklärung, hat KISKER[1] eingehend begründet. Angesichts des Fehlens einer ausgeführten Methodenlehre der Psychopathologie ist die methodische Reflexion eine notwendige Voraussetzung jeder größeren empirischen Untersuchung geworden.

Der Weg, den wir eingeschlagen haben, ist eine geläuterte, aus dem phänomenologischen Ansatz bis zur erfahrungswissenschaftlichen Thematik hin geführte Daseins-

---

[1] K. P. KISKER: „Der Erlebniswandel des Schizophrenen." Berlin, Göttingen, Heidelberg: Springer 1961.

analyse. Grundlage dieser methodischen Konzeption ist die Phänomenologie Husserls, die uns zu einer „apriorischen" Begründung gewisser Voraussetzungen psychopathologischer Erkenntnisse verhilft. Vereinfacht heißt dies, sie ermöglicht uns bestimmte Erfahrungen mit der gleichen unverrückbaren Sicherheit zu machen, mit der uns beispielsweise mathematische Axiomata gegeben sind. Es hat sich aber eindeutig erwiesen, daß aus der transzendentalen Erfahrung heraus keineswegs die Antwort auf alle Einzelfragen der empirischen Psychopathologie zu erhoffen ist. Die phänomenologische Methode hat uns die Ebene der konstitutiven Bedingungen einer konkreten Seinsweise, mit anderen Worten ihren transzendentalen Verweisungszusammenhang als eine bestimmte Seinsmöglichkeit erschlossen. Die Fragen der empirischen Psychopathologie, etwa nach einer faktisch-individuellen Daseinsgestalt oder nach der Allgemeinheit einer Struktur als Fundament aller gleichartigen psychiatrischen Erscheinungsbilder, führt über die Grenzen der apodiktischen Objektivität transzendentaler Erfahrung hinaus. Wir haben versucht diese Grenzen nicht zu übersehen. Wir sind jedoch mit besonderer Aufmerksamkeit der Frage nachgegangen, auf welche Weise uns die phänomenologische Erfahrung über die Schranken ihrer transzendental-objektiven Aussagemöglichkeit hinaus *Organ* und *Leitfaden* erfahrungswissenschaftlicher Erkenntnis in der Psychopathologie werden kann.

Diese Fragestellung veranlaßte uns zu ausführlicheren methodischen Erörterungen, auf die der psychiatrische oder allgemein-medizinisch gebildete Leser nicht immer vorbereitet ist. Wir haben uns deshalb um eine Vereinfachung des Methodenkapitels und seiner Problematik bemüht. Leider blieb es streckenweise beim guten Willen. Dennoch glauben wir durch die Fälle, an denen unser Vorgehen ausführlich und anschaulich exemplifiziert ist, über ein „organisches" Verständnis auch einen Zugang zu den methodischen Grundfragen erschlossen zu haben.

Diese paradigmatischen Fälle, die wir ausgewählt haben, dürfen klinisch als Psychopathen gelten. Der Grund, weshalb wir sie ausgewählt haben, ist nicht alleine unser Interesse am Psychopathieproblem. Uns schienen auch die Biographien dieser Patienten in ihrem lückenlosen Folgezusammenhang zur Exemplifizierung methodischer Fragen besser geeignet als die durch „Abbrüche" und Erlebniswandel komplizierten Psychosen. Wir haben überdies zwei Grenzfälle in der Nähe zur Cyclothymie und Schizophrenie hereingenommen, nicht nur um das psychopathische Element besonders gegen die Psychose abgrenzen zu können, sondern auch, um hier die Sicht für Gemeinsamkeiten und Übergänge vorzubereiten.

An den Ergebnissen unserer Analysen mag vielleicht den Psychiater die Kühnheit mancher Interpretationen, den Psychoanalytiker aber die Spärlichkeit psychodynamischer Deutungen verwundern. Es ist demgegenüber durchaus nicht unsere Absicht, vor Freud zurückzugehen, um noch ein weiteres, höchst eigenwilliges Interpretationssystem zu gewinnen. Die manchmal aufscheinende Nähe der von uns aufgewiesenen Struktur- und Folgezusammenhänge zur psychodynamischen Theorie soll aber auch nicht zu einem „psychodynamischen Mißverständnis" Anlaß geben. Die methodische Ebene, auf der die Verlaufsstrukturen erfaßt werden, läßt sie gleichsam als Leerformen von hohem Allgemeinheitsgrad und geringer Spezifität erscheinen, in die sich jede mögliche psychodynamische Interpretation einfügen müßte.

Es bleibt noch zu sagen, daß wir im Laufe der letzten Jahre auch einzelne intensive Psychotherapien bei Psychopathen durchgeführt haben. Sie blieben aber vorerst außer

Ansatz, um die an sich schon recht komplizierte Analyse des Daseinsganges nicht noch durch jene des psychotherapeutischen Wandlungsprozesses zu erschweren.

Die Arbeit ist, wie so oft, nicht ausschließlich ein Verdienst ihres Verfassers. Sie ist in der Vielzahl der auftauchenden Gesichtspunkte herangewachsen in der aktiven Diskussionsgruppe der Heidelberger Psychiatrischen Klinik (Prof. v. BAEYER) und des Instituts für Allgemeine Medizin (Prof. P. CHRISTIAN). Vor allem aber danke ich Herrn Dr. LUDWIG BINSWANGER für sein schönes Geleitwort, das eine klare Wegweisung in den schwierigen und systematisch gar nicht leicht zu bewältigenden Text gibt. Ihm und Herrn Prof. v. BAEYER, der auch die Diagnosen in längerer Beobachtungszeit mit erarbeitete, verdanke ich wichtige Anregungen und zahlreiche kritische Hinweise, die zu einer Neufassung des Textes Anlaß gaben. In zahlreichen Gesprächen hat Herr Dr. L. A. BINSWANGER jr. durch seine eigenen reichen Erfahrungen in der Psychopathentherapie unsere Untersuchungen schon im Entstehen mit befruchtet. Schließlich gilt mein Dank noch Frau F. STECH und meiner Frau für ihr manchmal vergebliches Mühen um eine stilistische Politur.

Heidelberg, im Mai 1961 HEINZ HÄFNER

Literatur

[1] BAEYER, W. v.: Zur Genealogie Psychopathischer Schwindler und Lügner. Leipzig: Thieme, 1935, S. 1.
[2] DÜHRSSEN, A.: Psychopathie und Neurose. Psyche II, (1949) 380.
[3] KOCH, J. L. A.: Die psychopathischen Minderwertigkeiten. Ravensburg: Maier, 1891 bis 1893.
[4] KRAEPELIN, E.: Psychiatrie. 7. Aufl. Leipzig: Barth, 1904.
[5] SCHNEIDER, K.: Der Psychopath in heutiger Sicht. Fortschr. Neurol. Psychiat. 26, 1 (1958).
[6] KRETSCHMER, E.: Der sensitive Beziehungswahn. 3. Aufl. Berlin-Göttingen-Heidelberg: Springer, 1950.
[7] KAHN, E.: Die Psychopathischen Persönlichkeiten. In Handbuch der Geisteskrkh. Bd. V. Berlin: Springer, 1928, S. 227.
[8] RIEDEL, H.: Wesen, Bedeutung, Ergebnisse und Aufgaben der Erbbiologischen Forschung an Abnormen Persönlichkeiten. Allg. Z. Psychiat. 112, 200 (1939).
[9] STUMPFL, F.: Psychopathenforschung unter dem Gesichtspunkt der Erbbiologie 1937 bis 1939. Fortschr. Neurol. Psychiat. 11, 409 (1939).
[10] BIRNBAUM, K.: Psychopathen: in Hdwörterbch. Med. Psychol. S. 441; hrsg. v. K. BIRNBAUM, Leipzig: Thieme, 1930.
[11] BLEULER, E.: Lehrbuch der Psychiatrie; hrsg. v. M. BLEULER. Berlin-Göttingen-Heidelberg: Springer, 1955, S. 463 ff.
[12] SCHNEIDER, K.: Die psychopathischen Persönlichkeiten. 9. Aufl. Wien: Deuticke, 1950.
[13] STUMPFL, F.: Heredität und Neurose: in Hdbch. Neurosenl. Psychoth. Bd. II, S. 1. München-Berlin: Urban & Schwarzenberg, 1957.
[14] HOFF, H.: Lehrbuch der Psychiatrie, Bd. II. Basel-Stuttgart: Schwabe, 1950.
[15] BECKER, A. M.: Zur Typengliederung der Psychopathie. Nervenarzt 30, 159 (1959).
[16] REPOND, A.: La revision du concept de la psychopathie constitutionelle. Schweiz. Arch. Neurol. 59, 394 (1947).
[17] HUMBERT, F.: Les états dits psychopathique constitutionels. Revue Med. [Paris] 69, 126 (1949).
[18] WYRSCH, J.: Wer ist Psychopath? Wien: Paracelsus, 1949.
[18a] — Psychopathie, Neurose, Reaktion. Schweiz. med. Wschr. 79, 69 (1949).

[19] MÜLLER, M.: Psychopathie — Neurose — Entwicklung. Ref. H. HUSSER, Schweiz. med. Wschr. **88**, 68 (1958).
[20] WALTHER-BUEL, H.: Zur Apologie der Psychopathie. Mschr. Psychiatr. **124**, 432 (1952).
[21] BINDER, H.: Psychopathie, ein überlebter Begriff? Schweiz. med. Wschr. **88**, 827 (1958).
[22] FREUD, S.: Charakter und Analerotik in Gesamtausgabe, Bd. VII. London: Imago, 1940.
[23] REICH, W.: Der triebhafte Charakter. Internat. psychoanalyt. Verlag, Leipzig-Wien-Zürich, 1925.
[24] NUNBERG, H.: Neurosenlehre. 2. Aufl. Bern: Huber, 1959, S. 337.
[25] FREUD, S.: Charakter und Analerotik in Gesamtausgabe. Bd. VII. London: Imago, 1940, S. 209.
[26] HARTMANN, H.: Psychoanalysis and Developmental Psychology; Comments on the Psychoanalytic Theory of the Ego. (Beide in: Psychoanalytic Study of the Child. Bd. V. London: Imago, 1950.)
[27] KRIS, E., and R. M. LOEWENSTEIN: Comments on the Formation of Physic Structure. In: Psychoanalytic Studie of the Child. Bd. II. London: Imago, 1946.
[28] ERIKSON, E. H.: Kindheit und Gesellschaft. Zürich: Pan, 1957.
[29] PARSONS, T.: Social Structure and the Development of Personality. Psychiatry **21**, 321 (1958).
[30] LIDZ, TH.: Zur Familienumwelt des Schizophrenen. Stuttgart: Klett, 1959.
[31] MOWRER, O. H., and C. KLUCKHOHN: Dynamic Theory of Personality. In: Personality and the Behavior Disorders. New York: J. M. V. Hunt. Ed. 1944.
[32] BÜHLER, CH.: Der menschliche Lebenslauf als psychologisches Problem. Leipzig: Hirzel, 1933.
[33] REMPLEIN, H.: Die seelische Entwicklung des Menschen im Kindes- und Jugendalter. 7. Aufl. München-Basel: E. Reinhardt, 1958.
[34] WIESENHÜTTER, E.: Entwicklung, Reifung und Neurosen. Stuttgart: Enke, 1958.
[35] ALLPORT, G. W.: Werden der Persönlichkeit. Bern-Stuttgart: Huber, 1958.
[36] BROWN, J., and K. A. MENNINGER: The Psychodynamics of abnormal behavior. New York-London: McGraw-Hill, 1940.
[37] GUTTMACHER, M. S.: Diagnostic and etiology of psychopathic personalities as perseived in our time. In: HOCH, P. and J. ZUBIN: Current Trends in psychiatric diagnosis. New York, 1953.
[38] MAUGHS, S. B.: Psychopathic Personality. Review of the literature 1940—1947. J. clin. Psychopath. **10**, 247 (1949).
[39] KARPMAN, B.: Psychopathy as a form of social parasitism, a comparative biological study. J. clin. Psychopath. **10**, 160 (1949).
[40] KARPENAU, B.: The myth of the psychopathic personality. Amer. J. Psychiat. **104**, 523 (1948).
[41] CLECKLEY, K.: The mask of sanity. An attempt to clarify some issues about the so-called psychopathic personality. St. Louis, 1950.
[42] DAVIDSON, G. M.: The syondrome of oligothymia (psychopathy). J. Nerv. Dis. **124**, 156 (1956).
[43] KISKER, K. P.: Psychopathologie in den Vereinigten Staaten und England. Fortschr. Neurol. Psychiat. **27**, 187 (1959).
[44] BINSWANGER, L.: Die Bedeutung der Daseinsanalytik Martin Heideggers für das Selbstverständnis der Psychiatrie. Ausgewählte Vorträge und Aufsätze II. Bern: Francke, 1955. S. 264.
[45] — Daseinsanalytik und Psychiatrie. Ausgewählte Vorträge und Aufsätze II. Bern: Francke, 1955. S. 279.
[46] SZILASI, W.: Die Erfahrungsgrundlage der Daseinsanalyse Binswangers. Schweiz. Arch. Neurol. **67**, 74 (1951).
[47] KUNZ, H.: Die Bedeutung der Daseinsanalytik Martin Heideggers für die Psychologie und die philosophische Anthropologie. In: Martin Heideggers Einfluß auf die Wissenschaften. Bern: Francke, 1949.
[48] — Über den Sinn und die Grenzen des psychologischen Erkennens. Stuttgart: Klett, 1957.
[49] TELLENBACH, H.: Die Rolle der Geisteswissenschaften in der modernen Psychiatrie. Stud. gen. **11**, 298 (1958).

[50] KISKER, K. P.: Der Erlebniswandel des Schizophrenen. Ein psychopathologischer Beitrag zur Psychonomie schizophrener Grundsituationen. Berlin, Göttingen, Heidelberg: Springer 1960.
[51] KUNZ, H.: Über den Sinn und die Grenzen des psychologischen Erkennens. Stuttgart: Klett, 1957, S. 31.
[52] BINSWANGER, L.: Die Bedeutung der Daseinsanalytik Martin Heideggers für das Selbstverständnis der Psychiatrie. Bern: Francke, 1955, S. 267.
[53] SZILASI, W.: Einführung in die Phänomenologie Edmund Husserls. Tübingen: Niemeyer, 1959, S. 67.
[54] KUNZ, H.: Über den Sinn und die Grenzen des psychologischen Erkennens. Stuttgart: Klett, 1957, S. 119.
[55] BINSWANGER, L.: Über die manische Lebensform. In: Ausgewählte Vorträge und Aufsätze. Bd. II. Bern: Francke, 1955, S. 252.
[56] HUSSERL, E.: Ideen zu einer reinen Phänomenologie und phänomenologischen Philosophie. I. S. 23; Husserliana Bd. III, hrsg. v. W. BLIEMEL. Den Haag: Nijhoff, 1950.
[57] HEIDEGGER, M.: Sein und Zeit. Halle: Niemeyer, 1927, S. 37.
[58] — Sein und Zeit. Halle: Niemeyer, 1927, S. 42.
[59] KUNZ, H.: Die Bedeutung der Daseinsanalytik Martin Heideggers für die Psychologie und die philosophische Anthropologie. In: Martin Heideggers Einfluß auf die Wissenschaften. Bern: Francke, 1949.
[60] HUSSERL, E.: Theorie der phänomenologischen Reduktion. Husserliana Bd. VIII. Den Haag: Nijhoff, 1959.
[61] KUNZ, H.: Über den Sinn und die Grenzen psychologischen Erkennens. Stuttgart: Klett, 1957, S. 95 ff.
[62] Eine gründliche und kritische Übersicht über die theoretischen Systeme der Entwicklungspsychologie und Lebenslaufforschung findet sich bei:
THOMAE, H.: Entwicklungsbegriff und Entwicklungstheorie. Hdb. Psychol. Bd. III. Göttingen: Hogrefe, 1959, S. 3 ff.
[63] BINSWANGER, L.: Über die daseinsanalytische Forschungsrichtung in der Psychiatrie. Ausgewählte Vorträge und Aufsätze I. Bern: Francke, 1947, S. 204 ff.
[64] HUSSERL, E.: Ideen zu einer reinen Phänomenologie und phänomenologischen Philosophie I. Husserliana Bd. III, S. 44. Hrsg. von W. BLIEMEL. Den Haag: Nijhoff, 1950.
[65] BINSWANGER, L.: Über Phänomenologie. In: Ausgewählte Vorträge und Aufsätze, Bd. I. Bern: Francke, 1947, S. 13 ff.
[66] PLESSNER, H.: Lachen und Weinen. 2. Aufl. Bern: Francke, 1950.
[67] KUNZ, H.: Über den Sinn und die Grenzen des psychologischen Erkennens. Stuttgart: Klett, 1957, S. 143 ff.
[68] JASPERS, K.: Allgemeine Psychopathologie. 6. Aufl. Berlin-Heidelberg-Göttingen: Springer, 1953, S. 254 f. und 298 f.
[69] BINSWANGER, L.: Schizophrenie. Pfullingen: Neske, 1957, S. 13.
[70] SCHEID, K. F.: Existenziale Analytik und Psychopathologie. Nervenarzt 5, 617 (1932).
[71] KIRCHHOFF, R.: Das Problem des Bewußtseins und die Geist-Seele Thematik in der Gegenwart. Philosoph. Rdsch. 5, 1 (1957).
[72] JASPERS, K.: Philosophie. Berlin: Springer, 1932, III. Bd. S. 116 ff.
[73] — Allgemeine Psychopathologie. 4. Aufl. Berlin-Göttingen-Heidelberg: Springer, 1946, S. 568 ff.
[74] ROSA, R. DE: Existenzphilosophische Richtungen in der modernen Psychopathologie. Nervenarzt 23, 256 (1952).
[75] HEIDEGGER, M.: Sein und Zeit. Halle: Niemeyer, 1937, S. 48.
[76] BAEYER, W. V.: Zur Psychopathologie der endogenen Psychosen. Nervenarzt 24, 316 (1953).
[77] BOSS, M.: Psychoanalyse und Daseinsanalytik. Bern: Huber, 1957, S. 95 und 113 ff.
[78] — Psychoanalyse und Daseinsanalytik. Bern: Huber, 1957, S. 117 f.
[79] THOMAE, H.: Sigmund Freud — Ein Daseinsanalytiker? Psyche XII, 881 (1959).
[80] HEIDEGGER, M.: Sein und Zeit. Halle: Niemeyer, 1937, S. 175/177 ff.

[81] KAHN, E.: Ursache und Beweggrund in der Psychopathologie. In: Mehrdimensionale Diagnostik und Therapie. Stuttgart: Thieme, 1958.
[82] REINACH, A.: Was ist Phänomenologie? München: Kösel, 1951. (Es handelt sich um einen 1914 gehaltenen Vortrag des im 1. Weltkrieg gefallenen Verfassers, den H. CONRAD-MARTIUS nun, mit einem Vorwort versehen, herausgab.)
[83] JASPERS, K.: Allgemeine Psychopathologie. 6. Aufl. Berlin-Göttingen-Heidelberg: Springer, 1953, S. 23 ff.
[84] SCHNEIDER, K.: Die psychopathischen Persönlichkeiten. 9. Aufl. Wien: Deuticke, 1950, S. 51.
[85] — Klinische Psychopathologie. 5. Aufl. Stuttgart: Thieme, 1959, S. 126.
[86] HOFER, G.: Phänomen und Symptom. Nervenarzt 25, 342 (1954).
[87] BERZE, J.: Die primäre Insuffizienz der psychischen Aktivität. Leipzig und Wien: Deuticke, 1914.
[88] SCHNEIDER, K.: Die psychopathischen Persönlichkeiten. 9. Aufl. Wien: Deuticke, 1950, S. 11.
[89] — Zum Krankheitsbegriff in der Psychiatrie. Dtsch. med. Wschr. 71, 306 (1946).
[90] WEITBRECHT, H. J.: Zur Frage der Spezifität psychopathologischer Symptome. Fortschr. Neurol. Psychiat. 23, 41 (1957).
[91] SCHNEIDER, K.: Klinische Psychopathologie. 5. Aufl. Stuttgart: Thieme, 1959, S. 126 ff.
[92] SPEER, E.: Der Arzt der Persönlichkeit. Stuttgart: Thieme, 1949, S. 30.
[93] SCHNEIDER, K.: Die psychopathischen Persönlichkeiten. 9. Aufl. Wien: Deuticke, 1950, S. 20.
[94] BINSWANGER, L.: Schizophrenie. Pfullingen: Neske, 1957, S. 13 ff.
[95] HÄFNER, H.: Von der ‚Moral Insanity' zur daseinsanalytischen Gewissenpsychopathologie. Confin. Psychiatr. II, 214 (1959).
[96] BINSWANGER, L.: Verstiegenheit. In: Drei Formen mißglückten Daseins. Tübingen: Niemeyer, 1956.
[97] KUNZ, H.: Zur anthropologischen Bedeutung der Phantasie. Basel: Verlag f. Recht u. Gesellschaft, 1946. S. 234.
[98] MEINERTZ, F.: Der hochstaplerische Betrüger. Schweiz. Arch. Neurol. 75, 147 (1955).
[99] MANN, THOMAS: Bekenntnisse des Hochstaplers Felix Krull. Frankfurt a. M.: Fischer, 1955.
[100] BINSWANGER, L.: Henrik Ibsen und das Problem der Selbstrealisation in der Kunst. Heidelberg: Schneider, 1949.
[101] HEIDEGGER, M.: Holzwege. III. Aufl. Frankfurt a. M.: Klostermann, 1957, S. 273.
[102] BINSWANGER, L.: Über die manische Lebensform. In: Ausgew. Vorträge und Aufsätze. Bd. II. Bern: Francke, 1955.
[103] — Über Ideenflucht. Orell-Füssli, 1933, S. 202 ff.
[104] — Über Ideenflucht. Orell-Füssli, 1933, S. 44.
[105] — Über Ideenflucht. Orell-Füssli, 1933, S. 204/205.
[106] GEBSATTEL, V. v.: Störungen des Werdens und des Zeiterlebens im Rahmen psychiatrischer Erkrankungen. In: Prolegomena einer medizinischen Anthropologie. Berlin-Göttingen-Heidelberg: Springer, 1954, S. 133 ff.
[107] MATUSSEK, P.: Zur Psychodynamik des Glücksspielers. Jb. Psychol. Psychoth. 1, 232 (1953).
[108] BUYTENDIJK, F. J.: Der Spieler. In: Das Menschliche. Stuttgart: Koehler, 1958.
[109] ZUTT, J.: Über das Wachträumen. Mschr. Psychiatr. 76, 188 (1930).
[110] HUIZINGA, J.: Homo ludens. Rowohlts Deutsche Enzyklopädie, Bd. 21. Hamburg: 1957.
[111] BINSWANGER, L.: Über den Satz von Hofmannsthal: Was Geist ist, erfaßt nur der Bedrängte. In: Ausgew. Vorträge u. Aufsätze. Bd. II. Bern: Francke, 1955.
[112] SONNEMANN, U.: Die Daseinsanalyse in der Psychotherapie. Hdb. Neurosenl. Psychoth. Bd. III, S. 601. München-Berlin: Urban & Schwarzenberg, 1959.
[113] HEIDEGGER, M.: Sein und Zeit. Halle: Niemeyer, 1927, S. 58.
[114] BINSWANGER, L.: Schizophrenie. Pfullingen: Neske, 1957, S. 17.
[115] HEIDEGGER, M.: Holzwege. 3. Aufl. Frankfurt a. M.: Klostermann, 1957, S. 286.
[116] — Holzwege. 3. Aufl. Frankfurt a. M.: Klostermann, 1957, S. 338.
[117] — Sein und Zeit. Halle: Niemeyer, 1937, S. 160 ff.

[118] BINSWANGER, L. A.: Weisen der sprachlichen Kommunikation und ihre Einschränkung auf die „symbolische" Ausdrucksweise. Psyche **13**, 686 (1960).
[119] SPOERRI, THEOPH.: Die Struktur der Existenz. Einführung in die Kunst der Interpretation. Zürich: Speer-Verlag, 1951.
[120] HEIDEGGER, M.: Sein und Zeit. Halle: Niemeyer, 1937, S. 169.
[121] BINSWANGER, L.: Über Ideenflucht. Orell-Füssli, 1933, S. 16 ff.
[122] HEIDEGGER, M.: Sein und Zeit. Halle: Niemeyer, 1937, S. 170.
[123] MATUSSEK, P.: Zur Psychotherapie des Glücksspielers. In: Die Vorträge der 3. Lindauer Psychotherapiewoche. Hrsg. v. E. Speer, Stuttgart: Thieme, 1953.
[124] HEIDEGGER, M.: Sein und Zeit. Halle: Niemeyer, 1937, S. 322 u. 375.
[125] BACHELARD, G.: L'air et les songes. Essai sur l'imagination du mouvement. Paris: Corti, 1943, S. 10.
[126] HEIDEGGER, M.: Vom Wesen des Grundes. 3. Aufl. Frankfurt a. M.: Klostermann, 1955, S. 54.
[127] BUYTENDIJK, F. J.: Zur Phänomenologie der Begegnung. In: Das Menschliche. Stuttgart: Koehler, 1958.
[128] BLANKENBURG, W.: Daseinsanalytische Studie über einen Fall paranoider Schizophrenie. Schweiz. Arch. Neurol. **81**, 50 (1958).
[129] HEIDEGGER, M.: Sein und Zeit. Halle: Niemeyer, 1937, S. 384.
[130] GEBSATTEL, V. v.: Süchtiges Verhalten im Gebiet sexueller Verirrungen. Mschr. Psychiat. **82**, 113 (1932).
[131] — Zur Psychopathologie der Sucht. Stud. generale **5**, 257 (1948).
[132] BINSWANGER, L.: Schizophrenie. Pfullingen: Neske, 1957, S. 171.
[133] HÄFNER, H.: Daseinsanalytik und Gewissen. In: Aktuelle Psychotherapie; hrsg. v. E. Speer, München: Lehmanns, 1958.
[134] DOSTOJEWSKI, F. M.: Der Spieler. Wiesbaden: Agrippina, 1949, S. 178 ff.
[135] — Brief an Apollon Maikow (1867); zit. in: BIRNBAUM, K.: Psychopathologische Dokumente. Berlin: Springer, 1920, S. 184.
[136] HEIDEGGER, M.: Sein und Zeit. Halle: Niemeyer, 1937, S. 118.
[137] BINSWANGER, L.: Schizophrenie. Pfullingen: Neske, S. 16.
[138] Boss, M.: Beitrag zur daseinsanalytischen Fundierung des psychiatrischen Denkens. Schweiz. Arch. Neurol. **67**, 15 (1957).
[139] DELBRÜCK, A.: Die Pathologische Lüge und die Psychisch Abnormen Schwindler. Stuttgart: Enke, 1891.
[140] RICOEUR, P.: Philosophie de la volonté. Paris: Montaigne, 1949.
[141] KELLER, W.: Psychologie und Philosophie des Wollens. München-Basel: Reinhardt, 1954, S. 303.
[142] BINSWANGER, L.: Schizophrenie. Pfullingen: Neske, 1957, S. 180.
[143] JASPERS, K.: Allgemeine Psychopathologie. 6. Aufl. Berlin-Göttingen-Heidelberg: Springer, 1953, S. 582.
[144] KELLER, W.: Psychologie und Philosophie des Wollens. München-Basel: Reinhardt, 1954, S. 278.
[145] FREUD, S.: Neue Folge der Vorlesungen zur Einführung in die Psychoanalyse. Leipzig-Wien-Zürich: Int. Psychoanalyt. Verlag, 1932.
[146] HEIDEGGER, M.: Sein und Zeit. Halle: Niemeyer, 1937, S. 270 ff.
[147] FROMM, E.: Psychoanalyse und Ethik. Stuttgart: Diana, 1954.
[148] HÄFNER, H.: Schulderleben und Gewissen. Stuttgart: Klett, 1956, S. 141 ff.
[149] — Das Gewissen in der Neurose. Hdbch. Neurosenl. Psychoth. Bd. II. München-Berlin: Urban & Schwarzenberg, 1959, S. 705 ff. (Hier auch weitere Literaturhinweise auf die im Text zitierten Autoren.)
[150] Die Problematik von Hoffnung und Hoffnungslosigkeit in Hinblick auf die Schwermut haben wir etwas ausführlicher diskutiert in: Zur Daseinsanalyse der Schwermut. Zschr. Psychoth. **8**, 223 (1958).
[151] MINKOWSKI, E.: Vers une Cosmologie. Coll. Philosophie de l'esprit. Paris: Montaigne, 1936.
[152] STRAUS, E.: Vom Sinn der Sinne. Berlin: Springer, 1935.

[153] BINSWANGER, L.: Grundformen und Erkenntnis menschlichen Daseins. Zürich: Niehaus, 1953.
[154] GEBSATTEL, V. v.: Prolegomena einer Medizinischen Anthropologie. Berlin-Göttingen-Heidelberg: Springer, 1954.
[155] PLESSNER, H.: Lachen und Weinen. Bern: Francke, 1950.
[156] BUYTENDIJK, F. J. J.: Über den Schmerz. Bern: Huber, 1948.
[157] ZUTT, J.: Vom gelebten welthaften Leibe. In: Das paranoide Syndrom in anthropologischer Sicht. Berlin-Göttingen-Heidelberg: Springer, 1958. — Über den tragenden Leib. Jb. Psychol. Psychot. **6**, 166 (1958).
[158] MARCEL, G.: Etre et Avoir. Paris: Aubier- 1935.
[159] SARTRE, J. P.: L'Etre et le Néant. Paris: Gallimard, 1948.
[160] MERLEAU-PONTY, M.: La structure du comportement. Paris: Gallimard, 1942.
[161] RICOEUR, P.: Philosophie de la volonté. Paris: Montaigne, 1949.
[162] PLÜGGE, H.: Zur Phänomenologie des Leiberlebens. Jb. Psychol. Psychoth. **5**, 155 (1957).
[163] RUFFIN, H.: Leiblichkeit und Hypochondrie. Nervenarzt **30**, 195 (1959).
[164] — Die hypochondrische Depression. Regensburger Jb. Ärztl. Fortbildung **6**, 1 (1957/58).
[165] WULFF, E.: Der Hypochonder und sein Leib. Nervenarzt **29**, 60 (1958).
[166] HÄFNER, H.: Hypochondrische Entwicklungen. (Zur Daseinsanalyse nichtpsychotischer Hypochondrien.) Nervenarzt **30**, 529 (1959).
[167] PLESSNER, H.: Lachen und Weinen. Bern: Francke, 1950, S. 45.
[168] PLÜGGE, H., und R. KOHN: Wohlbefinden und Mißbefinden. Stuttgart: Psyche **12**, 33 (1958).
[169] BOSS, M.: Einführung in die psychosomatische Medizin. Bern und Stuttgart: Huber, 1954, S. 41 ff.
[170] SCHELER, M.: Der Formalismus in der Ethik und die materiale Wertethik. Halle: Niemeyer, 1913, S. 415.
[171] Vgl. unsere Ausführungen über: Vergegenständlichung des Leibes, Herausblenden und Entfremdung leiblicher Teilbereiche als besondere Abschattungsweisen des Leibseins bzw. der Existenz überhaupt. In: Hypochondrische Entwicklungen. (Zur Daseinsanalyse nichtpsychotischer Hypochondrien.) Nervenarzt **30**, 529 (1959).
[172] BUYTENDIJK, F. J. J.: Über den Schmerz. Bern: Huber, 1948.
[173] Dieser Beschwerdekomplex, meist verbunden mit Engegefühl, Atemnot oder Lufthunger, wird im deutschen Schrifttum als „Nervöses Atmungssyndrom" (CHRISTIAN c. s.) usw., im englischen als „Da Costa's-Syndrom" oder „Chest Pain" bezeichnet. Die reiche Literatur darüber findet sich in den nachfolgend verzeichneten Arbeiten von CHRISTIAN und Mitarbeitern, die selbst einen entscheidenden experimentellen und anthropologischen Beitrag zu diesem Thema geben: a) CHRISTIAN, P., P. MOHR und W. ULMER: Dtsch. Arch. klin. Med. **201**, 702 (1955); b) CHRISTIAN, P, P. MOHR, M. SCHRENK und W. ULMER: Nervenarzt **26**, 702 (1955); c) CHRISTIAN, P.: Atmung. In: Hdbch. Neurosenl. Psychoth. Bd. II. München-Berlin: Urban & Schwarzenberg, 1959, S. 517; d) BRÄUTIGAM, W., und P. CHRISTIAN: Atmung bei Asthma bronchiale. In: Hdbch. Neurosenl. Psychoth. Bd. II. München-Berlin: Urban & Schwarzenberg, 1959, S. 531.
[174] STRAUS, E.: Der Seufzer. Einführung in eine Lehre vom Ausdruck. Jb. Psychol. Psychoth. **2**, 113 (1954).
[175] KRETSCHMER, W.: Die Atem-Sprechschulung im Rahmen kombinierter Psychotherapie. Zschr. Psychoth. **3**, 158 (1953).
[176] BINSWANGER, L.: Über Psychotherapie. In: Ausgewählte Vorträge und Aufsätze. Bd. I. Bern: Francke, 1947.
[177] BINSWANGER, L. A.: Weisen der sprachlichen Kommunikation und ihre Einschränkung auf die „symbolische Ausdrucksweise". Psyche **13**, 686 (1960).
[178] GEBSATTEL, V. v.: Aspekte des Todes. In: Prolegomena einer Medizinischen Anthropologie. Berlin-Göttingen-Heidelberg: Springer, 1954.
[179] KAHN, E.: Die psychopathischen Persönlichkeiten. In: Handbuch der Geisteskrh. Bd. V. Berlin: Springer, 1928, S. 470.
[180] GEIGER, TH.: Formen der Vereinsamung. Köln. Vierteljhrsh. Soziol. **10**, 220 (1932).

[181] Vgl. unsere Ausführungen zu diesem Thema in: Zur Daseinsanalyse der Schwermut. Z. Psychother. med. Psychol. **8**, 223 (1958).
[182] ADLER, A.: Über den nervösen Charakter. Wiesbaden: Bergmann, 1912, S. 23 ff.
[183] KRETSCHMER, E.: Medizinische Psychologie. 10. Aufl. Stuttgart: Thieme, 1950, S. 273 ff.
[184] HEIDEGGER, M.: Vom Wesen des Grundes. 3. Aufl. Frankfurt a. M.: Klostermann, 1955, S. 23 ff.
[185] BINSWANGER, L.: Heraklits Auffassung des Menschen. In: Ausgewählte Vorträge und Aufsätze, Bd. I. Bern: Francke, 1947, S. 68 ff. Dort mögen auch die Originaltexte Heraklits, die insbesondere dem Fragment 89 (n. DIELS „Fragmente der Vorsokratiker") entnommen sind, nachgelesen werden.
[186] HEIDEGGER, M.: Vom Wesen des Grundes. 3. Aufl. Frankfurt a. M.: Klostermann, 1955, S. 37.
[187] SZILASI, W.: Die Erfahrungsgrundlage der Daseinsanalyse Binswangers. Schweiz. Arch. Neurol. **67**, 74 (1951).
[188] BINSWANGER, L. A.: Mündliche Mitteilung.
[189] GEBSATTEL, V. V.: Gedanken zu einer anthropologischen Psychotherapie. In: Hdbch. Neurosenl. Psychoth. Bd. III, S. 548. München-Berlin: Urban & Schwarzenberg, 1959.
[190] HÄFNER, H.: Schulderleben und Gewissen. Stuttgart: Klett, 1956, S. 141 ff.
[191] — Zur Problematik von Schuld und Schuldgefühl in der Psychotherapie. In: Wege zum Menschen **11**, 369 (1959).
[192] GUARDINI, R.: Vom Sinn der Schwermut. Zürich: Arche, 1949, S. 43.
[193] SCHNEIDER, K.: Die psychopathischen Persönlichkeiten. 9. Aufl. Wien: Deuticke, 1950, S. 58.
[194] — Die psychopathischen Persönlichkeiten. 9. Aufl. Wien: Deuticke, 1950, S. 3.
[195] MÜLLER-SUUR, H.: Das psychisch Abnorme. Berlin-Göttingen-Heidelberg: Springer, 1950.
[196] — Abgrenzung neurotischer Erkrankungen gegenüber der Norm. In: Hdbch. Neurosenl. Psychoth. Bd. I. München-Berlin: Urban & Schwarzenberg, 1959, S. 258/9.
[197] HOFF, H.: Lehrbuch der Psychiatrie, Bd. II. Basel-Stuttgart: Schwabe, 1950, S. 678 ff.
[198] KRANZ, H.: Abgrenzung gegenüber Psychopathie und Psychose. In: Hdbch. Neurosenl. Psychoth. Bd. I. München-Berlin: Urban & Schwarzenberg, 1959, S. 277 ff.
[199] ZUTT, J.: Über Daseinsordnungen, ihre Bedeutung für die Psychiatrie. Nervenarzt **24**, 177 (1953).
[200] KISKER, K. P.: Der Erlebniswandel des Schizophrenen. Berlin-Göttingen-Heidelberg: Springer, 1960, S. 59 ff.
[201] BINSWANGER, L.: Drei Formen mißglückten Daseins. Tübingen: Niemeyer, 1956, S. IX.
[202] KUNZ, H.: Zur Frage nach dem Wesen der Norm. Psyche **VIII**, 362 (1954/55).
[203] BAEYER, W. V.: Der Begriff der Begegnung in der Psychiatrie. Nervenarzt **26**, 369 (1955).
[204] Vgl. dazu: CARUSO, I.: Psychoanalyse und Synthese der Existenz. Wien-Freiburg: Herder, 1952; HÄFNER, H.: Schulderleben und Gewissen. Stuttgart: Klett, 1956, S. 141 ff.
[205] FREUD, ANNA [Beiträge der Psychoanalyse zur Entwicklungspsychologie. Psyche **11**, 174 (1957/58)] schreibt zu diesem Thema: „Auf Grund ihrer Beobachtungen glauben die Analytiker, daß dieser Kampf zwischen den beiden Seiten der kindlichen Persönlichkeit seinem Wesen nach sehr ernst ist (zwischen dem „was ererbt, bei der Geburt vorhanden, in der Konstitution verankert ist", den Trieben, dem Es — Inhalt und dem, was der Realitätseinsicht, der „Haltung des Kindes gegenüber seinen Eltern", den rassischen, nationalen und Familientraditionen entspringt — der Ref.). Die Triebwünsche des Individuums müssen, um dem von der Umgebung gesetzten Standard gerecht zu werden, verschiedene Transformationen durchmachen. Sie werden unterdrückt, eingeschränkt, beschnitten, abgeleugnet, verschoben, verdrängt, frustriert usw., zuerst durch die Umgebung, später durch die Tätigkeit des eigenen Ichs und Überichs."
[206] FREUD, S.: Gesammelte Werke. Bd. XI. London: Imago, 1940, S. 36.

[207] ZULLIGER, H.: Über symbolische Diebstähle von Kindern und Jugdenlichen. Bern: Huber, 1950.
[208] HÄFNER, H., und ST. WIESER: Faktorenanalytische Studien zur Formalgenese bestimmter Formen von Schizophrenie. Arch. Psychiat. Nervenkrh. 190, 394 (1953).
[209] MITSCHERLICH, A.: Vom Ursprung der Sucht. Stuttgart: Klett, 1947, S. 18.
[210] KUNZ, H.: Zur Frage nach dem Wesen der Norm. Psyche VIII, 337 (1954/55).
[211] ERIKSON, E. H.: Sigmund Freuds psychoanalytische Krise. In: Freud in der Gegenwart. S. 62. Frankfurt a. M.: Europäische Verlagsanstalt, 1957.
[212] HÄFNER, H.: Von der Moral Insanity zur daseinsanalytischen Gewissenspsychopathologie. Confin. Psychiatr. II, 187 (1959).
[213] BINSWANGER, L.: Schizophrenie. Pfullingen: Neske, 1957, S. 13 ff.
[214] — Schizophrenie. Pfullingen: Neske, 1957, S. 20.
[215] KULENKAMPFF, C.: Erblicken und Erblicktwerden. Nervenarzt 27, 2 (1956).
[216] — Zum Problem der abnormen Krise in der Psychiatrie. Nervenarzt 30, 62 (1959).
[217] REISS, F.: Über formale Persönlichkeitswandlung als Folge veränderter Milieubedingungen. Zschr. Neurol. 2, 347 (1910).
[218] BAEYER, W. v.: Zur Genealogie psychopathischer Schwindler und Lügner. Leipzig: Thieme, 1935, S. 20.
[219] SCHNEIDER, K.: Die psychopathischen Persönlichkeiten. 9. Aufl. Wien: Deuticke, 1950, S. 22 ff.
[220] HOMBURGER, A.: Versuch einer Typologie der psychopathischen Konstitutionen. Nervenarzt 2, 134 (1929).
[221] GRUHLE, H. W.: Psychologie des Abnormen. In: Kafkas Hdbch. Vergl. Psychol. München: Reinhardt, 1922.
[222] KUNZ, H.: Die Weisen des In-der-Welt-Seins und die eine Welt. Vortrag Univ. Nervenkl. München, 1957.
[223] GEBSATTEL, V. v.: Vgl. insbesondere seine Ausführungen zu diesem Thema in: Störungen des Werdens und des Zeiterlebens psychiatrischer Erkrankungen. Dort (S. 143) findet sich auch der formelhafte Satz: „Wer nicht fortschreitet, geht zurück"; und in: Aspekte des Todes. Beides in: Prolegomena einer Medizinischen Anthropologie. Berlin-Göttingen-Heidelberg: Springer, 1954.
[224] KAHN, E.: Über psychopathische Verläufe. Münchn. med. Wschr. 74, 1404 (1927).
[225] FUCHS-KAMP, A.: Lebensschicksal und Persönlichkeit ehemaliger Fürsorgezöglinge. Berlin: Springer, 1929.
[226] KAHN, E.: Die psychopathischen Persönlichkeiten. In: Hdbch. d. Geisteskrh. Bd. V. Berlin: Springer, 1928, S. 466 ff.
[227] BÜRGER-PRINZ, H.: Endzustände in der Entwicklung hyperthymer Persönlichkeiten. Nervenarzt 21, 476 (1950).
[228] BAEYER, W. v.: Zur Psychopathologie der endogenen Psychosen. Nervenarzt 24, 316 (1953).
[229] Die einschlägige Studie von N. PETRILOWITSCH („Abnorme Persönlichkeiten", Basel, New York: Karger, 1960) konnte leider nicht mehr berücksichtigt werden, weil sie bei Abschluß der Arbeit noch nicht erschienen war.

Namenverzeichnis

Abraham, K. 10
Adler, A. 164, 221
Allers, R. 133
Allport, G. W. 11, 216
Aristoteles 187

Bachelard, G. 84, 219
Baeyer, W. v. 8, 9, 28, 31, 99, 140, 184, 191, 204, 213, 215, 217, 221, 222
Becker, A. M. 9, 11, 201, 215
Benedetti, G. 162
Berze, J. 32, 218
Binder, H. 9, 208, 216
Binswanger, L. 12, 13, 14, 17, 18, 21, 22, 25, 26, 27, 28, 35, 62, 65, 68, 69, 71, 74, 75, 76, 79, 80, 92, 100, 101, 105, 108, 127, 135, 139, 141, 143, 144, 145, 165, 173, 188, 203, 204, 207, 210, 211, 215, 216, 217, 218, 219, 220, 221, 222
Binswanger, L. A. 144, 162, 168, 178, 194, 197, 204, 215, 219, 220, 221
Birnbaum, K. 9, 97, 215
Blankenburg, W. 90, 219
Bleuler, E. 7, 9, 58, 215
Bolnow, O. F. 103
Boss, M. 17, 28, 29, 103, 140, 217, 219, 220
Bräutigam, W. 220
Brown, J. u. K. A. Menninger 11, 194, 216
Bühler, Chr. 10, 216
Bürger-Prinz, H. 212, 222
Busch, W. 141
Buytendijk, F. J. 73, 75, 88, 97, 139, 140, 218, 219, 220

Caruso, J. 133, 221
Cleckley, K. 11. 216
Christian, P. 143, 215, 220

Davidson, G. M. 11, 216
Delbrück, A. 104, 219

Dick, W. 57
Dilthey, W. 30
Dostojewski, F. M. 97, 98, 108, 219
Dührssen, A. 8, 215

Erikson, E. H. 10, 202, 216, 222
Ewald, G. 8, 9

Frankl, V. E. 133
Freud, A. 192, 221
Freud, S. 10, 132, 192, 194, 195, 216, 219, 221
Fromm, E. 132, 219
Fuchs-Kamp, A. 210, 222

Gebsattel, V. v. 70, 92, 95, 96, 133, 139, 151, 168, 188, 195, 209, 211, 218, 219, 220, 221, 222
Geiger, Th. 161, 191, 220
Goethe, J. W. v. 35, 75, 92, 127, 142, 143, 166, 171, 176
Gotthelf, J. 108
Gruhle, H. W. 9, 20, 207, 222
Guardini, R. 179, 221
Guttmacher, M. S. 11, 216

Häberlin, P. 33
Haecker, Th. 133
Häfner, H. 1, 2, 3, 4, 6, 7, 133, 139, 170, 193, 203, 218, 219, 220, 221, 222
Häfner, H. u. St. Wieser 196, 221
Hartmann, H. 10, 216
Hartmann, N. 35
Head, H. 11
Heidegger, M. 1, 3, 6, 16, 17, 18, 24, 28, 29, 35, 68, 78, 81, 82, 84, 88, 90, 100, 132, 161, 162, 165, 217, 218, 219, 221
Heinze, H. 9
Heraklit 165
Hölderlin, F. 69, 91, 162, 172, 173, 176
Hönigswald, R. 6, 33

Hofer, G. 32, 33, 35, 188, 218
Hoff, H. 9, 11, 185, 215, 221
Hoffmann, H. 8
Homburger, A. 9, 207, 222
Huizinga, J. 73, 218
Humbert, F. 9, 215
Husserl, E. 1, 6, 13, 14, 15, 16, 18, 20, 21, 23, 25, 35, 102, 139, 209, 214, 217

Jaspers, K. 20, 23, 27, 28, 30, 34, 109, 182, 188, 209, 217, 218, 219
Jones, E. 10
Jung, C. G. 36

Kahn, E. 8, 9, 30, 148, 152, 207, 210, 215, 218, 220, 222
Kant, I. 23
Karpenau, B. 11, 216
Karpman, B. 11, 216
Keller, W. 106, 130, 219
Kierkegaard, S. 133, 179
Kirchhoff, R. 27, 217
Kisker, K. P. 11, 13, 14, 30, 187, 213, 216, 217, 221
Kleist, K. 8
Kluckhohn, C. s. Mowrer, O. H. 10, 216
Koch, J. L. A. 8, 215
Kohn, R. s. Plügge, H. 139, 220
Kraepelin, E. 8, 11, 215
Kranz, H. 186, 207, 221
Krauss, P. 120
Kretschmer, E. 8, 9, 12, 164, 215, 221
Kretschmer, W. 143, 220
Kris, E. u. R. M. Loewenstein 10, 216
Kronfeld, A. 105, 205
Künkel, F. 206
Kulenkampff, C. 204, 222
Kunz, H. 13, 14, 16, 19, 23, 65, 73, 188, 195, 200, 209, 211, 216, 217, 218, 221, 222

Lewin, K. 187
Lidz, Th. 10, 216
Loewenstein, R. M. s.
  Kris, E. 10, 216

Mann, Th. 68, 83, 218
Marcel, G. 139, 220
Matussek, P. 71, 83, 97, 133, 218, 219
Maughs, S. B. 11, 216
Mauz, F. 183
Meinertz, F. 68, 73, 79, 82, 83, 96, 105, 218
Menninger, K. A. s. Brown, J. 11, 194, 216
Merleau-Ponty, M. 139, 220
Minkowski, E. 139, 219
Mitscherlich, A. 197, 222
Mohr, P. 220
Mowrer, O. H. u. C. Kluckhohn 10, 216
Müller, M. 9, 216
Müller-Suur, H. 33, 34, 185, 186, 221

Nietzsche, F. 70, 80, 145, 172
Nunberg, H. 10, 216

Panse, F. 9
Parsons, T. 10, 216
Peters, G. 45
Petrilowitsch, N. 11, 222

Plessner, H. 21, 139, 217, 220
Plügge, H. 135, 139, 142, 220
Plügge, H. u. R. Kohn 139, 220

Rado, S. 200
Reich, W. 10, 216
Reinach, A. 30, 218
Reiss, F. 204, 222
Remplein, H. 10, 216
Repond, A. 9, 215
Ricoeur, P. 106, 139, 219, 220
Riedel, H. 9, 184, 215
Rilke, R. M. 68, 144, 151, 179
de Rosa, R. 27, 217
Ruffin, H. 55, 139, 141, 220

Sartre, J. P. 139, 220
Scharfetter, H. 119
Scheid, K. F. 27, 217
Scheid, W. 44
Scheler, M. 140, 220
Schelling, F. W. J. 139
Schiller, F. v. 166
Schneider, K. 8, 9, 11, 32, 33, 38, 58, 148, 152, 184, 185, 204, 206, 207, 209, 215, 218, 221, 222
Schrenk, M. 220
Schultz, J. H. 9

Shakespeare, W. 211
Siefert, E. 152
Sonnemann, U. 78, 218
Speer, E. 35, 218
Spoerri, Theoph. 79, 219
Stech, F. 215
Storch, A. 203
Straus, E. 139, 142, 143, 219, 220
Stumpfl, F. 9, 184, 208, 215
Szilasi, W. 1, 13, 14, 15, 19, 22, 26, 31, 167, 187, 205, 216, 217, 221
Szondi, L. 34

Tellenbach, H. 13, 14, 35, 216
Thomae, H. 29, 217

Ulmer, W. 220

Wagner, R. 97
Walther-Büel, H. 9, 216
Weitbrecht, H. J. 33, 218
Wernicke, C. 212
Wiesenhütter, E. 11, 216
Wieser, St. s. Häfner, H. 196, 221
Wulff, E. 139, 141, 220
Wyrsch, J. 9, 215

Zerbin-Ruedin, E. 116
Zulliger, H. 195, 222
Zutt, J. 73, 139, 165, 187, 204, 218, 220, 221

Sachverzeichnis

Abnorme Persönlichkeiten 8 ff.
Abwandlung 25 ff.
— der Mitseinsordnung 188 ff., 192 ff.
— des ursprünglichen Anliegens 163 ff., 199 ff.
Abwandlungsprozeß, schizophrener 204
Abwehrmechanismus 62, 103
—, Schwermut als — 166 ff., 183 ff.
Agieren, psychopathisches 194
Alltäglichkeit 29 f.
Alternative, starre 147 ff., 190 ff., 203 ff.
Altersphasen
—, existenzielle Charakteristik der — 59 ff., 94 ff., 100 ff., 201 ff.
Angemessenheit der Vorhabe 64 f., 187 ff.
Angst
— im Bereich der „psychopathischen Daseinsverfassung" 190 ff.
Anlage bei Psychopathen 31 f., 184 ff., 201, 208 ff.
Anliegen
— (Begriffsbestimmung) 60 f.
—, Abwandlung eigener — 163 ff., 199 ff.
Anonymisierung eigener Anliegen 162 ff., 202 ff.
Anpassungsvermögen
—, soziales, bei Psychopathen 191
Anschauung, eidetische 21 f.
Ansprüche
—, Gegenseitigkeit der — 200
—, Maß der eigenen und fremden — 176 ff., 181 ff.
Anthropologie
—, phänomenologisch mitbegründete — 16, 24
Anthropologische Proportion 65, 71, 100, 136, 149, 187 ff.
Anthropologisches Mißverständnis
— der Ontologie 24 f.
Asoziale Gefährdung bei Psychopathen 192
Atmung, existenzieller Bezug 142 ff.
Aufenthalt
— der Existenz 3 f., 88 ff., 131 f.
—, uneigentlicher 88 ff., 101 ff., 190 ff.
Aufgabencharakter des Daseins 103 ff.
—, Abwandlung des — 169 ff.
—, Entlastung vom — 177 ff.
—, Verfehlen des — 107 ff., 129 ff., 146 ff.
Ausdruckshandlung, neurotische 194 ff.

Auslegungshorizont
—, ontologischer 18 f.
—, empirischer 20 f.
Ausweglosigkeit des Existierens 128 f., 148 ff.

Bedrängnis
— der Enge 76 ff., 108 ff., 190 ff.
— und Freiheit 75 ff.
Beständigkeit
— im Daseinsgang 36, 205
—, abnorme s. „starre Konsequenz"
Beweisstruktur
— der psychiatrischen Daseinsanalyse 19 ff.
Bruch
— der Entfaltungsmöglichkeiten 4, 61 ff., 67, 72 f., 75 ff., 84 ff., 100 ff., 166 ff., 190 ff.
— zwischen Befindlichkeit (Stimmung) und Thematik 104, 180 ff.
— zwischen individueller und sozialer Haltung 130 ff., 170

Charakter
— -begriff 1 ff.
—, analer 10
—, sensitiver 12
—, triebhafter 10
Charakterentwicklung
—, Kindheit und — 11 f.
Charakterneurose
— und Psychopathie 10 ff.
Charakterprägung im soziologischen und psychoanalytischen Sinn 161
Charaktertypen, psychopathische 205 ff.
Charakterzüge (-eigenschaften)
— als beständige Weisen des Welt- und Selbstbezugs 161 ff., 205 f.
cyclothyme
— Konstitution 7
— Psychopathie 8 f.
Cyclothymie 69, 180

Daseinsanalyse
— und genetische Interpretation 31 f.
— und klinische Psychopathologie 6, 36 ff.
—, kritische Einwände 27 ff.
—, psychiatrische 2 ff.

Daseinsanalytische Interpretation der Lebensgeschichte
— eines hochstaplerischen Betrügers 59 ff.
— eines psychopathischen Hypochonders 125 ff.
— eines stimmungslabilen Psychopathen 160 ff.
Daseinserhellung 22 ff.
Daseinsform
—, hypochondrische Krankheitswelt 145 ff., 207 f.
—, manische 69 ff.
—, sentimental-idealisierende (stimmungs- und phantasiegetragene Überhöhung der Wirklichkeit) 170 ff., 207 ff.
—, spielerisch-leichtfertige 89 ff., 94 ff., 100 ff., 207 f.
Daseinsgang
—, Gefügestruktur 20 ff., 26, 184 ff.
—, Zeitigung des — 17 ff., 105 ff., 190 f., 209 ff.
Daseinsverfassung
—, psychopathische 186 ff., 189 ff., 194 ff., 205 ff., 208 ff.
Daseinsweisen s. auch unter Daseinsform
Depression, reaktive 182
depressive
— Reaktionsneigung 163 f.
— Verstimmung 166 ff., 178 ff., 183
„Destruktive Tendenz" 188, 211 f.
Diagnose
— in der Psychoanalyse 34
— in der Psychologie 34 f.
— in der Psychopathologie 32 ff.
Diagnosebegriff
—, empirischer 35 f.
—, hypothetischer 33 f.
Differenz, ontisch-ontologische 28
Dissoziation
— zwischen eigenen und fremden Ansprüchen 149 ff., 181 ff., 200
Druck
— und Bedrängnis 126 ff.
— und Bedrücktheit 126 ff., 142 ff., 160 ff., 180
— und Enge 126 ff., 160 ff.
— -gefühl im Leibe 142 ff.
— als kommunikatives und leibliches Phänomen 160 ff.
— mitweltlicher Ansprüche 126 ff.
Durchbruchshandlung, psychopathische 194 ff.
Dynamische Psychiatrie und Psychopathie 11 f.

Ego, transzendentales 16
Eigenart
— („Anderssein") einer Daseinsweise 3

Eigenmächtige Ordnung 181 f.
Eigenmächtigkeit 105 ff.
— im Mitsein 147, 168 ff., 191 ff.
Eigentlichkeit 101
Eigenwelt („idios kosmos") 174, 181 ff.
Einheit
—, biographische 14
— und Ganzheit 27 f.
—, stimmungsgetragene 63 ff.
— des Verweisungszusammenhangs 14 f.
— der Welt 4, 62 ff.
Einklammern der Faktizität 15 f.
Einschränkung
— der Entfaltung im Mitsein 191 ff.
— verfügbarer Möglichkeiten 25 f., 28, 107 ff., 151, 212
Enge
—, Bedrängnis der — 96 ff., 101 ff.
— der Entfaltungsmöglichkeiten 62 ff., 83 ff., 96 ff., 108
— als kommunikatives und leibliches Phänomen 143 ff., 160 ff.
—, verweltlichte 75 ff.
— und Weite 100 ff., 127 ff., 134 ff.
Entfaltung
— der Erfahrung 26
— im Mitsein 127
Entfremdung des Leibes 151
Entmutigung
— als Weise des Unterliegens unter eine versagende Mitwelt 128 ff., 134 ff., 160 ff.
Entwicklungstheorie, psychoanalytische 201
Entwurf
—, ontisch-empirischer 19
—, transzendentaler 25
Episode, psychopathische 210
Epoché, „phänomenologische" 15 ff.
Erbbiologie der Psychopathie 9 f.
Erfahrung
—, natürliche 1 f., 6, 12 ff., 213 f.
—, transzendentale (phänomenologische) 2, 5 f., 213 f.
—, Grenzen der transzendentalen — 214
Erschöpfung
—, „asthenische" 129 ff.
— und Belastung 176 ff.
Erstarrung 36 f.
Evidenz 21
Existenzialien
— als Charaktere des Menschseins 16 f.
— als Instrument der Interpretation 24 ff.
— als Organ der transzendentalen Erfahrung 26 ff.

Sachverzeichnis

„Fassade" 4, 7, 101 ff., 151, 182, 190 ff., 197, 200, 203 ff., 210 ff., 213
— und „verstiegene Idealbildung" 204
Fehlhandlung 194 f.
Ferne und Nähe als Weisen der Räumlichkeit 85 ff.
Fest
—, existenzielle Bewandtnis 69
Festliche Daseinsfreude 68 ff.
Fixierung 91
Freiheit
— im psychopathischen Lebenslauf 89, 149 f., 202 ff.
— und Getriebensein 108, 151
Freundlichkeit 60 ff.
—, falsche 86 ff.
Fundamentalontologie und Psychopathologie 28 f.

Gangstruktur, transzendentale 24
Ganzheit 27 f.
Ganz-sein-können des Daseins 4, 62
Gefügestruktur, transzendentale 15, 20 ff., 184 ff.
Gelingen
— und Mißlingen des Daseinsvollzugs 25
Gemeinsame Welt „koinós kosmos" 164, 168 ff.
Genetisches Verstehen 30 f.
Gerede 78 ff.
—, kommunikative Funktion des — 80 ff.
Geschehenszusammenhang 5, 7
Geschichtlichkeit
— des Daseinsganges 2 ff., 90 ff., 151
— und partielle Zeitigungsweisen 17 f.
Gestimmtheit 4
—, festlich-freudige 68 ff., 77
—, heiter-freundliche 95 ff.
—, schwermütige 166 ff., 183
—, sentimentale 167 ff.
Gewissen
—, autoritäres 132 ff., 170, 175, 178 ff.
—, existenzielles 3, 90 ff., 97 ff., 101 ff., 131 ff., 141, 144, 170, 178 ff., 193, 195, 198, 202 ff.
—, Abwandlung des existenziellen — 181 ff., 203 ff., 211
Gewissensstruktur bei Depressiven 176
Glücken und Mißglücken des Daseinsvollzuges 3, 19, 25, 209 ff.
Grenzen
— der Entfaltung 63 ff., 76 ff.
— und Ordnung 101 ff.

Hermeneutischer Zirkel 18

Hochstapelei, existenzielle Begründung 67 ff., 82 ff., 96 ff., 102, 104 ff.
Höhe (Räumlichkeit) 65, 77 ff.
Hoffnung 134 ff.
Hoffnungslosigkeit und Schwermut 163
Hyperthyme Persönlichkeiten 212
Hypochondrie 141 ff.
Hypochondrische Krankheitswelt 145 ff.
Hypomanisches Verhalten 103

Idealbildungen
—, verstiegene 62, 101
Idealisierung
— siehe Überhöhung 170 ff.
Ideation, phänomenologische 21, 24
Ideenflucht, manische 80 ff.
Identifikation 168
Illusion 78, 170 ff.
Illusionäre Vorhabe 84 ff.
Infantilismus 73
Inkonsequenz der Erfahrung 26
In-der-Welt-Sein 28
Interpretation
—, anthropologisch-konstruktive 15 f., 24
—, Basis anthropologischer — 15 f.
—, phänomenologische 1 f.
—, psychologisch-psychopathologische 19 f., 24

Kälte
— als leibliches und kommunikatives Phänomen 144 ff.
Kasuistik 38 ff., 109 ff., 152 ff.
Kausalgenese und Wesensfrage 30
Kindheit
—, Charakterentwicklung und — 11 f.
—, daseinsanalytische Erhellbarkeit der — 31
—, existenzielle Besonderheiten der — 132
Kindheitswelt 100 ff.
— eines hochstaplerischen Betrügers 59 ff.
— eines psychopathischen Hypochonders 126 ff.
— eines stimmungslabilen Psychopathen 160 ff.
— und psychopathische Daseinsverfassung 201 ff.
Konsequenz, starre 26, 28, 36, 73, 91 ff., 106 ff., 150, 181 ff., 189 ff., 206, 210 ff.
Konstitutionen (transzendentale) 1, 25 f.
Konstitutionslehre, psychiatrische 8
Kontinuität, der Lebensgeschichte 100 ff.
Krankheit und Symptom 32 f.
Krankheitsbegriff der Psychiatrie 33 f.
Krankheitsgeschehen 13
Krankheitswelt, hypochondrische 145 ff.
Krankheitswert 185 ff.

Lastcharakter
— des Daseins 69 ff., 101 ff., 130, 144
— der mitweltlichen Ansprüche 129 ff., 169 ff.
Lebensform s. Daseinsform
Lebensgeschichte 3, 19
— und Kindheitssituation 3
Lebensgeschichte
— eines hochstaplerischen Betrügers 38 ff.
— eines psychopathischen Hypochonders 109 ff.
— eines stimmungslabilen Psychopathen 152 ff.
Lebenswelt 1, 13
Leib
—, Entfremdung des — 151
—, existenzielle Verfassung 139 ff.
— und Körper 139 ff.
— und Organismus 140 ff.
—, Vergegenständlichung des — 141
Leibbewußtsein
—, Ordnung des — 140 ff.
Leibsprache 144 ff., 162 ff.
Leere
—, Bedrängnis der — 148 ff.
— des unverwirklichten Seinkönnens 84 ff., 190 ff.
Leichtfertigkeit 81 ff., 102 ff.

Manisch-depressive Antinomik 69
Maß und Ordnung 65, 75, 100, 186 ff., 199 ff.
Maßlosigkeit, uneigentlicher Daseinserfüllung 210 f.
Metapher und Symbol 162
Methode
—, daseinsanalytische 1 ff., 13 ff., 19 ff.
—, „empirische" 213 f.
—, Konstitution der — 14 ff., 20 ff.
Methodenlehre 1, 5, 12 ff., 213 ff.
Mißglücken s. unter „Glücken"
Mißlingen s. unter „Gelingen"
Mitsein
—, Entfaltung eigener Möglichkeiten im — 171 ff.
— und psychopathische Daseinsverfassung 199 ff.
Mitseinsweise 36
— der Kind-Eltern-Situation 60 ff.
— der spielerisch-leichtfertigen Lebensform 83 ff., 100 ff.
Mitseinsweise
— eines psychopathischen Hypochonders 146 ff.
Motivzusammenhang 30

Nähe und Ferne 85 ff.
Neurose und Psychopathie 185 ff., 192 ff., 195 ff., 213
Norm 25, 36, 185 ff.

Ontologie
—, fundamentale 16 f.
— und Psychologie 27
—, regionale 15 ff., 29
Optimismus, leichtfertiger 70 ff., 91 ff., 99, 101 ff.
Ordnung
—, empirische 25 f., 187 ff.
— der Existenzweisen in der Vergegenwärtigung des Leibes 140 ff.
— des Mitseins 101 ff., 191 ff.
—, transzendentale 25 f., 186 ff.
— überantworteter Seinsmöglichkeiten 25 f., 36, 186 ff.

Partnerschaft in der Daseinsanalyse 6
Pathogenese 30 f.
Pattern 126, 206
Person
—, Persönlichkeit 1
Persönlichkeitsabbau
— und daseinsanalytische Interpretation 58
Persönlichkeitsforschung 19
Perversionen
— als Verfehlungen „normgemäßen Existierens" 188
— und Psychopathie 195 f.
Pflicht
— als Weise des Beanspruchtseins 168 ff., 175 ff., 181 ff.
Pflichtwelt 130 ff.
Phänomen und Symptom 35 ff.
Phänomenologie
— und Daseinsanalyse 21
— und Erfahrungswissenschaft 16 ff., 213 f.
— und Psychiatrie 6, 16 ff.
—, transzendentalphilosophisches Anliegen 16
Phänomenologisch-daseinsanalytische Forschungsrichtung 1
Phantasie 70 ff.
Phantasiewelt 164 ff.
Phobie 21, 26
Problemgeschichte der Psychopathielehre 8
Prozeß
—, anthropologischer 109, 204, 211
—, psychischer 109
Pseudologia phantastica 104 ff.
Psychasthenie 130 ff.
Psychiatrie
—, Unterschied zwischen daseinsanalytischer und klinischer 5 f.

Psychoanalyse 10 f.
Psychodiagnostik 34 f.
Psychodynamische Interpretation
— und Daseinsanalyse 201 ff., 214
Psychogenese 9, 30 f.
Psychologie, verstehende 20
Psychopathen
—, eingeschränkte
—, gemeinsame Charakteristika der —
 191 ff., 213
—, Kommunikationsfähigkeit bei — 193 f.
Psychopathie
— als klinische Einheit 184 ff.
—, klinischer Begriff 8 ff.
— und Neurose 7
—, periodische 152 ff.
—, Problemgeschichte der — 8 ff.
— und Psychose 7
—, stimmungslabile 152 ff.
Psychopathische Daseinsverfassung 163, 189 ff.
—, lebensgeschichtliche Ausformung der —
 201 ff.
— und Neurose 189, 192, 194, 213
— und Psychose 189, 203, 213
Psychopathische
— Entwicklung 65
— Persönlichkeiten 27
Psychopathologie und Daseinsanalyse 36 ff.
Psychosen
—, psychopathische Wesensmerkmale bei —
 186, 213
Psychotherapie bei Psychopathen 7, 213

Räumlichkeit 64 f., 77, 127 f., 172 ff.
Reaktionsbildung 10
Realitätsdefekt und Verfehlen wesentlicher
 Seinsmöglichkeiten 70, 89 f., 171, 191
Reduktion, phänomenologische 15, 24
Reife
—, einer Lebenssituation angemessene —
 64 f., 73, 91 f., 132, 202
Reizbarkeit, existenzielle Begründung 75, 80
Rolle, soziale 72, 194 ff., 198, 204, 206

Schein und Wahrheit 62 ff.
Scheinerfüllung des Daseins im Vollzug der
 „Fassade" 190 ff.
Schizoide Psychopathie 8 f.
Schizophrenie und „psychopathische"
 Daseinsverfassung 101, 105, 189, 203, 213
Schuld
—, existenzielle 143 ff., 150
—, Gefühl und existenzielles Gewissen 131
—, moralische 36

Schwermut
— als „Abwehrmechanismus" 166 ff., 183
— als Hort verschütteter Seinsmöglichkeiten 166 ff., 178 ff., 183
Seinsmöglichkeiten
—, transzendentale 17
—, Ordnung der — 15
Selbständigkeit 132 ff.
Selbsteinschätzung, angemaßte 77 ff., 107
Selbstentmächtigung s. a. unter „Freiheit"
 151
Selbstverdeckung 70 ff., 211
Selbstverfehlung 97 ff., 108
Selbstzeugnisse des Kranken
—, methodische Behandlung 19
Sorgestruktur 84
Spiel 73 ff., 97 ff.
— (Glücksspiel), existenzielle Begründung
 97 ff.
Spielen 71 ff.
—, leichtfertiges 74 ff.
— und Gespieltwerden 88 ff.
Spielerisch-leichtfertige Daseinsform 77 ff.
Spielwelt 71 ff., 83
— und Aufgabensituation 132
— und Reife 132
Sprache 78 ff.
— und Mitsein 80 ff.
Sprachstil, daseinsanalytische Erschließung
 78 ff.
Stillstand 17 f.
—, existenzieller 107, 163, 179, 205
Stimmung 4, 63 ff.
— als Aufenthalt 165 ff., 171 ff.
—, Ausschließlichkeit der — 167
—, Funktion der — 103
—, Verweisungszusammenhang 103 ff.
Stimmungsoptimismus 71 ff.
Störungen der transzendentalen
 Konstitution 25
Strukturzusammenhang 15, 19
Subjektivität des Untersuchers 20, 26
Sublimierung 10
Sucht 95 ff.
— und Psychopathie 195 f.
—, Zirkel der — 70, 92
Süchtigkeit, universelle 92, 96 f., 188
Symbol und Metapher 162
Symptom 13
— und Diagnose 32 ff., 37
— und Funktionszusammenhang 32 f., 37
Symptombegriff
—, kausaler 32 f.
—, korrelativer 33 f.

Testuntersuchungen, psychologische 19
Theorienbildung in der Psychopathologie 1, 2

Tod
—, lebensimmanenter 151
Transzendentale Begründung
—, Grenzen der — — 214
Transzendentalität, Stufen der 25
Transzendenz der Welt 26
Typen psychopathischer Charaktere 6, 8, 27, 32 f., 35
Typologie
—, existenzielle Voraussetzungen einer — psychopathischer Persönlichkeiten 205 ff.

Überantwortung des Selbstseinkönnens 72, 83 ff., 101 ff., 132, 168 ff.
Überbrückungsrolle der Gestimmtheit s. a. unter „Stimmung" 4
Überhöhung
— der Wirklichkeit in Stimmung und Phantasie 4, 170 ff.
Überich 132 ff.
Umweltstabilität des Symptoms 37
Unabgeschlossenheit
— des Daseinsvollzugs 16
— der Erkenntnis 16
Unfreiheit 77 ff., 89, 108, 211
Unterliegen
— unter eine versagende Mitwelt 128 ff., 181 ff.

Verdeckung, Weisen der 4, 29, 62 ff.
Verfallen, an uneigentliche Weisen des Existierens 25 f., 29, 107 ff., 151, 211
Verlaufsformen der Psychopathie 210
Verlaufsstruktur 1, 4, 27, 209 ff.
— der Fassade 190 ff.
— einer „psychopathischen" Lebensgeschichte 99 ff., 147 ff., 180 ff.
Verleiblichung
— als Abwandlung kommunikativer Anliegen 146 ff.
Verschlossenheit
— als Weise des Unterliegens 205
— als Weise des Unterliegens unter eine versagende Mitwelt 160 ff.
Verschüchterung
— als Weise des Unterliegens unter eine versagende Mitwelt 160 ff.

Verstiegenheit (Verschrobenheit, Manieriertheit) 22, 71, 207
Verstimmungsphasen
—, depressive 175 ff.
—, psychopathische 182 f.
Verweisungszusammenhang 20 f.
Verweltlichung 78, 146 ff., 178
— als Abwandlung eigentlicher Seinsmöglichkeiten
Vieldeutigkeit der seelischen Erscheinungen 17
Vorhabe 67 ff.
—, illusionäre 104 ff.
Vorläufigkeit als Verdeckung der Endlichkeit 91 ff., 131

Wachträumen 73 ff.
Wärme
— und Kälte als leibliches und kommunikatives Phänomen 144 ff.
Wahrheit
— und Lüge 104 ff.
— und Schein 62 ff., 85 ff.
Weite
—, des Seinkönnens: 62 ff., 76 ff., 100 ff., 127 ff., 134, 143 ff., s. a. unter „Enge"
Weltentwurf: 22, 28, 36; s. a. unter „Entwurf"
Weltgerecht, selbstgerecht (in Hinblick auf die Entfaltung der Erfahrung) 26
Wesen (phänomenologisch) 2, 21 f.
Wesenswissenschaft 27
Willensschwäche 106
Wirkungszusammenhang 5

Zeitigungsweise
— des Daseinsganges 17 ff., 105, 190 f., 209 ff.
— der Fassade 102, 190 ff.
— der hypochondrischen Krankheitswelt 147 ff.
— der spielerisch leichtfertigen Lebensform 90 ff.
— der stimmungs- und phantasiegetragenen Überhöhung der Wirklichkeit 181 ff.
Zeitigungsweisen: partielle (und Verlaufsstruktur) 25
Zeitlichkeit 24 ff., 90 ff.,
Zuordnungszusammenhang 22

MIX
Papier aus verantwortungsvollen Quellen
Paper from responsible sources
FSC® C105338

If you have any concerns about our products,
you can contact us on
ProductSafety@springernature.com

In case Publisher is established outside the EU,
the EU authorized representative is:
**Springer Nature Customer Service Center GmbH
Europaplatz 3, 69115 Heidelberg, Germany**

Printed by Libri Plureos GmbH
in Hamburg, Germany